◎燕京医学流派传承系列丛书◎

燕京医学流派溯源研究

主　编　刘清泉　刘东国

全国百佳图书出版单位

中国中医药出版社

·北 京·

图书在版编目（CIP）数据

燕京医学流派溯源研究 / 刘清泉，刘东国主编 . — 北京：
中国中医药出版社，2023.8
（燕京医学流派传承系列丛书）
ISBN 978−7−5132−8204−8

Ⅰ.①燕⋯　Ⅱ.①刘⋯　②刘⋯　Ⅲ.①中医流派—研
究—北京　Ⅳ.① R−092

中国国家版本馆 CIP 数据核字（2023）第 097915 号

中国中医药出版社出版

北京经济技术开发区科创十三街 31 号院二区 8 号楼
邮政编码　100176
传真　010−64405721
保定市西城胶印有限公司印刷
各地新华书店经销

开本 880×1230　1/32　印张 21　字数 462 千字
2023 年 8 月第 1 版　2023 年 8 月第 1 次印刷
书号　ISBN 978−7−5132−8204−8

定价　98.00 元
网址　www.cptcm.com

服 务 热 线　010−64405510
购 书 热 线　010−89535836
维 权 打 假　010−64405753

微信服务号　zgzyycbs
微商城网址　https://kdt.im/LIdUGr
官 方 微 博　http://e.weibo.com/cptcm
天猫旗舰店网址　https://zgzyycbs.tmall.com

《燕京医学流派传承系列丛书》
编委会

序　言

　　"燕京医学流派"是以北京地区中医名家为主体融合而成的地域性中医学术流派，尤其是清代以后，明显的表现为以京城四大名医及其传承人的学术经验为核心，以宫廷医学为基础，以家族传承、学院教育、师承教育相结合为特点，以中医为体、西医为用的中西医结合特色。研究、挖掘、整理燕京医家的学术思想对于促进中医药事业的发展，造福人类具有重要意义。

　　"燕京医学流派"上溯金代，下迄当代，历史跨度800余年。在相当长的历史时期内，燕京医学既形成了鲜明的地域特色，又不断吸纳融汇外地医学创新发展。燕京大地，人杰地灵，名医辈出，他们不仅医术精湛、医德高尚，深得患者信赖，且能广收门徒，著书立说，造就了一大批中医杰出人才。燕京地区的医学流派主要有为皇室及其贵族看病的御医派、传统师承家传模式下形成的师承派、院校教育培养出来的学院派。随着社会的发展和时代的变迁，当今"燕京医学流派"逐步向中西医汇通方向发展，各学术流派的传人大都是熟知现代医学理论的中医大家。

　　尽管有众多前辈对燕京医学的某一分支做了大量的研究，但是业界对于燕京医学学术特色、代表性医家医著的研究尚缺乏统一性和全局性的共识，对于各流派代表性传承人及传承谱系的梳理也不够全面系统。随着在世的老中医越来越少，关于传承的第一手资料逐渐消失殆尽，对于老专家学术资源的挖掘整理显得尤为紧迫，属于抢救性保护工作。

2019 年，在北京市中医管理局的大力支持下，"燕京流派传承研究项目"立项，由首都医科大学附属北京中医医院具体组织实施。医院领导非常重视该项目，专门成立了"燕京流派创新性传承拳头工程"工作组，由刘清泉院长担任组长、刘东国副院长任副组长，项目办公室设在北京中医医院医务处。同年，医院进行分项目遴选，对入选的分项目展开了专业、专家、专著、技术和药物的研究。同时，医院统一组织各分项目对全国著名中医学术流派进行了实体考察，经过数次会议论证，各分项目逐步形成了研究燕京医学学术流派的思路和方法，燕京医学系列丛书书目申报也相应完成。各燕京医学学术流派研究小组开展了文献检索、实地调查、专家采访、资料整理等工作，在尊重历史、务求真实的基础上对燕京医学的学术特色进行了深度挖掘。

经过一年多的辛勤劳动，凝聚众多编者心血的《燕京医学流派传承系列丛书》终于要与读者见面了。总体上来说，本套丛书具有以下特点：

一、丛书由一整套书籍组成，各分册既可以独立成册，又具有内在关联性。丛书分册由北京中医医院各专科主任负责牵头编写，代表了本专科的最新研究成果和燕京医学的学术特色。

二、丛书资料务求真实。由于时间仓促，在时间维度上，研究范围不能够完全涵盖每个历史时期，尤其是金元以前燕京地区医学的发展情况还有待继续深入研究。

三、丛书内容力求公正。各流派谱系梳理过程中，尽量收集多方资料，保证真实准确，避免闭门造车和门户之见。

四、丛书中借鉴了很多前辈及同行的优秀研究成果，具有兼容并蓄的特点。

本套丛书的编写得到了北京市中医管理局、北京中医药大学、中国中医药出版社等相关单位及领导、专家的大力支持，同时借鉴了很多前辈的研究成果，在此一并表示感谢。由于丛书编写时间紧、任务重，编者都是临床一线医务人员，仓促之中难免瑕疵，敬请同行批评指正。

北京中医医院燕京医学学术流派研究办公室

2021 年 10 月

编写说明

　　"燕京医学流派"是以北京地区为主体，融合周边天津、河北等地的中医药名家形成的地域性中医学术流派，尤其是近代以来呈现出以京城四大名医及其传承人的学术经验为核心，以宫廷医学为基础，以家族传承、院校教育、师承教育融合发展为显著特点，以中医为体、西医为用的中西医结合特色。挖掘、整理燕京医家的学术思想对于促进中医药发展，造福人类卫生健康事业具有重要意义。"燕京医学流派"上溯金代，下迄当代，历史跨度长达800余年，在如此长的历史时期内，燕京医学形成了鲜明的地域特色，并且不断吸纳融汇外地医学进行创新发展。燕京大地人杰地灵、名医辈出，他们不仅医术精湛、医德高尚，深得患者信赖，且能广收门徒、著书立说，造就了一大批杰出的中医药人才。

　　《燕京医学流派溯源研究》基于文献史料、历史考证，力图厘清"燕京医学流派"的学术渊源，梳理清晰"燕京医学流派"的形成与发展过程、不同时期的学术争鸣、各学派分支的发展脉络，以及北京厚重的历史文化与"燕京医学"之间的关系，等等。概括起来，"燕京医学流派"的学术特色体现为：深厚的家学渊源；重视跟师临证；注重文化底蕴，厚实中医经典；

传统师承、家传模式与现代院校教育相结合，以及近代出现的
"中医科学化""中西医结合"。最后，本书总结了"燕京医学流
派"的现代传承与创新，即中、西医学碰撞交流后的创新发展。

　　需要指出的是，关于北京地区中医药发展的历史资料十分
庞杂而且分散，资料搜集工作存在很大难度，文献梳理难免顾
此失彼，某些学术观点还有待商榷考证，因此本书还存在不少
缺憾，敬希各位专家批评指正，希望在以后的修订工作中进行
补充更正，使其臻于完善。

　　　　　　　　　　　　　　　　　　　　本书编委会

　　　　　　　　　　　　　　　　　　　　2023 年 4 月

目 录 ⤳

总　论

　　北京的历史源远流长，最早的居民是"北京人"，距今已有70余万年的历史。最早以国家形式出现的是蓟国和燕国，最早的都城是蓟城和琉璃河古城，距今已有3000余年。秦统一中国后的1100年间，蓟城（北京）一直是县、郡、州的治所。其间，公元911～913年为五代燕的都城；公元938～1122年为辽代陪都；公元1125～1251年则为金代首都。元、明、清、中华民国直至中华人民共和国，北京一直是我国的政治、文化中心。作为五代帝都，其中有四个朝代（即辽、金、元、清）分别是以契丹族、女真族、蒙古族、满族为主体建立，说明北京集中体现了各个民族的历史与文化特点。

　　北京中医药有许多鲜明的特色与优势，是其他地区所难以比拟的。作为800年之帝都，一是有全国众多知名中医，为开阔眼界、提高学术，前往京师行医、交友、切磋学术；二是有历代太医院御医培养汇聚的众多医家；三是为满足皇室的医疗需要，从全国各地招揽推荐的名医、高手，构成御医群体，粗略计之约600名，他们及其后世子孙多在京开设诊室，从事疾病防治与学术研究工作。同时，数百年来从未间断的国内外学术交流，中外学者共同研讨中医学术，知识体系续有更新。北京本地中医、来自全国各地的名医，以及御医群体的中医学家，在疾病防治、学术研究中，自然形成了北京中医药的优势与学术特色。这些学术特色在相互交流、融合和促进中，不断得到提升，与国内其他地区相比，北京中医药可以说是"出于其类，拔乎其萃"。

"燕京医学流派"即是以北京地区为主兼及天津、河北，以历代医家群体融合而成的地域性中医学术流派，尤其是近代以来呈现出以京城四大名医及其传承人的学术经验为核心，以宫廷医学为基础，以家族传承、院校教育、师承教育相结合为特点，以中医为体、西医为用的中西医结合特色。挖掘、整理燕京医家的学术思想对于促进中医药事业的发展，造福人类具有重要意义。燕京大地人杰地灵，名医辈出，他们不仅医术精湛、医德高尚，深得患者信赖，且能广收门徒，著书立说，造就中医人才。尤其是新中国成立以后，中央政府先后从全国各地征调了一大批名医进京，加之北京本地的众多名医，汇聚了诸如蒲辅周、岳美中、秦伯未、冉雪峰、赵炳南、刘奉五、关幼波、焦树德、刘寿山、韦文贵、方药中、任应秋、王玉川、王绵之、颜正华、赵绍琴、刘渡舟、董建华、宋孝志、刘弼臣、胡希恕、陈慎吾、印会河、朱仁康、钱伯煊、朱小南、郭士魁、赵锡武、程莘农、董德懋、祝谌予、方和谦、李辅仁、路志正、刘志明、薛伯寿等众多燕京名医及其传承弟子，逐步形成了燕京名医汇聚交流平台、中青年名中医培养平台和世界中医药文化传播的窗口。

第一章 "燕京医学流派"形成的历史、地理背景

北京处于北纬 39.1°～41.6°、东经 115.7°～117.4°，位于华北平原的北端，平均海拔 20～60 米，山地海拔 1000～1500 米。地势特点是西北高、东南低。西边是太行山余脉西山，北边是燕山山脉的军都山，两山在南口关沟交会形成一个"北京弯"，其中的平原就是北京平原。北京是中原北方的门户，位于东西地势的交会处，"左环沧海，右拥太行，北枕居庸，南襟河济……诚天府之国"（南朝范缜《幽州赋》）。北京从元代开始就是全国的首都。古人认为"以燕京而视中原，居高负险，有建瓴之势"，"形胜甲天下，层山带河，有金汤之固，诚万古帝王之都"。

北京是一座具有悠久历史的古城，约 50 万年前，北京周口店就活跃着中华民族的远祖——北京猿人。瑞典地质学家安特生和奥地利古生物学家师丹斯基在 1921 年 8 月发现了北京猿人遗址，中国考古学者裴文中在 1929 年 12 月 2 日发掘出第一个北京猿人头盖骨化石。北京猿人大脑比猿的大脑发达，他们用双手劳动，能够直立行走，具备简单的思维能力，能制造原始工具，已经会使用火和保存火种。范文澜在《中国通史》中写道："北京西南周口店山洞里，一九二九年发现生存在约四五十万年

前的猿人头骨、牙齿、下颚骨和躯干骨化石。这种猿人被命名为'中国猿人北京种'（或叫'北京人'）。他们已经知道选取砾石或石英，打击成为有棱角的石片，当作武器或生产工具来使用。他们居住在石灰岩的山洞里，用木柴燃火，烧烤食物。"火可以帮助远古人类驱赶野兽，煮熟食物，它改变了人类的饮食习惯，这样可以增加食品卫生和营养，减少疾病的发生。

在距今约 20 万年前的旧石器时代中期，北京出现了早期智人——新洞人。考古发现，新洞人遗址中有较多燃烧食物所遗留的灰烬，说明新洞人已经普遍使用火来煮熟食物。

距今约 3 万年前的山顶洞人也在北京繁衍生息。他们会用兽皮缝制衣服，以帮助御寒。他们用兽骨、蚌壳等磨制装饰品，制造钻孔工具的水平已经比较高了，说明他们已经初具审美意识。他们的主要生产活动是采集与狩猎，并开始了以血缘关系为基础的群居生活。他们喜欢红色，装饰品以红色为饰，墓葬中也有红色的铁矿粉末，这说明他们可能已有宗教信仰。有人认为铁矿粉末撒在尸体上及其周围，表示给死者以新的血液，也许是希望死去的人能够在另外的世界复活。

帝尧时期，北京地区已经有城邑存在了，名为"幽都"。《山海经·海内经》言："北海之内，有山，名曰幽都之山，黑水出焉。其上有玄鸟、玄蛇、玄豹、玄虎、玄狐蓬尾。有大玄之山，有玄丘之民，有大幽之国，有赤胫之民。"帝尧曾经命和叔掌管北方幽都之地。《尚书·尧典》曰："申命和叔，居北方，曰幽都。"幽都亦名幽州，传说尧时大臣共工曾经被流放到幽州。《尚书·舜典》载："流共工于幽州。"《庄子·在宥》也有"流共工于幽都"的记载。

春秋战国时期（前 770 ～前 221），有一个叫作蓟国的小诸侯国在北京建立城市，后来蓟国被燕国打败，燕国将自己的都城迁到了蓟，这就是"燕都""燕京"的由来。燕国的开国之主是召公奭。

在北京房山区琉璃河镇董家林村发现的燕国文化遗址，包括城址、燕国贵族的墓葬群、带有燕侯铭文的青铜器等，这是北京建城最早的见证，距今已有3000多年的历史。燕国在战国七雄中相对弱小，《史记·燕召公世家》说："燕迫蛮貉，内措齐、晋，崎岖强国之间，最为弱小，几灭者数矣。""荆轲刺秦"演绎了一段悲壮的历史，但是并不能阻止秦王嬴政一统天下的步伐。《史记·燕召公世家》记载："燕见秦且灭六国，秦兵临易水，祸且至燕。太子丹阴养壮士二十人，使荆轲献督亢地图于秦，因袭刺秦王。秦王觉，杀轲，使将军王翦击燕。二十九年，秦功拔我蓟，燕王亡，徙居辽东，斩丹以献秦。三十年，秦灭魏。三十三年，秦拔辽东，虏燕王喜，卒灭燕。"

秦始皇统一天下后，燕都被改称蓟县，属于秦朝广阳郡属地。西汉初蓟县被划归燕国管辖。西汉元凤元年（前80）时，隶属幽州。东汉时隶属渔阳郡管辖。东汉永元八年（96）蓟县重新隶属广阳郡。秦汉时期蓟县属于北方重镇。

西晋时改广阳郡为燕国，幽州驻所迁至范阳。南北朝后赵时期，幽州被重新迁回蓟县，燕国改称为燕郡，"燕郡"的称号一直维持到前燕、前秦、北魏时期。蓟县从曹魏一直到隋唐都是北方重镇。

隋开皇二年（583），燕郡被废除。隋大业三年（607），幽州改称为涿郡。一直到唐武德年间，涿郡才被重新称作幽州。唐贞观元年（627），幽州归属河北道管辖。范阳节度使曾经把幽州作为驻地。"安史之乱"期间，安禄山在幽州称帝，国号称作"大燕",称范阳郡为"大都"。这是北京第一次叫作"大都"。后来安禄山部将史思明夺取了大燕政权,自称皇帝,改范阳为"燕京",这是北京第一次叫作"燕京"。"安史之乱"以后,唐朝政府重新设置幽州,属于卢龙节度使管制。五代初年,刘仁恭在幽州建立政权,自称燕王,此政权为后唐所灭。

后晋创建者石敬瑭为称帝求救于契丹,把幽云十六州割让给契丹,幽云十六州包括:幽(今北京市)、蓟(今天津蓟县)、檀(今北京密云)、顺(今北京顺义)、儒(今北京延庆)、涿(今河北涿州)、新(今河北涿鹿)、莫(今河北任丘北)、瀛州(今河北河间)等地。

北宋初年宋太宗与辽作战,想收复被后晋割让的幽云十六州,但是没有成功。契丹在会同元年(938)的时候,在北京建立陪都,称作南京幽都府,辽开泰元年(1012)改称为南京析津府,后来又改称燕京。北宋末年,宋朝政府联合金国灭掉了辽国,收复了幽云十六州,在此地设置燕山府路和云中府路。北京隶属于燕山府路。后来金国伐宋,再次占领了北京。

1153年,女真人金朝帝王完颜亮正式建都北京,更名中都,地址在现在的北京市西南。从此以后,元、明、清三朝均建都于此。

1215年,金中都被蒙古军攻陷,蒙古政权设置燕京路大兴府。元世祖至元元年(1264)改称中都路大兴府。至元四年(1267),在金中都东北郊修建了元大都。至元九年(1272),中都大兴府改称为大都路。元朝是我国历史上第一个由少数民族建立的统治全国的王朝。在中国历史上元朝的疆域是最大的,《元史·地理志》记载,元朝时期国家版图"北逾阴山,西极流沙,东尽辽左,南越海表"。

明洪武元年（1368），朱元璋在南京建立明朝，同年派军北上，元顺帝从大都逃走。明军占领北京，八月改称为北平府，同年十月划归于山东行省。"靖难之役"时燕王朱棣夺取江山，明永乐元年（1403）正月，北平改称北京，升为顺天府。1406年，明成祖朱棣下诏迁都北京，同时开始紫禁城的营建。1420年明代紫禁城基本竣工。1421年正月，明朝政府正式迁都北京，南京为留都。1644年，农民起义军领袖李自成占领北京，明朝皇帝崇祯帝在北京煤山自缢。

清朝是以满族为主体建立的最后一个封建王朝。1616年，努尔哈赤建大金国，史称"后金"，定都在赫图阿拉（今辽宁省新宾县境内）。1636年，皇太极将国号改为清。1644年十月，福临在北京登基，下诏"定鼎燕京"。清朝攻占北京后，也将首都称作顺天府，属于直隶省管辖。

1911年辛亥革命后，中华民国定都南京，1912年迁都北京，直至1927年北洋政府结束。北伐战争后，国民政府将首都迁到南京，北京改称为"北平特别市"。1930年6月，北平成为属于河北省管辖的"北平市"。

1937年卢沟桥事变后，北平被日军占领，成立了"中华民国临时政府"，北平被改称为北京。1945年8月21日，国民革命军第十一战区孙连仲部收复北京，重新将北京更名为北平。1949年1月31日，中国人民解放军进入北平，实现了对北平的和平解放。

1949年9月27日，中国人民政治协商会议上，北平更名为北京。

1949年10月1日，中华人民共和国成立，北京成为新中国的首都。

第二章 "燕京医学流派"的形成与发展

第一节 形成于金元

金元时期是中国医药学一个重要的发展阶段，在医学教育、医药理论、临证各科，以及本草、局方等方面，都有突出的进展。金元时期国家均设有比较完善的医药卫生行政机构和管理系统，有一系列的医事制度和法规。例如，金元时期皆设太医院，为统管医药卫生的中央最高机关。元代引进阿拉伯式的"回回药物院"，还新颁行了禁庸医、禁假药、禁贩毒等律令。医学教育也有新的发展。这些都促进了该时代医药卫生事业日趋进步。这一时期，燕京地区产生了一些杰出的医家和学派。例如，公元12世纪末13世纪初，金代有刘完素的河间学派和张元素的易水学派，从河间学派中又发展出张从正的攻下派，元代有从易水学派发展而来的李东垣补土派。这些学派的理论主张和临床经验对中医学发展有重要影响。

以"河间学派"为例，它是指以宋金时期著名医学家刘完素倡导的"火热论"为学术主旨、在中医学术发展史上具有重大学术影响力的学派。刘完素在研究《黄帝内经素问》（以下简称《素问》）《伤寒论》的基础上，创立"六气皆从火化"，阐发脏腑六气病机，并以善用寒凉方法治疗火热类疾病而著称。谢利恒在《中国医学源流论》中说："及刘河间出，而新说大盛，河间撰《素问玄机原病式》一卷，阐明六气皆从火化之理，又撰《宣明论方》三卷，其用药多主寒凉，始与《局方》立异。自是以后，《宣明论方》行于北，《局方》行于南，俨然成对峙之势焉。河间之学再传为罗知悌，由知悌传之丹溪，大畅古方不可治今病之论，谓欲起度量、立规矩、称权衡，必于《素》《难》诸经。其所撰《局方发挥》，立辟温燥之弊，始明目张胆以与《局方》为难，其论治以补阴为主，虽曰自创一家，实则承河间而渐变焉者也。与丹溪同宗河间者，有张子和所著《儒门事亲》，多以攻伐为宗。传丹溪之学者，有戴原礼，尝著《推求师意》一书，以阐丹溪之学。原礼之学，传诸祁门汪机，所著《石山医案》，亦皆以丹溪为宗。而浙中之同时景从者，又有虞抟、王纶，亦丹溪一派之学也。"谢氏据其师承、私淑关系，将刘完素、朱震亨、张子和诸家统归于河间学派。据史料记载，亲炙其学的有穆大黄、马宗素、荆山浮屠，浮屠传罗知悌，知悌再传朱震亨；私淑完素之学的有张从正、葛雍、镏洪以及麻九畴、常德、李子范等，这便是后世所称的"河间学派"。任应秋先生对河间学派发展的脉络，曾用"二歧三变"加以概括："河间之学，实以五运六气之讳说立，而以火热之显学用；以火热之一说倡，而以阴阳虚实、气血痰郁诸法成。凡二歧而三变。二歧者，一歧于张从正，再歧于罗知悌。以完素六气从火说，并非纯主乎攻者，而从正则惟攻是务，此一歧也；完素主乎清散，从正主乎攻破，罗知悌既承于刘张之学，又兼采东垣，法乎温补，此二歧也。三变者，一变于罗知悌，再变于朱震亨，三变于王纶、虞抟、汪机诸子也。罗知悌攻补兼用，是为一变；

朱震亨倡言阳有余阴不足，是为二变；王纶、虞抟、汪机诸子兼采仲景、钱乙、东垣之说，一断乎丹溪，是为三变。"

总之，河间学派发轫于金元，薪传数百年，极大地丰富了中医学对火热病的认识，促进了病机学说的发展，对后世医学流派的创立影响很大。如金代张从正，私淑河间之学而立"攻邪学派"；元代朱震亨，承河间之学，旁通东垣、戴人之说而创"丹溪学派"；明清温病学诸家，遥承河间之学，发展成为温病学派，成为中医学术史上最具影响力的学派之一。

再以易水学派为例，与刘完素同时而稍晚的易水张元素，在《黄帝内经》《难经》《中藏经》《千金要方》及钱乙"小儿五脏辨证"启迪下，以"脏腑病机学说"为学术主旨，创建脏腑寒热虚实辨证体系；有感于时医"执古方以疗今病"之陋习，提出"运气不齐，古今异轨，古方今病不相能"（《金史·列传第六十九·方伎》），主张从临床实际出发，建立脏腑寒热虚实用药式，发明性味归经理论，其学术主张体现在《医学启源》《脏腑标本寒热虚实用药式》《珍珠囊》等著作中。李杲、王好古等为张氏的嫡传门人。

在张氏学术影响下，易水学派传人逐步转向对某特定脏腑的专题研究，并各有创见。如李杲阐发《素问》"土者生万物"之旨，创立"脾胃内伤，百病由生"理论，著《内外伤辨惑论》《脾胃论》《兰室秘藏》等，详辨内外伤异同，制定升阳泻火、甘温除热大法，创制补脾胃泻阴火升阳、补中益气、升阳益胃等名方，成为易水学派的中坚，也被尊称为"补土派"的宗师。王好古得元素、东垣两家真传，发明"伤寒内感阴证"论治方法，将伤寒学说与脾胃内伤学说有机联系在一起，是对仲景和易水学说的重要发挥；罗天益从李氏学，阐释脾胃与其他四脏及营卫津液关系，剖析饮伤、食伤及劳倦所伤之虚中有寒、虚中有热等证治，其学术主旨前后相承，构成了易水学派的一大分支。

明代医家薛己、赵献可、张介宾等专门阐发脾肾与命门阴阳水火理论而成就温补一派。如果从承续"脏腑病机学说"研究角度看，温补学派也可看作是易水学派的延伸与发展。

第二节　发展于明清

明清时期"燕京医学流派"的主要发展特点如下：

1. 产生了多种有重大意义的医学创造与发明，例如预防天花的人痘接种术等。公元1884年，武荣纶（字向之，清代天津静海人）与董玉山（字秀峰，清代顺天府通州人）合撰的《牛痘新书》里写道："考上世五种痘诸经，自唐开元间，江南赵氏，始传鼻苗种痘之法。"公元1713年，清太医院御医朱纯嘏《痘疹定论》的"种痘缘由"则认为，宋真宗时"丞相王文正公名旦，生子多因痘殇，因预访明医治痘。时有四川官京师者，因言种痘有神医。"于是，王旦从峨眉山延请"神医"到汴京为其幼子接种人痘预防天花。但是该文最后又说，神医"非凡胎所生，乃慈悲观世音菩萨转劫，指出种痘之法"。可见，上述两说均缺乏能令人信服的证据。

1742年的《医宗金鉴》则对接种人痘术做了更详细的介绍。书中专门写了一卷"幼科种痘心法要旨"，论述了种痘要旨、选苗、蓄苗、天时、调摄、禁忌、可种、不可种、五脏传送之理、水苗种法、旱苗种法、痘衣种法、痘浆种法、信苗、补种、自出、治法等的要点。"种痘要旨"中详述人痘接种的痘衣法、浆苗法、旱苗法和水苗法，并评论其优缺点，写道："尝考种痘之法，有谓取痘粒之浆而种之者；有谓服痘儿之衣而种之者；有谓以痘痂屑干吹入鼻中种之，谓之旱苗者；有谓以痘痂屑，湿纳入鼻孔种之，谓之水苗者。然即四者而较之，水苗为上，旱苗次之，痘衣多不应验，痘浆太涉残忍。故古法独用水苗，盖取其和平稳当也。近世始用旱苗，法虽捷径，微觉迅烈。若痘衣、痘浆之说，则断不可从。夫水苗之所以善者，以其势甚和平，不疾不徐，渐次而入；即种之后，小儿无受伤之处，胎毒有渐发之机，百发百中，捷于影响，尽善尽美，可法可传，为种痘之最优者。其次则旱苗虽烈，犹与水苗之法相近，儿体壮盛，犹或可施。"正是由于种人痘对预防天花能取得相当好的效果，当时的统治者也大力提倡采用。康熙在《庭训格言》里写道："国初人多畏出痘，至朕得种痘方，诸子女及尔等子女皆以种痘得无恙。今边外四十九旗及喀尔喀诸藩，俱命种痘，凡所种皆得善愈。尝记初种痘时，年老人尚以为怪，朕坚意为之，遂全此千万人之生者，岂偶然耶？"17世纪时，人痘接种术不仅在我国各地得到广泛应用，还曾流传到国外。1652年前后，名医龚廷贤的弟子戴曼公到日本，带去了人痘接种术。17世纪后，有的国家特派遣留学生到中国学习人痘接种术。

2. 许多医家通过对前人医学成就的总结，并结合个人临证经验，编撰了大量的医籍。例如，"燕京医学流派"的王清任是清代具有革新精神的重要医家，他在《医林改错》中纠正了以往医籍中的一些错误记载，他所创用的活血逐瘀方剂在临床治疗上具有很大价值。

3. 明清时期的本草学著述主要有两大特点：一是数量多，其中又以个人编著者占绝大多数；二是内容丰富，编写的侧重面多种多样。从数量看，此时期本草学著述已经刊印者，据不完全统计，无论明代或清代均在百种以上，都分别超出了元代以前历代的本草学著述。从内容看，明代本草学著作，有的不仅收载药物多，而且对药物性能功效与治疗经验的叙述也更为详细，由于编写侧重面的不同，反映出博与约、综合与专题等不同的特色。明清时期，"燕京医学流派"的本草学著作主要有：明代汤性鲁的《药性指南》二卷、清代李朝珠的《药性赋》一卷、清代刘瑞的《批注本草》、清代毛景义的《本草分经解》四卷等。尤其需要指出的是，《本草品汇精要》（1505）是明代唯一由朝廷命令编纂的本草专书。明代弘治年间（1488—1505），太医院院判刘文泰等上表朝廷，认为本草著作自宋以来已经历了很长时间，对药物记载存在着重复和错误，注释又多局限于个人己见，或过于简略粗浅，建议重新修订编撰。朝廷因之命刘文泰、王槃等具体负责，参加这项工作者达四十余人。《本草品汇精要》的编辑宗旨为"删证类之繁以就简，去诸家之讹以从正，天产地产，煎成锻成。一按图而形色尽知，载考经而功效立见"（序）。此书定稿于弘治十八年（1505），共四十二卷，分为玉石、草、木、人、兽、禽、虫鱼、果、米谷、菜共十部，共收载药物1815种，分上、中、下三品。该书稿编成后并未刊行，仅收藏于内府。至清康熙三十九年（1700），朝廷复命太医院吏目王道纯等将上述书稿重新绘录一部，并从《本草纲目》等书内吸收了一部分内容，增补了约480条，成为续集十卷。其编辑体例同原书，但不分上、中、下三品。此书在清代仍未刊行，直至1937年始出版。

4. 中外医药交流空前频繁。明、清时期中外医药交流空前频繁，郑和率领船队远航"西洋"，其主要目的虽然不是为了医学，但其船队中有为数不少的医药人员。《郑和家谱》与《瀛涯胜览校注》中均载明郑和船队中有"医官医士一百八十员"。因而他们必然把常用的中药带到国外，同时也从国外带回了乳香、血竭、安息香、苏合油等药物及相关医药知识。这期间，我国医学更广泛地传入朝鲜、日本。17世纪以后，我国药物学、针灸学以及人痘接种术等流传到欧洲一些国家，并产生了一定的影响。

第三节　抗争奋斗于民国

民国时期，中国社会发生了很大的变化，西方文化猛烈冲击本土文化，形成了新旧并存、中西混杂的态势。中医学的发展除了延续清末时的传承特点之外，即在这种特殊的政治文化背景下激烈地展开。在此期间，有关中医命运的重要大事是反对"废止中医"案的斗争。从北洋政府错误地认为"中医不科学，应当取缔"，到1929年南京政府的"废止旧医以扫除医事卫生之障碍案"，都激发了全国广大中医药界的抗争。北京中医药界更是空前团结、积极行动，并派代表参加抗议北洋政府的"医药救亡请愿团"，经过抗议活动的洗礼，建立了北平中医公会，组织以孔伯华、施今墨为首的"华北请愿团"会同全国的同道南下抗争，最终取得了胜利。中医考试制度也逐渐地得到恢复。1929年10月29日政府下令核准《北平市卫生局中医士考试委员会简章》，其他相关的营业章程、暂行规则等均不得不公布实施。民国时期，北京中医药学的发展主要反映在以下几个方面。

在医疗方面，虽然西医医院远多于中医医院，但是中医的从业人员明显多于西医的从业人员（约计8∶1），担负着北平地区80%以上的医疗任务。中医在传染病的防治中也发挥了极为重要的作用。如1911年杨浩如、张菊人等在晋绥地区及廊坊一带组成防疫医疗队,遏制了当地的瘟疫流行,因此,在临床医学方面发展得比较快,内科、外科、妇科、儿科、正骨各科也都有杰出的临床学家出现。如温病方面有袁鹤侪、汪逢春;疑难杂症方面,萧龙友、孔伯华、施今墨、汪逢春四大名医享誉全国;外科方面,丁庆三、段馥亭、房兴桥等名家各有擅长。此外,上驷院绰班处、少林派的正骨、推拿、按摩均独具风格。

在中医药科学研究方面也开始了新的探索。20世纪上半叶,做出显著贡献的科学家有陈克恢、赵燏黄等。麻黄素的研制成功就是当时具有代表性的科研成果。

在中医教育方面,从师承家传、自学成才等传统模式向学历教育转化。20世纪30年代初期,由当时名医耆宿兴办的北平国医学院、华北国医学院,都为培养高级中医人才做出了巨大的贡献,并且建立了较为完备的规章制度和教学模式。1939年,汪逢春还开办了具有继续教育性质的业余夜校"北平国医讲习所"。

中医药学术团体是中医药界自发成立的组织,如1923年成立的"北平中医学社"等,学社还创办了《中国医药月刊》杂志,编著中医药文献,成立"中国医药研究会"以及后来的"北平国医职业分会"等,也曾创办过《北平医药月刊》《国医砥柱》杂志,开办了中医讲习所、研究班、中医诊所等。上述在发展中医学术和团结中医争取合法权益方面,都起到了不可替代的作用。

总之,民国时期北平中医的发展史,是北平中医界人士与疾病做斗争的历史,也是与废止中医药政策及其言论做斗争的历史。在这段时间内,北京中医在极其复杂与坎坷的道路上,仍然缓慢地向前发展,取得的成就仍然是较大的。在艰难之中蕴涵着新的生机，并在北京以及全国中医发展史上留下了浓重的一笔。

第四节　发展鼎盛于新中国成立后

1949 年 10 月 1 日中华人民共和国建立，定都北平，并改名为北京。北京的中医学和全国一样，在漫长的历史长河中历经千年而不衰，几经摧残而不折，显示了灿烂的无限生机。20世纪下半叶，虽然西医学已经广泛地传入中国并迅速发展，但中医仍然屹立于世界医学之林，并不遗余力地迎接新的机遇与挑战，这一切依靠的是党的中医政策的正确引导，中医科学性的内核与良好的临床疗效，更重要的是广大人民的实际需要。为了便于完整而又系统地研究新中国成立以来北京中医药事业70 年的发展历史，以下从中医医政管理、医疗事业、教育、科研、中西医结合、学术团体、出版事业、对外交流与合作等八个方面进行具体论述。

1. 医政管理

党的中医政策与北京作为首都这两个基本条件相结合，为北京中医事业的发展营造了前所未有的良好氛围。新中国成立初期，重点是中西医团结合作，目标是把中医中药知识和西医西药知识结合起来，创造中国统一的新医学新药学，继承并发扬祖国遗产，为社会主义建设服务。1965 年毛泽东发出"把医疗卫生重点放到农村去"的号召，为农村开展初级医疗保健服务指明了方向，反映了国情民意，并且很有成效。党的十一届三中全会以来，在党的中西医并重方针指引下，北京中医发展又获得新的机遇。1978 年，邓小平指示："要为中医创造良好的发展与提高的物质条件。"1982 年，《中华人民共和国宪法》明确要"发展现代医药和我国传统医药"。1986年,国家中医药管理局成立,北京也于1988年成立了中医管理局。继承老中医经验和名医带徒工作,北京也走在全国的前列,中医的特色和优势得到进一步的发挥。

1996年,全国卫生工作会议确定了新时期的卫生工作方针,并在《中共中央、国务院关于卫生改革与发展的决定》中明确提出,要"正确处理继承与创新的关系……实现中医药现代化"。2001年3月4日,江泽民在全国政协九届四次会议教育医药卫生联组会上讲话时,再次强调中西医并重、继承创新、推进中医药现代化等问题。党的十八大之后,一系列支持促进中医药事业发展的重磅政策密集出台,从《国务院关于扶持和促进中医药事业发展的若干意见》《中医药发展战略规划纲要(2016—2030年)》《中医药发展"十三五"规划》到《中华人民共和国中医药法》,再到2019年审议通过的《关于促进中医药传承创新发展的意见》,这一系列高屋建瓴、衔接有序的顶层设计,明确地回答了在国家发展大局中,中医药事业如何定位,确立怎样的目标,把握怎样的工作重点、路线图和时间表等。

总之,新中国成立以来,北京中医药事业得到了大力扶持、发展和振兴,在党的中医政策指导下,各项管理工作以继承、保持和发扬中医的特色和优势为宗旨,按照中医学科自身的特殊规律发展中医事业,北京在中医机构与医政上已经形成了独立的管理体系。

2. 医疗事业

中医医疗事业的发展主要体现在医疗机构的发展和临床业务水平的提高。1949～1955年,是个体开业、联合诊所及门诊部发展阶段;1956～1967年,是中医医院组建的奠基阶段，北京开始建立国家所有制的北京中医医院、中医研究院西苑医院和广安门医院、北京中医学院附属东直门医院、门头沟中医院等。1966～1978年，是中医机构的缓慢发展阶段。1978～1989年，是全面发展阶段，在此期间新建了6所区县级中医院，许多综合医院建立了中医科，中医个体开业也进入了较为规范化的轨道。1990～2000年，是持续发展与专科医院建设的新阶段，在医院管理上也登上了一个新的台阶，开展了医院等级的确定与示范中医院、示范中医科的建设，并加强了各级中医机构的内涵建设。中医医疗机构体系与网络已初具规模。2000年之后，北京的中医医疗事业更是加快了发展步伐，截至2018年底，全市有中医医师1.95万人，中医类床位2.49万张，二级以上公立综合医院均设有中医临床科室，所有社区卫生服务中心均建立了中医馆。积极开展名老中医经验传承工作，北京市属的国医大师、全国名中医传承工作室分别有10个、3个，全国名老中医药专家和基层名老中医药专家传承工作室共有62个。

总之，北京的中医临床业务在学术上具有鲜明的特点，既有宫廷医学学派的传承，又有学院派、师承家传的独特技艺，南北医家经方派、时方派也汇集于此，形成了多元化的、百花齐放的局面，中西医相互采纳、包容，继承与创新交织的精彩学术氛围孕育着燕京医学流派的发展，在学术水平上居于全国的前列。

3. 中医教育

新中国成立初期，仅有陈慎吾创办的私立北平中医研究所（私立汇通中医讲习所），师承教育均为民间自发的组合，比较分散。1950～1951年，北京先后创办了2所中医进修学校开始中医进修教育，其中北京市属的中医进修学校可谓是北京中医人才培养的摇篮。

1955 年，中国中医研究院首次举办了全国西医离职学习中医研究班，带动了北京及全国的西医学习中医教育。1956 年及1968 年卫生部颁发了《关于开展中医带徒工作的指示》和《关于继承老年中医学术经验的紧急通知》，北京认真贯彻和落实了这两项政策，取得显著成效，曾在全国中医工作会议上介绍过相关的经验。此后还开办了中医中专学校及中医护士学校。

1966～1976 年，中医教育同样经历了缓慢发展期，受到了极大的影响。1977 年，我国恢复高考制度，北京中医学院（后改名北京中医药大学）恢复正常运转，北京第二医学院和北京市中医学校联合举办了一届中医本科班，1978 年 11 月北京中医学院分院成立，曾更名为北京联合大学中医药学院（2001年并入首都医科大学），均为北京培养了大量的高级中医药人才。1977 年中医研究院首次举办了中医研究生班，招收硕士生。1983 年和 1985 年开始招收博士研究生，随后又建立了博士后科研流动站。这两项举措的实施基本上形成了比较完善的中医教育体系，培养了大批各级、各类中医药人才。教育形式也从新中国成立前的以民办教育、师承家传教育为主，发展为以国家举办学院式教育为主，以民办教育、成人教育、继续教育为辅。本专科教育、研究生教育、中等教育等多层次办学，以及学历教育与岗位教育、留学生教育等类型并存的局面已经形成。经过 20 世纪 90 年代的多次调整，在学校布局和专业设置方面更为合理。总之，北京中医教育的迅速发展，主要取决于党中央及各级政府的大力支持和首都的区位优势，并得益于北京丰富的中医药卫生资源。

4. 中医科研工作

北京的中医药科研工作可以追溯到 20 世纪二三十年代，比较突出的有北京协和医学院药理室、北平研究院药物研究所、北京大学医学院中药研究所的陈克恢、赵承嘏、赵燏黄等一批当时的科学精英，他们的研究工作为后来的中医药科研奠定了基础，成为中医药科研的先驱。

1954 年 6 月，毛泽东指示"即时成立中医研究机构，罗致好的中医进行研究，派好的西医学习中医，共同参加研究工作"。1955 年卫生部直属中医研究院成立，标志着中医科研地位的确立。1959 年中医药科技工作列入我国 12 年科学发展远景规划，均为中医药科研队伍建设和科技发展创造了良好的条件。1959 年 10 月，北京市中医研究所成立，也成为卫生部在全国设立的科研基地之一。

1977 ～ 1985 年，中医科研工作在发展方向、研究方法等方面取得了很大的进展。进入 20 世纪 80 年代末期，中医药科研工作范围也从中医临床、中药研究扩大到中医诊断、针灸仪器等方面的开发研究。十一届三中全会以后又出现了部分企业创办和民办的中医科研机构。各级政府坚持"中西医并重，发展中医药"的方针，加强了对中医药科研工作的宏观管理，改变了以往重临床轻基础的研究状况。北京在心脑血管病、脾胃病、肝病、多脏器功能衰竭、肿瘤、皮科、针刺麻醉以及青蒿素、人工麝香等研究方面均取得了突出的成绩，北京已基本上形成了中医药科研机构密集、设备齐全、科研队伍完备、人才济济的形势，集中了许多优秀的中医药人才及科研机构、大专院校，也承担了许多科研任务，形成了多个中医药科研的"国家队"。例如，成功研制出抗疟新药青蒿素、清开灵注射液、金花清感颗粒，青蒿素成为中国首个被世界公认的创新药物，屠呦呦因此获得 2015 年诺贝尔生理学或医学奖。

5. 中西医结合事业

自 16 世纪中叶西医开始传入中国，在相互的影响下，中西医汇通的思想应运而生。至 19 世纪中叶，西医学大量进入中国，在中国医学史上形成了中西医汇通的思潮。早在 1928 年国内战争时期，毛泽东就提出，对于伤病员要用中西两法治疗。抗日战争时期，中共边区政府也曾组建了"国医研究会""中西医研究会"等学术团体。在 1955 年北京第一届西医离职学习中医研究班结业报告中，毛泽东指示："中国医药学是一个伟大的宝库，应当努力发掘，加以提高。"他号召西医学习中医，并强调"就医学来说，要以西方的近代科学来研究中国的传统医学的规律，发展中国的新医学。"从而政府制定了相应的中西医结合方针，组织西医学习中医（简称"西学中"），开展中西医结合研究，使我国中医走上了有领导、有组织、有计划地运用现代科学技术，开创中西医结合事业的道路。经过 60 余年的研究，不但积累了丰富的经验，探索了中西医结合的思路与方法，而且在科研队伍上，以高级"西学中"人员为骨干，在诸多著名老中医亲自参加与指导下，组成了精干的研究班子，先后取得了一大批令人瞩目的科研成果。

由于首都区位的优势，中外学术交流的活动频繁，北京中医不仅在国内学术交流中起着举足轻重的作用，而且在与国际学术界合作交流上也是主要的窗口。1981 年中国中西医结合研究会成立（后改名为中国中西医结合学会），形成了全国中西医结合学术交流的网络系统，有力地促进了学术交流和发展。另外还创办了《中国中西医结合杂志》《中国骨伤》《中国中西医结合耳鼻喉科杂志》等，举办了多次大型的中西医结合国际学术会议，在海内外影响至为深远。随着中西医结合临床、研究人员培养工作的开展，20世纪80年代开始培养中西医结合硕士、博士，成为中西医结合研究的新生力量，同时也造就了一批"高明的理论家"和国内外知名的中西医结合专家，如陈可冀院士、韩济生院士、陈竺院士、肖培根院士等。

总之，中西医结合医学是我国首创的一种新医学，北京从首次举办西医学习中医班开始，培养了大量的"西学中"医师，中西医结合硕士生、博士生，并在临床研究、实验研究方面走在全国的前列，做出了卓越的贡献。

6. 中医药学术团体

中医药学术团体的产生与发展，是在中医药学术发展到一定程度和"西学东渐"影响下产生的。其历史最早可以追溯到明·隆庆二年（1568），由在京的徐春甫等人发起创办了民间医学学术团体"一体堂宅仁医会"（1568），这也是世界上最早建立的医学学术团体，比英国皇家医学会（1660）还要早近百年。清末维新派康有为等曾提出"仿西学、建学会、广人才、振中国"的主张。当时由太医院组成的"北京中医学社"即为其一。民国时期，中医学会和学术团体日渐增多，如神州医药总会、中国针灸学研究社、中西医学研究会、中西医学研究社、中国科学研究社等，以及施今墨等发起的"中国医药学会"（最后挂靠在"世界科学社"下）等，对中医药学术的研究与发展均起到了很大的作用。

中华人民共和国成立之后，中医药学会得到了迅速的发展。1950年创办了北京中医学会。1979年中华全国中医学会成立（后更名为中华中医药学会），相继成立的有中国中西医结合研究会（后更名为中国中西医结合学会）、中国针灸学会、世界针灸学会联合会、北京针灸学会、中国民族医药学会等。2000 年北京中医学会建会 50 周年，连同北京中西医结合学会和北京针灸学会共拥有会员 10243 人。4 个国家级的学会联系着全国 19 万名会员。总之，学会汇集了全国中医药界的广大精英，在学术上互相交流，为中医药学术发展起到了巨大的促进作用，北京已成为中医药学术团体的中心并且辐射到全国。

7. 中医药出版事业

中华人民共和国成立前夕，中医药相关的出版社只有上海的千倾堂、锦章书局、广益书局、大东书局等，出版图书的种类和发行数量都很有限。1953 年，北京人民卫生出版社正式成立，开始选择了一批经典名著如《黄帝内经素问》《黄帝内经灵枢》影印出版，也出版了《黄帝内经素问解释》等白话文语译本。20 世纪 60 年代以后开始对一些重要巨著如《本草纲目》重新标点排印出版。为了适应高等中医药教育的发展，高等教育委员会也组织编写出版《中医内科学概要》等系列高等教材。其次是中医药期刊，1954 年在第三届全国卫生行政会议上通过了关于"改进和提高中医药刊物"的决议。有 10 余种相关期刊出版，随后创刊的有《中华医史杂志》《中医杂志》《北京中医》等。1981 年之后《中医杂志》还创办了 6 种外文版式，其影响扩展到国外。其他尚有《中药通报》《北京中医药大学学报》《中国医学文摘·中医》等，数量达几十种之多。相关的报纸如《健康报》在 1983 年 3 月 8 日开办了"传统医药"版。1989 年 1 月 2 日，中国中医药行业唯一的国家级报纸《中国中医药报》在京创刊。另外，《中国医药报》也开辟了传统医学版。有些非中医专业报纸如《北京卫生报》《健康咨询报》《保健养生报》

等也刊登了中医中药的文章，丰富了中医药出版物。北京中医药出版事业的长足发展，主要取决于人们对健康保健知识的需求和中医政策的推动，以及首都特殊地位的优势，北京已经成为全国中医药出版事业的中心。

8．对外交流与合作

中华人民共和国成立初期，北京对外主要表现为专家的互访与交流、向第三世界国家派遣医疗队以及名中医援外或出国会诊。1956 年 7 月，苏联曾派遣由 3 名专家组成的针灸考察小组来华，在中国中医研究院针灸研究所学习针灸理论和临床 3 个月。1958 年，中国中医研究院针灸科阎润茗医生为蒙古人民共和国中央第一书记泽登巴尔治疗坐骨神经痛，针刺 4 次即痊愈。同时，该院还为中蒙友谊医院培养了数十名针灸师。1962 年，印度尼西亚前总统苏加诺患尿路结石合并左肾功能衰竭。岳美中医生受命参加中国医疗组，承担了中医药治疗苏加诺疾病的任务。治疗 91 天后复查结果令人满意，左肾结石影消失，肾功能基本恢复。1963 年 4 月 6 日，由北京、上海、天津、湖北、湖南、江苏、辽宁、长春等地的 24 名优秀医务人员组成了我国第一支援外医疗队，派往阿尔及利亚，开始了履行国际人道主义的行程。此外，北京中医学院成立后的第二年（1957）就开始接收外国留学生，成为全国 40 所大学中最早接收外国留学生的院校之一。

1972 年，第 25 届世界卫生大会恢复了我国的合法席位，我国相继与世界各国的卫生组织重新合作，随着中日关系、中美关系的正常化，北京与其交流合作机会日益增加。1975 年受世界卫生组织委托，经国务院批准，中国中医研究院针灸研究所创办"外国医生培训班"（后更名为"中国北京国际针灸培训中心"），专门从事外国人员针灸培训工作。1980年，经北京市政府批准，北京中医医院也成立了北京国际针灸培训中心。

改革开放40多年来，北京在对外交流与合作方面取得了重大成就，除了援外医疗、召开大型国际学术会议外，还有联合办学、合办中医院和专题研究等多种形式。例如，北京中医药大学与英国密德萨斯大学合作设立了我国第一个在国外高校独立颁发医学学士学位项目，与新加坡南洋理工大学合作开设"中医学—生物学"双学士学位教育。与西班牙巴塞罗那大学医学院合作开设获欧盟认可的第一个中医学硕士学位项目。开设我国首个全英文授课西医生学习中医的博士学位项目、硕士学位项目，首个全英文授课中医学士学位项目。2019年与美国国家儿童医院合作，在美国建设具有中医特色的中西医结合儿科门诊，持续推动中医学和西医学的融合与发展。北京中医学院于1991年在德国建立魁茨汀中医医院，开创了中国大学在海外办中医特色医院的先例，成为中医药走向世界的典范。2012年，与日本学校法人兵库医科大学合作建立中医药孔子学院，将中医药课程纳入现代医学教育体系，实现了文化交流与专业教育的有机融合。学校的国际化发展不断探索创新，首创了集医疗、教育、科研与文化传播于一体的"海外中医中心"，为中医药海外发展提供了行之有效的"北中医方案"，先后建立北京中医药大学澳大利亚中医中心、俄罗斯中医中心、美国中医中心、中国–德国中医药中心（魁茨汀），把中医药打造成中外人文交流、民心相通的亮丽名片。俄罗斯中医中心成功取得俄罗斯联邦医疗机构资质，成为俄罗斯第一家被纳入国家医疗保险体系的中医特色医院。澳大利亚中医中心积极推动针对西医生的中医学历教育，两届中医学硕士学生已经成功毕业。美国中医中心瞄准中医特色及医学前沿，围绕癌症、癫痫、儿科疾病、生殖疾病等成功举办多次高端学术会议，正成为中美两国在医学领域开展学术交流与对话的重要平台。另外，中国中医科学院与坦桑尼亚政府合作，在防治艾滋病方面取得了阶段性成果，向世界展示了中医中药在防治危重疾病中的优势。北京以其特有的政治、人文、地理区位的优势，已经成为对外交流合作的基地和展示北京新发展、新面貌的窗口。

　　总之，北京的历史文化特点具有全国各民族文化交融的多元性、较大应变升华的包容性和高雅厚重等特点，北京中医学的特点与其是一脉相通的。概括起来，北京占有中国历史文化与地理区位的明显优势，在学术上独具太医院宫廷医学学派的传承，汇聚与培养了多学派的名医群体和多学科的精英，人才济济；具有从御药房到同仁堂丰厚的中药文化底蕴；对于人才的培养，在传统师承教育的基础上，孕育并创立了高等学历教育的新模式；在"西学东渐"的浪尖上，从中西医汇通涌向中西医整合的激流，创立与发展了中西医结合事业。中华人民共和国建立之后，由于地处全国的政治文化中心，势必成为贯彻执行党的中医政策的前沿，并力争成为落实政策的示范园区。在认真贯彻中央各项方针政策中，北京在医政、医疗、科研、教育等方面已经基本形成了独立的体系，并成为对外交流与合作的基地与窗口。

第三章 "燕京医学流派"的主要特点

"燕京医学流派"既有中医学科的共性，又有时代和地区的个性，她以继承性、包容性和创新性展现给世人，名医荟萃，流派纷呈，"兼容并蓄，中西汇通"是她的基本特征，在不同流派的医疗实践中，逐渐形成具有独特学术经验与技术专长，以及融会了现代医学资源的各家各派，呈现出许多特点。具体论述如下。

第一节 深厚的家学渊源

中医学术流派的形成和发展中，其学术特色必然具有一致性和基本稳定性，否则难以不断完善，也不会形成流派。从这个意义上讲，家族性传承最具有稳定性，其通过子承父业，幼承家训，代代相传。综观燕京医学流派的历史沿革和发展有一个基本的共同点，即流派的形成和发展首先归咎于家学渊源，各学派基本上是以家学传承作为主要表现，通过上辈耳提面命、亲自传授的方法，使其学术思想一脉相承。

例如，清代御医薛宝田（1815—1885），字心农，江苏如皋人。薛氏出身世医之家，其曾祖父薛梅苑，在乾隆年间曾治愈乾隆皇帝十额驸的病。薛氏的父亲在北京行医，颇有医名。薛宝田年少时跟随父亲在北京读书，中年时，他在浙江担任醝尹（掌管盐产的小官），当地人经常请他看病。光绪六年（1880），慈禧太后生病，征召全国各地名医，薛宝田被保荐给慈禧太后治病，他与马培之、汪守正、程春藻、薛福辰、仲学辂等一同为慈禧太后会诊。薛宝田等人在皇宫内当值43天，共为慈禧太后诊脉15次，处方20余首。慈禧太后称赞薛宝田看脉立方很稳妥。薛宝田把这次为慈禧太后治病的经过、脉案等写成了《北行日记》一书，是研究宫廷医学的宝贵资料。

御医费伯雄，字晋卿，号砚云子，江苏武进孟河镇人，是孟河四大名医之一。出身于世医之家，博学通儒，由儒而医，德艺双馨，誉满江南。《清史稿》称："清末江南诸医，以伯雄最著。"清道光年间，费伯雄两次应召入宫廷治病。在治疗皇太后的肺痈和道光皇帝的失音症时取得了非常满意的疗效。道光皇帝赏赐费伯雄匾额和联幅，称其是"活国手"。

御医陈秉钧，字莲舫，号庸叟，又号乐余老人，清末医家，浙江青浦县人。陈家世代业医，陈秉钧的祖父陈焘、父亲陈垣，皆为当地名医。陈秉钧自幼学习医学，无心于仕途。他刻苦攻读中医典籍，研究历代诸家之长，精研经方，通晓脉理，对内科、外科疾病的治疗多获奇效，人称"国手"。

御医曹沧州，字智涵，名元恒，号沧州，江苏吴县（今江苏苏州）人。其祖父与父亲都精通医术。曹氏承继家学，精通《黄帝内经》《伤寒论》及清代叶天士、薛雪、吴瑭、王士雄等著作。临床治病辨证审慎，用药轻灵，处方用药味少而力专。擅长内、外科。

御医赵文魁，字友琴，浙江绍兴人。祖上三代御医，到赵文魁的时候已经在北京居住了九代，都以行医为业。他的祖父在太医院供职，父亲赵永宽是光绪前期的御医。赵文魁年少的时候就在父亲的指导下诵读中医经典。17岁的时候，他的父亲病故，赵文魁进入太医院。光绪二十五年（1899），慈禧太后去东陵，太医院医官随行，这期间慈禧太后突发高热，因为值班御医不在，只有赵文魁在，当时他只是"吏目"，被召为慈禧太后诊治。第二天，慈禧太后的热就退了，几天后痊愈。随后赵文魁破格晋升为御医。第二年，又被晋升为太医院院使，主要负责太医院事务。到了宣统年间，晋升为一品太医院院使，管理太医院事务，同时兼管御药房、御药库。赵文魁成为清代最后一任太医院院使。

御医佟阔泉，字成海，北京人，出身御医之家，其父佟文斌曾经担任过清太医院御医。末代太后隆裕临终之前就是其父佟文斌与张仲元两位太医为其诊脉，当时的病案这样记载："皇太后脉息左寸关浮散，尺部如丝。症势垂危，痰壅愈盛，再勉拟生脉化痰之法以冀万一。"佟氏少年时代就跟随父亲学习，并就读于太医院医学馆。18岁那年，考入了太医院医学馆习医，之后成为太医院医士。1912年以后，担任过溥仪等人的随从医生，并在京悬壶济世。

御医瞿文楼，名书源。出身于医学世家，其父瞿子安是光绪晚期的太医院御医。瞿氏从小追随父亲学医，之后考入太医院医学馆，并担任过太医院恩粮、医士、八品吏目等。清亡以后，悬壶于北京南池子官豆腐房13号。1934年，瞿氏与萧龙友、孔伯华等创办北平国医学院，担任过北平国医学院、华北国医学院教授，主讲儿科学等。

北京本地名医段馥亭，出身于中医世家，祖上六代都精于外科。自幼秉承家学，精通中医外科理论，临床治病主张内外兼治，对骨结核、淋巴结核、皮肤顽癣、乳腺癌和外科疑难杂症有独到的治疗经验，是北京有名的外科医生。弟子有段凤舞（段馥亭之子）、赵永昌等。

梁保和，原名文藻，字荷汀，北京人。梁氏三代业医，自幼受家学影响，之后拜名医王梦九为师。24 岁在北京东四演乐胡同行医，医术很高，不久就名噪京城。20 世纪 20 年代，在宣外大街校场口成立中国医药专门学校，梁氏教学并负责编纂教材，培养了一批中医人才。

第二节　师承渊源有自，重视跟师临证

中医属于经验医学范畴，随师临证是中医传承的传统方法。中医的成材之路历来注重跟名师，强调学生弟子要早临证、多临证。只有经过较长时间的跟师临证，心领神会老师的学术精髓，才能得到真才实学。跟师临证的过程，也是学生学习老师经验、风格、技能和学术特色的过程。许多流派特色和独到经验都是在润物细无声的跟师中慢慢渗透到学生的头脑心田之中。

以燕京大地滋养而出的"河间学派"为例，刘完素创立火热论，提出著名的"六气皆能化火"学术观点，名噪一时，成为金元著名医家，颇有学术影响，自成一家之言。因此，亲炙、私淑河间之学者，颇有人在。据史料记载，河间之门人及传人，有穆大黄、马宗素、荆山浮屠等人。荆山浮屠又传与罗知悌，罗氏又传医于朱震亨，使河间之学为之一变。朱震亨又创立阳有余阴不足论，主张以气、血、痰、郁辨治杂病，成一家之言，创立丹溪学派。

又如民国时期的北京地区，直接跟师学习是当时大部分知

名中医的主要教育形式，"京城四大名医"中的三位：孔伯华、汪逢春、施今墨都受过直接跟师学习的教育。直接跟师学习，师徒之间如影随形，耳提面命，须臾不离，受业者能够在与老师的密切接触中和从师的长期诊疗实践中，直接而又详尽地继承老师的学术思想及临床经验，尤其是一些较感性和模糊的知识、可意会不可言传的诊治体会及一技之长，十分有利于受业者基础理论和医疗水平的同步提高，成材较快。代表人物如陈慎吾、魏龙骧等。

陈慎吾，精于儒学，因宗戚罹患重病，为庸医所误，立志学习医道以济世活人。1930年拜河南名医朱壶山为师学习医学，受业数年，得医理之真谛，积累了一定的临床经验。1938年经业师朱壶山推荐，受聘于"北平国医学院"，讲授《黄帝内经》《伤寒论》。1940年学院关闭后一面临诊行医，一面带徒授课。抗战胜利后，将带徒传艺转变成集体授课，讲授《伤寒论》，并带学生临床实习。1948年，创立私立北平中医研究所。

魏龙骧，北京医家，自小学习经史子集，打下了深厚根基，在北平第四中学临毕业时染上重病，幸得袁鹤侪用中药救治而保全生命，对中医产生浓厚兴趣。1932年10月拜当时儒医杨叔澄门下，从师学习中医经典著作，打下了坚实的理论基础，又跟师临证数年，渐可独立应诊。1934年7月经北平市政府卫生处考试，取得中医行医执照，正式挂牌行医。新中国成立前以能治愈疑难病证为乐趣，救治无数危重患者，在北京城南区被群众誉为"四小名医"之首。

除了上述二位，民国时期北平地区直接跟师学习成为名医者还有徐右丞、杨浩如、高凤桐、袁载民、方伯屏、王乐亭、李云章、司孟熙、曹锡珍、胡希恕、赵炳南、祁振华、郗霈龄、周慕新、陆石如、单玉堂、马龙伯、祝伯权、姚正平、卢冶忱、崔萃贤、王开明、张仲元、刘奉五、陈西源、袁述章、黄乐山、赵玉清等。

第三节　注重文化底蕴，厚实中医经典

中医学是中华优秀传统文化的一个组成部分，因此打好坚实的国学基础，对于理解和阐发中医理论十分重要。古往今来，但凡名医大家都具有较深厚的中国文化底蕴，北京中医的名流们亦莫不如此。许多人幼年即入私塾学习国文，稍长再从长辈学习医学。更有一些名医且喜诗文，工书画，有着深厚的文化底蕴。中医学术流派因家学渊源而流传深远者，大多与传承者具有深厚的理论功底有关。同样，传承者的理论基础是否扎实，又是日后成为名医的关键。虽然"燕京医学流派"带有鲜明的地域特征，但其基本内核仍是孕育了数千年的中医药文化和理论。中医理论在长期的实践中逐渐完善和系统化，不断融入历代医著之中，内容丰富，博大精辟，包含了历代理、法、方、药的理论和临证经验。各家各派都把学习中医经典著作视为入门基础，从幼承家训到学校教育，从父兄亲炙到名师堂授，从四大经典到各家学说，前辈医家们均身体力行，要求子孙、门人潜心研修《黄帝内经》《难经》《脉经》《伤寒论》《金匮要略》等经典著作，力求熟读原文，理解原意，融会贯通，指导临床。

例如，清代御医徐大椿出身于书香门第，祖父是康熙十八年（1679）的鸿词科翰林，奉命编撰过《明史》，父亲徐养浩，精于水利学。徐大椿自幼学儒及诸子百家，禀赋异于常人，通晓儒家、道家之言，对天文、地理、水利、音律等学问亦通

晓。《苏州府志》记载，徐大椿精研《易经》，好读黄、老与阴符家言。凡星经、地志、九宫、音律、刀剑、技击、勾卒等法，皆能通究，尤精于医。而立之年，因家人有疾而潜心研究医学，精研历代医著，颇有体悟，遂悬壶济世，往往能手到病除，效如桴鼓。徐大椿曾经两度奉诏赴京做太医，深得乾隆皇帝嘉赏。

第四节 独具特色的宫廷医学与御医学派

御医学派，是以北京御医及其传人为代表，中医经典理论为指导，继承与发展具有宫廷特色的中医学术为主旨，强调脏腑气血异常是主因，脏腑气血病理变化是关键，四诊合参、以脉为主是重要的诊断依据，整体调理、内外并治是主要治疗手段，法度严谨、平妥轻灵、药少力宏、力求无毒为组方用药理念，突出脏腑、气血、虚实、寒热辨证的综合性学术流派。御医学派医家，由宫廷培养的御医及其传人、征召民间名医为御医及其传人组成，代表性的医家有袁鹤侪、韩一斋、刘奉五、赵文魁、赵绍琴、瞿文楼、佟阔泉、房芝萱、钱伯煊、金厚如、刘寿山、曹锡珍、韦文贵等。

清末民初，封建政体瓦解，导致宫廷医学机构解体，御医群体彻底摆脱了宫闱的束缚，悬壶京城的宫廷御医与北京地方医家一道，共同承担起北京医疗和学术发展的历史重任，所以，封建政体的瓦解成为御医学派形成的客观动因。北京作为清朝都城，宫内除设有固定的御医外，每在帝后有疾时，会招聘全国名医进宫诊治，偶获殊效，则滞留左右而逐步增加了编外医生。全国有名气被召进宫中看病者不胜枚举，京城内以皇宫为重点聚集的中医人才自然比其他省城为多。聚集宫中的医生还经常受遣为官吏和上层人士治病，扩大了御医的诊疗群体。尽管如此，真正的京城平民还是缺医少药，因此形成了京都中医密度大而分布不均的状态。在太医院行将灭亡之时，为了应急北京的医疗需求，伴随光绪实施新政的影响，北京于1906年和1908年，先后建起了内城官医院（钱粮胡同）和外城官医院（梁家园），这是北京最早建立的两所近代公立医院。医院的建立打破了太医院一统北京的局面，在管理制度中虽保留有封建等级观念，但其采用中西医两法治疗，收费低廉，在当时背景下，为缓和京城百姓的医疗需求做出了一定贡献。由此可见，北京民众广泛的医疗需求，为御医提供了张扬其术的平台，也为御医学派的形成创造了条件。

留居北京的清宫末代御医，面对时局的变化和西方医学的强大冲击，以各种形式传承学术，为宫廷医学服务民众、发展中医学术进行着努力。

1. 成立北京中医学社

据任锡庚《太医院志》载："癸亥花朝，同人集中医学社……"《医统正脉·医统正脉续刊记》也记有："民国十二稔，中医学社成立，发起是社者，多清太医。"已故御医袁鹤侪之子袁立人认为"中医学术团体者寥寥无几，提及'北京中医学社'者就更少了。但其留下的有关资料表明：该社在中医学术发展方面做了不少有价值的工作。应该引起人们的注意"，其言之北京中医学社与前两书所记为同一学社。

北京中医学社的主要成就，一是编撰了《太医院志》，对清太医院的建立、沿革、发展及医事制度等内容，均按大清会典及行事公文一一辑录，故较为详实可靠，是研究清代医疗发展史及太医院医疗事务的一份很有价值的文献资料。二是修订

《医统正脉》。据《医统正脉·医统正脉续刊记》记述："《医统正脉》一书，为明王肯堂氏所汇辑，诚医籍大观也。原版藏于浙，是书之流行于世者甚少，医者每引为憾焉。清光绪之季，景帝出内帑设施医局，命太傅陆风石（公讳润庠）为管理大臣，陆公……广搜医典，乃得是书之版而藏于医局……民国十二稔，'中医学社'成立，总干事吴焕臣君留心古籍，因曾充施医局医官，访知版之所在，遂白于社，将谋重印，以公诸世……以吴君之意飨我医界间接更造福于人生，洵属益举。当据以请于管理太医院事务张公（午樵），佟公（质夫），院使赵公（文魁），院判郑（慎之）、范（寿臣）两公之数公者，皆见义勇为，慨允代为向内务府大臣陈请。不数日，得当道许可，遂将版移转于本社，惟版存十余载，风日摧残磨灭，朽裂者不少；当由本社集资，重行修补，始得有今日之续印……以推广于世，本社更得附以垂之久远焉……"

2. 为中医图存而奋力抗争

民国元年（1912）学制改新，北洋政府屏中医于学制之外，由此引发了中医药界的首次抗争请愿活动。当时任内城官医院内科医长的中医袁鹤侪曾联合十几人上书教育部表示反对，要求医学专门学校增设中医课程。御医赵文魁"先生弟子甚多，桃李遍京城，他对废除中医教育案亲自出面抗议，弟子们纷纷响应"。御医传人杨叔澄向国民党政要送交了"论孙总理肝病治法"的《上汪精卫先生书》。太医院恩粮韩一斋"对北洋政府废止中医教育的反对态度带动了许多中医后生晚辈"。佟氏父子（御医佟文斌及子佟阔泉）均是抗议活动的积极分子。抗议活动中李氏父子（御医传人李静及其子李少轩）是参与者，李家也是主要的联络及聚会地点。

在与南京政府余岩"废止中医案"的斗争中，祖籍江苏的赵树屏（御医传人）听到"废止国医案"得到通过和叫嚣"禁止旧医学校"的言论后，痛斥余岩为"数典忘祖的败类"。当又得到江苏省中医联合会在教育部系统加入中医学校而遭到余岩反对、驳斥的消息后连夜奋笔疾书，写成"异哉旧医学校系统案·驳议"一文，逐条驳斥余岩的谬论，并印成一份份小册子，在北京大街小巷的各中、西医诊所散发。

近代中国医学史的核心问题是中西医的比较与抉择。西方医学的大规模传入，造成了国内中医、西医两种医学体系并存的局面，因而，通过比较并做出抉择便成为中国医学界必须面对的重要问题。围绕这一问题，医学界人士提出了多种观点，表现出多种态度。中西医之间出现正面的论争，是民国以后的事情。1916年余岩刊布《灵素商兑》，率先向中医基础理论宣战。与恽铁樵、杨则民遥相呼应的御医赵文魁、袁鹤侪曾在他们开创的北京中医学社上发出了"《内经》是中医学的基础，不学《内经》，中医就成了无源之水、无本之木，怎么诊脉断病"的呼吁。赵文魁深研《黄帝内经》理论，并有所创新，对外感温病辨证论治颇有体会。任内城官医院内科医长的袁鹤侪是对《黄帝内经》理论深有研究又取得较大成就的医家，他尤其重视"气化"学说，对"天人相应"观点及燮理阴阳问题均有独到的见解，并注重指导临床的实际意义，时至新中国成立后，袁老先生仍提出中医建设的三个关键环节，首要的即是整理发掘古典医籍。

由上可见，御医们在争取中医教育合法化，反对"废止中医药"斗争的同时，也对"废止中医理论"的言论进行了不懈的斗争。

3. 整合与扩充学术队伍

《二十年代初的北京中医学社》和《北京卫生大事记》均载有，北京中医学社名誉社长为赵文魁（晚清太医院院长）。社长为全诚斋（御医），副社长为袁其铭（御医），总干事为吴焕臣（七品吏目）。著作股主任为任锡庚（御医），干事为瞿文楼（八品吏目）、王忻（恩粮）。评议股主任为王文元（御医），干事为白永祥（九品医士）、张英涛（恩粮）。研究股主任为张鹤书（候补医士），干事为姚贵荣（九品医士）、郭志义（候补恩粮）。交际股主任为刘文英（八品吏目），干事为梁福恩（九品医士）、佟阔泉（御医）。庶务股主任为庄寿山（七品吏目），干事为梁福恩（九品医士）、王大济（恩粮）。调查股主任为周丰（九品医士），干事为何廷俊（八品吏目）、孙煜曾（恩粮）。文牍股主任为瞿宝安（御医），干事为朱殿华（恩粮）、郭泮芹（恩粮）。学社的成立对整合御医队伍发挥了积极作用。

第四章 "燕京医学流派"的著名医家、医著

第一节 "燕京医学流派"的十二位代表医家

本书纳入的"燕京医学流派"十二位代表性医家（刘完素、张元素、李杲、王好古、罗天益、龚廷贤、徐春甫、杨继洲、吴谦、王清任、余霖、吴鞠通），即是以北京地区为主，兼顾周边天津、河北的历代著名医家群体，他们熟读经典，勤修新知，躬耕临床，为民除瘼，在中医学术发展史上起到了承前启后的重要作用。他们或是土生土长的燕京地区医家，如刘河间、张元素、李东垣、王好古、罗天益、王清任，或是生于外地，其后或因求学深造于京城以广求博识，如余霖、吴鞠通，或因征调进京聘为御医而为皇室服务，如龚廷贤、徐春甫、杨继洲、吴谦等。上述医家在燕京大地的学术平台上施展才华，著书立说，带徒传教，服务民众，最终均取得了卓越的学术成就而蜚声杏林。兹将上述十二位代表性医家的生平成长、学术观点简述如下。

一、刘完素

刘完素（约1120—1200），字守真，号通玄处士，金代河

间（河北河间市）人，故后人称他为刘河间。刘完素自幼耽嗜医书，从25岁起精心研究《黄帝内经》，认为"法之与术，悉出《内经》之玄机"。他把《黄帝内经》理论与当时盛行的五运六气学说相结合，对火热病证详加阐述，提出"火热论"的学术主张，且自成一家之说。金章宗完颜璟曾三次聘他为官，都被拒绝。他始终行医在民间，深受百姓欢迎，迄今河间一带仍保存有纪念他的遗址。刘完素的主要著作有《素问玄机原病式》《黄帝素问宣明论方》《三消论》《伤寒标本心法类萃》等，其中以《素问玄机原病式》《黄帝素问宣明论方》最能代表其学术观点。

刘完素对当时盛行的"运气"学说做过研究，但未陷入宿命论。他一方面主张"不知运气而求医无失者鲜矣"；另一方面强调"主性命者在乎人"，"修短寿夭，皆人自为"。他批判了那种认为人体发病完全受"五运六气"所支配的宿命论教条，反对机械搬用"运气"公式于医学实践，认为那只能得出"矜己惑人而莫能彰验"的荒唐结果。

刘完素的主要学术思想是"火热论"，强调火热在致病中的重要性。《素问·至真要大论》所述的病机19条中，属于火的有10种，属于热的有7种，而刘完素把火热病证扩大到50多种。刘完素强调"六气皆从火化"。他一方面指出六气中风、湿、燥、寒诸气在病理变化中皆能化热生火，同时认为火热也往往是产生风、湿、寒、燥的原因之一。例如，风属木，木能生火；反之，热极生风。积湿成火热，湿为土气，而火热能生土湿。风能胜湿，热能耗液，风热耗损水液则燥，而燥极亦从火化。寒邪闭郁，阳气不能宣散往往化热，所谓"火极似水"的表现也本于火。另外，刘完素还强调"五志过极皆为热甚"。

他分析说："情志所伤，则皆属火热。所谓阳动阴静，故劳则燥不宁，静则清平。"他在《素问玄机原病式》中将惊、躁、扰、狂、越、妄、谵、郁等证都列为火热之变。

刘完素对火热病的治疗以清热通利为主，善用寒凉药物，故后世称之为"寒凉派"。具体地说，他从表证和里证两方面来确定火热病的治疗法则。佛热郁结于表的，用辛凉或甘寒以解表。表证兼有内热的，一般可用表里双解法，散风壅，开结滞，郁热便自然解除。里热治疗如表证已解，而里热郁结，汗出而热不退者都可用下法，以大承气汤或三一承气汤下其里热。热毒极深，以致遍身清冷疼痛、咽干或痛、腹满实痛、闷乱喘息、脉沉细，乃热毒极深、阳厥阴伤所致，以承气汤与黄连解毒汤配合使用。在大下之后，热势尚盛，或下后湿热犹甚而下利不止的，可用黄连解毒汤清其余热，必要时可兼以养阴药物。若下后热虽未尽，而热不盛的，则宜用小剂黄连解毒汤，或凉膈散调之。可见，刘完素对火热病的病理变化，在《素问》病机的基础上有所发展，并从临证上总结出治疗热性病的原则，颇多创见，对后世温热病的治疗有很大影响。

刘完素的"火热论"是从火热病的多发性和普遍性这个角度加以强调的，是在辨证施治的原则下提出的。如在临证用药方面：治热痢用苦寒剂，治冷痢则用辛热剂；治外感风热用辛凉剂，治外感风寒则用辛温剂；治中风既用清热祛风的"泻青丸"，又用温经回厥的"附子续命汤"等。

刘完素还提出"脏腑六气病机说""玄府气液说"，进一步阐述了《黄帝内经》亢害承制理论，为中医学理论的发展做出了重要贡献。尤其他对火热病证的论述更对后世产生了深刻影响，故后人高度评说："热病宗河间。"

二、张元素

张元素（生卒年代不详，生活于 12 世纪），字洁古，金代易水（今河北省易县）人。张氏 27 岁后潜心于医学，经过 20 多年的刻意精研，临证疗效甚高。张氏的医学思想主要源于《黄帝内经》《难经》《伤寒论》，间取《华氏中藏经》、钱乙《小儿药证直诀》等，同时一定程度上受到刘完素的影响。张氏的著述有《珍珠囊》《药著难经》《医学启源》《脏腑标本寒热虚实用药式》等，以《医学启源》《脏腑标本寒热虚实用药式》为其理论观点的代表作。

据《金史》记载，张元素与刘完素交往甚密，曾治愈刘完素的伤寒病，"自此显名"，因此，张元素的学术思想也受到河间学说的一定影响。张氏对当时医界过分泥守古方的风气颇为反感，认为"运气不齐，古今异轨，古方今病不相能也"，强调必须因人、因时、因地而治。所以他在掌握《黄帝内经》要旨、撷取前人精华、结合自己实践的基础上，确立了"脏腑辨证说"，比较系统地论述了脏腑的生理和病理，脏腑标本、虚实、寒热的辨证，以及脏腑病证的演变和预后。还提出"脏腑标本虚实寒热用药式"，为后世脏腑辨证学说的进一步发展奠定了基础。

张元素对脾胃也颇为重视，指出"脾者土也……消磨五谷，寄在胸中，养于四旁""胃者脾之腑也……人之根本，胃气壮则五脏六腑皆壮也"。并用"补气"和"补血"法治疗脾土虚弱，对后人论治有很大启发。他对药物气味、归经、补泻等理论也进行了深入探讨，并有所发挥，使遣方用药更加灵活。如同为泻火药，黄连泻心火，黄芩泻肺火，白芍泻肝火，知母泻肾火，石膏泻胃火等。还创制有九味羌活汤、枳术丸、门冬饮子、天麻丸等新方，广泛流传于后世。

脏腑辨证之说，肇自《灵枢经》之"邪气脏腑病形""经筋""本脏"等篇，至相传为华元化所著之《中藏经》，综合而成为论五脏六腑虚实寒热生死逆顺脉证之法凡11篇。以后唐孙思邈著《千金要方》，更类列脏腑虚实病证，有数十篇；降及钱乙著《小儿药证直诀》，亦以寒热虚实分析五脏病证。三者相较，元化失之略，思邈失之泛，钱乙重在小儿病证，而于六腑又有不够详明之处。张元素在学习古典著作的同时，又汲取了前人的经验，并结合自己数十年的临证实践，自成其脏腑寒热虚实以言病机辨证的学说体系，比起前述诸家有所提高。

三、李杲

李杲（1180—1251），字明之，晚号东垣老人。金代真定（今河北正定县）人。他出身富豪之家，幼年母病，为庸医所误，不知为何证而毙。他痛悔不明医学，乃捐千金拜名医张元素为师，精研医学。数年后尽得其传，并有发展，成为一代名医。他继承并发挥了张元素脏腑辨证之长，尤其强调脾胃对人体生命活动的重要作用，以及脾胃受损对其他脏腑的影响，提出"脾胃论"的学术主张，治疗上善用温补脾胃之法，后世称之为"补土派"。

李杲所处的金元时期，民族矛盾十分尖锐，战乱频仍。当时兵连祸结，疾病流行，人民生活极不安定。李杲观察到人民所患疾病多为饮食失节、劳役过度而致的内伤病，而一般时医尊经崇古，因循守旧，沿用古方以治内伤各证，因而重损元气，误治致死的人为数不少。加之李杲本人又患脾胃久衰之证，深受其害。由于有了这些亲身实践，他就提出了"内伤脾胃，百病由生"的论点，并逐步形成了具有独创性的系统理论——脾胃论学说，为充实和发展中医学做出了卓越的贡献。

李杲的著述有《脾胃论》《内外伤辨惑论》《兰室秘藏》等。李杲在这些著作里着重阐明了脾胃的生理功能，内伤病的病因病理、鉴别诊断、治疗方药等一系列问题。

李杲学术思想的中心是"内伤脾胃，百病由生"。他发挥了《黄帝内经》"有胃气则生，无胃气则死"，强调胃气作用的观点，认为脾胃运化水谷，是元气的物质源泉，而元气是健康之本。脾胃伤则元气衰，元气衰则百病由生。所以他说："脾胃之气既伤，而元气亦不能充，而诸病之所由生也。"李杲又非常强调脾胃在人体气机升降中的枢纽作用。他说："盖胃为水谷之海，饮食入胃，而精气先输脾归肺，上行春夏之令，以滋养周身，乃清气为天者也；升已而下输膀胱，行秋冬之令，为传化糟粕，转味而出，乃浊阴为地者也。"只有升清降浊，气机正常，身体才会健康。如果脾胃受伤，则百病皆起。在气机升降问题上，李杲特别强调生长和升发的一面，只有谷气上升，脾气升发，元气才能充沛，生机才能旺盛，阴火才能戢敛潜藏。否则，若谷气不升，脾气下流，元气亏虚，生机衰退，阴火即因之上冲而为诸病。因此，在治疗脾胃病上，非常重视升发脾阳，同时也注意潜降阴火的一面。因为升胃气和降阴火是相反相成的，胃气的升发有利于阴火的潜降，而阴火的潜降亦有利于胃气的升发。

内伤脾胃的原因，李杲概括为三个方面：饮食不节、劳役过度和精神刺激。这三方面又错综交织在一起，而精神因素常常起着先导作用。

在临证实践上，李杲善于运用补上、中、下三焦元气，而以补脾胃为主的原则，采取"调理脾胃""升举清阳"为主的治疗方法。如治肺弱表虚证，用升阳益胃汤；治脾胃内伤，用补中益气汤；治肾阳虚损，用沉香温胃丸。三者虽然分别为补肺、脾、肾三焦元气的专方，却都从益胃、补中、温胃着手。这就是三焦元气以脾胃为本的理论在临证治疗上的具体应用。他有时也用苦降的方法，但只是权宜之计。阳气升发，则阴火下潜而热自退，这一治法被称为"甘温除热法"，补中益气汤是其代表方剂。李杲将这一思想贯穿到对各科疾病的治疗中，在外科用圣愈汤治恶疮亡血证，黄芪肉桂柴胡酒煎汤治阴疽坚硬漫肿；在妇科，用黄芪当归人参汤治经水暴崩；在儿科，用黄芪汤治慢惊；在眼科，用圆明内障升麻汤治内障、当归龙胆汤治眼中白翳等。

李杲在临证用药方面，也遵循易水学派关于"升降浮沉""引经报使""气味厚薄""分经"用药之说，主张"主对治疗"，即对准主要脉证制方用药。他还提出了"时、经、病、药"四禁的用药规律。所谓"时禁"就是按四时气候的升降规律，相应地选用汗、吐、下、利等治法；所谓"经禁"就是要分辨六经脉证运用方药；所谓"病禁"就是要避免"虚虚实实"之误；所谓"药禁"就是根据病情慎用或不用某些药物。这就把辨证论治的原则更加具体化了。

四、王好古

王好古（约1200—1264），字进之，号海藏老人，元代赵州（河北赵县）人。他进士出身，博通经史，并广览医籍多年。王好古先师张元素，后又受业师事李杲，尽得其传，在晋州（山西晋县）得益于学者麻革的教诲。他还曾从军出征，"随病察脉，逐脉定方"。在赵州曾以进士官本州教授，兼提举管内医学。晚年退居草堂，杜门养拙。其平生著述甚丰，现存有《阴证略例》《医垒元戎》《汤液本草》《此事难知》和《癍论萃英》等。

王好古推崇仲景学说，特别注重伤寒阴证的研究。认为"伤寒古今为一大病，阴证一节害人为尤速"，故特撰《阴证略例》。对阴证的发病原因、证候、诊断和治疗都做了详尽阐述，提出了许多独特见解。如饮食冷物，误服凉药，感受"霜露、山岚、雨湿、雾露之气"都可导致阴证。他非常重视内因的作用，认为无论内伤或外感发病，都是由于人体本虚。若人体不虚，腠理固密，即使受到六淫的侵袭，也能抵抗而不易发病。所以他在"伤寒之源"一文中说："盖因房室劳伤与辛苦之人，腠理开泄，少阴不藏，肾水涸竭而得之。"显然，他这种看法，既与《黄帝内经》中"邪之所凑，其气必虚"的理论一致，也跟李杲"饮食失节，劳倦所伤"的主张有共同之点。不过，李杲重点阐发内伤脾胃病，而王好古则兼论外感病，且重在肾，这又是同中之异了。

王好古在学术上虽然受到李杲的影响，但他认为李杲只阐发了"饮食失节，劳倦伤脾"所造成的"阴火炽盛"的热中病变，而对内伤冷物遂成"阴证"的病变论述还不够全面。同时，他又认为"伤寒，人之大疾也，其候最急，而阴证毒为尤惨，阳证则易辨而易治，阴证则难辨而难治"。他认为阴证的发病机理是"有单衣而感于外者，有空腹而感于内者，有单衣空腹而内外俱感者，所禀轻重不一，在人本气虚实之所得耳"，又说"发于阴则少阴也"。从他这两个论点可以看出，他所说的阴证，似指三阴伤寒而言。"本气虚"是发病的主要原因，而本气虚又多与少阴肾或太阴脾有关，所以他又引用《活人书》的"大抵阴毒本因肾气虚寒，或因冷物伤脾，外伤风寒，内既伏阴，外又感寒……内外皆阴，则阳气不守"来说明这一论点。这就是说，"肾气虚寒"是形成阴证的主要根源，"冷物伤脾"或"外伤风寒"是形成阴证的条件。肾阳充盛的人，即使有冷物伤脾，或风寒外伤，也能使阴寒之邪逐渐消失而不发病。只有肾阳素虚的人，一感受到外寒或冷物，则内阴与外寒相合，便形成阴寒过盛的阴证。由此可知，阳气不守是招致阴证的原因，而阳气之所以不守主要是原于肾气的虚寒。关于阴证的治疗，王好古着重于保护肾气，增强体质，强调温养脾肾的原则。所谓"少阴得藏于内，腠理以闭拒之，虽有大风苛毒，莫之能害矣"。并特别指出了"温肾"法的重要性。他这些关于阴证的理论观点与实际经验，既补充了张仲景之学，又发挥了易水学派之说。

王好古在临证实践中还扩大了六经病的治疗范围，打破了伤寒与杂病的界限，既把六经辨证的原则用于杂病，又把杂病方药用于六经诸证，将伤寒与杂病的治疗统一起来。因此，他在选方用药上更善于加减化裁，灵活变通。如四物汤的加减有60余种，理中汤的加减有18种，平胃散的加减有30种等，这就扩大了很多方剂的应用范围，体现了辨证论治的灵活性。他还把六经施治的方法应用于小儿斑疹的治疗，在《癍论萃英》中提出"外者外治，内者内治，中外皆和，其斑自出"的原则。针对各种不同的证候，分别采用"发、夺、清、下、利、安、分"等具体治法。其中不乏白虎汤、犀角地黄汤、甘露饮子、泻白散等方。可见，王氏并非囿于温补，而是注重辨证用药。在《医垒元戎》中，王好古按三焦寒热、气血寒热区分病位，选用方药，对后世三焦辨证和卫气营血辨证的产生起有一定的启蒙作用。

五、罗天益

罗天益（1220—1290），字谦甫，金末元代真定藁城（今河北省藁城）人。为东垣的入室弟子，从师学医十余年，尽得其传，"发言造诣，酷类其师，有裨于前人之未备"。任太医，并一再在元军中服务，几次奉诏旨前往六盘山为丞相及长官等治病。晚年所治患者多为蒙古王公权贵等上层人物。罗氏以儒学医，精研《黄帝内经》《难经》，师承东垣、元素，旁及各家，密切结合临床实践，不尚空谈，论病制方，尊经似师，更能灵活应变，故后人赞曰"罗氏深得李氏不传之奥，其处方立论不偏于一，而于针法本草，莫不备述"，其著作"实医家主要之书"。

罗氏传世的代表作仅《卫生宝鉴》24卷，另补遗1卷。内容分四部分：一为"药误永鉴"（卷一至卷三），共25篇短论，主论服药制方的注意事项，结合病案，论述药误的教训以为鉴戒；二为"名方类集"（卷四至卷二十），将各科常见病分为20多门，选用效方700余首，详其主治及用法，为本书主要部分；三为"药类法象"（卷二十一），论述药物的性味、功用、主治及炮制等；四为"医验纪述"（卷二十二至卷二十四），主要为罗氏验案，间附短论。"补遗"1卷，主要为伤寒治方。本书有论有验，是一部有价值的临床治疗学著作。罗氏的学术成就主要如下。

1. 对脾胃学说的发挥

罗氏以《黄帝内经》为根据，在全面系统继承李杲脾胃学说的基础上，旁及诸家，结合自己的临床实践，发展和丰富了脾胃学说。首先，在论述脾胃生理功能方面，他明确指出："四时五脏，皆以胃气为本，五脏有胃气，则和平而身安。"阐述了脾胃在五脏中的地位和作用。其次，在脾胃病证治上，李杲所治以百姓饥饿劳役、惊恐七情等内伤脾胃者多，而罗氏身为太医，所治多为王公权贵，以饮食自倍、饮酒无度，醉饱入房所伤者多，可补其师之未备。罗氏治疗脾胃内伤病，既承袭先师补中升阳的用药法度，又广泛精选历代名方，结合临证加以化裁，创制了不少新方，发展和丰富了脾胃内伤病的治法方药。

2. 倡三焦寒热论治说

三焦辨证之说，散见于《黄帝内经》《难经》《伤寒论》，至后汉《中藏经》首次对上、中、下三焦实热、虚寒之病证做了归纳辨析。张元素在《脏腑标本寒热虚实用药式》和《医学启源》中做了补充、发挥，并归纳了三焦虚实标本用药式。但两家均未提及三焦寒热证的治疗，罗氏不仅对三焦寒热辨证有所发挥，还首倡三焦寒热论治。他认为三焦是元气布散之所，并包括五脏六腑，"心肺在膈上为阳，肾肝在膈下为阴，此上下脏也；脾胃应土，处在中州，在五脏曰孤脏，属三焦曰中焦"，较明确指出了脏腑的三焦分属，即心肺属上焦，脾胃属中焦，肝肾属下焦。他还指出三焦为气机升降之枢纽，若饮食不节，脾胃受伤，就会使三焦气机变乱而生病。他说："《内经》曰：水谷入口，则胃实而肠虚，食下则肠实而胃虚。更虚更实，此肠胃传化之理也，今饮食过节，肠胃俱实，胃气不能腐熟，脾气不能运化，三焦之气不能升降，故成伤也。"并常用三焦气机变化来分析临床所见病证。如《卫生宝鉴》卷二十二"病有远近治有缓急"分析患者腹泻后胸中闭塞作阵而痛病机："予思《灵枢》有云：上焦如雾，宣五谷味，熏肤充身泽毛，若雾露之溉，是为气也。今相公年高气弱，自利无度，致胃中生发之气，不能滋养于心肺，故闭塞而痛"。在审证用药上，有辨治上、中、下三焦之分，在《卫生宝鉴·名方类集》分列"泻热门"和"除寒门"，阐明"气分寒热"和"血分寒热"的异同，所提出三焦辨证用药模式颇为实用。

3. 重视药误

罗氏从长期的临床实践中，体会到药误造成的危害甚大，遂著"药误永鉴"25篇，告诫后人吸取教训，免蹈覆辙。具体包括：①春服宣药之误；②无病服药之误；③用药无据之误；④方成弗约之误。

4. 善用灸法，荟萃百家

罗氏承袭东垣脾胃元气之本的学术思想，十分重视脾胃元气，他说"四时五脏，皆以胃气为本，五脏有胃气，则和平而身安，若胃气虚弱，不能运动，滋养五脏，则五脏脉不和平"，故除用补中升阳方药外，常配合灸法以增强疗效，一般选用灸气海、中脘、足三里三穴。灸气海可"生发元气""滋荣百脉""充实肌肉""补下焦阳虚"；灸胃之募穴中脘，可"助胃气""温养脾胃""肥腠理""引清气上行""引胃气上升"；灸胃之合穴足三里，除助胃气、生发元气之外，还有"壮脾温脾""引气下行""引阳气下交阴分""撤上热"等作用。三穴共配，有温养脾胃、强壮补虚、升提中气、调和阴阳之功，是罗氏统治脾胃气虚的良方。如《卫生宝鉴》卷十三"胃脘当心而痛治验"记载一例因误服寒凉，致脾胃气虚患者，经吐泻、劳损、烦恼，脾胃更伤，中气愈虚，腹痛肠鸣，呕吐酸水，胃脘当心而痛，冷汗时出，除用药外，配用灸上述三穴而愈。

六、龚廷贤

龚廷贤（1522—1619），字子才，号云林，又号悟真子，明代江西金溪县人。出生于医师世家。其父龚信，为当时名医，曾供职于太医院。弟廷器，侄儿懋官，均为医官。廷贤早岁习举子业，屡试不第，乃继父业而愿为良医。日间从父侍诊，早晚攻读医书，继承家学，寻师访贤，博学多闻，曾隐居云林山中，潜心精研医学，从事著书立说。一生行医六十多载，医术名望颇高，"凡疾者疗之，沉疴顿起，如草木之逢春"。公元1593 年治好鲁王情妃的膨胀病，得到钦赐的双龙"医林状元"匾额一块，从此"医林状元"留芳于世。

龚氏一方面精心物色弟子，循循善诱，传授技艺，另一方面废寝忘食，埋头著书，先后撰写了《万病回春》《种杏仙方》《云林神彀》《济世全书》《小儿推拿秘旨》《鲁府禁方》《寿世保元》《本草炮制药性赋定衡》《医学准绳》《秘授眼科百效全书》《复明眼方外科神验全书》《痘疹辨疑全幼录》《医学入门万病衡要》《云林医圣普渡慈航》等，还续完其父所著《古今医鉴》。所著内容丰富，别具一格，不仅保存了许多濒于失传的古代医方，而且总结和归纳了行之有效的家传验方、秘方、偏方，至今仍有很高的实用价值。他的著作，如《万病回春》意在网罗各病；《寿世保元》则为补充前书之不足；《云林神彀》内容简练，通俗易懂；而《小儿推拿秘旨》，是我国医学史上最早的一部儿科推拿专书，填补了明以前小儿推拿学的空白。

龚氏"祖轩、岐，宗仓、越，法刘、张、朱、李及历代名医，茹其英华"，参以己意，论病精辟，辨证详明，治法切用。如论"五疸"，首引《黄帝内经》之言，诸湿肿满，皆属于脾。

指出黄疸者，乃湿热郁结于脾胃之中，久而不散所至，前人虽有五疸之说，但终无寒热之异，正如丹溪所云，不必分五。治疗本病强调"治湿热不利小便非其治也"，"在上宜发汗，在下宜利小便，上下分消其湿，则病无不安者也"。湿热发黄者，用茵陈蒿汤、茯苓渗湿汤、茵陈五苓散；黄疸大便实者，用茵陈大黄汤；疸色如金，小便如浓煮柏汁者，用加味解毒汤。同时已认识到黄疸虽以湿热为主，然也有寒湿、蓄血所致者，病久可见气虚、阳虚之证，故治之当辨证论治，知常达变。若发黄，脉沉细而迟，体逆冷，腰以上自汗者，用加味姜附汤；黄疸日久，误以寒凉治之，而致体黑瘦，四肢沉困，憎寒发热者，用加味益气汤；诸黄疸，口淡怔忡，耳鸣脚软，恶寒发热，小便白浊者，此为虚证，用八味丸，用四君子汤吞下；若遍身发黄，妄言如狂，苦于胸痛手不可近者，此中焦蓄血，用桃仁承气汤。又如论"喘急"，他认为"肺受邪则喘""无汗而喘属表实，有汗而喘属表虚"，治疗原则为"久喘未发，扶正气为要；已发，攻邪为主"。具体证治，如外邪在表，无汗而喘者，用五虎汤；邪实在里，不便而喘者，用三一承气汤；因痰而喘者，用三子养亲汤；七情郁结，上气而喘者，用四磨汤；腹胀气喘者，用沉香散；喘急气虚者，用补中益气汤；上实下虚者，用苏子降气汤；阴虚上炎而喘者，用知柏地黄丸；肺脾虚寒而喘者，用八味丸合补中益气汤。凡此等等，颇能启迪后学。

此外，龚氏重视四诊，尤重切脉。他认为"人有四时之正脉，有平生之常脉，有内伤之变脉，有外感之邪脉，有重阴之脉，有重阳之脉，有阳虚而阴乘之脉，有阴虚而阳乘之脉，有阳极而阴生之脉，有阴极而阳生之脉，有独见之脉，有兼见之脉，有初病之脉，有久病之脉，有可治之脉，有不治之脉"。临证应首当识别，故在《万病回春》辑门分类中，首之以脉诀，继之以病论，次之以治法，又次以方药。一展其卷，脉病治方，灼然于目，执是可以对证投剂。

七、徐春甫

徐春甫（1513—1596？），字汝元（汝源），号东皋，又号思敏、思鹤，明正德八年至万历年南直隶省徽州府祁门县（今属安徽省黄山市）人，祖居县城东皋，"家世业儒"，虽为"遗腹子"，然资性颖敏，幼年即从国子监太学生叶光山学儒，攻举子业。其勤奋刻苦，少而通儒，因苦学失养，体弱多病，而弃举子业，从邑里名医、太医院医官汪宦（汪机弟子）学医。其酷爱藏书，学医后则嗜读医书，"于医书无所不窥"，长年攻读《黄帝内经》等诸医学典籍，悉心钻研和探索医学深奥幽隐的原理。1552 年起徐氏游学行医，游历大江南北，早年主要在江南地区，其自言："余初学医，志友天下。尝游吴越江湘，历濂洛关闽，抵扬徐燕冀，就有道而正焉。道高即拜，罔敢自矜。"初学医时立志广交天下朋友，曾经游历过江、浙、吴、越地域和长江、湘江流域，历经大理学家（宋代周敦颐，程颐、程颢兄弟，张载，朱熹）生活讲学之地濂溪、洛阳、关中、闽南，东抵扬州、徐州，北达河北、燕京等地，遍访拜会各地学识高明之士，虚心求学，勤于临床，医术精进，但从不自我炫耀。读万卷书，行万里路，为其搜录历代医书及诸家医药资料，日后汇编百卷《古今医统大全》奠定了坚实的基础。

徐氏壮年后北上京城，寓居直隶省顺天府（今北京），在长安街上设"保元堂"居药应需，业医诊病，以自制大健脾养胃丸等特色制剂闻名海内外。他十分留心验方秘方，广泛征求，甚至不惜以重金赎买，像治疗泻痢的徐氏香连丸、秘验止久泻丸，妇科秘方血崩丸，外用点治眼疾的明目紫金膏、碧玉饼子，贴治溃疡以收疮的定痛太乙膏等保元堂制剂，都有一段不同寻常的来历。但他反对保守秘方，认为"医家秘方不肯示人，诚非仁人之心也""每厚赂求之，用梓以公天下"，每每重金求得后，刊行公布于世。因其以存心济人为务，治病以救人为先，医技超凡，见识超群，求治者盈门，以"随试而辄效""鲜有误"著称，"活人不可以千万计"。后凭真才实学走进太医院，被授予太医院吏目（六品或从六品）之职，列为"太医之官"，名重京师。

其为人性格豪爽健谈，广交朋友，与同道探讨医理、切磋医术，"随问随对"，侃侃而谈，孜孜不倦，时人称"诚为鸣世之士"，甚至有钦差大臣称誉他"以明医重京师，齐驱襄扁，奴仆刘张"，学识医术堪与扁鹊并驾齐驱，超越了金元医家刘河间、张子和。

徐春甫的医学建树主要体现在两个方面：

一是上溯轩岐、下至于明，采撷历代中医文献史料496种，以《黄帝内经》为宗，探究各家精微，历时数十载，开创性地编撰了医学巨著《古今医统大全》100卷，内容以临床病证辨治为主，分门别类论述，还包括医经、针灸、本草、养生等，时被誉为"方书之六经，医宗之孔孟"，评价之高无以复加，现已被列为"全国十大医学全书"（实含类书、丛书）之首；同时又由博返约，将自己的业医经验包括保元堂起家的秘验方论，编集成《医学捷径六书》，晚年悉数刊布于世，体现了他"物我两利"的朴素思想。其著述引古发新，观点鲜明，系统总结归纳了《黄帝内经》以降，尤其金元以来的学术成就，在继承基础上丰富和发展了中医学的理论体系。

二是广召客居京师的 46 位名医（其中新安医家 21 人），仿孔门"以文会友"之例，于隆庆元年（1567）发起并创办了"一体堂宅仁医会"，这是我国第一个有史可考的全国性民间学术组织和科技团体。《古今医统大全》百卷的编撰为中医学的传承发展做出了重大贡献，组织"一体堂宅仁医会"更是我国医学史乃至科技史上的一大创举，由此奠定了他在中医学史上的特殊地位。

学术上，徐春甫强调"纯一不二"的精神，尊《黄帝内经》经旨，合百家之言，尊经而不泥于经，"用法而不胶于法"；强调四诊合参而尤重脉诊，认为"脉为医之关键"，辨顺逆、辨证情"总切于脉"，脉学不精就是庸医；作为汪机的再传弟子，又私淑李东垣，更推崇健脾保元的脾胃观，注重顾护"脾胃元气"，认为"百病从脾胃而生""治病须察脾胃虚实"，提出了"五脏之脾胃病"的概念，确立了"调理脾胃以安和五脏"的治疗思路；临证注重辨分内伤、外感，认为"内伤本乎脾胃""邪气伤虚不伤实"，强调内伤正治、外伤从治以顾护脾胃元气的重要性，倡用"白术参芪"补元阳；于郁证也有阐发，认为"郁为七情之病"，提出"脏腑之郁"和"无往而不郁"的观点，强调"久病当兼解郁"；推崇治未病观，提出"慎疾慎医"命题，凝练养生精华。他以创制和运用大健脾养胃丸等"王道之方"起家，擅用方药治病，提出了二十四字法（方），创制有"三十六方"特色制剂，有较高的实用价值。

八、杨继洲

杨继洲（1522—1620），又名济时，明代三衢（今浙江衢州）人，几世业医，祖父曾任明太医院御医，家中珍藏医籍及诸医家抄本甚多。杨氏幼时习儒，成年后因屡遭上司迫害而弃儒习医，尤肆力于针灸学的研究。由于家授真秘，加之他本人沉潜力学，寒暑不辍，勤学博古，累月积年，学业颇精，倬然有悟，将祖父纂修的《集验医方》与诸家医籍中之针灸论述，予以"参合指归，汇同考异，手自编摩，凡针药调摄之法，分图析类，为天、地、人卷，题曰《玄机秘要》"。

杨氏医技高明，针药并精，嘉靖年间，经选试于北京任职太医院，曾为明世宗朱厚熜的侍医，又经隆庆到万历，历任三朝皇家之医官。为增加阅历，杨氏行迹遍及福建、江苏、河北、河南、山东、山西等地，访贤疗疾，博采众识，积累了丰富的临床经验。如万历年间山西监察御史赵文炳患痿痹之疾，多方延医诊治不瘥，后延杨氏，"至则三针而愈"，杨向赵出示《玄机秘要》书稿，赵始悉杨氏精于针灸之渊源，并表示愿资助杨将所著付梓刊行。但杨认为书稿内容还不够完备，还需从更多医籍中广泛参考与吸收针灸学之论述，因此赵委派幕客靳贤为其著再选辑校订，协助杨氏增补前贤针灸之论著，又从《医经小学》《针灸聚英》《标幽赋》《金针赋》《神应经》《医学入门》《古今医统大全》等医籍中，节录关于针灸资料予以编辑及注释，考绘"铜人明堂图"，结合其针灸理论和临床经验，并附以针灸治疗之验案，编撰成《针灸大成》10卷，此书对明代以前的针灸学做了全面的总结，是针灸发展史上继《灵枢经》《针灸甲乙经》之后的又一次关于针灸文献的汇集，是一部蜚声针坛的历史名著，自1601年问世以来，至今留有47种版本，其翻刻次数之多，流传之广，影响之大，声誉之隆，都是少见的，为我国针灸学的发展做出了重要的贡献。

九、吴谦

吴谦（约1690—1760？），字六吉，清代康熙二十九年至乾隆年间安徽省徽州府歙县（今属安徽省黄山市）人。居歙西丰南，系澄塘吴氏后裔。吴谦博学多才，精通各科，尤以骨伤科见长，熟读古今医书，谦虚好学，曾多次翻越五六十里山路，拜十多位民间医生为师，学习正骨手法，成为疗伤整骨一代圣手。其以诸生肄业于太医院，行医于北京，供奉于内廷，临床经验丰富，乾隆年初官至太医院右院判（正六品）。乾隆皇帝颇器重之，称其"品学兼优，非同凡医"，屡受赏赐。

乾隆四年（1739），吴谦奉敕命领衔编撰医书，为总修官，纂修天下秘籍及传世良方，作为清廷太医院教学读本。经过三年多坚持不懈的努力，乾隆七年（1742）年底全书大功告成，乾隆帝赐名《医宗金鉴》。全书分90卷15门，采集了上自春秋战国，下至明清时期历代医书精华，内容包括医学理论、诊断、各科证治、方剂、针灸与运气等，是一部很切合临床实用的大型医书，被列入"全国十大医学全书"（实含类书、丛书）之一。

吴氏对《伤寒论》《金匮要略》深有研究，认为古医书有法无方，惟两书法方兼备。然两书义理渊深，方法微奥，旧注随文附会，难以传信，遂吸收明代新安医学家方有执"错简重订"说，以《伤寒论条辨》为蓝本编次，亲自删定，逐条注释，订正讹误，撰成《订正伤寒论注》17卷、《订正金匮要略》8卷，先行颁布，以利天下时用，且置于全书各科之首订。其对《伤寒论》厥阴一篇的解释尤有独到见解，对后世启发很大。

他于各科也多有发明，如提出"痹虚"概念和痹病虚实分类，鼓胀施治提出了攻补兼施的治则；骨伤治疗强调正骨手法的重要性，首次详细介绍了正骨手法的作用和使用方法；外科提出了"痈疽原是火毒生，经络阻隔气血凝"的论断，痈疽治疗重视灸法。创用桃红四物汤、真人活命饮等方。

十、王清任

王清任（1768—1831），亦名全任，字勋臣，清代河北玉田人，为长门武庠生。他年轻时曾游历滦州、奉天等地，后至北京行医而名噪京师。王氏一生勤奋好学，重视实践，敢于创新而不迷信古人，大胆地对传统脏腑理论提出质疑，毕生致力于脏腑解剖的研究。他对前人的经验和理论绝不盲从，而以临床效验为标准来加以认识和吸收，反对凭虚立说、浮泛论医的不良学风。他在医学上所取得的成就，是与这种严谨的治学态度分不开的，晚年著有《医林改错》。王氏的学术成就主要如下。

1．对脏腑解剖学的探索

王氏重视实践，主张医学理论必须与临床实践相结合。他指出："古人立方之本，效与不效，原有两途，其方效者，必是亲治其症，屡验之方。其不效者，多半病由议论，方从揣度。以议论揣度定论立方，如何能明病之本源。"因此，他认为："医者立言著书……必须亲治其症，屡验方法，万无一失，方可传于后人。"为了探求医学真谛，他大胆地对传统脏腑理论提出质疑，认为"古人脏腑论及所绘之图，立言处处自相矛盾"，遂毕生致力于脏腑解剖的研究。为了弄清脏腑的真实结构，他曾不避臭秽，深入坟地剖视暴露的尸体，多次亲临刑场验证自己的发现。经其40余年的努力，终于有所发现。他明确做出了心不能"生灵机、贮记性""灵机记性不在心在脑"的论断，否定了人的思维记忆由心所主的说法；观察到肺分左右两叶，肺管即气管、支气管和细支气管逐级分枝，改正了前人关于肺有六叶、两耳24孔的错误认识；对肝、胆、胃、胰、胆管、胰管、膈肌、大网膜等器官的部位和形态，进行了接近实际的描述；比较详细地记载了主动脉、颈动脉、锁骨下动脉、肋间动脉、肠系膜动脉、肾动脉、下腔动脉等的主要位置及分布；指出动静脉管壁形态不同，前者"体厚形粗"，后者"体薄形细"，两者虽"相连而长"，但"气管（指小动脉）近筋骨生，内藏难见""血管（指小静脉）近皮肉长，外露易见"。其他如对会厌描述也很明确："舌后白片，名曰会厌，乃遮盖左右气门，喉门之物。"

由于受历史条件限制以及他所观察的大多是已受到破坏的尸体，因此在解剖方面难免存在着不少错误。诸如"心无血""膈膜以上满腔皆血"，把大小动脉名之为"卫总管"，认为动脉中没有血，只行气等。但他致力于解剖，对以上脏腑部位的描述，无疑对中医学的发展做出了一定的贡献。

2. 阐发气血理论

王氏治病重视气血，多从气血立论，认为百病皆伤气血。他说："治病之要诀在明白气血，无论外感内伤，要知初病伤人何物，不能伤脏腑，不能伤筋骨，不能伤皮肉，所伤者无非气血。"他强调"审气血之荣枯，辨经络之通滞"，若"能使周身之气通而不滞，血活而不瘀，气通血活，何患不除"。由此可以看出，王氏的学术见解主要是气血论治，对于气血，则又特别重视血瘀和气虚之为病。

在《医林改错》中，他尤其强调血瘀为病，无论外感内伤，认为均与瘀血密切相关。血瘀既是致病因素，又是疾病过程中的病理产物。血瘀或因气虚，或因血亏，或因寒凝，或因热扰，或因疫毒而致。气虚致瘀，王氏认为"元气既虚，必不能达于血管，血管无气，必停留而瘀"，即所谓血亏成瘀。他把血亏之因，归于各种出血所致。如说："血亏……或因吐血、衄血；或因漏血，便血；或破伤，流血过多；或崩漏，产后伤血过多。"出血之后，离经之血停留于体内，积而成瘀。对于寒凝、热扰、疫毒致瘀，王氏谓："气无形不能结块，结块者，必有形之血也。血受寒则凝结成块，血受热则煎熬成块。"又说："瘟毒在内，烧炼其血，血受烧炼，其血必凝。"

对于气，王氏十分强调元气之于人体的作用，认为元气是生命之本，人的生命活动均赖元气。他说："元气即火，火即元气。"此火乃人生命之源，若"元气足则有力，元气衰则无力，元气绝则死矣"。又说："气有虚实，实者邪气实，虚者正气虚。"即正气之为病唯有虚候，无实证可言。所以他把许多疾病，特别是与肢体活动有关的疾病，如半身不遂、瘫痪、抽风、难产都认为由气虚引起。如半身不遂，他说："古之著书者，虽有四百余家，于半身不遂立论者，仅止数人，数人中，并无一人说明病之本源。"指出元气一虚，乃是导致半身不遂的主要原因。《医林改错·半身不遂本源》说："若十分元气，亏二成剩八成，每半身仍有四成，则无病；若亏五成剩五成，每半身只剩二成半，此时虽未病半身不遂，已有气亏之症，因不疼不痒，人自不觉，若元气一亏，经络自然空虚，有空虚之隙，难免其气向一边归并。如右半身二成半，归并于左，则右半身无气；左半身二成半，归并于右，则左半身无气。无气则不能动，不能动，名曰半身不遂。"不仅半身不遂，即使口眼㖞斜、口角流涎等症，也都是气虚使然。如口眼㖞斜是"因发病之半脸无气";口角流涎是"气虚不固津液";小便频数、遗尿不禁,"此是气虚不固提也";"言语謇涩非痰火",是因舌"半边无气"。口噤无声、四肢冰冷、喘急气促、汗出如水等,也是虚证之征象。指出元气虚,乃是导致半身不遂等症的主要原因。此外,尚有瘫痪"必见气亏诸态";抽风"乃气虚不固肢体也",皆从气虚立论。与此同时,他还指出,元气一虚,血管无气,必停留而瘀,气虚常可导致血瘀而相兼为病。

十一、余霖

余霖(1723—1795),字师愚,清代江苏常州桐溪人。少时习举子业,因屡试不第,遂弃仕途,专攻岐黄之术。乾隆二十九年(1764),寓居安徽桐城时适疫病流行,其父亦染疫疾,为时医所误,抱恨之余,潜心于疫病的研究。他刻苦攻读本草,偶然见书中所载石膏性寒,大清胃热;味淡而薄,能表肌热;体沉而降,能泄实热,因而恍然大悟,大胆实践,遇有热疫投以此药,无不应手辄效。

乾隆癸丑(1793)京师大疫,众医以张景岳法治者多死;以吴又可法治者皆无效。余氏投以大剂石膏,并创清瘟败毒饮等方施治,应手而愈,踵其治法,获效甚显。余氏临床历30年,自南而北屡次治愈危症,救活病者无数。晚年著《疫疹一得》2卷,上卷论述疫疹源流,病因病机,脉症治法;下卷分析疫病瘥后20个后遗症的形成机制与辨治大法,并概述了疫疹的形色,不治之症与常用方剂,示人以瘟疫病辨认方法,是一部辨治疫疹的专书。其主要学术观点如下。

1. 对疫疹病因病机的认识

余霖认为,疫疹之病因为疫气所感,疫疹为具有强烈传染性的"热疫"，属于"热毒斑疹"一类病变。一方面疫气（淫热）由口鼻而入同吴又可之论，另一方面以不同于吴又可"邪伏膜原"之说，而认为肺胃为邪气盘踞之地。正如《疫疹一得》曰："又可（吴又可）辨疫甚析……奈何以疫气从口鼻而入，不传于胃而传于膜原，此论似有语病。"余霖认为："疫既曰毒，其为火也明矣。火之为病，其害甚大。土遇之而焦，金遇之而熔，木遇之而焚，水不胜火则涸。"同时又提出"火者疹之根，疹者火之苗"之论。总之，疫疹皆为胃受外来之淫热所致。盖淫热侵袭，人身之一水，不能胜烈火之亢致使邪气伤人而发病，热毒内陷入血伤络则发斑。

疫疹之发有急有缓，与人体质强弱有关。凡斑疹透出迟缓，不是热毒过盛，郁闭于内不能外达，就是正气不足，一时难以托邪外出，即所谓"发之愈迟，其毒愈盛"。凡斑疹透发较快，有的是正气较强力能祛邪外透，所以发热不久，斑疹就迅速外透，斑疹透后，热势就渐缓；有的则为热毒过盛，一发病就斑疹密布，热势很高，这是热毒直犯营血的表现。

《疫疹一得·论治疹》曰："胃为十二经之海，上下十二经，都朝宗于胃……毒既入胃，势必亦敷布于十二经，残害百骸。"热布于外则发热恶寒，斑疹可见；盛于内则烦躁谵狂，口渴不寐；充斥于下则腹痛下泄。伤于心则昏闷无声，侵于肺则喘嗽鼻衄，及于脾则腹痛不已，波于肝则筋抽脉惕，动于肾则腰如被杖。更有热毒侵及大肠见下泄或便秘，侵及膀胱见溲少溺血，侵及胃见呕吐呃逆等。总之，诸证以热毒在胃为其根本。

2. 疫疹与伤寒的鉴别

余霖从头痛、汗出、呕吐、下利等方面详尽论述了伤寒与瘟疫的区别。他说："疫症初起，有似伤寒太阳、阳明证者。然太阳、阳明头痛不至如破，而疫则头痛如劈，沉不能举。伤寒无汗，而疫则下身无汗，上身有汗，惟头汗更盛。头为诸阳之首，火性炎上，毒火盘踞于内，五液受其煎熬，热气上腾，如笼上熏蒸之露，故头汗独多，此又痛虽同而汗独异也，有似少阳而呕者，有似太阴自利者，少阳之呕胁必痛；疫证之呕胁不痛，因内有伏毒，邪火干胃，毒气上冲，频频而作，太阴自利，腹必满；疫证自利，腹不满，大肠为传送之官，热注大肠，有下恶垢者，有旁流清水者，有日及数十度者，此有证异而病同也。"总之，伤寒是寒邪，热疫是热毒之邪，其初期症状虽有某些相同，但病变性质则完全不一样，需要从每一症状表现认真分析，加以鉴别。

3. 从斑疹形态及色泽辨识疾病预后

余霖认为凡斑疹一出，松浮洒于皮肤表面，虽有或红、或赤、或紫、或黑之不同，病有轻重之差异，因邪毒有外透趋势，故虽有恶证，预后多佳。如果一出即小如粟粒，紧束有根，有如从皮肉里钻出者，其色紫，宛如浮萍之背，每多见于胸背部，其势多凶。疹色淡红而润泽此为佳。若淡而不荣润，或色娇而艳，或干而滞，是血热较重。若色深红，病较淡红色稍重，往往凉血后红转为淡红。若色艳红如胭脂，乃血热之极，又较深红色为深重，更需大剂凉血，使之转为深红再转为淡红，才为佳象。若色紫赤如鸡冠花而更娇艳，以较艳红色为深重，色黑为最深重，往往是热毒极盛，由紫赤斑发展而成。正如《疫疹一得·论斑疹》中所说："至论大者为斑，小者为疹，赤者胃热极，五死一生，紫黑者胃烂，九死一生。余断生死，则又不在斑之大小紫黑，总以其形之松浮紧束为凭耳。如斑一出，松活浮于皮面，红如朱点纸，黑如墨涂肤，此毒之松活外现者，虽紫黑成片可生；一出虽小如粟，紧束有根，如履透针，如矢贯的，此毒之有根锢结者，纵不紫黑亦死。"

4. 清瘟败毒饮的创立及应用

余霖精读本草，见书中所载，石膏性寒，大清胃热，味淡而薄，能解肌热，体沉而降，能泄实热，故悟出温热之疫非石膏不能治，潜心钻研 30 年，创立清瘟败毒饮，重用石膏，取得了满意效果，活人无数。清瘟败毒饮由石膏、小生地、乌犀角、真川连、栀子、桔梗、黄芩、知母、赤芍、玄参、连翘、鲜竹叶、甘草、牡丹皮等组成。余霖谓之为十二经泻火药。"凡一切火热，表里俱盛，狂躁烦心，口干咽痛，大热干呕，错语不眠，吐血衄血，热盛发斑，不论始终，以此为主方……斑疹虽出于胃，亦诸经之火有以助之，重用石膏，直入胃经，使其敷布于十二经，退其淫热，佐以黄连、犀角、黄芩泄心肺火于上焦；丹皮、栀子、赤芍泄肝经之火；连翘、玄参解散浮游之火；生地、知母抑阳扶阴，泄其亢甚之火，而救欲绝之火；桔梗、竹叶载药上行，使以甘草和胃。此大寒解毒之剂，重用石膏，则甚者先平，而诸经之火，自无不安矣。"

清瘟败毒饮是白虎汤、凉膈散、黄连解毒汤、犀角地黄汤等加减而成，是余霖治热疫及热疫发斑的主方，其所著《疫疹一得》中所列五十二证都是用本方加减治疗。如治疗头目痛，"头痛目痛，颇似伤寒，然太阳阳明头痛，不至于倾侧难举，而此则头痛如劈……宜清瘟败毒饮增石膏、玄参加菊花"；治疗身热，"热宜和不宜躁，若热至遍体炎炎……宜本方增石膏、生地、丹皮、芩、连"；治疗汗出，"头为一身之元首，最轻清而邪不易干。通身焦躁，独头汗涌出，此烈毒鼎沸于内，热气上腾，故汗出如淋。宜本方增石膏、玄参"；治疗喘满，"胸膈乃上焦心肺之地，而邪不易犯。唯火上炎，易及于心，以火济火，移热于肺，金被火灼，其燥愈甚，胸膈郁遏，而气必长吁矣。宜本方增连、桔，加枳壳、蒌仁"等。

余霖在本方的具体应用中又分大、中、小三种剂型。虽均可治疗"一切火热，表里俱盛，狂躁烦心，口干咽痛，大热干呕，错语不眠，吐血衄血，热盛发斑"，但若"疫证初起，恶寒发热，头痛如裂，烦躁谵妄，身热肢冷，舌刺唇焦，上呕下泄，六脉沉细而数者用大剂；沉而数者用中剂；浮大而数者用小剂"。

5. 瘥后调理

余霖注重疫疹瘥后调理，以瘥后四肢肿、大便不行、不欲饮食、终日昏睡不醒、自汗、盗汗以及瘥后过早行性生活而致房劳等均详尽论述。如"疫症瘥后，四肢肿，勿遽温补""瘥后饮食渐增，而大便久不行，亦无所苦，此营液未充，若误投通利，死不终朝矣""瘥后不欲饮食，食亦不化。此脾胃虚弱，宜健脾养胃""瘥后终日昏睡不醒，或错语、呻吟，此因邪热未净，伏于心包络所致""瘥后自汗、盗汗，虚象也。宜分阴阳而补益""瘥后早犯女色而病者，名女劳复，女犯者为男劳复。其证头重目眩，腰痛肢酸，面热如烘，心胸烦闷，宜麦冬汤主之。若舌出寸余，累日不收，名曰阳强，以冰片研末糁之即缩，长至寸者多不救"。

总之，余霖通过自己的实践经验，系统阐述了疫疹的病因病机、临床表现及治疗，尤其对瘥后调理为前人所未发，挽救了当时很多患者的生命，丰富了中医学的温病学说，为人类健康做出了卓越贡献。由于历史的局限性，余霖以热疫统揽整个温病有以偏概全之嫌，但不能求全于古人，更重要的是要学习古人勤于钻研、大胆创新、勇于实践、不畏病魔的精神，只有这样才能发展我国医药学，使医学为人类健康服务。

十二、吴瑭

吴瑭，字配珩，号鞠通，江苏淮阴人。生活于公元1758～1836年（清乾隆二十三年至道光十六年）。吴氏"十九岁时，父病年余，至于不起"，遂慨然弃举子业而购求方书，伏读于苦块之余。后至京师，检校"四库全书"，并专心学步吴又可，遍考晋唐以来诸贤议论，十阅春秋而有所得。乾隆五十八年（1793），京师温疫大行，"诸友强起瑭治之，大抵已成坏病，幸存活数十人""虽医忌且诟，识者自叹服焉"。吴氏深感"生民何辜，不死于病而死于医，是有医不若无医也。学医不精，不若不学医也"。吴氏好学敏求，居心忠厚，时人顾南雅先生赠楹帖以称颂其医德和医术："具古今识艺斯进，弃世俗见功乃神。"吴鞠通的医著有《温病条辨》《医医病书》和《吴鞠通医案》。

《温病条辨》六卷。吴氏"抗志以希古人，虚心而师百氏"，远则"追踪乎仲景"，近则"师承于叶氏"，"历取诸贤精妙，考之《内经》，参以心得"，撰成此书。卷首引《黄帝内经》原文19条，以溯温病之源。卷一上焦篇，论述各种温病的上焦证治。卷二中焦篇，论述各种温病的中焦病证治及寒湿证治，并在湿温中参论疟、痢、疸、痹等病。卷三下焦篇，论述各种温病的下焦证治，兼述温热之邪所致的便血、咳嗽、疝瘕、疟、痢、痹、疸等杂病。卷四为杂说，集吴氏医文18篇，分论和温病有关的病因、病机、诊断、辨证、治疗和善后等问题。卷五、卷六分别为"解产难"和"解儿难"，吴氏结合温病理论讨论产后的调治和小儿惊风、痘证等。

《医医病书》二卷，载医论医话 72 篇，曹炳章所整理的石印本则有 81 篇。吴氏好友胡沄"因身受时医补阴之误"，力促吴氏著《医医病书》，以矫医界时弊。"此书一以医流俗之病，一以补前刻（指《温病条辨》）所不及，盖前刻未及内伤与杂证也。"本书主要内容分四个方面：一论医德、医术及医者之弊；二论诸种内科杂病的诊治；三论治疗原则和治疗方法；四论药物性能及用药之道。

《吴鞠通医案》四卷，系吴氏晚年汇集其一生治验编成。书按疾病分类，卷一为温病、伤寒医案，列病 7 种、医案 72 例；卷二、三为杂病医案，列病 32 种、医案 197 例；卷四为妇、儿科医案，列病 16 种、医案 84 例，对学习和研究吴氏的学术思想颇具价值。

吴氏的学术思想和成就集中反映在对温热病的认识和总结上。吴氏心折于叶天士，而深惜叶氏论治温病的学验未被当时医者所广泛采纳，故说："叶天士持论平和，立法精细，然叶氏吴人，所治多南方证，又立论甚简，但有医案散见于杂证之中，人多忽之而不深究。"同时时医又多囿于门户，习用辛温、苦寒之剂治疗外感热病，以致误治甚多。吴氏有鉴于此，对四时热病条分缕析，较全面地阐述了温病的证治法则。他对伤寒和温病的理论分析、提倡温热病三焦辨证论治的基本原则，不仅风靡一时，而且百余年来一直盛行不衰，有效地指导着温热病的临床实践和理论研究。

第二节 "燕京医学流派"的十七部代表性著作

本书纳入的"燕京医学流派"十七部著作,即是上述十二位代表性医家(刘河间、张元素、李东垣、王好古、罗天益、龚廷贤、徐春甫、杨继洲、吴谦、王清任、余霖、吴鞠通)的学术著作,分别是:刘河间之《素问玄机原病式》《素问病机气宜保命集》,张元素之《医学启源》《脏腑标本寒热虚实用药式》,李东垣之《内外伤辨惑论》《脾胃论》《兰室秘藏》,王好古之《阴证略例》,罗天益之《卫生宝鉴》,龚廷贤之《寿世保元》《万病回春》,徐春甫之《古今医统大全》,杨继洲之《针灸大成》,吴谦之《医宗金鉴》,王清任之《医林改错》,余霖之《疫疹一得》,以及吴鞠通之《温病条辨》。它们在中医学术发展史上具有重要价值,是中医学宝库中的璀璨明珠,向为历代医家奉为圭臬,对后世中医提高临床诊治水平产生了深远影响。兹将这17部代表性著作简介如下。

一、《素问玄机原病式》

《素问玄机原病式》,金代刘完素撰。约成书于南宋孝宗淳熙八年辛丑(金大定二十一年,即公元1181年),初刊于淳熙十三年丙午(金大定二十六年,即公元1186年)前后,是阐发刘氏火热学术观点的代表作。本书既对中医理论之火热为病方面做了详尽的论述,对中医临床有很大的指导意义,也为后世温病学说的形成奠定了理论基础,是中医教学、科研、临床工作者重要的参考书籍之一。

本书包括五运主病、六气主病两部分。五运主病部分,简约而篇幅小,六气主病部分,浩繁而篇幅大,五运主病部分,论述主气（脏气）偏盛所致之疾病，六气主病部分，论述客气（风、热、湿、火、燥、寒等外邪）偏盛所致之疾病。刘氏以《素问》病机十九条，加其所补之"诸涩枯涸，干劲皴揭，皆属于燥"，演为277字为纲，分为肝木、心火、脾土、肺金、肾水、风类、热类、湿类、火类、燥类、寒类等，条分缕析，详加阐释，反复辨难，探微诀奥，彰显《素问》病机之幽微，并以之指导临床治疗。

五运主病之纲曰：诸风掉眩，皆属肝木；诸痛痒疮，皆属心火；诸湿肿满，皆属脾土；诸气膹郁、病痿，皆属肺金；诸寒收引，皆属肾水。与《素问》病机十九条基本相同，唯将痿病归之于肺金。刘氏释之曰："痿，谓手足痿弱，无力以运动也……由肺金本燥，燥之为病，血液衰少，不能营养百骸故也。"与《素问·痿论》"肺热叶焦，则皮毛虚弱急薄，着则生痿躄也"相符，可见刘氏本之《素问》。

六气为病之纲曰：诸暴强直，支痛软戾，里急筋缩，皆属于风（风类）。诸病喘呕吐酸，暴注下迫，转筋，小便浑浊，腹胀大，鼓之如鼓，痈疽疡疹，瘤气结核，吐下霍乱，瞀郁肿胀，鼻窒鼽衄，血溢血泄，淋秘，身热恶寒战栗，惊惑悲笑谵妄，衄蔑血污，皆属于热（热类）。诸痉项强，积饮，病膈中满，霍乱吐下，体重胕肿，肉如泥，按之不起，皆属于湿（湿类）。诸热瞀瘛，暴瘖暴昧，躁扰狂越，骂詈惊骇，胕肿酸痛，呃逆冲上，禁栗，如丧神守，嚏呕，疮疡，喉痹，耳鸣及聋，呕涌溢，食不下，目昧不明，暴注瞤瘛，暴病暴死，皆属于火（火类）。诸涩枯涸，干劲皴揭，皆属于燥（燥类）。诸病上下所出水液，澄澈清冷，癥瘕癫疝，坚痞腹满急痛，下利清白，食已不饥，吐利腥秽，屈伸不便，厥逆禁固，皆属于寒（寒类）。刘氏既曰

"类",乃属归类者,因之与《素问》病机十九条相比,内容大增。对《素问》六气为病之病机作如此归类者,唯独刘氏,是其独创,是这位医学革新者的主要建树之一。其释文广引博采,取类比象,深入浅出,反复辨难,以伸己说。尤其对《素问》火热病机,阐发透彻精湛,使人耳目一新。其所补"诸涩枯涸,干劲皴揭,皆属于燥",与《素问》病机十九条若符节之合,足见刘氏对《素问》病机研究之深透,造诣之高深。

纵观全书释文,五运主病部分,详于肝木、心火、肺金而疏于脾土、肾水,六气主病部分,详于热类、火类而疏于风类、湿类、燥类、寒类。由此可见,刘氏学术精于火热为病。

然六气为病各"类"提纲之末的小字释文,即风类末之"厥阴风木,乃肝、胆之气也",热类末之"手少阴君火之热,乃真心、小肠之气也",湿类末之"足太阴湿土,乃脾、胃之气也",火类末之"少阳相火之热,乃心包络、三焦之气也",燥类末之"阳明燥金,乃肺与大肠之气也",寒类末之"足太阳寒水,乃肾与膀胱之气也",与《素问》不符。《素问》经文为:厥阴风木,手厥阴心包,足厥阴肝;少阴君火,手少阴心,足少阴肾;少阳相火,手少阳三焦,足少阳胆;太阴湿土,手太阴肺,足太阴脾;阳明燥金,手阳明大肠,足阳明胃;太阳寒水,手太阳小肠,足太阳膀胱。而刘氏之风类、热类、湿类、火类、燥类、寒类提纲内容,也分别系六气外侵,致使肝与心包、心与肾、脾与肺、胆与三焦、胃与大肠、膀胱与小肠之气偏盛之临床表现,当本之《素问》,刘氏之论仅是一家之言尔。后世医书关于相火之说尤为混乱,有谓肝为相火者,有谓肾为相火者,有谓心包为相火者,恐受刘氏此说影响有关。相火,仅手少阳三焦、足少阳胆二者。胆本甲木,然五行之气,木能生火，胆气之郁，最易化火，病则现相火亢旺之相。

本书自问世以来，即以其鲜明的学术观点、极高的学术价值，深受医者青睐，延至当今，依然如此，深受中医教学、科研、临床工作者的喜爱。历代刻刊甚多，流传甚广，据《全国中医图书联合目录》等记载，现在国内所存之历代刻本达二十种之多，新中国成立后出版的各种版本也有数十种。

二、《素问病机气宜保命集》

《素问病机气宜保命集》为金代刘完素撰，成书于南宋孝宗淳熙十三年丙午（金大定二十六年，即公元1186年），初刊于南宋理宗淳祐十一年辛亥（1251），是阐述刘氏临床经验及阐发其学术观点之作，乃寒凉派著作之一。本书与刘完素所撰之《素问玄机原病式》《素问要旨论》《黄帝素问宣明论方》等一脉相承，互为羽翼，是研习刘氏学说的必读之书。本书撰成之后，刘氏因"此集非崖略之说，盖得轩岐要妙之旨，故用之可以济人命，舍之无以活人生，得乎心髓"，所以"秘之箧笥，不敢轻以示人，非绝仁人之心，盖圣人之法，不遇当人（适合承业之人），未易授尔"，而未公之于世。明代曤仙曰："始守真靳惜无传，至胡元宪宗元年辛亥，乃宋理宗淳祐十一年也，相去六十五年矣，大卤焉政亨谓天下之宝，当与天下共之，不可泯也，乃锓诸梓人乎"，"使先生之道，出于茆茨荆棘中"，而初刻传世。历代刻刊及现代排印本较多，据《全国中医图书联合目录》等记载，有十余种版本存世。

本书分上、中、下三卷，共三十二篇。上卷九篇，名之曰原道论、原脉论、摄生论、阴阳论、察色论、伤寒论、病机论、气宜论、本草论。分别对天人合一、病机、运气、诊法、治则、药物及养生等进行了深入的探讨，特别对风热湿火燥寒六气外感、肝心脾肺肾五脏之主气、木火土金水偏盛而内伤所致疾病之病机，进行了详尽深入的探讨。旁征博引，深入浅出，阐发《素问》之幽隐，彰显《素问》之真谛，既对中医理论进行了深入剖析，又对中医临床有很大的指导价值。中、下两卷，共二十三篇，其中病论二十二篇，名之曰中风论、疠风论、破伤风论、解利伤寒论、热论、内伤论、疟论、吐论、霍乱论、泻痢论、心病论、咳嗽论、虚损论、消渴论、肿胀论、眼目论、疮疡论、瘰疬论、痔病论、妇人胎产论（附带下论）、大头论（附雷头风、附耳论）、小儿斑疹论，药略一篇（附针法、附诸吐方法）。病论每篇均为对该病先论述，后处方，内容宏富，多有阐发，读之对该病的原始要终，理法方药，一目了然，极有利于学者之临床。

如泻痢论，刘氏曰："论曰：脏腑泻痢，其证多种，大抵从风、热、湿论。是知寒少而热多，寒则不能久也，故曰暴泻非阳，久泻非阴。论曰：春宜缓形，形缓动则肝木乃荣，反静密，则是行秋令，金能制木，风气内藏。夏至则火盛而金去，独火木旺，而脾土损矣，轻则飧泄，身热，脉洪，谷不能化，重则下痢，脓血稠黏，皆属于火。经曰：溲而便脓血，知气行而血止也，宜大黄汤下之，是为重剂，黄芩芍药汤，为之轻剂。是实则泄其子，木能自虚，而脾土实矣。故经曰：春伤于风，夏必飧泄，此逆四时之气，人所自为也。有自太阴脾经受湿，而为水泄，虚滑，微满身重，不知谷味。假令春，宜益黄散补之，夏宜泻之。法云：宜补、宜泻、宜和、宜止，假令和，则芍药汤是也，止则诃子汤是也。久则防变，而为脓血也。脾传肾，谓之贼邪，故难愈。若先痢而后滑，谓之微邪，故易痊。此皆脾土受湿，天行为也，虽圣智不能逃……故法曰：后重则宜下，腹痛则宜和，身重则除湿，脉弦则去风，血脓稠黏，以重药竭之，身冷自汗，以毒药温之，风邪内缩，宜汗之则愈，鹜溏为痢，当温之。又云：在表者发之，在里者下之，在上者涌之，在下者竭之，身表热者内疏之，小便涩分利之。又曰：盛者和之，去者送之，过者止之。兵法云：避其来锐，击其惰归，此之谓也……黄芩芍药汤，治泄痢腹痛，或后重身热，久而不愈，脉洪疾者，及下痢脓血稠黏。黄芩、芍药各一两，甘草五钱。上为粗末，每服半两，水一盏半，煎至一盏，滤清，温服，无时。如痛，则加桂少许。大黄汤……芍药汤……白术黄芪汤……防风芍药汤……白术芍药汤……苍术芍药汤……苍术防风汤……苍术地榆汤……"可见刘氏对此证之论述本之《素问》，旁纳诸大家之经验，以尽其美。治法灵活，随证而施，切合病情。处方列 28 首之多，以便学者随证选方。由此可见刘氏医术精湛、临床经验精深之一斑。药略列临床常用药 109 味及其主治，简练易记，切于临床。

三、《医学启源》

《医学启源》为金元时期易水学派的开山之祖张元素所著。本书是以《黄帝内经》理论为主要依据，分上、中、下三卷。上卷包括天地六位脏象图、手足阴阳五脏六腑（除心包络）十一经脉证法、三才治法、三感之病、四因之病、五郁之病、六气主治要法、主治心法。主要论述脏腑、经脉、病因及主治之法。张氏以《素问》为宗旨，吸取《中藏经》分辨脏腑寒热虚实和钱乙五脏虚实辨证用药处方之精华，系统归纳整理了脏腑辨证，并附以脏腑诸病主治用药心法。至于三才、三感、四因、五郁、六气等，亦取之于《素问》诸论。中卷包括《黄帝内经》主治备要和六气方治；下卷为用药备旨。中下两卷主要讨论了五运六气为病、六气方治及药物的性味、运用。张氏吸收了刘完素《素问玄机原病式》的内容，又参以《素问》有关气味厚薄、寒热升降及五脏苦欲理论，把运气学说运用到遣药制方中，对药物学和方剂学的发展有一定的影响。兹分述如下。

（一）总结脏腑辨证理论

中医学的脏腑辨证理论，滥觞于《灵枢经》。张仲景《金匮要略》勾画出脏腑辨证雏形。华佗《中藏经》则以脏腑的寒热虚实辨证，使之形成系统。孙思邈《千金要方》广泛收集前人有关脏腑辨证的总结，方论皆具，反映了晋唐时的成就。钱乙《小儿药证直诀》则以寒热虚实分辨小儿五脏的病变。上述诸家或失于略，或流于泛，或专论小儿，各有偏颇。张元素全面领会《黄帝内经》的脏腑辨证思想，并撷取前人精华，结合自己数十年的临床经验，对脏腑辨证进行了又一次总结，其内容更为全面，并有所提高。究其脏腑辨证的具体内容，主要包括各脏腑的生理、虚实寒热脉证、演变和预后、常用方药四个方面。

脏腑的生理，包括各脏腑的性质、功能、特点。如论述肝胆云："肝之经，肝脉本部在于筋，足厥阴，风，乙木也。经曰：肝与胆为表里，足厥阴、少阳也。其经旺于春，乃万物之始生也。其气软而弱，软则不可汗，弱则不可下，其脉弦长曰平。""胆属木，为少阳相火，发生万物，为决断之官，十一脏主之。"又如论脾胃说："脾之经，脾脉本在肌肉，足太阴，湿，己土。经曰：脾者土也。谏议之官，主意与智，消磨五谷，寄在胸中，养于四旁，旺于四季，正主长夏，与胃为表里，足太阴（阳明）是其经也。""胃之经，足阳明，湿，戊土，胃者，脾之腑也……足阳明是其经也。"

张氏以脏腑的生理特点为基础，根据脏腑本气和经络循行部位，结合虚实寒热进行辨证。他把脏腑病分为"本病""标病"，并有虚实寒热、"是动""所生病"等的区别。如叙述肝脏："肝藏血属木，胆火寄其中，主血、主目、主筋、主呼、主怒"；肝之"本病"，包括诸风眩运、僵仆强直、惊痫、两胁肿痛、胸胁满痛、呕血、小腹疝痛、痃瘕、女人经病等；肝之"标病"，包括寒热、疟、头痛、吐涎、目赤、面青、多怒、耳闭、颊肿、筋挛、卵缩、丈夫癫疝、女人少腹肿痛、阴病等。张氏所指的"本病"和"标病"，以脏腑经络而言，脏腑为本，经络为标。又如厥阴与少阳互为表里，厥阴为本，少阳则为标。少阳之气不调，多见寒热、疟疾、目赤、耳聋等，这与《伤寒论》中少阳病寒热往来、口苦、咽干、目眩等描述相似。对于肝的虚实寒热脉证，张氏归纳为"凡肝实则两胁下引痛，喜怒，虚则如人将捕之。""肝中寒，则两臂不举，舌燥，多太息，胸中痛，不能转侧，其脉左关上迟而涩者是也。肝中热，则喘满，多嗔，目痛，腹胀，不嗜食，所作不定，梦中惊悸，眼赤，视物不明，其脉左关阳实者是也。肝虚冷，则胁下坚痛，目盲，臂痛，发寒热如疟状，不欲食，妇人则月水不来而气急，其脉左关上沉而弱者是也。"同时，张氏还载列《灵枢·经脉》是动、所生诸病，如肝之经"是动则病腰痛不可以俯仰，丈夫癫疝，妇人少腹肿，甚则嗌干，面尘脱色。主肝所生病者，胸满，呕逆，飧泄，狐疝，遗溺，闭癃"。从脉象进行辨证，也为张氏所重视。如肝的正常脉象是"弦长"，反此则为病。若"脉实而弦，此为太过，病在外，令人忘忽眩运；虚而微，则为不及，病在内，令人胸胁胀满……其气逆则头痛、耳聋、颊赤，其脉沉而急；浮之亦然，主胁支满，小便难，头痛眼眩；脉急甚，主恶言；微急，气在胸胁下；缓甚则呕逆；微缓水痹；大甚，内痛、吐血；微大，筋痹；小甚，多饮；微小，痹；滑甚，癫疝；微滑，遗尿；涩甚，流饮；微涩，瘛疭"。这是张氏所述肝之脉证，其中有本于《灵枢经》者，有取于《金匮要略》者，但脉证并举则为元素自己的归纳方法。

同时，张氏还归纳了各脏腑病的演变和预后。如肝病的演变和预后："肝病旦慧，晚甚，夜静。肝病头痛，目眩，胁满，囊缩，小便不通，十日死。又身热恶寒，四肢不举，其脉当弦而急，反短涩者，乃金克木也，死不治。"

最后，张氏取法于《素问·脏气法时论》，并结合医疗实践，从补虚、泻实、温寒、清热等方面总结了常用的方药。如对肝病的处方用药为："肝苦急，急食甘以缓之，甘草……肝欲散，急食辛以散之，川芎。补以细辛之辛，泻以白芍药之酸。""肝虚以陈皮、生姜之类补之。经曰：虚则补其母。水能生木，水乃肝之母也。苦以补肾，熟地黄、黄柏是也。如无他证，惟不足，钱氏地黄丸补之。实则芍药泻之。如无他证，钱氏泻青丸主之。实则泻其子，心乃肝之子，以甘草泻之。"

总之，张元素总结的脏腑辨证，自成体系，不简不繁，既有理论，又有经验，不仅在当时具有指导意义，而且在今天仍然不失其临床价值。

（二）探讨遣药制方理论

《素问·阴阳应象大论》的气味厚薄、寒热升降理论，以及《素问·脏气法时论》《素问·至真要大论》的五味、五脏苦欲补泻理论，是中药学的重要理论。张氏在此基础上，对药物的气味厚薄与升降浮沉、药物的归经和苦欲补泻、制方大法等，都进行了重要的发挥和探讨，对中药学、方剂学的理论发展做出了可贵的贡献。张氏依据制方原则创制的不少方剂，至今仍应用于临床。

1. 升降浮沉

张氏认为，"夫药有寒热温凉之性，有酸苦辛咸甘淡之味，各有所能，不可不通也。夫药之气味不必同。同气之物，其味皆咸，其气皆寒之类是也。凡同气之物，必有诸味；同味之物，必有诸气。互相气味，各有厚薄，性用不等，制方者必须明其用矣。"

（1）气味厚薄　药物的升降浮沉等作用与其气味的厚薄有很大的关系。《素问·阴阳应象大论》说："味厚者为阴，薄为阴之阳；气厚者为阳，薄为阳之阴。"张氏联系药物对此做了解释。他说："升降者，天地之气交也。茯苓，淡，为天之阳，阳也，阳当上行，何谓利水而泄下？经云：气之薄者，阳中之阴。所以茯苓利水而泄下，亦不离乎阳之体，故入手太阳也。麻黄，苦，为地之阴，阴也，阴当下行，何谓发汗而升上？经曰：味之薄者，阴中之阳。所以麻黄发汗而升上，亦不离乎阴之体，故入手太阴也。附子，气之厚者，乃阳中之阳，故经云发热。大黄，味之厚者，乃阴中之阴，故经云泄下。竹，淡，为阳中之阴，所以利小便也。茶，苦，为阴中之阳，所以清头目也。"从气味中分厚薄，即从阴阳之中又可分阴阳，说明气薄者未必尽升，味薄者未必尽降。

（2）与炮制的关系　张氏认为，药物升降浮沉与炮制的关系也十分密切，"凡熟升生降"。比如，"黄连、黄芩、黄柏，治病在头面及手梢皮肤者，须酒炒之，借酒力上升也。咽之下、脐之上者，须酒洗之；在下者，生用。凡熟升生降也"，"用上焦药，须酒洗曝干，黄柏、知母等寒药也"，"当归酒浸，助发散之用也"。

（3）论根梢的作用 张氏认为，"凡根之在上者，中半以上，气脉上行，以生苗者为根；中半以下，气脉下行，入土者为梢。当知病在中焦用身，上焦用根，下焦用梢。经曰：根升梢降"。

2. 制定药类法象

张氏认为，"药有气味厚薄、升降浮沉、补泻主治之法，各各不同"，"凡同气之物，必有诸味；同味之物，必有诸气。互相气味，各有厚薄，性用不等，制方者必须明其用矣"。他在《医学启源》中叙述药物分类时，十分注重气味厚薄、升降浮沉的异同和辨证关系，制订了药类法象，将所举100多味药物分成风升生、热浮长、湿化成中央、燥降收、寒沉藏五类。

风升生：味之薄者，阴中之阳，味薄则通，酸、苦、咸、平是也。防风、羌活、升麻、柴胡、葛根、威灵仙、细辛、独活、香白芷、鼠黏子、桔梗、藁本、川芎、蔓荆子、秦艽、天麻、麻黄、荆芥、薄荷、前胡等属之。

热浮长：气之厚者，阳中之阳，气厚则发热，辛、甘、温、热是也。黑附子、干姜、生姜、川乌头、良姜、肉桂、桂皮、草豆蔻、丁香、厚朴、益智仁、木香、白豆蔻、川椒、吴茱萸、茴香、延胡索、缩砂仁、红蓝花、神曲等属之。

湿化成中央：戊土其本气平，其兼气温凉寒热，在人以胃应之；己土其本味淡，其兼味辛甘咸苦，在人以脾应之。黄芪、人参、甘草、当归、熟地黄、半夏、白术、苍术、橘皮、青皮、藿香、槟榔、广茂、京三棱、阿胶、诃子、桃仁、杏仁、大麦蘖、紫草、苏木等属之。

燥降收：气之薄者，阳中之阴，气薄则发泄，辛、甘、淡、平、寒、凉是也。茯苓、泽泻、猪苓、滑石、瞿麦、车前子、木通、灯心草、通草、五味子、白芍药、桑白皮、天门冬、麦门冬、犀角、乌梅、牡丹皮、地骨皮、枳壳、琥珀、连翘、枳实等属之。

寒沉藏：味之厚者，阴中之阴，味厚则泄，酸、苦、咸、寒是也。大黄、黄柏、黄芩、黄连、石膏、草龙胆、生地黄、知母、汉防己、茵陈蒿、朴硝、瓜蒌根、牡蛎、玄参、苦参、川楝子、香豉、地榆、栀子等属之。

这种分类方法是张氏的独到见解，其弟子李杲、王好古和罗天益等也都依此辨证用药。但是，其中有不少药物的气味厚薄和性能，很难简单地准确概括，所以这种分类方法有一定的局限性。

3. 阐发苦欲补泻

张氏依据《黄帝内经》理论，结合临床实践，对脏腑的苦欲和补泻做了较为详细的阐释，并尽可能结合方药以说明之。对脏腑的补泻和气味的关系，张氏认为："肝胆，味辛补，酸泻；气温补，凉泻……心小肠，味咸补，甘泻；气热补，寒泻……脾胃，味甘补，苦泻；气温热补，寒凉泻……肺大肠，味酸补，辛泻；气凉补，温泻……肾膀胱，味苦补，咸泻；气寒补，热泻。"对五脏的苦欲补泻，张氏为《素问·脏气法时论》的论述做了方药补充。如："肝苦急，急食甘以缓之，甘草。心苦缓，急食酸以收之，五味子。脾苦湿，急食苦以燥之，白术。肺苦气上逆，急食苦以泄之，黄芩。肾苦燥，急食辛以润之，黄柏、知母。"张氏认为针对性的治疗，其目的是"开腠理、致津液、通气血是也。""肝欲散，急食辛以散之，川芎；以辛补之，细辛；以酸泻之，白芍药。心欲软，急食咸以软之，芒硝；以咸补之，泽泻；以甘泻之，黄芪、甘草、人参。脾欲缓，急食甘以缓之，甘草；以甘补之，人参；以苦泻之，黄连。肺欲收，急食酸以收之，白芍药；以酸补之，五味子；以辛泻之，桑白皮。肾欲坚，急食苦以坚之，知母；以苦补之，黄柏；以咸泻之，泽泻。"张氏认为，"酸、辛、甘、苦、咸，各有所利，或散、或收、或缓、或软、或坚，四时五脏病，随五味所宜也。"

对于五脏虚实苦欲的治疗，张氏还补充了相应的方剂。如："心苦缓，以五味子之酸收之。心欲软，软以芒硝之咸，补以泽泻之咸，泻以人参、甘草、黄芪之甘。心虚，则以炒盐补之。虚则补其母，木能生火，肝乃心之母，肝母生心火也，以生姜补肝。如无他证，钱氏安神丸是也。实则甘草泻之。如无他证，钱氏方中，重则泻心汤，轻则导赤散是也。"

"脾苦湿，急食苦以燥之，白术；脾虚则以甘草、大枣之类补之；实则以枳壳泻之。如无他证，虚则以钱氏益黄散，实则以泻黄散。心乃脾之母，炒盐补之；肺乃脾之子，桑白皮泻之。"

"肺苦气上逆，黄芩。肺欲收以酸，白芍药也，补以五味子之酸，泻以桑白皮之辛。虚则五味子补之，实则桑白皮泻之。如无他证，钱氏泻白散，虚则用阿胶散。虚则补其母，则以甘草补土；实则泻其子，以泽泻泻肾水。"

"肾苦燥，则以辛润之，知母、黄柏是也。肾欲坚，坚以知母之苦，补以黄柏之苦，泻以泽泻之咸。肾虚则以熟地黄、黄柏补之。肾本无实，不可泻，钱氏只有补肾地黄丸，无泻肾之药。肺乃肾之母，金生水，补母故也，又以五味子补之者是也。"

张氏把钱氏的地黄丸、泻青丸、安神丸、导赤散、益黄散、泻黄散、泻白散、阿胶散、地黄丸等选为五脏补泻的标准方剂。同时指出，凡药之五味，随五脏所入而为补泻，亦不过因其性而调之。可以看出，张氏是十分重视药物性味与五脏之间的密切关系的。其阐释承前启后，而为后世师法。

4. 创药物归经和引经报使

张氏重视脏腑辨证，并把脏腑经络和用药密切结合，发明了药物归经说。

例如，葛根"通行足阳明之经"；细辛"治少阴经头痛如神"；香白芷"治手阳明头痛"，"通行手足阳明经"。

又如，同为泻火药，"去脏腑之火：黄连泻心火，黄芩泻肺火，白芍药泻肝火，知母泻肾火，木通泻小肠火，黄芩泻大肠火，石膏泻胃火。柴胡泻三焦火，须用黄芩佐之；柴胡泻肝火，须用黄连佐之。胆经亦然。黄柏泻膀胱火，又曰龙火。"他指出："以上诸药，各泻各经之火，不惟止能如此。更有治病，合为君臣，处详其宜而用之，不可执而言也。"

在归经学说的基础上，张氏认为，制方还应注意"各经引用"，若药有向导，则其效速，其效专，其力宏。他归纳了手足十二经的引经报使药，如太阳小肠、膀胱经病，在上用羌活，在下用黄柏；少阳胆、三焦经病，在上用柴胡，在下用青皮；阳明胃、大肠经病，在上用升麻、白芷，在下用石膏；太阴脾、肺经病，用白芍药；少阴心、肾经病，用知母；厥阴肝、包络经病，在上用青皮，在下用柴胡。

在总结药物的性味功效时，张氏又强调了一些药物的引经报使作用。例如羌活是"手足太阳引经"；升麻是"足阳明胃、足太阴脾引经药也"；柴胡"少阳、厥阴引经药也"；独活是"足少阴肾引经药也"；香白芷为"阳明经引经之药"；桔梗"谓之舟楫，诸药中有此一味，不能下沉"；川芎是"少阳引经"药；附子"治湿药中宜少加之，通行诸经，引用药也"；川乌头"疗风痹、半身不遂引经药也"。

5. 六气内淫制方大法

张氏遣药制方，不仅阐发《素问》气味之理，而且还每参以五运六气之说。他根据《素问·至真要大论》六气之邪内淫而病的治疗原则制方，列为"风制法""暑制法""湿制法""燥制法""寒制法"。

风制法：肝，木，酸，春生之道也，失常则病矣。风淫于内，治以辛凉，佐以苦辛，以甘缓之，以辛散之。

暑制法：心，火，苦，夏长之道也，失常则病矣。热淫于内，治以咸寒，佐以甘苦，以酸收之，以苦发之。

湿制法：脾，土，甘，中央化成之道也，失常则病矣。湿淫于内，治以苦热，佐以咸淡，以苦燥之，以淡泄之。

燥制法：肺，金，辛，秋收之道也，失常则病矣。燥淫于内，治以苦温，佐以甘辛，以辛润之，以苦下之。

寒制法：肾，水，咸，冬藏之道也，失常则病矣。寒淫于内，治以甘热，佐以苦辛，以辛散之，以苦坚之。

张氏解释说："酸、苦、甘、辛、咸，即肝木、心火、脾土、肺金、肾水之本也。四时之变，五行化生，各顺其道，违则病生。圣人设法以制其变，谓如风淫于内，即是肝木失常也，火随而炽，治以辛凉，是为辛金克其木，凉水沃其火。其治法例皆如此。"

张元素还以当归拈痛汤、天麻半夏汤为例，说明上述制方原则的实用性和指导意义。例如，"当归拈痛汤：治湿热为病，肢节烦痛，肩背沉重，胸膈不利，遍身疼，下注于胫，肿痛不可忍。经云：湿淫于内，治以苦温。羌活苦辛，透关利节而胜湿；防风甘辛，温散经络中留湿，故以为君。水性润下，升麻、葛根苦辛平，味之薄者，阴中之阳，引而上行，以苦发之也。白术苦甘温，和中除湿；苍术体轻浮，气力雄壮，能去皮肤、腠理之湿，故以为臣。血壅而不流则痛，当归身辛温以散之，使气血各有所归。人参、甘草甘温，补脾养正气，使苦药不能伤胃。仲景云湿热相合，肢节烦痛。苦参、黄芩、知母、茵陈者，乃苦以泄之也。凡酒制药，以为因用。治湿不利小便，非其治也。猪苓甘温平，泽泻咸平，淡以渗之，又能导其留饮，故以为佐。气味相合，上下分消，其湿气得以宣通矣"。

张氏把《黄帝内经》的制方理论和临床用药密切联系，并援引钱氏创拟的方剂充实其中，形成了一整套辨证立法处方的体系，从而丰富了方剂学说的理论。在《医学启源》中，张氏以"六气方治"为纲，选录了张仲景、钱乙、刘完素以及《太平惠民和剂局方》的许多效方。其中归属风者12方，属暑热者10方，属湿土者9方，属火者10方，属燥者10方，属寒水者11方。他还认为，"五行制方生克法"，只有"老于医者能之"。在"古方新病，甚不相宜"思想指导下，张氏创制了不少新方，如九味羌活汤、枳术丸、门冬饮子、天麻丸等，至今仍被广泛运用。

6. 用药要旨

在《医学启源》一书中，张氏不仅把举出的100多味药物分成风升生、热浮长、湿化成中央、燥降收、寒沉藏五类，而且选择《主治秘要》所云，简明扼要地总结了药物的性味功效、炮制方法，最后还列《法象余品》增述34味药的性味功效。兹例举之。

"防风气温味辛，疗风通用，泻肺实，散头目中滞气，除上焦风邪之仙药也。误服泻人上焦元气。《主治秘要》云：味甘纯阳，太阳经本药也。身去上风，梢去下风。又云：气味俱薄，浮而升，阳也。其用，主治诸风及去湿也，去芦。"

"川芎气味辛温，补血，治血虚头痛之圣药也。妊妇胎动，加当归，二味各二钱，水二盏，煎至一盏，服之神效。《主治秘要》云：性温，味辛苦，气厚味薄，浮而升，阳也。其用有四：少阳引经一也；诸头痛二也；助清阳之气三也；去湿气在头四也。又云：味辛纯阳，少阳经本药。捣细用。"

"干姜气热，味大辛，治沉寒痼冷，肾中无阳，脉气欲绝。黑附子为引，用水同煎二物，姜附汤是也。亦治中焦有寒。《主治秘要》云：性热味辛，气味俱厚，半沉半浮，可升可降，阳中阴也。其用有四：通心气助阳一也；去脏腑沉寒二也；发散诸经之寒气三也；治感寒腹痛四也。又云：辛温纯阳。《内经》云：寒淫所胜，以辛散之，此之谓也。水洗，慢火炙制，锉用。"

"白术气温味甘，能除湿益燥，和中益气，利腰脐间血，除胃中热。《主治秘要》云：性温味微苦，气味俱薄，浮而升阳也。其用有九：温中一也；去脾胃中湿二也；除脾胃热三也；强脾胃，进饮食四也；和脾胃，生津液五也；主肌热六也；治四肢困倦，目不欲开，怠惰嗜卧，不思饮食七也；止渴八也；安胎九也。"

"黄柏气寒味苦，治肾水膀胱不足，诸痿厥，腰脚无力，于黄芪汤中少加用之，使两足膝中气力涌出，痿软即时去矣。蜜炒此一味，为细末，治口疮如神。瘫痪必用之药也。《主治秘要》云：性寒味苦，气味俱厚，沉而降，阴也。其用有六：泻膀胱龙火一也；利小便热结二也；除下焦湿肿三也；治痢先见血四也；去脐下痛五也；补肾气不足，壮骨髓六也。二制则治上焦，单制则治中焦，不制则治下焦也。又云：苦厚微辛，阴中之阳，泻膀胱，利下窍。去皮用。"

（三）注重扶养脾胃

治疗脏腑寒热虚实，施以温凉补泻之剂，然而，张氏对脾胃尤为重视。他对于脾胃虚实病证的治疗，有着比较系统、完整的方法。

张氏以前人学说为基础，进行了精辟的论述。他认为："脾者，土也……消磨五谷，寄在胸中，养于四旁。""胃者，脾之腑也……人之根本。胃气壮则五脏六腑皆壮也。"并指出："五脏更相平也。一脏不平，所胜平之，此之谓也。故云：安谷则昌，绝谷则亡。水去则荣散，谷消则卫亡。营散卫亡，神无所居。又仲景云：水入于经，其血乃成。谷入于胃，脉道乃行。故血不可不养，卫不可不温。血温卫和，营卫乃行。"这些论述说明张氏充分认识到了脾胃在五脏中的地位，以及温养脾胃的重要意义。

张氏提出，土实泻之，方法有泻子、吐、下；土虚补之，方法有补母、补气、补血；本湿除之，方法有燥中宫、洁净府；标湿渗之，主要是开鬼门。胃实泻之，主要是泻湿热、饮食；胃虚补之，是补胃气以胜湿热、寒湿；本热寒之，主要为降火；

标热解之，主要是解肌等。可以看出，张氏依据脾喜温运、胃喜润降的特点，分别确定了治脾宜守、宜补、宜升，治胃宜和、宜攻、宜降等治则。

凡脾土虚弱，张氏用药分"补气"和"补血"两个方面。补气如人参、黄芪、甘草、陈皮、升麻、葛根之属；补血如白术、白芍、大枣、木瓜、蜂蜜、胶饴、乌梅等品。这不仅是东垣治疗脾胃内伤立方用药之所本，而且对后世论治脾胃病有很大的启发。

张氏治病十分重视扶养脾胃，曾有"养正积自除"的名言。对于脾胃虚弱，饮食不消，谆谆告诫医者"不可用峻利食药"。他所指峻利食药，指的就是攻积峻药，"峻利药必有情性，病去之后，脾胃安得不损乎？脾胃既损，是真气、元气败坏，促人之寿。"此外，对老幼虚弱，脾胃不足，饮食不消之证，他变仲景枳术汤为枳实丸。原方枳实用量重于白术，以消化水饮为主，兼顾脾胃；枳术丸的白术用量重于枳实，则以补养脾胃为主，兼治痞消食。即"先补其虚，而后化其所伤"。正如其方后自注所说："白术者，本意不取其食速化，但令人胃气强实，不复伤也。"方中配荷叶芬芳升清，以之裹烧，又用米饭为丸，与白术协力，则更增强滋养胃气之功。不难看出，张氏对脾胃病治疗的主导思想，是以扶养为主，祛邪为辅的，也就是前面所说的"养正积自除"之谓。为了保护脾胃，张氏在药物的炮制方面也特别注意。如对虚弱者，用大黄须煨；用黄柏、知母须酒浸曝干，"恐寒伤胃气也"。张氏重视扶养脾胃的思想，对其弟子李杲、罗谦甫的临床用药和李杲脾胃学说的形成均产生了重要影响。

四、《脏腑标本寒热虚实用药式》

《脏腑标本寒热虚实用药式》一书由李时珍收录在《本草纲目·序例》篇，赵双湖又刻于《医学指归》中，本书以脏腑为纲，病理为目，分别虚实标本，条立治法，并列举具体药物，颇便于后学。

张元素受华佗《中藏经》"五脏六腑虚实寒热生死逆顺"辨证思想影响很大，由此既注重脏腑辨证，同时又以补泻温凉为论治纲要，规范脏腑标本虚实寒热用药，编撰成书，名之为《脏腑标本药式》，亦称《脏腑标本寒热虚实用药式》。脏腑标本虚实寒热用药式主要根据脏腑本病、标病、寒热、虚实辨证而制订用药方式。例如，脾病虚实标本证候治疗：

土实泻之，包括泻子：诃子、防风、桑白皮、葶苈子；涌吐：淡豆豉、栀子、萝卜子、常山、瓜蒂、郁金、薑汁、藜芦、苦参、赤小豆、盐汤、苦茶；泻下：大黄、芒硝、青礞石、大戟、续随子、芫花、甘遂。

土虚补之，分为补母：桂心、茯苓；补气：人参、黄芪、升麻、葛根、甘草、陈皮、藿香、葳蕤、砂仁、木香、扁豆；补血：白术、苍术、白芍、胶饴、大枣、干姜、木瓜、乌梅、蜂蜜。

本湿除之，包括燥中宫：白术、苍术、橘皮、半夏、吴茱萸、南星、白芥子；洁净府：木通、赤茯苓、猪苓、藿香。

标湿渗之，用开鬼门：葛根、苍术、麻黄、独活。

以此类推，文中尚有用药机理分析，药物精选实用。由于是书言简意赅，执简驭繁，因而为著名医药学家李时珍所看重，特将其转引记载于《本草纲目》著作中。

五、《内外伤辨惑论》

《内外伤辨惑论》，一称《内外伤辨》，是金代名医李东垣的代表作之一，也是唯一一本他生前定稿并有自序的著作。全书阐述了对内伤病辨治的独到见解，反映了东垣保护脾胃元气，从脾胃论治内伤病的学术特点。全书三卷，卷上主要是辨证，从各方面讨论内伤病与外感病的区别；卷中论饮食劳倦所伤，尤其是劳倦伤元气；卷下论饮食内伤，提出对此病的看法，以及如何根据所伤病情进行正确处理等问题。

1. 内伤与外感病的辨别

东垣所处时代，战乱频仍，人民饥困劳役，寒温失所，疾病丛生，但时医大多背本趋末，舛错莫省，内外不辨，虚实逆行。深感于此，东垣著书专述内伤与外感病之鉴别，以此"推明前哲之余论，历举近世之变故，庶几同志者，审其或中，触类而长之，免后人横夭耳"（《内外伤辨惑论·辨阴证阳证》）。

东垣通过辨阴证阳证、辨脉、辨寒热、辨外感八风之邪等13"辨"来阐述内伤与外感病的不同。例如，在"辨口鼻"中，东垣认为内伤饮食劳倦，首先犯于脾胃，脾开窍于口，其病理变化直接表现于口："必口失谷味，必腹中不和，必不欲言，纵勉强对答，声必怯弱，口沃沫多唾"；而外感风寒，首先犯肺，肺开窍于鼻，故其病理最易表现于鼻："鼻气不利，声重浊不清利，其言壅塞盛有力"，如果是伤寒则鼻壅塞而干，如伤风则鼻流清涕。可见东垣辨证之精细。

本卷最后两篇指出两种情况尤需细辨：第一种是因劳役所致表虚而不慎感受的风寒与外感风寒的辨别。第二种是暑天劳役过甚与阳明中热白虎汤证的辨别。说明东垣对内伤病与外感病的种种不同表现观察得非常细致，说理清晰，而且十分强调它的重要性，不能审此，是"实实虚虚，医杀之耳"（《内外伤辨惑论·辨阴证阳证》）。

2. 饮食劳倦，脾胃内伤论

东垣禀《黄帝内经》之义，重视后天之本，他认为"人受水谷之气以生，所谓清气、荣气、卫气、春升之气，皆胃气之别称"（《内外伤辨惑论·饮食劳倦论》）。如果饮食失节则脾胃受伤，进而会导致元气损耗。因此，虽然内伤病与外感病在证候的某些方面有相似，但其本质却大相径庭。"伤外为有余""伤内为不足"，因而治疗方法是"有余者泻之""不足者补之"。内伤不足之病，苟误认作外感有余之病而反泻之，则虚其虚也。唯当以甘温之剂，补其中，升其阳，甘寒以泻其火则愈。这是《黄帝内经》"劳者温之""损者温之"的宗旨。据此东垣创立了补中益气汤。

东垣立补中益气汤的本旨是用黄芪来益皮毛、闭腠理，用人参补肺气，用甘草来泻心火，用白术来除胃中热，用升麻、柴胡来引黄芪、甘草之气味上行，用陈皮理胸中之气，用当归来和血。这就是用甘温之剂补其中、升其阳的方法。而劳倦伤中之病，一年四季都可发生，因此应根据四时气候的变化随时加减。如果饮食劳倦、脾胃内伤发生在长夏湿热大胜之令，便成为暑伤胃气之病，治以清暑益气汤、升阳散火汤等；发于秋燥之令，东垣称之为"肺之脾胃虚"，治用升阳益胃汤等；发于冬寒之令，东垣称之为"肾之脾胃虚"，治疗可用沉香温胃丸等。

由此可见，东垣主张从脾胃论治内伤病，但要审因论治，随时用药，灵活变通。甘温益气升阳是其主要成就，但其并未局限于此，这对现代临床也有很大的启发。

3. 内伤饮食的治法用药

东垣重视胃气，他认为"脾胃既损，是真气元气败坏，促人之寿"（《内外伤辨惑论·辨内伤饮食用药所宜所禁》）。因此，治疗内伤饮食，应用消导药要了解宜禁。他尊崇张元素的枳术丸，此方用白术的甘温补脾胃之元气，用其苦味除胃中之湿热，用枳实来泄心下痞满，消化胃中所伤，并用荷叶以引胃气上升，烧饭协助白术滋养谷气，而补令胃厚。在枳术丸的基础上，东垣根据病情的不同变化创立了九首变方，其运用之灵活可见一斑。

东垣还指出要"临病制方""随时用药"。因为饮食所伤，不能笼统而言，应根据病情重点，有针对性地给以恰当的消导方法。同时还要考虑所伤饮食的或寒或热，与时令气候的相互关系等，除消食外，要适当照顾时令配伍用药。东垣还强调，应通过辨明"病气有余不足"来指导用药。"假令病气有余者，当急泻之以寒凉之剂，为邪气胜也；病气不足者，急当补之以辛甘温热之剂，此真气不足也"（《内外伤辨惑论·说病形有余不足当补当泻之理》）。并告诫医者，用药当本四时才能收到事半功倍的效果。

总之，《内外伤辨惑论》是东垣的第一部著作，其理论经验在他后续的《脾胃论》《兰室秘藏》《东垣试效方》以及其弟子罗天益的《卫生宝鉴》等书中均有发挥和完善。另外，东垣师承张元素，了解张氏的《医学启源》《脏腑标本寒热虚实用药式》等著作对理解东垣的理论也有所帮助。所以，如果要全面把握东垣对内伤病辨治的独到理论和经验，还应该学习上述相关著作，才能够有全面透彻的理解。

六、《脾胃论》

《脾胃论》撰于公元 1249 年（宋淳祐九年），是东垣晚年的作品。全书共三卷，卷上以脾胃虚实传变论、脾胃胜衰论等论述脾胃学说的主要观点。卷中阐述脾胃病的具体治疗，如对劳倦所伤、补脾升阳、安心养神的用药与针刺等。卷下论述脾胃与天地阴阳、升降沉浮的密切关系，并结合病证提出了各种治疗方法。全书列方 61 首，并详述其方义及服法。《脾胃论》阐述了中土清阳之气在人体病理变化中的重要地位，强调了调理脾胃在治疗上的积极作用。本书是东垣学说中理论最集中的部分，颇能反映他学有渊源，治有特点的思想体系。他在传统的伤寒学说的基础上，提出了内伤学说，先著《内外伤辨惑论》，再著《脾胃论》，强调"人以胃气为本"，从而开创了中医对脾胃的认识。经过以后七百余年的临床实践，验证其理论是成立的，方法是有效的、可以重复的。他的学术特点，可以概括为以下几个方面：

1. 脾胃是元气之本

脾胃学说的一个中心内容，就是脾胃元气论，这是人体发病与否的根本问题。关于元气之说，《黄帝内经》《难经》早已提出，前者为"真气"，后者为"原气"，而共同点是重视肾气。东垣发展这一理论，他重视内因在病变中的作用，认为无论内伤或外感发病，都是由于人体气虚。即疾病的形成，是由于气不足，而气之所以不足，是因脾胃损伤所致。如书中"脾胃虚则九窍不通论"曰："真气又名元气，乃先身生之精气也，非胃气不能滋之。"又"脾胃虚实传变论"曰："脾胃之气既伤，而元气亦不能充，而诸病之所由生也。"可见他认为脾胃是元气之源，元气又是人身之本，脾胃伤则元气衰，元气衰则疾病便可以发生。因此，必须注重脾胃，这是东垣脾胃学说的基本论点，同时提出了临床上脾胃病处理的常法。如胃病则湿胜，怠惰嗜卧，四肢不收，或大便泄泻，治从平胃散；脾胃不足，土不生金，则肺脾气虚，自汗，四肢发热，或大便泄泻，或皮毛枯槁，发脱落，治从黄芪建中汤；或脾胃不足，阳虚不能生阴血，治从本证中摘取四物汤一二味，使阳生而阴长；或脾胃真气虚弱，气短脉弱，治从四君子汤；如脾湿下流，下焦气化不行，或渴或小便闭涩，赤黄而少，治从正药中摘取五苓散一二味，化气利湿。东垣将上述治脾胃病的常法称为五证五药。

　　然而，东垣又认为，脾胃有病与其他脏腑不同，脾为中土，其病每无定体，临床中应考虑到肝、心、肺、肾的有余与不足，或补或泻，但必须抓住脾胃这个重点。这种精神渊源于《黄帝内经》五行生克制化的理论，即"至而不至，是为不及，所胜妄行，所生受病，所不胜乘之"。按照这种理论指导用药，疗效远较上述一般处理为佳。书中列举"脾胃不足""心火亢盛""肝木妄行""肺金受邪""肾水反来侮土"的证候变化，以及君臣佐使的常用药物，这是《脾胃论》辨证用药的基本部分，亦是全书的重点。东垣所制诸方，大多是从这个基础上演绎发挥的，他经常结合四时气候的变化进行具体用药，这些便是东垣治脾胃病的变法，应当重点领悟。

　　2. **脾胃为升降的枢纽**

　　东垣认为，自然界的一切事物都是时刻在运动着的，而这种运动的形式，主要表现为升降沉浮的变化。这种变化即为"天地阴阳生杀之理"。如：一年四季，以春为首，春夏地气升浮而万物生长，并由萌芽而繁茂；秋冬天气沉降而杀藏，万物逐渐凋亡。这一年之气的升降，唯长夏土气居于中央，为之枢纽。而人体精气的升降运动，亦赖脾胃（属土）居于其中而主宰，亦为之枢纽。"天地阴阳生杀之理在升降沉浮之间论"曰："盖胃为水谷之海，饮食入胃，而精气先输脾归肺，上行春夏之令，以滋养周身，乃清气为天者也；升已而下输膀胱，行秋冬之令，为传化糟粕，转味而出，乃浊阴为地者也。"可见脾胃健运，升则上输心肺，降则下归肝肾，才能维持"清阳出上窍，浊阴出下窍；清阳发腠理，浊阴走五脏；清阳实四肢，浊阴归六腑"的正常升降运动。若脾胃升降失常，则内而五脏六腑，外而四肢九窍，都会发生种种病证。

不过，东垣在升降问题上，特别强调生长和升发的一面。他认为只有谷气上升，脾气升发，元气才能充沛，生机才能活跃，阴火才能潜藏。与此相反，若谷气不升，脾气下流，元气即将匮乏和消沉，生机也会受到影响，不能活跃起来，阴火即可因之上冲而为各种病证。因此，东垣在理论上非常重视升发脾之阳气，在治疗时喜用升麻、柴胡之类的药，以遂其生升之性。并由此而提出"胃虚脏腑经络皆无所受气而俱病""脾胃虚则九窍不通"等论点，这些在发病论中大加阐发，以强调升发脾胃之气的重要，从而构成了"土为万物之母"之说。治疗上虽然主张升发脾胃之气，但同时也注意潜降阴火，二者相反相成。《脾胃论》中的许多方剂均体现了他的这一治疗观点。

3. 脾胃内伤论

东垣身处金元时期医学界的"新学肇新"之际，他接受了其师张元素"运气不济，古今异轨，古方新病，不相能也"的革新思想。他从当时的医疗实践中观察到，由于战争频繁，兵连祸结，民不聊生，人们在水深火热中挣扎，无休止的劳役，饥饱不节，精神的恐惧和紧张，致使脾胃受伤，从而导致各种疾病的发生。如"脾胃盛衰论"曰："饮食不节则胃病，胃病则气短精神少……胃既病，则脾无所禀受……故亦从而病焉。"东垣将《黄帝内经》的理论与临床实际密切结合，提出了"内伤脾胃，百病由生"的论点，并形成了一种具有独创性的理论——脾胃内伤说。

其论脾胃总括有四大要点：一为人赖天阳之气以生，而此阳气须并于脾胃；二为人赖地阴之气以长，而此阴气须化于脾胃；三为人赖阴精之奉以寿，而此阴精必源于脾胃；四为人赖营气之充以养，而此营气必统于脾胃。由此可见，他认为脾胃是人的生、长、寿、养之本，如脾胃受伤，人体所需的阳气、阴气、阴精、营血，也就必然受害，正常的活动便不能维系，这样，各种疾病也就发生了。并具体论述"病从脾胃所生，及养生当实元气者"的四要素：第一，要能顺应四时；否则元气不固，烦劳伤阳，病生脾胃。第二，要谷气上升，春夏令行；否则谷气下流，收藏令行，亦病生脾胃。第三，要少阳春升之气上升，则诸阳皆升，否则胆气不升，阳气不升，亦必脾胃致病。第四，五气能藏于心肺，五味能藏于肠胃，则气和神生；否则气机乖错，亦病从脾胃而生。这些均为纲领性地概括论述了脾胃病的病机。

关于脾胃不足的基本病情变化有多种，如运化不及，水谷不化精微而湿胜，则见脉缓，怠惰嗜卧，四肢不收，或大便泄泻等症；土虚不能生金，肺气亦虚，则见脉弦，气弱自汗，四肢发热，或大便泄泻，或皮毛枯槁，发脱落等症；脾胃不足，则荣气亦虚，见脉虚而血弱等症；脾胃不足，中气虚弱，则见气短脉弱等症。如中气虚陷，气化不行，则见或渴，或小便闭涩、赤黄而少等症。这些又都是东垣总结脾胃病常见而典型的症状表现。

4. 制方用药法度

东垣独辟脾胃学说，强调脾胃不足、胃气的升发，因而在治疗上重视甘温补益、升阳益气，如升麻、柴胡、黄芪等药物在方剂中的运用，充分体现了他的这一治疗思想。他创制了很多治疗脾胃病的方剂，其中补中益气汤是治疗脾胃病的核心方，不但东垣在当时治疗因脾胃受伤而引起的"阴火炽盛"的某些发热性疾病取得了很好的效果，而且后世医家沿用至今，对当今临床上一些脾胃虚弱性疾病亦卓有成效。

补中益气汤的药物组成为黄芪、甘草、人参、当归、橘皮、升麻、柴胡、白术。方中黄芪用量最多，因肺为气之本，重用黄芪以补肺气，益皮毛而固腠理，不令自汗损其元气，故为主药；脾为肺之母，脾胃一虚，则肺气先绝，故辅以人参、甘草，泻火热而补脾胃中元气。白术燥湿健脾，亦可助黄芪补中益气。气为血帅，血为气母，又以当归和血脉调营，协参、芪益气养血。佐以陈皮行气和胃，醒脾调中，使之芪、参补而不滞。同时用以升麻、柴胡升举下陷的阳气。东垣的立方之旨，不外乎补脾益气，升阳调中，使脾气健运，升降有序，气机畅达，阳气不得闷郁，故身热等诸症皆除。东垣的这一治法，被后世称为"甘温除热法"，并广泛用于临床治疗中。如治疗中气不足，气虚下陷的胃下垂、脱肛、子宫脱垂，以及久泄久痢属中气下陷者；同时，对于素体气虚，易患感冒，或气虚外感发热不退，身倦多汗等症亦有较好的疗效。

脾主四时，东垣认为脾胃病随着四时气候的变化而病情有所出入，治疗时在补中益气汤的基础上可随症加减变化。如时在春令，风湿相搏，一身尽痛，即于补中益气汤中加羌活、防风、藁本、升麻、苍术等，以补中升阳，风以胜湿，合而用之；如为风木夹阴火为患，则病情较为复杂，可参用通气防风汤的方法，益气祛风，兼泻阴火。若暑伤胃气，治以清暑益气方法，主用清暑益气汤。此方以补中升阳为主，兼以泻火坚阴。配伍苍术、白术、泽泻等，上下分消其湿；神曲、青皮消食快气。益以麦冬、五味子合人参，以保肺清金，清暑而养气阴。如时在秋令，有两种病情，一为秋凉外束，湿热未退，肺脾两虚，则治以升阳益胃汤，甘温补中，重用风药，升脾阳益肺气；配伍半夏、黄连，有苦辛通降，清化湿热之意；合陈皮、茯苓、泽泻等，健脾和胃化湿。这种治法，实际上是一方面治本，一方面治标。另外一种为秋凉偏甚，客寒犯胃，又当温胃理气，治以厚朴温中汤。方用厚朴、木香、橘皮、茯苓、炙甘草理气和胃，草豆蔻、干姜温中散寒。如时在冬令亦有两种病情，多见的是脾肾俱寒，治以温通，用沉香温胃丸。方用附子、桂枝、干姜、吴茱萸等，以温运三阴。配伍沉香、丁香、茴香、木香等，用以辛通脾肾之气；并佐调补气血之品，兼以扶正。假如见上热下寒，寒热错杂之证，治以神圣复气汤。东垣将肝脾肾三阴同治，集合益气升阳，甘寒除热，又温肾之阳于一方，这是为病情复杂的立法，临证时不可不知。

除此之外，东垣还有四时用药的加减法，区分主次配伍。如脾胃不足，则以白术为君，人参、黄芪为臣，甘草、芍药、桑白皮为佐，黄连为使；心火亢盛，则以黄连为君，黄柏、生地黄为臣，芍药、石膏、知母、黄芩、甘草为佐，等等。可见东垣临证制方用药确有法度，规矩中因四时气候的变化、临床症状的不同，又不乏灵活性，这是中医辨证施治的精髓所在。

七、《兰室秘藏》

《兰室秘藏》是李东垣的代表作之一，是学习中医临床、研究脾胃学说的必读之书。本书对后世的影响很大，其中许多方剂为作者独创，不但临床效果显著，而且对当今中医临床选方用药亦有很大的指导意义。书名"兰室秘藏"之意，取《素问·灵兰秘典论》"藏灵兰之室"一语，即藏于芳香高雅的室内，表示所藏之物有很高的珍藏价值。本书初刊于元至元十三年（1276），是其弟子罗天益在东垣卒后25年刊行的，据《四库全书总目提要》记载，此书为东垣临终时交付天益的。故此，书名当为罗天益在刊行时所加。本书共三卷。分饮食劳倦、中满腹胀、心腹痞、胃脘痛、眼耳鼻、内障眼、齿咽喉、妇人、疮疡等21门。每门之下，先有总论，其内容是以证候为主，详论各证候的病源和治疗原则，后载各种处方。因此本书的性质类似现在的证候治疗学。

《兰室秘藏》是东垣长期临床实践的经验总结，其中充分反映了他的学术思想，在治疗内科病的饮食劳倦所伤、脾胃虚损、中满腹胀、胃脘痛、心腹痞、酒伤、消渴病、头痛、呕吐、腰痛、大便燥结、小便淋闭、泻痢、自汗，五官科的眼内障、口齿，妇科的经闭不行、经漏不止，儿科的惊证、斑疹，外科的痔漏，以及各种杂病均体现了独特的治疗方法。其主要学术特点如下：

1. 补脾益胃，升发元气

东垣的学术观点重视脾胃，认为脾胃是元气之本。他在《脾胃论》中说："脾胃之气既伤，而元气亦不能充，而诸病之所由生也。"意思是，脾胃是元气之源，元气又是人身之本，脾胃伤则元气衰，元气衰则疾病便由此而发生。因此，他在临床治疗中以"补益脾胃，升发元气"为总则，抓住"脾胃"这个根本问题治疗各种疾病。如书中"胃脘痛门"，列举了草豆蔻丸、神圣复气汤和麻黄豆蔻丸三方，均属祛寒理气之剂，用以治疗胃寒脘痛者。但三方证的具体病情不尽相同：草豆蔻丸证，是秋冬寒凉复气，脾胃虚弱，元气不能卫护其外，所以用草豆蔻、吴茱萸、益智仁等合而补中益气，成为补虚止痛、益肺祛寒的方法。神圣复气汤证，是"寒水来复，火土之雠"，即脾肾阳虚，寒水反盛，又有阴火上冲的错杂病情，所以用人参四逆配合益气升阳，又加甘寒除热药，成为脾肾肝三阴兼治的方法。麻黄豆蔻丸证，是中虚气滞，客寒犯胃，所以用麻黄、吴茱萸、草豆蔻、益智仁合而补中益气，是表里两顾的方法。这些方药有一个共同点，即顾护中气，是东垣有别于其他人治疗胃痛的用药之处。

又如"衄血吐血门"，东垣谓：衄血者出于肺，咯唾血者出于肾，痰涎血者出于脾，呕血者出于胃。并有相应的治疗方药。如人参饮子，是益气敛阴，引血归经之剂，为脾胃虚弱，气不摄血的治法。三黄补血汤，是甘辛温微苦，峻补其血之剂，为大失血后的将补方法。救脉汤，为补中益气的变通方，治疗肺气劳伤，咳嗽吐血。黄芪芍药汤，益气升阳，两调脾肺，是为衄血多而肺气虚寒者设法。以上各方总体来看，治疗吐衄血证重视顾护脾胃，有其根本性意义。

在其他各科的治疗中，东垣同样重视补益脾胃、升发元气、降纳阴火。如在眼科病的论述中，用圆明内障升麻汤治"得之脾胃元气虚弱，心火与三焦俱盛，饮食不节，形体劳役，心不得休息"所致的内障。用甘熟地黄丸治"血弱阴虚不能养心，致心火旺，阳火甚，瞳子散大"。在外科方面，以圣愈汤治"诸恶疮出血多，而心烦不安，不得睡眠"；以黄芪肉桂柴胡酒煎汤治"附骨痛，坚硬漫肿，不辨肉色，行步作痛，按之大痛"。在儿科方面，以黄芪汤治"由久泻，脾胃虚"之慢惊证。在妇科方面，用黄芪当归人参汤治"心气不足，脾胃虚弱"之经水暴漏；用益胃升阳汤治"经漏血脱"；用升阳举经汤治"经水不止"等，均为补益脾胃，升发元气的常法。

2. 甘温除大热的治疗方法

东垣内伤学说的基本论点是脾胃伤则元气衰，元气衰则疾病由生，出现"阴火炽盛"的热中病证。临床表现为气高而喘，身热而烦，其脉洪大而头痛，或渴不止，其皮肤不任风寒而生寒热。东垣认为这种热中病证是由于饮食失节，寒温不适，脾胃受伤；喜怒忧恐，损耗元气。即脾胃气虚，则下流于肾，阴火得以乘其土位所致。治疗这种内伤的热中病证，他认为，"惟当以辛甘温之剂，补其中而生其阳，甘寒以泻其火则愈矣。经曰：劳者温之，损者温之。盖温能除大热，大忌苦寒之药，损其脾胃。脾胃之证，始得则热中，今立治始得之证"（《脾胃论·饮食劳倦所伤始为热中论》）。为此创立了补中益气汤，以甘温之药补益脾胃，升其阳气，从而达到使阴火戢敛的目的。这种治疗方法被后世称为"甘温除热法"。

补中益气汤的药物组成为：黄芪、甘草、人参、当归、橘皮、升麻、柴胡、白术。方中黄芪用量最多，因肺为气之本，重用黄芪以补肺气，益皮毛而固腠理，不令自汗损其元气，故为主药；脾为肺之母，脾胃一虚，则肺气先绝，故补以人参、甘草，泻火热而补胃中的元气。东垣曰："又黄芪与人参、甘草三味，为除湿热、烦热之圣药。"白术燥湿健脾，亦可助黄芪补中益气。气为血帅，血为气母，又以当归和血脉调营，助参、芪益气养血。佐以陈皮行气和胃，醒脾调中，使芪、参补而不滞；用升麻、柴胡升举下陷的阳气。《本草纲目》云："升麻引阳明清气上行，柴胡引少阳清气上行，此乃禀赋素弱，元气虚馁，及劳役饥饱，生冷内伤，脾胃引经最要药也。"少阳清气即风木春生之气，得柴胡之升发，则春生之气萌发；阳明中土为万物之本，阳明清气即长养之气，脾胃中土得升麻之升发，则长养之势向上不息。脾胃下陷之清阳可举，水谷精微亦不下流成湿，而上升于肺，以充养全身。全方补脾益气，升阳调中，使脾气健运，升降有序，气机畅达，阳气不得闷郁，身热乃可自解。这些便是东垣甘温除热，用补中益气汤的用意所在。

本方在现今临床上仍广泛应用，如用本方治疗脾胃气虚，中气不足，气虚下陷的胃下垂、脱肛、子宫脱垂等病证，以及久泻久痢的中气下陷者，均有较好疗效。同时，对于素体气虚，易患感冒，或气虚外感发热不退，身倦多汗，舌淡苔白等症，亦可用本方治疗。但需注意的是，东垣用本方治发热，不是外感六淫所化之火热，而是脾胃气虚，水谷精微下流成湿，抑遏下焦阳气，不得升发，使之郁而生热的"热"。同时还要注意，东垣谓此方的本证是"始得之证"，即脾胃气虚，脾湿下流抑遏阳气的开始，症属不重；或此种发热，每因遇劳而发或加重；或脾胃气虚，气血生化不足，影响卫气固密，外邪乘虚而入，兼见外感发热。而对于阳虚、气虚的外感发热及血虚发热等，则不是本证的"发热"范畴，自然不能用本方治疗。学习时一定要掌握其要点，抓住该方的主旨。

3. 升阳散火的治疗方法

升阳散火的治疗方法是针对脾胃气虚，中气下陷，不能上行阳道，阴火反上乘，充斥于肌表，而又不能发越时，东垣根据《素问·六元正纪大论》"火郁发之"的原理，在甘温益气的基础上配合辛散之药，以发越被郁遏之郁火，治本而兼顾其标。这种治疗方法被后世称为"升阳散火法"。本法的代表方是柴胡升麻汤。本方由升麻、葛根、独活、羌活、白芍、人参、炙甘草、柴胡、防风、生甘草等组成。东垣用其治疗男子、妇人四肢发热，肌热，筋骨热，表热如火燎，扪之烙手。这种病证多因胃虚过食生冷，抑遏阳气于脾土所致。脾主肌肉，又主四肢，所以在形气不足、常畏风寒的同时，又有燥热发于肌表，所以见四肢发热、肌热、筋骨间热、表热如火燎于肌肤，扪之烙手等症。本方用人参、炙甘草之甘温益气，并用升麻、柴胡、葛根，升引脾胃中清气，使之上行阳道，亦能引甘温之气味上行，使元气充实腠理，阳气得卫外而为固，此为治其本。配伍羌活、独活、防风等诸风药，以取其升发阳气以滋肝胆之用。东垣认为："泻阴火以诸风药，升发阳气以滋肝胆之用，是令阳气生，上出于阴分，末用辛甘温药，接其升药，使大发散于阳分，而令走九窍也"（《脾胃论·脾胃胜衰论》），可见东垣用药之奥妙所在。实际上，此法即是升阳与和营两者的配合，成为辛甘温发散之剂，以发越脾土之郁遏，亦发越郁于肌表之燥热，使郁者伸而阴火散。同时佐以生甘草，泻火而缓急迫，对燥热尤宜。更加白芍药合人参能补脾肺，合甘药能化阴敛阴，寓升于散，有制约调节之义，这也是东垣治疗此证不同于其他一般辛温解表的关键所在。

本书中尚有火郁汤等方，同属升阳散火法，但治之症状较轻者，其用药亦较轻灵，为法同而方异。

八、《阴证略例》

王好古之《阴证略例》撰于公元 1236 年，总为一卷。王氏以伤寒病有阴阳之分，阳证易辨而易治，阴证难辨而难治，乃"积思十余年，盖考自岐伯，迄今洁古老人，撮其精要，附以己说厘为三十余条，有证有药，有论有辨，名之曰阴证略例"。书中叙阴证，首例岐伯的阴证脉例，次叙张洁古以及作者的内伤三阴例，并举伊尹、扁鹊、张仲景、许叔微、韩祗和诸例。各证之后间附方药，并加入作者的评述。书末载"海藏治验"八例，都是作者亲历的验证。其主要学术成就如下：

（一）内感阴证论

自张仲景《伤寒论》问世以后，历代医家俱奉为经典，进行深入研究。但是一般研究《伤寒论》者多详于三阳证而略于三阴证，因此，有关对阴证的研究并没有受到医家的重视。而且承平之时"贵人挟朔方鞍马劲悍之气，加以膏粱肥浓之养，故糁以刚剂，往往而中"，致使医者临证"皆不言三阴""黜阴候不论"。王好古在临床实践中深感"伤寒，人之大疾也，其候最急，而阴证毒尤惨。阳证则易辨而易治，阴证则难辨而难治"，更况临证时单纯之阴证、阳证并不多见。"病者虚实互见，寒热交分，气运加临，脉候不应，苟或圭黍之差，则有云渊之失"，因此，为使医者临证"阴阳寒热如辨黑白"，使人民"免横夭以无辜，皆康宁而得寿"，他耽嗜数年，搜前贤之嘉言，又验之临床，十年三易其稿，著成《阴证略例》一书，以仲景温里扶阳诸方证，及后世诸家有关阴证、阴脉的论述为其立论的依据，对阴证的病因病机、诊断、治疗等做了详细的分析和阐述，其用心可谓良苦。

王好古提出伤寒内感阴证说，是基于对"内伤三阴"的深入理解。其师张元素治饮食内伤，曾根据气口脉象分别三阴经受病而用消、吐、下之法。王氏受此启发，悟得"洁古既有三阴可下之法也，必有三阴可补之法"。于是他在对仲景伤寒三阴证进行分析研究的基础上，论述了他的内伤三阴例。他认为"若饮冷内伤，虽先损胃"，但其病变则有三阴经不同的症状表现。"若面青或黑或青黑，俱见脉浮沉不一，弦而弱者，伤在厥阴肝之经也"，可见四肢厥逆、爪甲青，或自汗不止等症；"若面红或赤，或红赤俱见，脉浮沉不一；细而微者，伤在少阴肾之经也"，并可见默默不欲语，但欲寐，或四肢厥逆，或身表冷如冰石等症；"若面黄或洁，或黄洁俱见，脉浮沉不一，缓而迟者，伤在太阴脾之经也"，并可见手足自温、自利不渴等症。

王氏在论述内伤三阴的基础上，重点阐发了饮食冷物、误服凉药以及口鼻吸入雾湿之气导致阴证的机理及危害，补充了除风寒侵袭肌表而致阴证之外的阴寒病证，大大扩充了阴证的范围，明确了内感阴证病变的中心在三阴，三阴阳气的盛衰决定着疾病的预后，从而把对伤寒阴证的研究侧重在内感方面。

（二）"内已伏阴"说

王好古论内感阴证的病因，有内、外两方面。外因方面，他以《素问·生气通天论》"平旦人气生，日中而阳气隆，日西而阳气已虚，气门乃闭，是故暮而收拒，无扰筋骨，无见雾露，反此三时，形乃困薄"为据，指出阴证的形成与不知预防、外感寒湿露雾之邪有关。并指出"阳气出则出，阳气藏则藏，晚阳气衰，内行阴分，故宜收敛以拒虚邪。动筋骨则逆阳耗精，见雾露则寒湿交侵"。寒湿雾露之邪，因其性为阴而重浊，故"雾露入腹，虽不饮冷，与饮冷同"，可伤人阳气，导致阴证形成，显然，这与一般所说的风寒雨湿外感肌肤而致病迥不相同。内因方面，王氏认为阴证与纵欲、劳倦、饮食生冷、平素体弱有关。《阴证略例·阴证发渴》载"阴证……乃嗜欲之人，耗散精气，真水涸竭，元气阳中脱"而致。至于"好饮房室之人，真元耗散，血气俱虚"，当其罹内感阴证之后，每易深入厥、少阴，而出现二经之证。而"膏粱少有，平素气弱之人，患阴证尤多有之"，指出人的体质也是阴证形成的重要因素。

　　虽然王氏认为外感、内伤皆与阴证形成有关，但他强调劳倦、禀赋素弱、饮食生冷等所致的"内已伏阴"才是阴证发病的基础与关键。以其"内阴已伏，或空腹晨行，或语言太过，口鼻气消，阴气复加，所以成病"。其中王氏尤重饮食生冷、过服凉药，认为是"内已伏阴"的主要因素，在阴证发病中尤为重要。因此，他在"海藏老人内伤三阴例"中列举了饮食生冷损及太阴、少阴、厥阴所出现的一系列脾阳、肾阳、肝阳虚衰证候。所载治验八例，其中七例患者都有嗜食生冷、过服苦寒药物而致的"伏阴"病史。如"阴狂"案中之"宝丰阿磨堆侯君辅之县丞，为亲军时，饮食积寒……即阴证无疑"等。由此可见，王氏对阴证发病学的认识是建立在饮食生冷等为主的"内已伏阴"基础之上，"内已伏阴"是致病关键。其对阴证病邪及传入途径的认识，实持有与众不同的观点。

　　然而，内感阴证也可兼有外感，如内伤饮冷有兼外感风寒的，霜雾雨湿也可同时侵其内外，故王氏说："有单衣而感于外者，有空腹而感于内者，有单衣空腹而内外俱感者。"由于"人本气虚实"有异，故受邪轻重也不一。如"虚人内已伏阴，外又感寒，内外俱病"，则病重难治。可见王氏对内感的兼夹、禀赋强弱的预后均有相当的研究。

除了对阴证的病因进行了较为全面的阐述以外，在阴证的病机传变途径上，王氏认为外感邪气入里，日久固然可以形成阴证。但是，由于阴证的病位在里，所以其传变途径不同于外感先太阳、次阳明、次少阳、次太阴、次少阴、次厥阴的六经顺传，而主要是自三阴向三阳逆传。虽然其论述不多，但此点是他阴证理论中较为重要的一个方面。

（三）阴证的鉴别诊断

阴证的证候表现比较复杂，亦多变证和假象。为使医生临证"阴阳寒热如辨黑白"，王好古对阴证的诊断研究颇深。他认为辨识阴阳主要是在疑似之间，"若夫阳证，热深而厥，不为难辨；阴候寒盛，外热反多，非若四逆脉沉细欲绝易辨也。至于脉鼓击有力，加阳脉数倍，内伏太阴，发烦躁欲坐井中，此世之所未喻"。而未喻之证则不易辨，稍有不慎，则贻误病情。于是，他广采诸家之说，参以己见，总结归纳出十二种常见症状作为临证辨识阴证阳证的客观指标。

（1）发热辨　阳证发热则寒热互见，或蒸蒸而热；阴证发热则下利清谷，汗出而厥，四肢拘急，身表热而手触之不热。

（2）口渴辨　阳证则口舌干燥，渴而多饮，且喜凉饮，脉沉实有力；阴证口舌干燥而不喜饮或喜热饮，若饮其冷水，则渴不解而发热更甚。

（3）烦躁辨　阳证则躁而口渴，脉沉有力；阴证躁而欲坐卧泥水中，四肢逆冷，脉沉细无力。

（4）咳逆辨 阳证则咳而有力，声高气粗；阴证则怅怏而连续不已，声末而作咳逆。

（5）便秘辨 阳证便秘则伴发热，口渴，脉有力，能食不大便；阴证便秘则伴脉沉而迟，不能食，身体重。

（6）下血辨 阳证血色鲜红，阴证则色如豚肝。

（7）小便不利辨 阳证则色赤而不利，阴证则小便色先白而后多不利。

（8）小便色赤辨 阳证则赤而涩少，阴证则赤如灰汁，不涩而快利。

（9）手足自汗辨 阳证手足溅然汗出，阴证手足自温而自汗或手足厥冷而有汗。

（10）全身有汗辨 阳证发热，汗出，不恶风寒或微恶风寒；阴证则恶风寒，汗出身凉，或汗出身热而脉沉弱无力。

（11）谵言妄语辨 阳证面赤烦躁，脉实；阴证则伴胸背两手斑出如唾血丝，或鼻中微衄，脉虚无力。

（12）厥证辨 阳证则爪甲时温，脉沉有力；阴证发厥则爪甲清冷，大便软利，小便清白，脉弱无力。

除对阴证常见症状进行鉴别外，他还对阴证在某种情况下所表现的变证和假象，阐明其原因，使人临证便于理解和掌握。如他引《活人书》说："假令身体微热，烦躁面赤，其脉沉而微者，皆阴证也，身微热者，里寒故也；烦躁者，阴盛故也；面戴阳者，下虚故也。"指明要从阴证所出现的"身热面赤"等假象中，认识"脉沉而微"的本质，并分析了微热、烦躁等原因。他还介绍了在治疗过程中，服药后所出现的反应，以及病理的转变趋向，使人不要被假象所迷惑。他说："阴证阳从内消，服温热药，烦躁极甚，发渴欲饮，是将汗也。人不识此，反以为热，误矣。"说明阴证服药后阳气初复，与邪交争，往往会出现烦躁口渴的病理机转，此为阳气外达，将要出汗的现象，不可误以为热。此外，对阴阳疑似之证，他主张舍证从脉，以脉决断。如"一则始病不躁，药而躁，脉当浮之实大，阳气充也。手足温和则生，若浮之损小，阳气走也，手足厥逆则死。一则始病躁，药而不躁，脉沉之实大，阳气回也，手足温和则生，沉之损小，阳气消也，手足厥逆则死。"虽然躁的时间，一为用药之前，一为用药之后，但只有凭脉才能判断出疾病的真假和病理转归。可见王好古对阴证的鉴别是颇为精审的。

九、《卫生宝鉴》

罗天益的唯一代表作为《卫生宝鉴》。此书撰于公元1281年，共24卷。卷一至卷三为"药误永鉴"，意为"药误永鉴者，知前车之覆，恐后人蹈之也"。作者就临床上一些值得注意的问题加以讨论。如"春服宣药辨""福医治病""无病服药辨""古方名实辨""妄投药戒"等25篇。卷四至卷二十为"名方类集"，为本书的主要部分，作者对"古今之方，择之已精，详而录之，使后人有所据"，共记载方剂七百余首，其中不少是罗氏自制方。对重点方剂的方义，罗氏还详解其义。卷二十一为"药类法象"，作者按药物气味厚薄，以及升降浮沉的作用进行分类，并对109种药物的功用主治、配合及炮制等加以说明。卷二十二至卷二十四为"医验纪述"。另补遗一卷，主要收载一些治疗内伤、外感的经验方。本书理法俱备，条理井然，选方精当，并记有验案48例，充分反映了作者丰富的学验，是一部有价值的临床治疗著作，其主要学术成就如下：

1. 对李杲脾胃内伤学说的阐发

罗氏在全面系统地继承李杲学说的基础上，又有所发挥，如其对脾胃内伤论的阐述较为全面。他在讨论脾胃的生理功能时说："土，脾胃也。脾胃，人之所以为本者。""营运之气，出自中焦。中焦者，胃也。胃气弱不能布散水谷之气，荣养脏腑经络皮毛……四时五脏皆以胃气为本，五脏有胃气，则和平而身安，若胃气虚弱，不能运动滋养五脏，则五脏脉不和平"，显然和李杲"人以胃气为本"的主导思想是一致的。他还说："《内经》曰：肝生于左，肺藏于右，心位于上，肾处于下，左右上下四脏居焉。脾者土也，应中为中央，处四脏之中州，治中焦，生育荣卫，通行津液，一有不调，则荣卫失所育，津液失所行"，"胃者卫之源，脾者荣之本……脾胃健而荣卫通"，这对脾胃在脏器中所起的维系作用以及脾胃与荣卫津液的关系，阐发地非常精辟。

罗氏十分重视脾气的升发。他针对时人立春之后妄服牵牛、大黄之类所谓"宣药"，以应春主宣泄之说提出批评，曰："当少阳用事，万物向荣生发之时，惟当先养脾胃之气，助阳退阴，应乎天道以使之平。今反以北方寒水所化，气味俱浓苦寒之剂投之，是行肃杀之令于奉生之月，当升反降，伐脾胃而走津液，使营运之气减削，其不能输精皮毛经络必矣。奉长之气从何而生，脏腑何所以禀受？脾胃一衰，何病不起？"明确指出人只有顺应自然界的变化，时刻注意培养脾胃生发之气，脏腑才有所禀受，人体才能维持健康，反之则脾胃受损而气衰，五脏六腑无所禀受，百病丛生。强调了脾气升发的重要性。

在脾胃内伤的病因病机方面，罗天益着重提出脾胃所伤尚有饮伤与食伤之分；劳倦所伤有虚寒与虚热之辨。就食伤而言，他认为"食物无务于多，贵在能节，所以保冲和而遂颐养也。若贪多务饱，饫塞难消，徒积暗伤，以召疾患。盖食物饱甚，耗气非一，或食不下而上涌，呕吐以耗灵源；或饮不消而作痰，咯唾以耗神水。大便频数而泄，耗谷气之化生，溲便滑利而浊，耗源泉之浸润。至于精清冷而下漏，汗淋漉而外泄，莫不由食物之过伤，滋味之太浓。如能节满意之食，省爽口之味，常不至于饱甚者，即顿顿必无伤，物物皆为益"。食伤脾胃者，主要表现是气口脉紧甚，胃脘满闷而口无味。若"气口一盛，得脉六至"是伤之轻者，可用枳术丸之类行以消导；若"气口二盛，脉得七至"是伤之重者，可用木香槟榔丸、枳壳丸之类消导兼以攻下；若"气口三盛，脉得八至九至"并出现填塞闷乱，心胃大痛，兀兀欲吐等证，是为食伤之危重者，应急行攻下、发越，可用备急丸、瓜蒂散。饮伤者，乃是指饮酒过度，"夫酒者大热有毒，气味俱阳，乃无形之物也"，"酒入于胃，则络脉满而经脉虚，脾主于胃行其津液者也。阴气者，静则神藏，躁则消亡。饮食自倍，肠胃乃伤。盖阴气虚则阳气入，阳气入则胃不和，胃不和则精气竭，精气竭则不营于四肢也"。对于饮伤，罗氏主张上下分消其湿，可用葛花解酲汤，法制生姜散。

劳倦耗伤元气是脾胃内伤的另一个重要因素，但有中阳亏损，寒从内生之"虚中有寒"和元气下流，阴火上冲之"虚中有热"的不同病理转归。虚中有寒的主要表现是脾胃虚冷，心腹胀满，头目昏眩，肢体倦怠，足胻冷，卧不欲起等。治宜温中益气，散寒健脾，用理中丸、建中汤为主，并制沉香鳖甲散、十华散等方。虚中有热的主要表现是虚劳客热，肌肉消瘦，四肢困倦，嗜卧盗汗，百节烦疼等。《素问·至真要大论》云："劳者温之，损者益之"，罗氏认为"脏中积冷荣中热，欲得生精要补虚",治疗当以甘寒之剂泄热,佐以甘温养其中气,方如人参黄芪散、秦艽鳖甲散等。这些比李杲之脾胃证"始病热中,若末传为寒中"之论,又更加详尽。

罗氏在重视脾胃的同时,还十分重视各个脏腑对脾胃的影响。如他说:"因饥饱劳役,脾胃虚弱,而心火乘之,不能滋荣心肺,上焦元气衰败,因遇冬冷,肾与膀胱之寒水大旺,子能令母实,助肺金大旺相辅,而来克心乘脾,故胃脘当心而痛。"分析了由于脾胃气弱,阳气不能上行,入于心,贯于肺,肾与膀胱寒水反凌心侮脾,所造成心胃痛的病机。又如他在《卫生宝鉴·卷十六·泄痢门》中说:"论云:春宜缓形,形缓动则肝木乃荣;反静密则是行秋令,金能制木,风气内藏,夏至则火盛而金去,独火木旺而脾土损矣。轻则飧泄,身热脉洪,谷不能化;重则下痢,脓血稠黏,里急后重",分析了飧泄或痢疾,都是肝胆影响到脾胃的结果。说明罗氏对疾病的认识,不单从受病脏器本身去观察,而是进一步从与它有联系的脏器去加以考虑。

2. 治疗脾胃内伤病的特点

罗氏本着《黄帝内经》"脾苦湿,急食苦以燥之""脾欲缓,急食甘以缓之,用苦泻之,甘补之"的精神,主张甘辛温补,慎用寒凉,并反对滥用下法。他说:"健脾者必以甘为主……《黄帝针经》云:荣出中焦,卫出上焦是也。卫为阳,不足者益之必以辛;荣为阴,不足者补之必以甘,甘辛相合,脾胃健而荣卫通","缓中益脾……脾不足者以甘补之,补中助脾,必须甘剂……喜温而恶寒者,胃也,寒则中焦不治。《内经》曰:寒淫所胜,平以辛热,散寒温胃,必先辛剂",罗氏从理论上阐明了甘辛温补之剂在治疗中的重要意义。临床上他对历代医家甘温补中之剂也特别推崇，并结合临证加以化裁，创制新方。如他治疗伤湿，因过汗亡阳，复误下，以致狂乱抽搐所拟之人参益气汤，即在东垣人参益气汤的基础上，去五味加当归、白术、陈皮、黄柏而成。又如治疗气虚头痛，汗后更痛，不能安卧，恶风寒而不喜饮食、气短而促，懒于语言之顺气和中汤，则是在补中益气汤中加入了白芍、川芎、蔓荆子、细辛四味药物而组成。他如治疗中气虚弱，脾胃虚寒，饮食不美，气不调和的沉香桂附丸，乃化裁于东垣的沉香温胃丸；治疗中气不调，滞于升降，内伤自利，脐腹痛之参术调中汤，则又化裁于东垣的调中益气汤与草豆蔻汤。

关于慎用寒凉，反对滥用下法的主张，罗氏在《卫生宝鉴·药误永鉴》中做了深入的阐发，其目的在于扭转轻易使用下法的时弊。如他分析高郎中之弟媳产后食冷物腹痛，误下致死案时说："凡医治病，虚则补之，实则泻之，此定法也。人以血气为本，今新产血气皆损，胃气虚弱，不能腐熟生硬物，故满而痛也。复以寒剂攻之，又况夏月阴气在内，重寒相合，是大寒气入腹，使阴盛阳绝，其死何疑。《难经》曰：实实虚虚，损不足而益有余，如此死者，医杀之耳。"又如分析晋才卿病衄，医数投苦寒之剂，止而复发，然终不愈，渐致食减肌寒，语音低微时说："彼惟知见血为热，而以苦寒攻之，抑不知苦泻土。土，脾胃也。脾胃，人之所以为本者。今火为病而泻其土，火固未尝除而土已病矣。"从上述病例可以看出，罗氏治疗脾胃疾病不仅和李杲完全一致，而且还有其独到见解。

3. 重视三焦辨治

罗天益继承张元素、李杲之说，在脏腑辨证的启示下，还独详于三焦的辨治。他认为三焦是元气布散之所并包括五脏六腑，"心肺在膈上为阳，肾肝在膈下为阴，此上下脏也。脾胃属土，处在中州，在五脏曰孤脏，在三焦曰中焦"，较明确地指出了脏腑的三焦分属。他还认为三焦气机条达通泰，是脏腑安和的必要条件。特别是"中焦独治在中"，乃气机升降之枢纽，设若饮食不节，脾胃受伤，则能造成三焦气机变乱而致病。他说："《内经》曰：水谷入口，则胃实而肠虚，食下则肠实而胃虚。更虚更实，此肠胃传化之理也。今饮食过节，肠胃俱实，胃气不能腐熟，脾气不能运化，三焦之气不能升降，故成伤也。"

由于罗氏重视三焦气机，因此，他常用三焦气机的变化来分析疾病。如分析不潕吉歹腹泻后胸中闭塞作痛时说："予思《灵枢》有云：上焦如雾，宣五谷味，熏肤充身泽毛，若雾露之溉，是为气也。今相公年高气弱，自利无度，致胃中生发之气，不能滋养于心肺，故闭塞而痛"，于此即可窥见一斑。在审证用药方面，罗氏有辨治上、中、下三焦之分。《卫生宝鉴》的"泻热门"和"除寒门"两篇中，罗氏论述了"上焦热""中焦热""下焦热""上焦寒""下焦寒"的区别，并在此基础上，进一步阐明了"气分寒热"和"血分寒热"的异同，较完整地提出了三焦审证用药的模式。

上焦热：积热烦躁、面热唇焦、咽燥舌肿、目赤鼻衄、口舌生疮、谵语狂妄、睡卧不安、胸中郁热、头目昏痛等证，治宜清热解毒，泻火解郁，以凉膈散、龙脑鸡苏丸、洗心散等方为主。

中焦热：多表现为脾热目黄、口不能吮、胃中实热，以及各种热毒或中食毒、酒毒，治宜泻火解毒，调和脾胃，以调胃承气汤、泻脾散、贯众散等方为主。

下焦热：多表现为下焦阴虚，脚膝软而无力、阴汗阴痿、足热不能履地、不渴而小便闭以及痞满燥实、地道不通等证，治宜滋阴养血，润补下燥，或清热泻火，苦寒下夺，以大承气汤、三才封髓丹、滋肾丸等为主。

气分热：多表现为心胸大烦、渴欲饮水、肌骨蒸热，或寒热往来、蓄热寒战等证，治宜清气泻火，生津止渴，以白虎汤、柴胡饮子等方为主。

血分热：多表现为热在下焦，与血相搏，其人如狂，以及一切丹毒，积热塞滞等证，治宜清热凉血，泻火破瘀，以桃仁承气汤、清凉四顺饮子等方为主。

上焦寒：多表现为积寒痰饮，呕吐不止，胸膈不快，若暴感风寒上乘于心，令人卒然心痛或引背膂，乍间乍甚，经久不差，治宜散寒蠲饮，以铁刷汤、桂附丸等方为主。

中焦寒：多表现为脾胃冷弱、心腹疞疼、呕吐泻利、霍乱转筋、手足厥冷、腹中雷鸣、饮食不进等证，治宜温中散寒，以附子理中丸、大建中汤、二气丹等方为主。

下焦寒：多表现肝肾阳虚、筋力顿衰、腰脚沉重、小腹疼痛、小便自利、精冷遗滑等证，治宜温中补下元，以八味丸、天真丹、还少丹等方为主。

血分寒：多表现为下焦元气虚弱、精气不足、小腹疼痛、皮肤燥涩等证，治宜收敛精气，补真戢阳，以巴戟丸、神珠丹等方为主。

十、《寿世保元》

《寿世保元》是明代太医院吏目、著名医学家龚廷贤所撰。全书汇集了上千历经验证的正方、奇方、秘方、验方，临证各科论治较为详尽，每证均先采前贤要说，合以己验，总述其病证和治法,然后附方并加减之例,间缀以摄生和临证医案,取材广泛,临床切用,为历代医家所推崇,对后世影响颇大,并流传至日本等国。其学术思想与辨证论治特色表现如下。

1. 重视先后二天

龚氏在分析病因病机及诊治疾病时,尤其对老年病的防治,非常强调脾胃和肾的先后天之本作用。

在讨论内伤病的病因方面,龚氏从饮食劳倦方面加以分析,认为均与脾胃有密切关系。龚氏说:"内伤之要,有三致焉。一曰饮食劳倦即伤脾,此常人之患也,因而气血不足,胃脘之阳不举,宜补中益气汤主之。二曰思欲而伤脾,此富贵之患也,资以厚味,则生痰而泥膈,纵其情欲,则耗精而散气……故吞酸而便难。胸膈渐觉不舒爽,宜加味六君子汤,加红花三分、知母(盐炒)一钱主之。三曰饮食自倍,肠胃乃伤者,藜藿人之患也,宜保和丸、三因和中丸权之。"这里,龚氏提出脾胃病之三因,与李杲仅从饮食劳倦两方面考虑不同,龚氏认为其发病因人而异,或生活富有,或生活贫困,或介于两者之间,家境体质不同,其病有异。

在脾胃病的调理方法上,龚氏倡导以养心健脾疏肝为求本之治,因为"心火,脾土之母,肝木,脾土之贼,木曰曲直作酸",故"心气和则脾土荣昌……舒肝则胃气畅矣"。并指出世俗之医多偏于用旧方香燥耗气之药,只知枳术丸为脾胃之要药,而不知其有剥削真气之虞。"凡治内伤,不知惜气者,诚实实虚虚之谓,学者宜致思焉",力倡家传之三因和中健脾丸,认为其为调护脾胃通用之剂。龚氏认为:"运食者,元气也,生血气者,饮食也,无时不在,无时不然。""胃气亏则五脏六腑之气亦馁矣。"提出"善用药者,必以胃药助之"的论点。

对于疾病的愈后和发展趋势，龚氏强调脾胃之气的盛衰起重要作用，重视胃气对疾病变化的影响。其脾胃论的核心即在于"察安危，全在于胃气"，其中胃气代表了脾胃的消化吸收功能。

龚氏虽然重视脾胃在养生防病中的作用，但更强调肾的作用。他说："古云补肾不若补脾，予谓补脾不若补肾。肾气若壮，丹田之火，上蒸脾土，脾土温和，中焦自治，则能饮食矣。"龚氏重视先天之本，还体现在对衰老机理的探讨及老年病的防治等方面。

2. 注重流通气血

气血是人体生命活动的基本物质，龚氏对此十分重视，他说："所以得全性命者，气与血也。血气者，乃人身之根本乎。"龚氏认为，气血的重要性体现在生理、病理、诊治诸方面。

生理方面，龚氏说："血为荣，荣行脉中，滋荣之义也。气为卫，卫行脉外，护卫之义也。人受谷气于胃，胃为水谷之海，灌溉经络，长养百骸，而五脏六腑皆取其气。故清气为荣，浊气为卫，荣卫二气，周流不息。"又说："心为血之主，肝为血之藏，肺为气之主，肾为气之藏。"强调气血是人身之根本，长养经络百骸，滋养五脏六腑，气血之形成离不开脾胃的作用，气血的流通依赖肝心肺肾功能的协调，故气血与五脏密切相关。最后龚氏总结说："阴阳相贯，血荣气卫，常相流通，何病之有？"

病理方面，龚氏认为，气血一有窒碍，则百病由此而生。气血病变具有广泛多样的特点，他说："气之为病，发为寒热，喜怒忧思，积痞疝瘕……上为头眩，中为胸膈，下为脐间动气，或喘促，或咳噫；聚则中满，逆则足寒。""血之为病，妄行则吐衄，衰涸则虚劳；蓄之在上，其人忘；蓄之在下，其人狂；逢寒则筋不荣而挛急；挟热毒则内瘀而发黄；在小便为淋痛，在大便为肠风；妇人月事进退，漏下崩中。"

诊治方面，龚氏十分注重对气血病机的把握，对于中风等病证的机理分析及防治，尤其强调气血。在调治气血的主次方面，龚氏认为："人之一身，调气为上，调血次之。"这是因为气者血之帅也，气行则血行，气止则血止，气温则血滑，气寒则血凝。气有一息之不运，则血有一息之不行。所以，龚氏对气血之病，首先重视调理气机。认为"调气之剂以之调血而两得，调血之剂以调气则乖张"。故常用木香、官桂、细辛、厚朴、乌药、香附、三棱、莪术之类，且认为这类药"治气可也，治血亦可也"。

在调治气血时，龚氏又十分注意保护胃气，他说："若以当归、地黄辈，施之血证则可，然其性缠滞，有亏胃气，胃气虚则五脏六腑之气亦馁矣。善用药者，必以胃药助之。"养阴血之品，虽可补阴血，然易碍气机，使胃气呆滞，反影响气血化生，故应保护胃气。当疾病发生时，龚氏又认为胃部病机为本，其他症状为标，论治需分清标本。

龚氏还非常重视气血与五脏之间的密切关系。如心肝与血的关系密切，肺肾与气的关系密切。因此，龚氏认为："止知血之出于心，而不知血之纳于肝，知气之出于肺，而不知气之纳于肾，往往用药南辕北辙矣。"

3. 临证强调脉诊

龚氏论病尤为重视脉象，卷一的内容中就有十一节论述脉诊。龚氏在诸多病证前皆分列主脉、坏脉，并从脉辨证。其论脉诊，强调七表八里皆归四脉，并立"内因脉""外因脉""不内不外因脉""脉辨生死"等内容。如中风,脉微而数,中风使然。风邪中人,六脉多沉伏,亦有脉随气奔,指下洪盛者。夹寒则脉带浮迟,夹暑则脉虚,夹湿则脉浮涩。大法浮迟者吉,急疾大数者凶。又如鼓胀,其列述《黄帝内经》脉大坚而涩以及关上脉浮、迟而滑、盛而紧等脉征,并据此归纳易治、难治等生死诸脉。对于腰痛,亦引丹溪"脉必沉弦"之说,并言沉为滞、涩者为瘀、缓者属湿、滑者伏者是痰、大则为肾虚等不同见脉主证。龚氏临床上每有从脉弃症的验案。

4. 阐述养生要点

龚氏认为,人衰老的主要机理是"真阳元精内乏"和"脾胃气弱"。治疗老年病多以补益立论,独专脾肾,尤重肾阳;对老年人的摄养方法,发先哲之微,承后世之说,特别强调饮食卫生与养生,并注意到早婚和纵欲对人的寿命有一定影响。

(1) 衰老机理　龚氏对人体衰老机理的研究,强调先天之本和后天之本最为重要。对于肾与衰老的关系,他说:"夫二五之精,妙合而凝;两肾之间,白膜之内,一点动气,大如筋头,鼓舞变化,开阖遍身,熏蒸三焦,腐化水谷,外御六淫,内当万应。"龚氏在此提出的两肾之间一点动气,与同时代的孙一奎、晚于他的张介宾及赵献可的命门学说有相似之处,尤其与孙一奎的命门动气更为相似,认为此一点动气,对维持人体的生命活动,抗御外邪起重要作用。《寿世保元》虽没有提出"命门"一词,但已认识到,元气的充盛与否与人体的衰老关系密切。在人体的生命活动过程中,如不知保护肾间之动气,"所虑昼夜无停,八面受敌,由是神随物化,气逐神消,荣卫告衰"。神耗则气耗,随着生命过程中精神形体的不断损耗,人体就会出现老化的征象,从而出现"七窍反常,啼号无泪,笑如雨流,鼻不嚏而涕，耳无声蝉鸣，吃食口干，寐则涎溢，溲不利而自遗，便不通而或泄"等与肾之真阴真阳衰微有关的衰老症状。

龚氏论述衰老机理时，还重视脾胃的作用，指出："凡年老之人，当以养元气，健脾胃为主。"并认为饮食失调对养生不利，他说："人知饮食所以养生，不知饮食失调亦以害生。故能消息，使适其宜，是故贤哲防于未病。"脾胃为后天之本，气血生化之源，应时时保护，若不重视调理脾胃，不讲饮食卫生，或膏粱厚味致伤脾胃，可造成"筋脉横解，气乃暴逆，荣卫不行，气血凝滞""气血失常，卒然不救"，使形体衰惫，加速衰老，而不能长寿。

（2）养生措施　龚氏在认识衰老机理的基础上，进而提出了摄生养性以防衰老的具体主张，且重视通过"养内"以"养外"。《寿世保元·饮食》告诫世人："善养生者养内，不善养生者养外。养内者以恬脏腑，调顺血脉，使一身之气流行冲和，百病不作。养外者，恣口腹之欲，极滋味之美，穷饮食之乐，虽肌体充腴，容色悦泽，而酷烈之气，内蚀脏腑，精神虚矣。"这里严肃指出"养内"与"养外"截然不同的效果。而"养内"又表现为养神、补益脾肾、饮食、运动和艾灸调养等。

对于养性延年，龚氏主张清心寡欲以养神气，诗书悦心，山林逸兴，悲哀欢乐勿令太过，谦和容让、济困扶危以养情态，饮食宜细软而勿生硬，不可过饱过饥，不宜食后便卧，不宜夜食，而主张"食后常以手摩腹数百遍，仰面呵气数百口，趑趄缓行数百步"，以保护脾胃等。龚氏将其概括为"薄滋味，省思虑，节嗜欲，戒喜怒，惜元气，简言语，轻得失，破忧沮，除妄想，远好恶，收视听"33个字，可谓言简意赅，确是摄生养性之要。

因衰老与肾精虚损有关，故龚氏十分重视节房事，古代有"男子三十而婚，女子二十而嫁"之说，主张晚婚而保精。少年气血未定，过早涉及房帷之事，易伤精血，导致疾病和早衰。龚氏对早婚及纵欲的危害性有精辟见解："男子破阳太早则伤其精气，女子破阴太早则伤其血脉……精未通而御女以通其精，则五体有不满之处，异日有难状之疾……年高之人……不可纵心恣意，一度一泄，一度火灭，一度增油，若不制而纵欲，火将灭更去其油。"早婚及纵欲可造成五体不满及"难状之疾"，结果油尽灯灭。主张晚婚，弱男赢女必"待壮而婚""及时而嫁"。

龚氏还善于应用饮食和运动调养来摄生养性，按摩、呼气、缓行的简易功法，集导引、行气、按摩于一体，能消食导滞，健脾强胃。"凡以饮食，无论四时，常令温暖，夏月伏阴在内，暖食尤宜；不欲苦饱……大饮则气乃暴逆；不欲食后便卧，及终日稳坐；食饱不得速步走马，登高涉险……不欲极饥而食，食不可过饱；不欲极渴而饮，饮不可过多。"龚氏总结了呼吸静功及六字诀等练功法，论述详尽，既有原理，也有具体方法和适应病证，表述层次清晰，一读便会，较之以往练功法简明精炼。

龚氏认为用艾火熏蒸脐蒂能"却疾延年"，并认为熏脐能"壮固根蒂，保护形躯，熏蒸本原，却除百病，蠲五脏之痛患，保一身之康宁"。例如，《寿世保元》卷十记载的"益府秘传太乙真人熏脐法"即能"补诸虚祛百病，益寿延年"。

（3）药食延年　因脾胃功能紊乱可以减寿，在此理论指导下，龚氏总结出一套完整的调理脾胃的方法，创建了多种益寿延年的处方，多以健脾益胃为主法，以"补益"立论，其代表方如山药粥、阳春白雪糕、延寿丹、八仙长寿丸等，阳春白雪糕中的茯苓、芡实、莲子等均为健脾益胃之品。由此龚氏益寿养元、重视脾胃的思想可略见一斑。

龚氏认为人体衰老与先后二天有关，所以诊治衰老亦多从脾肾入手，所附验案，遣方用药独具匠心，理法方药浑然一体。全书涉及老年病证治三十多种，范畴虽属纷繁，撰著提要钩玄，使后学一目了然。如龚氏在应用"八仙长寿丸"治疗老人筋痿无力，食少痰多，喘咳时指出："腰痛加木瓜、续断、鹿茸、当归；消渴加五味子、麦门冬各二两；老人下元冷，胞转不得小便，膨急切痛四五日，困笃欲死者，用泽泻，去益智；诸淋沥，数起不通，倍茯苓，用泽泻，去益智；夜多小便，加益智一两，减茯苓一半。"这种临证化裁、通权达变的用药方法和脉案撰写方法，显示了龚氏对老年病证治的丰富实践经验。

总之，上述以先后天立论的衰老理论，虽不是龚氏的独创，但龚氏对老年病病因病机的阐发有许多独到之处，且用先后天理论指导养生防病及老年病防治，精辟实用，值得效仿。

十一、《万病回春》

《万病回春》是一部涉及内、外、妇、儿诸科的综合性医学著作，撰于 1587 年。系龚廷贤参阅上自《黄帝内经》《难经》，下迄金元四大家等历代医学典籍，吸取前贤精华，并参以己见编纂而成。重点分述临床各科 186 种病证的病因及证治方法，辨证详明，论述精辟，治法切用，对后世医家影响较大，是一部临床价值较高的医学参考书籍。

龚廷贤在繁忙的诊务之余，笔耕不辍，遵前贤之要旨，集历代之精华，参以己意，详审精密，于公元 1587 年辑成此书。

以"凡疾者疗之，沉疴顿起，如草木之逢春"，故名《万病回春》。该书为龚氏早期著作，是一部涉及内、外、妇、儿诸科的综合性医学著作，载 186 种病证。书中有不少作者从各地搜集的秘验方及个人的经验方，且多注明来源。所附医案 196 例，皆龚氏临证记录。自 1587 年问世后，四百余年间，国内曾翻刻 30 余次。本书是龚氏代表作之一，影响很大，主要是引述和折中各家之说，内容丰富，论述精辟，辨证详明，治法切合实际，对后世医家有较大影响。本书不仅风行海内，且传入日本、朝鲜等国。四百余年来一直为日本汉方医学后世派所崇信。当前日本汉医界对其仍非常重视并加以研究。

全书共 8 卷。第 1 卷以"万金一统述"为题，概括性地论述了天地人、阴阳五行、脏腑机能、主病脉证等有关基础理论问题，同时还介绍了药性歌、诸病主药、释形体、周身脏腑形状、人身面背手足之图、十二经脉歌（并补泻温凉药）、十二月七十二候歌、运气候节交应时刻数诀、医学源流等总论内容。第 2～5 卷为内科杂病证治，其中卷 2 载中风、伤寒、瘟疫、中暑、中湿、火证、内伤、饮食、郁证、痰饮、咳嗽、喘急、哮吼。卷 3 载疟疾、痢疾、泄泻、霍乱、呕吐、翻胃、呃逆、嗳气、吞酸、诸气、青筋、痞满、鼓胀、水肿、积聚、五疸、瘤冷、斑疹、发热。卷 4 载补益、虚劳、失血、恶热、恶寒、汗证、眩晕、麻木、癫狂、痫证、健忘、怔忡、惊悸、虚烦、不寐、邪祟、厥证、浊证、遗精、淋证、关格、遗溺、小便闭、大便闭、大小便闭、痔漏、体气、脱肛、诸虫。卷 5 载头痛、须发、面病、耳病、鼻病、口舌、牙齿、眼目、咽喉诸疾、结核、梅核气、瘿瘤、肺痈、肺痿、心痛、腹痛、腰痛、胁痛、臂痛、背痛、痛风、脚气、癫疝、痿躄、消渴、痉病。第6～8卷为妇、儿、外科常见病的证治，其中卷6载调经、经闭、血崩、带下、虚劳、求嗣、妊娠、产育、小产、产后、乳病、乳岩、妇人诸病。卷7载急惊、慢惊、惊后调治、疳疾、癖疾、诸热、感冒、伤食、腹胀等儿科病。卷8载痈疽、瘰疬、疔疮、便毒、下疳、杨梅疮，以及跌仆损伤、金刃虫兽、中毒烫火所伤诸疾。最后介绍了膏药、通治、奇病等内容。卷末附有云林暇笔十二条，龚氏家训三十二条、叙云林志行纪。

其主要学术特点有：

1. 四诊以辨脉为先，脉症合参

龚氏辨脉，以阴阳五行、脏腑经络、四时方位、天人相应等中医理论为基础，首先将五脏六腑、五官九窍、形体百骸与人迎、寸口相对应，再参以四时方位对脉象的影响，辨表里虚实寒热邪正为"八要"，分六脉（浮、沉、迟、数、滑、涩），七表（浮、芤、滑、实、弦、紧、洪），八里（微、沉、缓、涩、迟、伏、濡、弱），九道（长、短、虚、促、结、代、牢、动、细），六死（雀啄、屋漏、弹石、解索、鱼翔、虾游）等，以脉析症，辨别内、外、妇、儿各病脉症的宜忌。并望其五色，闻其五音，问其所欲五味，切其脉，以察其病也。谓之神圣工巧，四诊合参，为辨病、辨证提供依据。

2. 辨证以虚实为纲，气血为本

龚氏十分重视气血在生命活动中的重要地位，对气血在生理、病理、诊治等方面的重要性均有阐发。在生理上，他认为气血是人身之根本，长养经络百骸，滋养五脏六腑，其形成与脾胃有密切关系，气血通调又不离肝心肺肾四脏，气血营卫的阴阳相贯、周流不息是维持人体生命及健康的重要保证。在病理上，他认为气血一有窒碍，则百病由此而生，并注重气血与五脏的关系，抓住病机的本质。病位辨表里、脏腑；病因辨六淫、七情、饮食劳倦跌仆。辨病性以虚实为纲，虚者，辨气虚、血虚、气血两虚；实者，辨气滞、血瘀、痰食、虫积等。在诊治上，龚氏以调气为上，调血次之，并以胃药助之。

3. 辨病机重视脏腑，突出脾胃

龚氏认为：脾胃是人身元气之根本，又是人身阴阳水火既济之根本，脾胃气机升降是全身气机升降之枢，强调脾胃在五脏六腑中具有十分重要的地位。提出脾胃病之三因，其发病因人而异，或生活富有，或生活贫困，或介于二者之间，其病不同。临证治疗处处顾护脾胃。他在书中多次提到："调理脾胃者，医中之王道也。"并非常推崇家传"三因和中健脾丸"作为调理脾胃的通用方剂，但其著作中未见其方。对于脾胃病用药，龚氏不主张过用香燥耗气之品，亦反对世俗以枳术丸为脾胃病之要药，认为此药不可久服，久服不仅无效，抑且剥削真气。

4. 临证处治，独具匠心

《万病回春》对临床各科病证的处治，治则明确，以调理气血，顾护脾胃为特征，或攻、或补、或攻补兼施；治法灵活，补虚以益气养血，健脾补肾为主，配以行气、活血、清热、散寒、化痰、消食、杀虫等攻邪之法；方药精当，以内服汤剂、散剂为多，配合有针灸、推拿、吹、熏、敷、导、熨、涂、洗、擦、浴、蒸、烧等多种中药外治法，内外兼顾。

5. 阐述衰老机理，摄生养性关乎脾肾

龚氏认为，肾之真阴真阳不足是人体衰老的重要原因，而脾胃为后天之本，气血生化之源，脾胃强健则生化有源，因此衰老和脾肾二脏有密切关系。提出"节欲保精"的养生原则，

还将养护脾胃及饮食调养作为预防衰老的重要措施。辨证多从脾胃入手，治疗以"补益"立论，总结出一套完整的调理脾胃及饮食卫生的方法，创制了多种健脾益胃，益寿延年的处方，如太和丸、香砂养胃汤、香砂平胃散、参术调元膏、云林润身丸、九仙王道糕、阳春白雪糕、延寿丹、八仙长寿丸等。在此基础上，龚氏还特别强调平时要摄生养性，以延缓衰老。主张清心寡欲以养神气；诗书悦心，山林逸兴，济困扶危，戏言取笑以怡情悦志。生活方面，主张戒饥饱、食后便卧、不欲夜食等，并总结了呼吸静功和六字诀等。

总之，《万病回春》是一部比较全面地体现龚廷贤学术思想的重要著作，内容丰富，内、外、妇、儿各科疾病，几无不备，成方治法颇多。在学习过程中，首先应抓住证、脉、机、治这个大纲，然后再准确把握各个疾病的发病特点、治疗要点和用药规律，从而达到纲举目张、透彻领悟的学习目的。正如《素问·至真要大论》所说："知其要者，一言而终。不知其要，流散无穷。"

十二、《古今医统大全》

《古今医统大全》为综合性医学类书，徐春甫于1564年编撰完成，1557～1570年陆续刊行。之所以取名《古今医统大全》，乃在于宗《黄帝内经》之旨，以"正岐黄之统，总统百家"。全书分福、寿、康、宁4集，以"富贵荣华客，清闲自在仙；鹏程九万里，鹤算八千年；玉质成飞步，朱颜永驻延；平安无量劫，静默有真玄"一诗之40字为序号分为40帙，计100卷，近200万字。全书系从《黄帝内经》入手，上溯秦汉、下至于明代嘉靖以前的医籍史料496种，广征博采，究其精微，取其精华，分科编集而成。

前7卷为医经、医论、脉候、运气、经穴、针灸等理论内容，卷一为"后世圣贤名医姓氏""助梓缙绅诸公氏号""采摭诸书"，卷二"内经要旨"类编《黄帝内经》作为全书纲领，卷三"翼医通考"博赅各家医论以为羽翼，卷四"内经脉候"辨误纠偏诸家之论，卷五录新安医学家汪机《运气易览》，卷六"经穴发明"图说经穴尺寸以为准绳，卷七"针灸直指"引述前贤针灸治论。卷八至卷九十三分述临床各科病证辨治，100卷之中占86卷之多，为全书主体内容，包括内科杂症、伤寒、皮肤科、骨伤科、外科、五官科、妇产科、儿科病证，生育嗣续、奇病、老年保健及经验秘方，各科病证归纳为400余种，分属于165门。卷九十四至九十八为"本草集要"（明代王纶编著）、"本草御荒"（选录自明代朱橚《救荒本草》）、"制法备录""通用诸方"，分述本草性能、功用、制法和通用方等。卷九十九至卷一百为"养生余录"，引述养生要点和难点。

全书分门别类，统一体例，条分缕析，有章有法。无论基础还是临床，均引经据典，以经注经，间有发明，论证说理紧扣要领，一丝不乱，充分体现出作者博古通今的学识素养和高超自如的述作功夫。尤其临床各卷有一定的编辑体例，每一病证皆以病机为纲，从分析病机、审查脉候、确定治则、选用方药四步着手。病机祖《黄帝内经》，脉候以晋王叔和《脉经》、元滑寿《诊家枢要》比较取舍，治法取各家所长，方药精选必效之方，论述明了，条理井然。根据具体病证又间或备有灸法、易简诸方、导引法、熨法、蒸法、洗药、敷药、点眼、吹鼻药、合用药味、制法、治案、不治证之种种列项，既有规矩方圆，又有一定的灵活性。

徐春甫常在书中随文附注,通过校注、考证、点评、引言、按语等方式,或阐明经旨、推衍医理,或解释病因、窜解病理,或结合现实、针砭时弊,引古发新,多有阐发和创见。书中创造性地提出了"慎疾慎医""五脏之脾胃病"等命题和"人之有生,以脾胃为主""调和脾胃为医中之王道""治病不察脾胃之虚实,不足以为太医"等观点,确立了"调理脾胃以安和五脏"的治疗思路;发明"脏腑之郁"说,推崇"七情之郁",提出"无往而不郁"的观点,强调"久病当兼解郁";诊断上认为"脉为医之关键""脉为元气之苗,死生吉凶之先见",辨顺逆、辨证情须"总切脉于寸口",治疗当凭脉辨证用药。由此可见,《古今医统大全》不是一部以单纯纂辑手法编写的宏篇,而是编与撰相结合的巨著。

全书卷帙浩繁,包罗万象,"综博千古,总统百家,巨纤毕举,条分缕析",概括了《黄帝内经》以降尤其是金元至明代以前的主要成就,成为"远稽古哲,近述名流,宗旨必存,小技兼录"的医学大全之作,其取舍原则和编撰方法对于明代中叶以后医学著作的编撰产生了很大的影响,被列为中国医学史上现存的"十大医学全书"之首。

十三、《针灸大成》

《针灸大成》首刊于1601年(明万历二十九年),是一部汇编型综合类针灸文献。全书共10卷,207篇,25万字左右。《针灸大成》集中反映了杨继洲的针灸临床经验,广泛采辑了明代以前针灸学术文献,是我国古典医籍中针灸内容最丰富、资料最齐全的具有承前启后作用的总结性针灸专著。在编排上,理论与实践结合，经文与注解相得，文字与图谱相辅。该书自问世以来已有 50 余种版本，被译成德、日、法等多国文字，是现在针灸古籍中版本数最多的一种，对后世针灸学的发展产生了极为深远的影响。

《针灸大成》总结了明代以前中国针灸的主要学术经验，收载了众多针灸歌赋；重新考定了穴位的名称和位置，并附以全身图和局部图；阐述了历代针灸的操作手法并加以整理归纳，记载了各种病证的配穴处方和治疗验案。

现行《针灸大成》共 10 卷。卷一的第一部分是针道源流，简明扼要地记载了《针灸大成》引用诸书概貌及简单评述。第二部分针灸直指是全书的理论基础，摘录了《黄帝内经》《难经》等书的针灸理论，并加以注解。有仰、伏人周身总穴图 2 幅。

卷二、卷三为针灸歌赋。卷二为针灸赋 10 篇。卷三有针灸歌诀 20 首，其中只有"胜玉歌"一首是杨继洲所作。歌赋之后附有"杨氏考卷（策）"4 篇，议论精深，为他书所未见。

卷四论针刺手法，并有仰人腹穴尺寸图、伏人背穴尺寸图、中指尺寸图、九针式和历代各家补泻手法，如《黄帝内经》补泻、《难经》补泻、《神应经》补泻、南丰李氏补泻、高氏补泻、杨氏补泻等，至杨氏手法已经全面并且实用。此外，还有禁针、禁灸等问题。

卷五论子午流注，所论时间配穴法的内容极其丰富，近人所阐述之子午流注几乎没有超出此卷之范围。

卷六、卷七论脏腑、经络及腧穴，论述十四经流注、十四经穴之考证、五募八会、经外奇穴等，是作者的研究心得。

卷八为针灸治疗，穴法、诸症治法，计有诸风伤寒、痰喘咳嗽、诸般积聚、腹痛胀满、心脾胃、心邪癫狂、霍乱、疟疾、肿胀汗痹厥、肠痔、大便、阴疝、小便、头面咽喉、耳目鼻口、胸背胁、手足、腰腕、妇人小儿、疮毒、中风等。

卷九首为杨氏治症总要，次为东垣针法、各种灸法（如捷要灸法、骑竹马灸法等）及杨氏31个医案等。

卷十是全书的附录部分，载小儿按摩，内容主要辑自《保婴神术·按摩经》，小儿按摩专书当以此为最早。另有高武之"附辨"（转录自《古今医统大全》）及"请益"（相当于补遗）。

《针灸大成》重订明堂孔穴而图文并重，重临证而兼针方、病案。其中载图表共计140余幅。《针灸大成》刊印人赵文炳认识到历代修"明堂"的传统，令巧匠摹刻重刊"铜人明堂图"4幅。图中腧穴定位均附有文字说明。这套图的编校者就是靳贤，是他统一不同针灸文献的腧穴定位归经的依据。清代太医院最后一具官修针灸铜人即据此套铜人图设计。《针灸大成》集中反映杨氏学术思想的篇章主要是附杨氏医案（杨氏）、策（杨氏考卷）、通玄指要赋（杨氏注解）等标注"杨氏"的篇章，以及注明"杨氏集"的卷六、卷七腧穴部分，"考正穴法"篇中少量按语（多数按语系直接抄自或化裁自《针灸聚英》）也体现了杨氏的部分学术观点和临床经验。

《针灸大成》所体现的杨继洲学术思想主要有以下几个方面：

（一）提倡针、灸、药、摩并重，丰富了临床治疗方法

明代出现了崇尚药物而废弃针灸的倾向。杨氏主张针灸和药物配合运用，灵活采取适当治法以取得最好的疗效，在卷三

诸家得失策里对此做了反复阐述。杨氏指出"药与针灸不可缺一者也"，进而指出，由于疾病的部位和性质不同，治疗的方法也应有所选择："疾在肠胃，非药饵不能以济；在血脉，非针刺不能以及；在腠理，非熨焫不能以达。是针灸药者，医家之不可缺一者也。"在卷六的十二经穴歌之后亦列有药物方剂之论述。

《针灸大成》一书中不仅转录和引证了从春秋战国到明末的许多针法文献，而且用了较大篇幅阐述灸法理论，涉及灸法内容甚广，在灸理和灸法方面均有精辟的论述。如卷三的头不多灸策、穴有奇正策，卷四的禁灸穴歌，卷七的治病要穴、经外奇穴，卷八的续增治法，卷九的治症总要、名医治法、捷要灸法等，并对灸法从灸用材料、艾炷大小、灸疗补泻、点火法、艾灸壮数、炷火先后、发灸疮、灸后调摄等进行载述，所论不仅十分全面，且参合己见，发前人所未发，对灸法之理有其独到而睿智的见解。

在杨继洲的30余则医案中，单用针刺治疗9例，单用灸法1例，单用药物治疗4例，针、灸结合12例，针、药结合3例，灸、药结合1例，以手代针4例，以手代针结合用药1例，针、灸、药三者合用2例。穴有奇正策中提到："故善业医者，苟能旁通其数法之原，冥会其奇正之奥，时可以针而针，时可以灸而灸，时可以补而补，时可以泻而泻，或针灸可并举则并举之，或补泻可并行则并行之。"《针灸大成》还专立按摩一卷，可见杨氏对按摩疗法也十分重视，其医案中亦有用手指按穴治病的记载，说明他治疗疾病的手段灵活多变，在临床上能最大限度地发挥各种疗法的优势。

(二)丰富针刺手法

1.创立十二字口诀

由于当时针灸家的手法常冠以复杂名称,繁琐神秘,使学者难以掌握,杨氏以自己的经验,结合《黄帝内经》《难经》及高武等有关论述,创立了"十二字分次第手法",即爪切、持针、口温、进针、指循、爪摄、退针、搓针、捻针、留针、摇针及拔针"十二法",用歌诀体裁说明其操作要点与作用,并总括成简明易记的"十二歌"。清代政府的教科书《医宗金鉴·刺灸心法要诀》中的"行针次第手法歌"基本上完全参考杨继洲的"十二法"。

2.总结"下手八法"

杨氏十分重视临床实践,善于总结经验。他把"十二字分次第手法"及窦汉卿的"手指补泻十四法"归纳为"揣、爪、搓、弹、摇、扪、循、捻",立为"下手八法",这些手法为近代所习用。

3.提出补泻分"大补大泻"和"平补平泻"

对于施行针刺补泻的刺激强度,杨氏根据补泻的不同程度,分为"大补大泻"和"平补平泻"两种治法。杨氏提出,任何补泻手法,其操作都应根据刺激量的轻重而区别其大小,针刺手法理论至此已经发展到比较成熟的阶段。

(三)重视选穴配穴,丰富临床治疗方法

1.发展透刺针法

元代王国瑞《扁鹊神应针灸玉龙经·一百二十穴玉龙歌》里说:"头风偏正最难医,丝竹金针亦可施,更要沿皮透率谷,

一针两穴世间稀。"杨氏结合临床经验，在注解《玉龙歌》时扩充至十四法，即：印堂透攒竹，风池透风府，合谷透劳宫，地仓透颊车，颊车透地仓，头维透额角，鱼尾透鱼腰，膝关透膝眼，阳陵泉透阴陵泉，昆仑透太溪，间使透支沟，液门透阳池，列缺透太渊，复溜透太溪。这十四法十分切合实际，沿用至今。

2．重视选用经验有效穴

杨继洲重视经验有效穴与奇穴，他在穴有奇正策中说："圣人之定穴也，有奇有正，而惟通于奇正之外者，斯足以神济世之术。"《针灸大成》卷七专立经外奇穴一节，论述了35个经外奇穴的名称和主治。杨氏医案中也体现了其重视经验穴与奇穴的特点。

3．丰富井穴内容

《灵枢·九针十二原》和《灵枢·本输》不仅详细记载了井穴的名称、位置，而且还论及了井穴的生理作用和主治功能，后经《针灸甲乙经》补充，井穴的内容更加完善。杨继洲对井穴的运用别具见地。在卷五的十二经井穴图中，绘有12幅井穴图，记载了井穴主治的许多病证，扩大了《素问·缪刺论》中井穴的适应证。另外，杨氏还丰富了井穴的配穴方法和刺灸特点。《针灸大成》在前人基础上将井穴的作用更加具体化，强调了井穴在全身穴位中的重要地位，应属现存论述井穴内容比较全面的针灸医籍之一。

4．详述刺络放血疗法

《针灸大成》里关于刺络放血疗法的记载比较分散，但内容丰富。刺络放血的常治病证有目部疾、口腔疾、肿疾、咽喉疾、热疾、血疾、风疾、下肢疾、头部疾、心神疾、脾胃肠疾、痹证、疮痈疾、肺疾、腰臀疾、痉厥疾等。

（四）重视辨证

辨证论治是中医的精髓，杨继洲也强调临证时要"探络脉，索营卫，诊表里；虚则补之，实则泻之，寒则温之，或通其气血而维其真元"。如治滕柯山母，诸医俱作虚冷治之，而杨氏诊其脉沉滑，认为这是痰在经络，针肺俞、曲池、三里，当日即见效，后投除湿化痰之剂而愈。治吕小山患结核在臂，杨氏认为这是痰核结于皮里膜外，针和灸并用以通其经气，数日即愈。辨证准确是治疗取效的前提，杨氏或依据脏腑经络，或依据脉理，或舍症从脉，或舍脉从症，灵活多变。

十四、《医宗金鉴》

《医宗金鉴》是清廷颁布的医学教材，包含临床主要的分科内容。该书的编纂者医学素养很高，编纂得法，内容精当，易于记诵，便于实用。因此该书自颁行以来，成为清代运用最广泛的基础读物之一，也是现代学习中医重要的参考书之一。《医宗金鉴》既是一套丛书，但又自成体系。和此前任何一个朝代官修医书不同的是，该书始终立足于为广大学习中医者提供系统而又实用的教本，而不是汲汲于经典著作的校勘整理。因此，该书大多数的子目书都是重新编纂的精粹之作。纵览该丛书的 15 种子目书，包含有"一论二要旨，两注十要诀"。其中数量最多的是"要诀"类，占了 2/3。

1. 十要诀

"要诀"类书，特点在于内含歌诀，便于记诵。这类书籍主要涉及临床各科，其中的 8 种（伤寒心法要诀、杂病心法要诀、妇科心法要诀、幼科杂病心法要诀、痘疹心法要诀、外科心法要诀、眼科心法要诀、刺灸心法要诀），涉及伤寒热病、内科杂病、妇科、儿科、外科、眼科等，以及针灸疗法。编撰者认为，这类医书必须烂熟于胸，"书不熟则理不明，理不明则识不精"，识不精则临证就会疑惑游移，"漫无定见"，造成药证不合，影响疗效。因此，编撰者在广泛综合前人此类书籍的基础上，去粗取精，撮其要点，在论说之外，编成歌括，方便读者烂熟各科精华内容、以利临床运用。像这样煞费苦心为读者着想的编书法，在古代极为罕见。因此"要诀"类是《医宗金鉴》最出彩的亮点。此外还有四诊心法要诀，涉及中医诊断这一基本功所在，故编撰者也采用了"要诀"体。"要诀"类的书只有运气要诀离临床较远。金元以后有"不明五运六气，遍检方书何济"的说法，故该书将《黄帝内经》中的运气单独抽出，图文并茂，有论有歌。当代运气学说的研究者虽然不乏其人，但对一般医者的影响已经江河日下，今非昔比了。

歌诀类书，在明清以后风行天下，多数是浅显的入门书，学术性不太强。《医宗金鉴》则不然。该书的歌诀是作为各类知识的总纲，其下都有解说或者诸名家的注解阐释。因此歌诀只是深入浅出的表现形式。其歌诀都是由医、文兼通者精心编撰，自然是合辙押韵，雅俗共赏。前述的9种"要诀"，是全书的精华所在，也是最能体现编书者理论和临床治疗水平的部分。

2. 两注

"两注"即全书最前面的伤寒论注、金匮要略注2种，合为"订正仲景全书"。张仲景医书是中医临证医学的里程碑，也是宋代及其以后学习中医的必读之书，被称为"启万世之法程，诚医门之圣书"。历代注解伤寒者虽多，"随文附会"者亦复不少，故难以传信。吴谦等博集诸家的注释，采其精粹，正其错讹，删其驳杂，补其缺漏，发其余蕴，撰成此两注本。

这两种注本与前述的"要诀"着眼点不同，其目的是注释临床经典著作，使临床医生能熟谙其中理法方药之妙，学习辨证论治的基本方法。因此，这两注本把张仲景原文作为纲，而把历代各注家的精辟见解列于逐段之下。吴谦等也经常加入自家的按语和注说，阐释诸家注释未尽之义。此外，各篇之前还有提要式的解说，方便读者掌握仲景医书各篇的要领。某些篇章之后还有文字的校勘和训解，体现了编撰者深厚的文献功底。

3. 一论

"一论"即删补名医方论。所谓"删补"，是在清代罗美《古今名医方论》一书基础上进行的删补。吴谦等认为："方者一定之法，法者不定之方也。古人之方，即古人之法寓焉。"也就是说，分析古人之方，可以从中了解立方之法。只有充分理解立方之法，才算是掌握了一方的精意。因此，辨析讨论组成方剂的深意，就显得特别重要。罗美《古今名医方论》集录了明代及清初诸名家的论方之精粹，是著名的方论专著。吴谦等《删补名医方论》仿效罗美，再加删补。其中诸方"集注"下所引诸家方论，多取自罗美之书。而"注""按"则为吴谦等所增补。这部分内容以名方为纲，讨论立方选药意义，说理严密，引人入胜，是学习组方用药的必读之书。

4. 二要旨

"二要旨"包括幼科种痘心法要旨、正骨心法要旨。这两种书都是技术性很强的书，经过《医宗金鉴》的总结，选取最实用的内容，故称之为"要旨"。由于天花被消灭，种痘在当今已成历史陈迹。但是其中的"正骨"，至今仍有其重要价值。正骨科在清代以前很少有高水平、内容全面的专著，故吴谦等上考《灵枢经》《素问》，下参历代诸书，汇成此书，内容涉及外治、内治、药饵、手法、器具等，且图文并茂，是为骨伤科的重要文献。

以上是《医宗金鉴》15种子书的大体介绍。必须指出的是，这15种书的内容虽然各不相同，但它们又有共同之点。归纳起来，《医宗金鉴》的总特点是："理求精当，不尚奇斜；词谢浮华，惟期平易。"前者是说该书的理论精当平正，不追求标新立异的"奇斜"之说。全书始终贯穿了辨证论治思想，突出八纲辨证，这就使《医宗金鉴》的整体学术水平高出一般入门读物之上。在编纂方式方面，该书不事虚文，不追求词语浮华、古奥，以"平易"的语言，配合精美的图画，使该书最大限度地发挥了普及医学的作用，故其书能在后世广为流行，经久不衰。

十五、《医林改错》

《医林改错》成书于道光庚寅年（1830），是王清任生前仅有的著作。自1830年北京三槐堂书铺初刻到清朝覆灭的80余年间，散见的版本多达40余种。至今，在国内可以见到的版本不少于70种，这还不包括流传于民间的手抄本。此外，还有英、法、日等多国译本，其英译本最早在英国的《博学会报》上刊载，并称王清任为"近代解剖学家"。由此可见，该书在当时影响之巨大。《医林改错》全书分为上、下两卷。记载了王清任42年的医学心得和临证经验，同时也反映了王氏广涉医典、勇于创新的学术思想。全书载方33首，用药87味，其中的大多数方剂都有很好的疗效，至今仍为临床所常用。《医林改错》

一书的主要学术特点如下:

1. 业医诊病,当先明脏腑

脏腑乃人体之根本,病因之于内,必形之于外,王清任对此感慨颇深。他说:"业医诊病,当先明脏腑"。"著书不明脏腑,岂不是痴人说梦;治病不明脏腑,何异于盲子夜行!"他通过大量的解剖观察和总结,在前人认识的基础上,对脏腑解剖的一些问题进行了有益的纠正和补充。如对于血管,他认识到左右颈总动脉、主动脉、肠系膜上下动脉、左右髂总动脉、左右肾动脉、左右锁骨下动脉、下腔静脉等的位置和形态。观察到肺为两叶,有气管、支气管、小支气管相连,肺下无透窍。纠正了前人关于肺有六叶两耳、二十四孔的错误。古人认为肝脏左三叶、右四叶,胆附于肝之短叶。王氏则明确指出,肝有四叶,大面向上,后连于脊,其位在胃之上,胆附于肝右第二叶。其他诸如胰脏、胰管、胆囊管、幽门括约肌、肠系膜等,多与现代解剖学基本符合。此外,王氏对膈膜位置和形状的描述,对脑功能、会厌、视神经以及怀胎说等的认识,虽然较为朴素、简陋,甚至掺杂了一些错误,但较之前人来说仍不失为一大进步。正如知非子作序所言:"先生是书,功莫大于图绘脏腑诸形……而使数千载之误,由先生而正之哉!"

2. 阐发气血理论,创立脑髓学说

对气血理论的发挥是王清任学术思想耀眼的闪光点。他说:"治病之要诀,在明白气血,无论外感内伤……所伤者无非气血。气有虚实……当与半身不遂门四十种气虚之症、小儿抽风门二十种气虚之症互相参考。血有亏瘀,血亏必有亏血之因……惟血府之血,瘀而不活,最难分别。"他认为"目视、耳听、头转、身摇、掌握、足步"等都是受"气"之所支配。"亏损元气，是其本源"，"气通血活，何患病之不除？"王清任的以上观点，实际上是对《黄帝内经》"血实宜决之，气虚宜掣引之"理论的进一步发挥。

王清任所倡立的以"灵机记性不在心在脑"为核心的脑髓说，是对《黄帝内经》"心主神明"理论认识上的一次"扬弃"。他通过长期的观察，不仅总结出"耳之听、目之见、鼻之闻通归于脑"的观点，而且，从小儿生长发育的过程中认识到脑主意识的功能。如他所言："看小儿初生时，脑未全，囟门软，目不灵动，耳不知听，鼻不知闻，舌不言。至周岁，脑渐生……至三四岁，脑髓渐满，囟门长全，耳能听，目有灵动，鼻知香臭，言语成句。所以小儿无记性者，脑髓未满；高年无记性者，脑髓渐空。"此外，王清任根据中风患者肢体和头面不遂的交叉现象，客观地指出："人左半身经络上头面，从右行，右半身经络上头面，从左行。"他的这一观点与脑神经生理学的机制不谋而合，有着极强的实用价值，也为现代中医脑病学说的创立奠定了理论基础。

3. 理论联系实践，创立多首名方

通窍活血汤、补阳还五汤以及血府逐瘀汤、膈下逐瘀汤、少腹逐瘀汤、身痛逐瘀汤等名方的创立，是王清任长期理论研究和临床不断总结的精华之所在。王氏理论尤重气血的观点在他所创的方剂中可见一斑。其中，通窍活血汤现今已广泛用于中医脑病领域，且疗效卓著；血府逐瘀汤在治疗心血管疾病以及神经系统疾病中的疗效确切可靠。补阳还五汤开创了"益气活血"治疗中风的先河，对后世医家有着巨大的影响。此外，王氏还创立了多首方剂以及验方，大多都有着较好的疗效。有人对《医林改错》所载33方87味药进行了初步的统计，发

现全书列举气虚证 60 多种，用黄芪的处方 11 首，最大用量达 120g；87 味药物中，活血化瘀药占 1/3 之多。由此可见，王氏不但在理论上强调气血关系，在临证实践中也是与其理论认识密切结合。

当然，王氏也存在一些认识上的错误或者说局限性，如将卫总管误认为是气管，从而未能发现其与心脏的密切关系，以至于错误地提出"心无血说"的观点及未能正确理解脏象与脏腑的关系等。因此，一度有人认为《医林改错》是"越改越错"。但是，我们若能站在当时科技水平低下、观念保守等时代背景来看待这一问题，就不难发现王清任所取得的非凡成就是何等的不易！

十六、《疫疹一得》

《疫疹一得》为清代余师愚所著。余氏名霖，清代安徽桐城人。中年弃儒学医，究心灵、素，遍览诸家之学，对热疫广有体验，诊治应手辄效。他在前人理论基础上，结合实践经验，著成是书，在乾隆年间刊行。王孟英编著《温热经纬》时，加以删润后载入，更名为"疫病篇"。

本篇专论具有强烈传染性的"热疫"，多属于"热毒斑疹"一类病变。其所述系从观察实践而来，与"祖述宪章"、人云亦云的不同，确有独到之处。如对热疫的认识，斑疹形、色的论辨及其对疫病预后的判断，订立清瘟败毒饮以石膏为主的治法等，都是其突出的创新。故王孟英誉其"独识淫热之疫，别开生面，洵补昔贤之未逮，堪为仲景之功臣"。全书共分为两部分，前一部分是论和证治，证列五十二（王氏略去"舌长"，共为五十一证）；后一部分除瘥后二十证外，有论疹形、色和疫证各方，方共三十，清瘟败毒饮为五十二证之主方。

其主要学术观点如下：

1. 精研《黄帝内经》运气理论，疫疹临证之为用

余氏于疫疹发病方面阐发详尽，见解独到，其精研《黄帝内经》的运气理论，"四时寒暄之序，加以六气司化之令，则岁岁各异"，认为四时有不正之气，人即有四时不正之疾。余氏于篇首即将六十甲子年逐年的主客运、南政北政及所对应的寸尺不应、药之主宰一一列表明示，使人一览而悉知。

余氏十分重视运气理论对疫疹发病的重要性，首肯若一段时间之内患者所表现的病证均相同，则五运六气致病的可能性很大，并强调疫症之发病有其渐进的过程，且有规律可循，即具有流行性、传染性、病如一辙的特点，医者只有参合天时运气的变化规律、研究疫病之来由而随症施治，方能应手取效。虽先阐明运气运行规律，但余氏亦强调"阴阳之消长，寒暑之更易，或失其常"，应知常达变，切不可按图索骥，贻误病情。

2. 深谙人体防疫之要，疫疹正气为御邪

对于人体正气在疫疹发病中的重要决定作用，余氏多次在文中提到："时气流行，有病者，有不病者。盖邪之所凑，其气必虚，故虚者感之，而实者其邪难入也。"强调在同样的天时疫气环境中，正气不足者更易感染疫邪，而正气充足者，御疫邪于外而无恙。余氏又论及即使人体已经感邪，如果正气充足，其疫疹透发时间也相对早且容易，这犹如城墙高大，门户紧闭，在外虽有小人，却无从而入。在论及疫疹瘥后症时，"瘥后，四肢浮肿……脾健自愈"，意即脾气健旺、正气充足则疫病预后良好。

3.依证辨机施方用药,倡娠妇疫疹必治

众所周知,妊娠期的妇女尤以养胎为要,即使患病也未敢轻易治之,然余氏认为唯独疫病之于妊娠妇人有所不同,提出"母病即胎病,母安则胎安"的重要观点。胎元赖母血荣养,若母体感染疫毒,毒火蕴于血中,则此毒火之母血仍能养胎吗?若不急则治母体血中之毒,而仅以安胎为要,则母病毒火而命危,何谈安胎?故余氏结合疫病患者为妊娠期的特点,依证辨机,提倡妊娠期妇女患疫病必须加以除疫的治疗,并针对欲疹苗之外透,非凉润之法效,提出以寒胜热、以水克火的清解凉血法,母病一解,胎元自安。此外,余氏对于妇女特殊生理期疫病的辨治亦相当谨慎,提出若患者正当产后或经期感染疫邪,医者需谨记治疫之寒凉药物可能误人性命,需缩短疗程以急则治其标。

4.禀先贤治疫之效验,清瘟败毒惠世人

余氏从熊恁昭《热疫志验》中采用朱肱败毒散治疫得到启发,创制清瘟败毒饮,主方中配以生石膏为君药的14味中药,治疗一切火热之邪所引起的心烦、口干、咽痛、大热干呕、谵语、不寐、吐血、衄血、热盛发斑等症,无论病程为何阶段,皆以此方为主。

原方中生石膏、生地黄、犀角、黄连4味大寒解毒之剂均标以3种剂量,即大剂、中剂、小剂,余氏意在根据患者的脉象、疫疹的形色不同,来推测患者感受热毒的浅深、轻重而应用不同的剂量,有的放矢,能更有效地控制疫疹的流行。具体分期,疫证初起阶段,患者见恶寒、发热,头痛如劈,烦躁谵妄,身热肢冷,舌刺唇焦,上呕下泄,脉见沉细而数,此阶段即用大剂量清瘟败毒饮;若脉见沉而数者,用中剂量清瘟败毒

饮；若脉见浮大而数者，用小剂量清瘟败毒饮。余氏特别指出，若服用此方后斑一出，即用大青叶、升麻以引毒外透，余氏称此治法为"内化外解，浊降清升"之法，并强调此治法在临床上"治一得一，治十得十"，可见其临床效果之著。

5. 清瘟败毒五十二症，按症加减疫疹殁

余氏创清瘟败毒饮治疗疫病，临床辨证灵活、效果卓著，为使其治疫之验广惠世人，余氏特总结出清瘟败毒饮治疗疫病的 52 个适应证，并附以具体加减药物，可谓执简驭繁，示疫疹之辨证以准绳。通过余氏对于疫疹临床常见证治的总结，其于疫疹一门之潜心独到精研之处令人叹服，其治疫之验更值得我辈及后人继承发扬于临床。

余氏在继承《黄帝内经》、刘河间火热论、吴又可温疫学说等治疫思想的基础上，精研天行气运对疫疹发病的影响，结合人身正气防治疫疹的重要作用和自己的临床经验，基于"一人之治人有限，因人以及人无穷"的初衷著成《疫疹一得》一书流传于世，其普惠世人、仁心济世的大医风范可见一斑。全书治疫疹大法条缕清晰，总结出疫疹因于运气、因于正气、因于毒火的诸般致病因素，确立了大剂清热解毒之法，首创重用生石膏之清瘟败毒饮，给后世治疫提供了更切合临床实际的宝贵经验。尤其对近年来流行的埃博拉出血热、登革热、寨卡病毒以及其他突发传染性疾病的防治有很好的借鉴指导作用，值得深入研究学习。

十七、《温病条辨》

《温病条辨》是温病学的一部代表性著作，不仅系统讨论了温病学的理论，而且对各种常见温病提出了具体的诊断和治

疗方药,具有重要的理论和实用价值。该书不仅是诊治温病的重要参考书,而且历来作为中医的"四大典籍"之一,是学习和掌握中医学的必读之书。

《温病条辨》共6卷,卷首1卷。本书的主体以三焦为纲,分为上、中、下三篇,共265条,内有方剂208首。另有原病篇和杂论、解产难、解儿难等篇。在上、中、下三篇中,均以病名为目,重点论述了风温、温热、暑温、伏暑、湿温、秋燥、冬温、温疟及痢疾、痹证、黄疸等病证,分述各病在上、中、下三焦的表现和诊治方法。本书的写作体裁仿《伤寒论》,逐条叙证,文字较简单扼要,以便记诵。但又恐条文过分简单而医理难以完全阐明,所以在每条之下又自加注释,对条文中未尽之意进行阐述。这种自条自辨的写作方式是本书的一大特色。

《温病条辨》的主要学术思想如下:

1. 创立温病三焦辨治纲领

吴氏在继承前人理论和证治经验的基础上,结合自己的丰富临床实践,深刻地体会到,温病的发生发展与三焦所属脏腑的病机变化有密切的关系,而且在温病过程中,这些脏腑的传变和治疗有一定的规律,而这些规律可以用三焦进行归纳,从而创立了温病三焦辨证理论,即以肺与心包为上焦,脾与胃为中焦,肝与肾为下焦,温病的发展一般发自上焦,传至中焦,最后影响到下焦。在这一基础上又提出了三焦的治疗原则,即"治上焦如羽,治中焦如衡,治下焦如权",从而形成了三焦辨证治疗理论。这一理论与叶天士创立的卫气营血辨治理论共同构建了温病学的辨治体系。卫气营血理论与三焦辨治理论相辅相成,有一纵一横之妙。前者突出了温病的发展阶段和病变层次,后者则在其基础上更加突出脏腑的具体病位。这一理论直到现在仍有效地指导各种温热病的诊治。

2. 丰富了温病的祛邪扶正治法

吴氏在温病治疗的立法用药方面颇具特色，其中主要表现在对温病过程中的邪正双方都给予重视，正确地运用祛邪扶正的治疗方法。吴氏在治疗温病时，一方面强调要祛除病邪，另一方面又处处注意顾护正气。尤其是在祛邪方面提出"随其所在，就近而逐之"及"逐其余邪"等观点，而在护正方面又强调要"顾护津液""预护其虚"，体现了邪正并重、邪正合治的思想。另外，吴氏对温病祛邪法中的解表、攻下、化湿、清营凉血等法的运用，较前人都有重大的发展。特别是关于"五承气汤"证治方法的提出，丰富发展了传统的攻下法。而在温病滋阴法的运用方面，也有重大的贡献，如书中所说："温病伤人身之阴，故喜辛凉、甘寒、甘咸以救其阴。"这一句话中暗含着三焦辨证用药的规律，即对上焦肺阴虚、中焦胃肠阴虚、下焦肝肾阴虚等不同病证，各有其相应的治法方药。

3. 提出了温病各种病证的理法方药

吴氏不仅注意对温病辨治规律的探求，而且对温病过程中的各种具体病证确立了病机、治法、方剂和药物，从而使温病的治疗有成法可凭。如对温病中出现的神昏谵语，确立了相应的治法方药，强调用清心开窍之法，特别是书中创立的安宫牛黄丸，在现代临床上不仅用于神昏的急救，而且广泛用于治疗高热和瘀血性疾病。又如对温病中常见痉厥的成因、种类、证治要点等有比较全面、系统的论述，区分了实风与虚风的不同。再如对温病发哕的证治，吴氏将其分为上、中、下三焦辨治。如此等等，不胜枚举。

第五章　"燕京医学流派"的学术贡献

第一节　"燕京医学流派"的十一大学术观点

　　独特鲜明的学术思想是中医学术流派的灵魂和核心，理论、方法和技术的创新发明是学术流派发展的生命力之所在，中医学尤其如此。燕京医学作为中医学中具有重大影响力的地域性学术流派之一，学术争鸣活跃，创新发明众多，理论学说纷呈。燕京医家在探研中医学术的过程中，参古博今、融会贯通、结合临床大胆创新，提出了一系列富有科学价值的理论观点和发明创见，形成了体系完备、系统全面的学术理论。现从医学社会背景、理论实践基础、学术内容、历史意义和现代价值等方面，对其中具有代表性的"十一大学术观点"加以梳理、凝练和阐述，力求阐明其学术内涵的精华所在。

一、六气皆从火化说

　　六气皆从火化，是指风、湿、燥、寒诸气在病理变化过程中皆能化生火热，而火热又往往是产生风、湿、燥证的原因之一。风与火热：风可助火，火热可生风，风与火热易相兼。湿与火热：火热可生湿，积湿可成热，二者易相兼。燥与火热：

燥属秋阴，性同火热，热胜津伤可化燥，二气易相兼为病。寒与火热：寒邪伤人，阳气怫郁，化生火热。因此，火热则成为六气病机的中心。

刘完素对火热病机的发挥尤为突出。《素问·至真要大论》病机十九条中，论火者有五条，包括"诸热瞀瘛，皆属于火""诸禁鼓栗，如丧神守，皆属于火""诸逆冲上，皆属于火""诸躁狂越，皆属于火""诸病胕肿，疼酸惊骇，皆属于火"。其论热者有四条，"诸胀腹大，皆属于热""诸病有声，鼓之如鼓，皆属于热""诸转反戾，水液混浊，皆属于热""诸呕吐酸，暴注下迫，皆属于热"。占十九条病机的近一半，说明火热为病十分广泛。刘氏据此并结合自己的临床经验加以发挥，他在论热之为病时说："诸病喘呕，吐酸，暴注下迫，转筋，小便混浊，腹胀大，鼓之如鼓，痈疽疡疹，瘤气结核，吐下霍乱，瞀郁肿胀，鼻塞鼽衄，血溢血泄，淋闭，身热恶寒，战栗，惊惑，悲笑谵妄，衄蔑血污，皆属于热。"在论述火之为病时说："诸热瞀瘛，暴喑冒昧，躁扰狂越，骂詈惊骇，胕肿疼酸，气逆冲上，禁栗如丧神守，嚏呕，疮疡，喉痹，耳鸣及聋，呕涌，溢食不下，目昧不明，暴注，瞤瘛，暴病暴死，皆属于火。"将《黄帝内经》中火热病机产生的十多种病证扩大成为五十多种，使《黄帝内经》的火热病证更加完备，大大扩充了火热病的辨证范围。

将某些病证归属于火热病机则为刘氏的个人见解。例如气喘一证，一般多归属于肺，刘氏则认为："火气甚为夏热，衰为冬寒，故病寒则气衰而息微，病热则气甚而息粗。又寒水为阴，主乎迟缓；热火为阳，主乎急数。故寒则息迟气微，热则息数气粗而为喘也。"呕吐一证，本属于胃，系胃气上逆之故。刘氏则认为："胃膈热甚则为呕，火气上炎之象也。"又如郁证，《黄帝内经》云："诸气膹郁，皆属于肺。"而刘氏亦将其归属于火热，认为："结滞壅塞而气不通畅，所谓热甚则腠理闭密而郁结也……热郁则闭塞而不通畅也。然寒水主于闭藏，而今反属热者，谓火热亢极，则反兼水化制之故也。"刘氏的这些认识为后世辨治火热病证开拓了新思路，是对中医病机理论的充实。

不仅如此，刘氏对风、燥、湿诸气为病表现的诸种病证，在论述病机时，又多从火热阐发，这样就形成了刘氏以"火热论"为中心的学术观点。如霍乱吐下一证，刘氏将其归于湿气为病，认为："湿为留饮痞膈，而传化失常，故甚则霍乱吐泻也。"但又从火热角度加以阐发，其云："三焦为水谷传化之道路，热气甚则传化失常，而吐泻霍乱，火性躁动故也。"而且明确指出，"或云热无吐泻，只是停寒者，误也"。又如，其论枯涸病证，认为其病虽属于燥，而"燥渴之为病也，多兼于热"。将病机与火热又联系在一起，充分反映了刘完素对火热病机的重视。

对于风、燥、湿、寒诸气与火热的关系，刘完素从亢害承制理论加以阐发，认为二者之间有着十分密切的关系，强调了风、寒、湿、燥诸气在病理变化过程中皆能化生火热，而火热又往往是造成风、寒、燥、湿的原因之一，故而火热病机就成为六气病机的中心，这就形成了六气皆能化火的学术观点。

风气为病，刘氏认为与火热有十分密切的关系。因为风属木，而木能生火，"火本不燔，遇风淵乃焰"，即是说，风有助火势之力，已有火热，若再兼风气，即可使火热病证表现更为突出。另一方面，病理上的风，又往往因火热过甚而生。刘氏说："风本生于热，以热为本，以风为标，凡言风者，热也，热则风动"，即因热而可生风，实开后世"热极生风"之先河。再者，风与火热之气在病变过程中又往往可以相兼为病，所谓"风火皆属阳，多为兼化"。鉴于以上三个方面，风与火热的关系就十分密切了。刘氏在解释很多风证时均从这三个方面出发，如其论述眩晕病："掉，摇也。眩，昏乱旋运也。风主动故也。所谓风气甚而头目眩运者，由风木旺，必是金衰不能制木，而木复生火，风火皆属阳，多为兼化，阳主乎动，两动相搏，则为之旋转。故火本动也，焰得风则自然旋转。"此即是从木火相生，风火相兼加以阐发。又如其论风痫之病则认为是"由热甚而风燥为其兼化，涎溢胸膈，燥热而瘈疭、昏冒、僵仆也。或惊风者，亦由心火暴甚而制金，不能平木，故风火相搏，而昏冒、惊悸、潮搐也"。这里，刘氏从兼化的角度出发加以解释，认为由燥热与风火相扇所致。也正因为风与火热关系十分密切，因此，刘氏在治疗风热兼化为病者亦主张用清凉之剂，即《素问》所谓"风淫于内，治以辛凉"的原则。虽然，其发散之品有时仍选用辛温、辛热之剂，但多配伍寒凉之品，以尽其意。如防风通圣散中有石膏、黄芩、连翘诸品，犀角丸用犀角、赤石脂、朴硝、白僵蚕以治风痫，均是从风与火热多易兼化的角度论治。

湿与火热的关系亦十分密切。刘完素认为，湿在五行属土，火热在五行属火，火可以生土。故说，夫诸湿者，湿为土气，火热能生土湿也。故夏热则万物湿润，秋凉则湿物燥干也。湿本不自生，因于火热怫郁，水液不得宣通，即停滞而生土湿也。一般而言，因于寒湿伤人体之阳气，导致气不行水，水湿内停，而成寒湿之证。《金匮要略》所提出的治疗痰饮病"当以温药和之"，即是针对此病机而确定的治疗大法。但刘氏从另一角度阐发了阳郁生湿的病机，使湿与火热密切联系在一起。另一方面，刘氏还认为"积湿成热"。认为湿邪闭郁，阳气阻遏不得宣通，亦可以内生火热。既然湿可成热，热可生湿，二者的关系十分密切，不仅可以相互影响，还可以相兼为病。刘氏论水肿时就指出："诸水肿者，湿热之相兼也。""湿热相搏，则怫郁痞满，小便不利而水肿也。"这是刘氏根据《至真要大论》"诸病胕肿，疼酸惊骇，皆属于火"与《六元正纪大论》"热胜则肿"理论的进一步发挥。由于湿热之病多见，湿气易与火热相兼，因此，在治疗时主张用辛苦寒药为君以治疗此类水肿，达到"辛散结，热退气和而已"的治疗目的。当然，刘氏并不是否认寒湿为病，在六气病机中，刘氏还提出"诸痉强直，积饮、痞隔中满、霍乱吐下、体重、胕肿肉如泥，按之不起，皆属于湿"一条，介绍湿邪为病的常见临床表现。在这一条中，除痉强直一症，认为是"湿过极，则反兼风化制之"的病机外，其他诸症均从湿土本气的特点加以阐发，强调湿为阴邪属土，阻遏气机，重浊黏滞的特性，并未与火热做过多的联系。但是，对于湿邪为病或寒或热的病机，总体来看，刘氏尤其强调了湿热为病的广泛性，所以刘氏说，虽病水寒不得宣行，亦能生湿，虽有此异，亦以鲜矣。

燥与火热的关系，刘氏亦有卓见。他首先指出："金燥虽属秋阴，而其性异于寒湿，反同于风火热也。"即是说燥气在六气之中从阴阳划分，其性属阴，而其与火热之气又有相似之处。《黄帝素问宣明论方·燥门》曾举大便干涩、消渴等为例，以说明燥与火热的关系。其认为"大便干涩，乃大肠受热，化成燥涩"。消渴也是由于"燥热郁甚而成"。说明燥之为病，多因火热而致，或与火热相兼，因此在治疗上提出"养阴退阳，凉药调之"的治法，确开后世燥证治疗之先河。清代医家吴鞠通论秋燥，则将其分为凉燥与温燥两大类，以桑杏汤之属治温燥，即燥热之气相兼为病者。又如其论温病，可以伤阴化燥，由于热邪渐解，阴液受伤，津枯肠燥者，可予增液汤之属，则属于热邪化燥者。这些都与刘河间的学术观点相一致，是一脉相承的。

至于寒与火热的关系，与前不同。因为热属纯阳，寒属纯阴，一属火，一属水，水火难容，故二者不能相兼为病，但二者之间亦有一定的关系。刘完素指出，虽然寒气为病可以产生阴盛阳衰的诸种表现，但不尽如此。若由于"冷热相并而阳气怫郁，不能宣散，怫热内作，以成热证者，不可亦言为冷，当以成证辨之"，即是说，虽然感受寒邪，寒性收引，闭塞其外，阳气不得宣通而怫郁，也可以成为热证，所以刘氏特别强调"当以成证辨之"，不能以感邪的性质作为诊断的唯一根据。鉴于此，寒与火热的关系十分密切。另一方面，寒证的出现又往往因火热导致。刘完素举例以说明，认为战栗一证，可由心火热甚，亢极而战，反兼水化制之，故寒栗也。然寒栗者，由火甚似水，实非兼有寒气也。认为阳厥之手足厥冷，是由于阳气极甚而阴气极衰，则阳气怫郁，阴阳偏倾而不能宣行，则阳气畜骤于内，而不能营运于四肢，则手足厥冷，谓之阳厥。总之，刘氏从亢害承制的认识出发，强调水火之间的承制关系，均从"火极反兼水化"的理论加以解释。既然寒邪可以生热，热郁可以见寒证，寒与火热的关系亦十分密切。

总之，刘完素阐发六气为病，虽然风、寒、湿、燥、火、热，各有主病。但风、寒、燥、湿四者均与火热关系十分密切，这样就形成了六气皆从火化的新观点，形成了以火热病机为中心的六气病机学说。刘氏在阐述六气化火的理论时，一方面从六气间的亢害承制理论来论证，一方面十分重视阳气怫郁的病机。如其言寒与火热的关系，则重视"火极反兼水化"与"阳气怫郁，不得宣散"两方面；其言湿与火热，则强调"积湿成热"，阳气怫郁这一方面。再加上刘氏认为风、燥、湿诸气多与火热相兼为病，这就形成了刘氏重视火热病机的一家之言。故而，后世称其为"寒凉派"的代表。

因此，刘完素治疗六气为病，很重视风、湿、燥、寒与火热的关系。其在《黄帝素问宣明论方》一书中所举的治疗方药颇能反映这一特点。风邪为病，创立防风通圣散，为治疗风证第一方。方中既有防风、薄荷、麻黄、荆芥、生姜等祛风散风之品，以祛风邪；又考虑到风能生热，热能生风，以热为本，以风为标的病机，用连翘、黄芩、石膏、栀子、桔梗等寒凉之品以清热，大黄、芒硝诸品以泻火，标本同治。此外，刘完素还举贾同知通圣散（防风、芍药、甘草、荆芥、薄荷、黄芩、白术、石膏、川芎、滑石、当归、大黄、麻黄、栀子、连翘、桔梗）、崔宣武通圣散（防风、芍药、荆芥、当归、白术、栀子、川芎、大黄、薄荷、连翘、黄芩、桔梗、甘草、缩砂、石膏、滑石）为治风证主方。也是一方面以祛风，一方面清热泻火，从风与火热的关系考虑处方用药。火热为病，刘氏创立神芎丸以治一切热证，方中大黄、黄芩、牵牛、滑石以清热泻火，还可加黄连，同时又可加用薄荷、川芎辛散之属以祛风。刘氏之立方用意，仍是考虑到风与火热之间的密切关系，清热兼以散风火。又如，其用大金花丸治疗中外皆热，方中用黄连、黄柏、黄芩、大黄清热泻火，苦寒直折，热清则风祛，故既清内热，又清外热。湿邪为病，刘氏又制三花神佑丸，以治中满腹胀，喘嗽淋闭，一切水湿肿满，湿热肠垢沉积变生疾病。方中用甘遂、大戟、芫花、牵牛、大黄、轻粉等品，其中甘遂、大戟、芫花、牵牛为逐水之品，大黄以泄热，用药偏寒凉，其意仍在于清热与祛水湿并用，以治火热怫郁，水湿内生诸疾。又制葶苈木香散，治湿热内外甚，水肿腹胀，小便赤涩，大便滑泄者。方中茯苓、猪苓、泽泻、木通、葶苈诸品渗湿利水，滑石、甘草既可祛湿，又可清热。白术、木香健脾行气，辣桂以通阳，总以清热渗湿为主体，重视湿从热生，湿郁化热的病机。至于燥邪为病，刘氏又制人参白术散以治燥热郁甚而成消渴，风热燥郁头目眩晕，肠胃燥湿诸证，方中不仅有瓜蒌根、葛根、知母、当归、芍药诸养阴血润燥之品，还有大黄、山栀子、石膏、寒水石、滑石、连翘等清热之品，旨在从燥热相兼致病而考虑。制绛雪散以治消渴饮水无度、小便数者，方中既有瓜蒌实之润燥，又有黄芩之清热，亦是从"金燥虽属秋阴，而其性异于寒湿，反同于风火热也"出发的。可见，刘氏不仅在理论上阐发六气皆从火化之理，在临床治疗上亦时时注意火热为病的广泛性，与其理论一脉相承，而非泛泛空谈。

二、五运六气病机说

运气学说，是古代医家探讨气象运动规律的一门科学，即一般所称的五运六气。这是古人在阴阳五行学说的影响下，通过对自然界气象变化的长期观察，运用古代天文、历算等学科知识，总结出了自然界六十年一甲子的气候变化特点，以及在一定程度上自然界变化对人类生命活动的影响。运气学说，最早是由王冰在注释《素问》时，补入《天元纪大论》《五运行大论》《六微旨大论》《气交变大论》《五常政大论》《六元正纪大论》《至真要大论》七篇大论，使之得以流传下来。自北宋以后，运气学说颇为盛行，正如谢利恒在《中国医学源流论》所说："北宋有刘温舒者，始撰《素问入式运气论奥》三卷，而以《内经·素问》遗篇附刊其后，是为言运气者之始，沈括之徒深信之。又有寇宗奭者，撰《本草衍义》二十卷，始论及运气，此前所未有也。"北宋以后，金元时期诸医家研究医学也往往运用运气学说，如张元素著《医学启源》运用其阐发制方遣药，王安道在《医经溯洄集》一书中立"亢害承制"之论，亦是从五运六气角度阐发亢害承制之理，均足以证明运气学说不仅盛行于宋，而且影响至金元及以后。

正是由于当时运气学说的盛行，因此在社会上对这一学说持有不同的认识观点，以至于有些人不能掌握其基本精神，甚至用其来推断社会的盛衰兴亡，论述人之命运等。刘完素是一位有丰富临床经验的医学家，他对此非常反对，认为应当掌握其有用之精髓，以阐明医学理论。他在《素问玄机原病式·自序》中说："夫别医之得失者，但以类推运气造化之理而明可知矣。观夫世传运气之书多矣，盖举大纲，乃学之门户，皆歌颂《钤图》而已，终未备其体用，及互有得失而惑人志者也。况非其人百未得于经之一二，而妄撰运气之书，传于世者，是以矜己惑人，而莫能彰验，致使学人不知其美。俾圣经妙典，日远日疏，而习之者鲜矣。悲夫！世俗或以谓运气无征而为惑人之妄说者，或但言运气为大道玄机，若非生而知之，则莫能学之者，由是学人寡而知者鲜。"体现出刘完素对运气学说非常重视，评价也较为客观，他对《素问·六节藏象论》中"不知年之所加，气之盛衰，虚实之所起，不可以为工矣"一句，十分赞赏。认为"一身之气，皆随四时五运六气兴衰，而无相反矣"。所以，如果"不知运气而求医无失者，鲜矣"。

刘完素不仅从理论上阐发运气学说，更为重视临床实际。运气学说分为五运与六气，有大运与小运之别，大运主一年，小运各主一季，刘完素十分重视小运的变化，正如他所说："所谓四时天气者，皆随运气之兴衰也。然岁中五运之气者，风、暑、燥、湿、寒，各主七十三日五刻，合为期岁也。岁中六部之主位者，自大寒至春分属木，故温和而多风也，春分至小满属君火，故暄暖也；小满至大暑属相火，故炎热也；大暑至秋分属土，故多湿阴云雨也；秋分至小雪属金，故凉而物燥也；小雪至大寒属水，故寒冷也。"一年之中，二十四节气，分为春夏秋冬与长夏五季，每季各主七十三日五刻，共合三百六十五日二十五刻，而为一岁。但一岁之中又有六气所主，从大寒至春分，为初之气，属厥阴风木，故温和而多风；春分至小满，为二之气，属少阴君火，故暄暖；从小满至大暑，为三之气，属少阳相火，故炎热；从大暑至秋分，为四之气，属太阴湿土，故湿阴云雨；从秋分至小雪，为五之气，属阳明燥金，故凉而物燥；从小雪至大寒，为六之气，属太阳寒水，故寒冷。用一年二十四节气与三阴三阳六气配合，每一气各主四个节气，一岁一周遍，年年无异动，故又称为主时之六气。刘完素认为人与天地之气相应，故一年之中六气之变化，必然影响于人体，人亦随之而变，所以薛时平曾说："五运有大有小，六气有主有客，大运统治一年，小运各治七十三日，主气有定位之常，客气有加临之变，为人病者，小运主气断然可凭，不中不远，其大运客气，经虽有言，难于准用，守真所以独取小运、主气而不及大运、客气者，诚有见乎此也。"这个评价是客观的。综观刘完素在《素问玄机原病式》中虽有五运主病与六气主病之分，其所言的五运主病，归结于中医的五脏与五行属性，实则是脏腑主病，在叙述具体病机时，刘氏则以小运加以说明。

如其论述"诸风掉眩，皆属肝木"时说："掉，摇也。眩，昏乱旋运也。风主动故也。所谓风气甚而头目眩运者，由风木旺，必是金衰不能制木，而木复生火，风火皆属阳，多为兼化，阳主乎动，两动相搏，则为之旋转。故火本动也，焰得风则自然旋转。如春分至小满，为二之气，乃君火之位，自大寒至春分七十三日，为初之气，乃风木之位，故春分之后，风火相搏，则多起飘风，俗谓之旋风是也。"刘氏论述肝木之病，从六气中之风气加以阐发，结合自然界之变化，仍是从春季风气偏旺，二之气君火偏盛言之，并不波及大运。刘氏所以在运气学说中重视小运，是与他的求实精神分不开的。虽然每年有大运主令，但年与年间的变化不易观察，而一年四季中六气的变化是十分明显的，不同的季节表现有不同的气候，因此疾病发生不一，治疗原则各异，这是易于掌握的。刘氏鉴于这一基本认识，强调六气为病，重视一年中小运的变化，使运气学说的实用价值更能得到体现，以纠正"矜己惑人""莫能彰验"空谈运气的风气，揭开了运气学说玄妙无穷的神秘色彩，学以致用，促进了运气学说为临床实践服务，刘氏的这些观点是非常可取的。

三、亢害承制论

《素问·六微旨大论》曰："亢则害，承乃制，制则生化……害则败乱"，指出了五行之间正常制约的重要性与失制的危害性。刘河间对此做了发挥，他认为五运六气的相互承制，是保证事物在不平衡中求得相对平衡，维持其正常运动的重要条件。如：自然界春令"风木旺而多风，风大则反凉，是反兼金化制其木也；大凉之下，天气反温，乃火化承于金也；夏火热极而体反出液，是反兼水化，制其火也"。如此，四季气候宜人，五谷丰登。人体各脏腑组织之间也不例外。脏腑之间相互依存，互相承制，维持着五脏之间的动态平衡，保持着正常的生理活动。如果这种关系遭到破坏就会发生病变。如心火之气太胜而克制了肺金，肺金不能生肾水，水不能制火，火盛水衰就会形成热病。相反，就会形成寒病。所以他说："夫五行之理，甚而无以制之，则造化息矣。"这是他对《黄帝内经》原文本意的认识。接着，他结合临床运用"亢害承制"理论来认识和说明疾病的本质和标象的内在联系，使理论与实践相结合，对经文的原意进行了一定的发挥。

临床上，当疾病的本质与标象一致时很好理解。难理解的是某些疾病在病变过程中，往往表现出本质与标象不一致的情况。如本是热病而出现恶寒战栗的寒象。他解释说："栗者，寒冷也。或言寒战为脾寒者，未明变化之道也……然寒栗者，由火甚似水，实非兼有寒气也，故以大承气汤下之，多有燥粪下后，热退则战栗愈矣。"指出某些寒栗是由于火甚造成的，并不是真正有寒。这时的寒象是标，本是火热，治病求本，所以用大承气汤去燥粪邪热，寒栗症自然消退。又如：湿气过甚而见筋脉强直，是由于"湿过极，则反兼风化制之"的缘故。风气过甚而筋脉拘急是由于"风极反兼金化制之"的现象（刘完素认为筋脉拘急、短缩属于燥金劲急之象）。凡此，"谓己亢过极，则反似胜己之化也，俗未之知，认似作是，以阳为阴，失其意也。经所谓诛罚无过，命曰大惑。"似，非真也，似胜己之化不等于是胜己之化。以此告诫我们在临床上必须全面地辨证，必须通过各种复杂的表面现象去看清疾病的本质，万不能认似作是，以阳为阴。否则，是不明标本，"但随兼化之虚象，妄为其治"，就是诛罚无过，就会危及生命。

总之，刘完素之"亢害承制"不仅对一般生理、病理变化做了阐发，而且对某些病候疑似真假也做了较深刻的分析。他提出的"己亢过极反似胜己之化"理论对临床实践有一定的指导意义。

四、脏腑辨证说

张元素脏腑辨证说源自《灵枢经》《金匮要略》。例如，《灵枢·邪气脏腑病形》的"五脏之病变""六腑之病"，《灵枢·经脉》的"是动病""所生病"，《灵枢·本脏》的五脏六腑"二十五者"；以及《金匮要略·脏腑经络先后病脉证》的"五脏病各有十八""阳病十八""阴病十八"等记载，均为张元素脏腑议病说的理论基础。嗣后，相传为东汉华元化所著的《中藏经》，综合《灵枢经》《金匮要略》而论述的"论五脏六腑虚实寒热生死逆顺之法"凡十一篇，唐代孙思邈著《千金要方》所列举的脏腑虚实病证数十篇，以及北宋钱乙著《小儿药证直诀》以寒热虚实分析五脏病证等内容，均对张元素的脏腑议病说有深刻的影响和启示作用。张氏治学，素重《黄帝内经》、仲景之说，他在学习经典著作的基础上，吸收前人的学术经验，通过长期临证实践、反复验证，构建了以脏腑寒热虚实分析证候病机和治疗的理论体系——脏腑议病说，并以之作为其学术思想的中心。

张氏对脏腑辨证的研究既能得其要领，而又较为系统。他在《医学启源·五脏六腑除心包络十一经脉证法》中说："夫人有五脏六腑，虚实寒热，生死逆顺，皆见形证脉气，若非诊切，无由识也。虚则补之，实则泻之，寒则温之，热则凉之，不虚不实，以经调之，此乃良医之大法也。"这段话提示了进行脏腑辨证，应首先分辨其寒热虚实的脉证，然后据此而确定补泻温凉的治法，这是诊治疾病的大法。接着，他对人体的五脏六腑（除心包络外），分别从一个脏一个腑的正常生理、病理变化、演变预后，以及治疗用药四个方面，根据《黄帝内经》理论，结合自己的医疗实践，系统地进行论述。现举张氏《医学启源·五脏六腑除心包络十一经脉证法》中的肝病辨证为例以说明之。

1. "经曰：肝与胆为表里，足厥阴少阳也。其经旺于春，乃万物之始生也。其气软而弱，软则不可汗，弱则不可下，其脉弦长曰平。"将肝脏的正常生理，诸如肝脏的性质、与自然界相应的季节、主要功用，以及特征等都概括地反映出来。

2. "肝中寒，则两臂不举，舌燥，多太息，胸中痛，不能转侧，其脉左关上迟而涩者是也。肝中热，则喘满多嗔，目痛，腹胀不嗜食，所作不定，梦中惊悸，眼赤，视物不明，其脉左关阳实者是也。肝虚冷，则胁下坚痛，目盲臂痛，发寒热，如疟状，不欲食，妇人则月水不来，气急，其脉左关上沉而弱者是也。"将肝病的病理变化，分别其寒热虚实脉证加以阐明清楚。以上所述肝之脉证，有的本于《灵枢·经脉》，有的则取之于《金匮要略·脏腑经络先后病脉证》等篇，并结合元素自己的长期实践，脉证并举，综合归纳而成。

3. "肝病旦慧、晚甚、夜静。肝病头痛目眩，胁满囊缩，小便不通，十日死。又身热恶寒，四肢不举，其脉当弦而急；反短涩者，乃金克木也，死不治。"以上将肝病的种种演变和预后吉凶扼要地予以指出。

4."肝苦急，急食甘以缓之，甘草。肝欲散者，急食辛以散之，川芎。补以细辛之辛，泻以白芍药之酸。肝虚，以陈皮、生姜之类补之。经曰：虚则补其母，水能生木，水乃肝之母也。苦以补肾，熟地黄、黄柏是也。如无他证，惟不足，钱氏地黄丸补之。实则芍药泻之，如无他证，钱氏泻青丸主之，实则泻其子，心乃肝之子，以甘草泻之。"以上论述肝病的治疗用药，张氏汲取《素问·脏气法时论》的有关内容，参照钱乙《小儿药证直诀》中的用药经验，结合自己的治疗实践，制定了治疗肝病诸证的药和方。张氏研究其他脏腑的辨证治疗，亦大略如此。他对脏腑辨证治疗的研究，从理论到临床，形成了完整而周密的体系。张氏在前人分散、零碎的观点基础上，把脏腑辨证提高成为有证、有法、有方的条理清晰的系统体系，向前大大地推进了一步。他使中医学的辨证论治得以更加丰富和充实，这是张元素的重大成就之一。

五、遣药制方论

张元素的另一成就是对药物理论的阐明和制方原则的拟订。张氏根据《黄帝内经》有关理论，对药物的气味、补泻、归经和方剂的制订原则都分别进行了深入探讨，并有所创新，兹分述于下。

（一）关于药物研究

1.药物气味

张氏根据《素问·阴阳应象大论》"味厚者为阴，薄为阴之阳；气厚者为阳，薄为阳之阴"之说，阐明了研究药物气味应区分厚薄阴阳。因为药物气味分阴阳，是气为阳，味为阴，阳气主上升，阴味主下降，这是气味升降的基本理论。但在气味之中还有厚薄之分，亦即从阴阳中再分阴阳，这说明了气薄者未必尽升，味薄者未必尽降。张元素对这一理论的体会颇为深刻。因此，他在《医学启源·气味厚薄寒热阴阳升降之图》中做了细致的阐述。如说："升降者，天地之气交也，茯苓淡，为天之阳，阳也，阳当上行，何谓利水而泄下？经云：气之薄者，阳中之阴，所以茯苓利水而泄下，亦不离乎阳之体，故入手太阳也。麻黄苦，为地之阴，阴也，阴当下行。何谓发汗而升上？经曰：味之薄者，阴中之阳，所以麻黄发汗而升上，亦不离乎阴之体，故入手太阴也。附子，气之厚者，乃阳中之阳，故经云发热；大黄，味之厚者，乃阴中之阴，故经云泄下。竹淡，为阳中之阴，所以利小便也。茶苦，为阴中之阳，所以清头目也。清阳发腠理，清之清者也；清阳实四肢，清之浊者也；浊阴归六腑，浊之浊者也；浊阴走五脏，浊之清者也。"由于张氏非常注重药物的气味厚薄、升降浮沉的异同及其辨证关系，是故在其所著的《医学启源》中据此而制订了药类法象及拣择制度、修合之法，并结合五行之说，将常用药品分为五类。

2. 药物补泻

张氏根据《素问·脏气法时论》之旨，对药物的补泻，亦进行了阐发。如《黄帝内经》认为，肝苦急，急食甘以缓之；心苦缓，急食酸以收之；脾苦湿，急食苦以燥之；肺苦气上逆，急食苦以泄之；肾苦燥，急食辛以润之。他就主张用甘草缓肝急，五味子收心缓，白术燥脾湿，黄芩泄肺逆，黄柏、知母润肾燥。《黄帝内经》又载："肝欲散，急食辛以散之，用辛补之，酸泻之"；"心欲软，急食咸以软之，用咸补之，甘泻之"；"脾欲缓，急食甘以缓之，用苦泻之，甘补之"；"肺欲收，急食酸以收之，用酸补之，辛泻之"；"肾欲坚，急食苦以坚之，用苦补之，咸泻之"。张氏通过临床实践，便用川芎散肝，细辛补肝，白芍泻肝；芒硝软心，泽泻补心，黄芪、甘草、人参泻心；甘草缓脾，人参补脾，黄连泻脾；白芍敛肺，五味子补肺，桑白皮泻肺；知母坚肾，黄柏补肾，泽泻泻肾。凡此等等，都说明了张氏对药物补泻进行了深入研究。

（二）关于制方研究

张元素研究制方之理，首先是以药物气味与病机的协调为基础，以五行相生相克作为其拟订制方的原则。如他在《医学启源·五行制方生克法》中说："夫木火土金水，此制方相生相克之法也，老于医者能之。风制法：肝、木、酸，春生之道也，失常则病矣。风淫于内，治以辛凉，佐以苦辛，以甘缓之，以辛散之。暑制法：心、火、苦，夏长之道也，失常则病矣。热淫于内，治以咸寒，佐以甘苦，以酸收之，以苦发。湿制法：脾、土、甘，中央化成之道也，失常则病矣。湿淫于内，治以苦热，佐以咸淡，以苦燥之，以淡泄之。燥制法：肺、金、辛，秋收之道也，失常则病矣。燥淫于内，治以苦温，佐以甘辛，以辛润之，以苦下之。寒制法：肾、水、咸，冬藏之道也，失常则病矣。寒淫于内，治以甘热，佐以苦辛，以辛散之，以苦坚之。"张元素并对上述制方原则进行了解释。如说："酸苦甘辛咸，即肝木、心火、脾土、肺金、肾水之本也。四时之变，五行化生，各顺其道，违则病生。圣人设法以制其变，谓如风淫于内，即是肝木失常矣，火随而炽，治以辛凉，是为辛金克其木，凉水沃其火，其治法例皆如此。"张氏根据上述制方原则，还举出了"当归拈痛汤"一方，是其运用上述"湿制法"

之"湿淫于内，治以苦热，佐以酸淡，以苦燥之，以淡泄之"的原则而制订，并阐明了本方所主治病证和各药所组成的方义具有"气味相合，上下分消，其湿气得以宣通"的效用。以上元素制方原则的内容，其所分风、暑、湿、燥、寒五类，实源于《素问·至真要大论》"诸气在泉"治法之旨。

综上所述，元素从遣药到制方，是在《黄帝内经》理论基础上，又参以五运六气之说而成。他以木、火、土、金、水，风、暑、湿、燥、寒，酸、苦、甘、辛、咸等相生相制的关系，来阐明其所以疗疾的道理，颇具有朴素辩证法的意味。从当时的历史条件来看，能够研究得如此深刻而周备，确实是难能可贵的。

六、药物归经说

归经，是指药物对机体某部分的选择性作用，是通过药物对脏腑经络功能的影响来反映其作用部位，指明其作用范围。归经理论可上溯至《素问·宣明五气》的"五味所入"，历代本草亦有某药归入某经的零星记载，直到张元素才正式提出归经的问题，并作为药物理论的重要组成部分，他按十二经络归属诸药，首次把归经系统化、具体化，从而使长期的经验用药上升为理论。

1. 脏腑用药式

通过分析药物四气五味升降浮沉明确其功效和主治范围，还要掌握脏腑的生理特性和病理变化，以及与其他脏腑间的关系。为了使药与证更加合拍，保证用药准确，研究药物归经是相当重要的一个环节。张氏的《脏腑标本寒热虚实用药式》就是在这一思想指导下，以脏腑为纲，病机为目，分别虚实，条立治法，列举药物，便利后学。因此，李时珍将其全文采录于《本草纲目·序例》中，赵双湖又再刻于《医学指归》，一直受到后世医界重视。张元素论证必从虚实寒热着手，施治必以温凉补泻为指归，不但能执简驭繁地了解药物效用，并可据此一隅三反，应变无穷。

此外，张氏治疗脾胃病有比较完整、系统的方法，这些都是张氏根据脾喜温运、胃宜润降的特点确立，治脾宜守、宜补、宜升，治胃宜和、宜攻、宜降，深得治疗脾胃病的奥旨。他的学生李东垣专以治疗脾胃内伤病见长，亦当是得益于斯。

2. 各经引用药

各经引用药即引经药。引经和归经既有联系，又有区别。归经是遣用每味药物的专司，引经则是响导方剂主治的效用，药有专司，方有专主，两者相辅相成，才能事半功倍。

《医学启源》中对引经药的运用有以下几种情况，一种是用单味药物引经，即在方剂中加入一味药物作为引导，如太阳膀胱经病，在上则用羌活，在下则用黄柏；阳明胃与大肠经病，在上则用白芷，在下则用石膏；少阳胆与三焦经病，在上则用柴胡，在下则用青皮；太阴脾和肺经病，用白芍药；少阴心和肾经病，用知母；厥阴肝与心包经病，在上用青皮，在下则用柴胡，这是十二经引用药的概况。对某些病证如疮疡，张氏常加用枳壳，认为可以引药力至病所。再一种是联用引经药，即主药之中再加一使药，如"头痛，须用川芎。如不愈，各加引经药：太阳蔓荆，阳明白芷，少阳柴胡，太阴苍术，少阴细辛，厥阴吴茱萸"。又如用柴胡泻三焦之火，必佐以黄芩；用柴胡泻肝火或胆火，必佐以黄连。石膏与白芷联用，以治下牙痛；柴胡与龙胆草联用，治目赤睛胀，瘀肉高起，痛不可忍等。还有一种是引经药的制用，即某些药物要通过一定的炮制，才起引经的效能，如白芍须酒浸才引经以"泻肝、补脾胃"；而知母性本沉降，若要使其引入头部，则一定要用酒炒。由此可见，掌握好引经药的运用也非易事。

3. 随证专用药

随证用药，含有一病一药，或专病专药的意思，与引经归经又有所不同，确切地讲，专用药就是针对主证的首选药物。凡临床上的常见病、多发病，以及某些急症，应该分经络、分部位、分病情、分四时来运用首选药，张氏称为"随证治病用药"，一直为临床所习用。如头痛用川芎，颠顶痛则用藁本，去川芎。风湿肢节痛，用羌活。小腹痛用青皮、桂、茴香。上腹痛则白芍药，恶寒而痛加桂，恶热而痛加黄柏。腹胀用姜制厚朴。腹中实热用大黄、芒硝。心下痞用枳实、黄连。虚热及自汗用黄芪。胁下痛，往来寒热用柴胡。胃脘痛用草豆蔻。气滞痛则用枳壳；血刺痛用当归。祛痰用半夏，热痰加黄芩，风痰加南星。渴者用干葛、天花粉、乌梅，禁半夏。心烦用栀子仁。饮水多致伤脾胃，用白术、茯苓、猪苓。喘用阿胶。凡四时受邪，春宜防风、升麻；夏宜黄芩、知母、白芍；秋宜泽泻、茯苓；冬宜桂、桂枝。若用纯寒纯热药，必加甘草，以缓其力；用寒热相杂药，亦用甘草，以调和其性，惟中满者忌用，经云中满勿多食甘。

此外，还有一些药对，如人参与升麻合用以治脾肺之气不足，证见喘促、短气少气等，张元素认为人参"非升麻为引用，不能补上升之气，升麻一分，人参三分，可为相得也"。这就形成了用人参治脾肺气虚，必须与升麻相伍的固定配伍形式。诸如此类，都值得深入探讨。

七、内伤脾胃，百病由生说

李杲在其老师张元素重视脏腑辨证的启示下，精研《黄帝内经》《难经》等经典著作，深入探讨脾胃与元气的关系，同时结合自己的临床实践，提出了"内伤脾胃，百病由生"的论点，对诸多疾病从脾胃论治，创立了脾胃学说，从生理到病理、从诊断到治疗等方面进行了系统阐发，对中医学的发展做出了卓越贡献。

（一）李杲对脾胃生理功能的阐发

1. 脾胃与元气

李杲辨治疾病极为重视脾胃与元气关系的变化，其认为元气不足是导致内伤病产生的重要原因，气不足则缘于脾胃损伤。他明确指出："真气又名元气，乃先身生之精气也，非胃气不能滋之。胃气者，谷气也，荣气也，运气也，生气也，清气也，卫气也，阳气也；又天气、人气、地气，乃三焦之气，分而言之则异，其实一也，不当作异名异论而观之。"同时强调："元气之充足，皆由脾胃之气无所伤，而后能滋养元气。"由于人身元气、谷气、营气、清气、卫气等莫不由胃气所化，因此"胃虚则五脏、六腑、十二经、十五络、四肢皆不得营运之气，而百病生焉"。综观李杲所论，其基本观点是：元气禀受于先天，确需后天脾胃之气的不断滋养，一旦脾胃伤损则元气不能得其养，元气衰则诸病所由生。

2. 脾胃为升降枢纽

李杲认为，自然界所有事物运动的主要形式为升降浮沉的变化。诚如他所说："《阴阳应象论》云：天以阳生阴长，地以阳杀阴藏。然岁以春为首……少阳之气始于泉下，引阴升而在天地人之上。即天之分，百谷草木皆甲坼于此时也。至立夏少阴之火炽于太虚，则草木盛茂，垂枝布叶，乃阳之用，阴之体，此所谓天以阳生阴长。经言岁半以前天气主之，在乎升浮也。至秋而太阴之运，初白天而下逐，阴降而彻地，则金振燥令，风厉霜飞，品物咸殒，其枝独在，若乎毫毛。至冬则少阴之气复伏于泉下，水冰地坼，万类周密。阴之用，阳之体也，此所谓地以阳杀阴藏。经言岁半以后地气主之，在乎降沉也。"春夏地气升浮，秋冬天气沉降，唯长夏土气居中为之枢纽，方能周而复始。人为万物之一，脏腑精气的升降，法象天地，准绳阴阳，亦须脾胃土气居中为之转枢。李氏谓："盖胃为水谷之海，饮食入胃，而精气先输脾归肺，上行春夏之令，以滋养周身，乃清气为天者也。升已而下输膀胱，行秋冬之令，为传化糟粕，转味而出，乃浊阴为地者也。"若脾胃之气伤损，即会出现"真气下溜，或下泄而久不能升，是有秋冬而无春夏，乃生长之用，陷于殒杀之气，而百病皆起；或久升而不降，亦病焉"。

李杲综论升降，更重视阳气升发，他认为只有阳气升发，阴气才能潜降。在人体亦是如此，脾阳之气升发则水谷精微上输于肺，元气充沛，阴火自然戢敛潜藏，生机活跃则身体健康。否则，脾阳之气不升则水谷变为湿浊而下流于肾，阴火不能戢敛而上乘，元气愈发消灼，生机不振则诸病丛生。因此，其着重研究脾阳之气升发的问题，临证治疗善用黄芪、升麻、柴胡之品，以顺其性而升之。

应当指出，李杲虽然强调升发脾阳之气的重要，但是绝不忽视潜降阴火的一面，他认为阴火潜降更有利于脾阳之气的升发，两者相辅相成，缺一不可。具体而言，则有主次之分，以升为主，以降为辅。

（二）脾胃内伤的病因病机

1. 病因

李杲重视脾胃，认为脾胃乃元气之本，为精气升降之枢纽，若脾胃伤损势必引起元气不足、升降失常，而致诸种疾病发生。他明确指出："脾胃之气既伤，而元气亦不能充，而诸病之所由生也。"他进一步将内伤病的致病因素归纳为以下三个方面：

（1）饮食不节 李杲指出："饮食不节则胃病，胃病则气短、精神少而生大热，有时而显火上行，独燎其面。《黄帝针经》云：'面热者，足阳明病。'胃既病，则脾无所禀受……故亦从而病焉。"

（2）劳役过度 李杲强调："形体劳役则脾病，病脾则怠惰嗜卧，四肢不收，大便泄泻。脾既病，则与胃不能独行津液，故亦从而病焉。"

（3）情志所伤 李杲谓："喜、怒、忧、恐，损耗元气，既脾胃气衰，元气不足，而心火独盛……火与元气不两立，一胜则一负。"七情五志扰动心神，而致心火亢盛，火盛则耗伤元气。因此长期的情志波动，即成为内伤病产生的重要原因。

饮食不节、劳役过度与七情五志在内伤病形成的过程中，常常是相互影响，先后为患，综合作用于人体而产生种种病证，其中情志所伤往往在发病过程中起着先导作用。如他所说："皆先由喜、怒、悲、忧、恐，为五贼所伤，而后胃气不行，劳役、饮食不节继之，则元气乃伤。"

2. 病机

李杲论内伤病机也是围绕着脾胃立论，其关键在于脾胃伤损而致元气不充，具体变化主要有以下两点：

（1）气火失调　李杲指出，内伤病系元气与阴火的关系失调。他指出："火之与气，势不两立，故《内经》曰：壮火食气，气食少火，少火生气，壮火散气。"正常情况下，元气与阴火相互资生，相互制约，元气充沛，阴火潜藏，身体健康，即所谓"气食少火，少火生气"。若元气不足则阴火亢盛，出现"壮火食气，壮火散气"的局面，阴火炽盛更能耗散元气，而为"元气之贼"。正如他所说："元气不足而心火独盛。心火者，阴火也，起于下焦，系于心，心不主令，相火代之；相火，下焦包络之火，元气之贼也。火与元气不能两立，一胜则一负。"

李杲重点从病变方面阐述了元气与阴火关系失调而为"热中"的问题，究其原因当责之于"饮食劳倦，喜怒不节，始病热中"。他进而分析曰："饮食失节，寒温不适，脾胃乃伤。此因喜怒忧恐，损耗元气，资助心火。火与元气不两立，火胜则乘其土位，此所以病也。""脾胃气虚，则下流于肾肝，阴火得以乘其土位。""或因劳役动作，肾间阴火沸腾，事闲之际，或于阴凉处解脱衣裳，更有新沐浴，于背阴处坐卧，其阴火下行，还归肾间。""凡怒忿、悲、思、恐惧，皆损元气。夫阴火之炽盛，由心生凝滞，七情不安故也。心脉者，神之舍，心君不宁，化而为火，火者七神之贼也，故曰阴火太盛。"凡此等等，皆说明饮食不节、劳役过度或七情五志，都能耗损元气而致阴火炽盛。阴火上冲变现"热中"之证，可见"气高而喘，身热而烦，其脉洪大而头痛，或渴不止"，"脾胃一伤，五乱互作，其始病遍身壮热，头痛目眩，肢体沉重，四肢不收，怠惰嗜卧，为热所伤，元气不能运用，故四肢困怠如此"。

（2）升降失常　《素问》曰："清阳出上窍，浊阴出下窍；清阳发腠理，浊阴走五脏；清阳实四肢，浊阴归六腑。"李杲认为，人的"清浊之气皆从脾胃出"。若脾胃健运，则阴阳清浊升降运动如常，就能维持内而五脏六腑、外而四肢九窍的生理功能。反之，脾胃损伤则升清降浊功能失常，失常则病，病则万化危。诚如李杲所云："脾胃既虚，不能升浮，为阴火伤其生发之气，营血大亏，营气伏于地中，阴火炽盛，日渐煎熬，血气亏少；且心包与心主血，血减则心无所养，致使心乱而烦，病名曰悗。悗者，心惑而烦闷不安也。是清气不升，浊气不降，清浊相干，乱于胸中，使周身气血逆行而乱。"升降失常可致清浊互结胸中、气血逆行而乱，症见胸闷。不仅如此，九窍之病亦可因升降失常而引发。他说："脾胃既为阴火所乘，谷气闭塞而下流，即清气不升，九窍为之不利。"眼目之患往往也责之于升降失常，他论内障眼病时指出："元气不行，胃气下流，胸中三焦之火及心火乘于肺，上入脑灼髓，火主散溢，瞳子开大。"

李杲认为升降失常也是内伤恶寒发热的根本原因，他说："若胃气平常，饮食入胃，其荣气上行，以舒于心肺，以滋养上焦之皮肤腠理之元气也；既下流，其心肺无有禀受，皮肤间无阳，失其荣卫之外护，故阳分皮毛之间虚弱，但见风见寒，或居阴寒处，无日阳处，便恶之也……是热也，非表伤寒邪，皮毛间发热也，乃肾间受脾胃下流之湿气，闭塞其下，致阴火上冲，作蒸蒸而燥热，上彻头顶，旁彻皮毛，浑身燥热，作须待祖衣露居，近寒凉处即已，或热极而汗出亦解。"

李杲指出脾胃伤损而升降失常，还会导致其他脏腑发生病变。其特别提出"肺之脾胃虚"及"肾之脾胃虚"两大问题进行阐发。"肺之脾胃虚"系脾胃虚损不能生荣肺气的病变，"脾胃虚则怠惰嗜卧，四肢不收……兼见肺病，洒淅恶寒，惨惨不乐，面色恶而不和，乃阳气不伸故也"。"肾之脾胃虚"则因脾胃病变调治差误或妄下之，而致"寒水来复火土之仇"，出现"上热如火，下寒如冰"之象，症见"头作阵痛，目中流火，视物昏昏，耳鸣耳聋……或恶风寒，喜日阳……阴汗出，前阴冷，行步欹侧，起居艰难……妇人白带，阴户中大痛，牵心而痛……膝下筋急，肩胛大痛"。李杲所论对后世有关脾胃的理论研究及临床实践均具有重要的参考价值。

（三）脾胃内伤病证的用药法度

李杲认为，内伤热中证系由中气不足、清阳不升、湿浊下流而致阴火上乘，因此在治疗上极为重视补脾胃升清阳，阳气得升，阴火自然敛降，其热自退。他特别强调，脾胃虚者，因饮食劳倦，心火亢甚，而乘其土位，其次肺气受邪，须用黄芪最多，人参、甘草次之，并认为："以上三味，除湿热、烦热之圣药也"。李杲所创补中益气汤最能体现这一思想，他明确指出其立方本旨："脾胃一虚，肺气先绝，故用黄芪以益皮毛而闭腠理，不令自汗，损其元气。上喘气短，人参以补之。心火乘脾，须炙甘草之甘温以泻火热，而补脾胃中元气；若脾胃急痛并大虚，腹中急缩者，宜多用之，经云：急者缓之。白术苦甘温，除胃中热，利腰脐间血。胃中清气在下，必加升麻、柴胡以引之，引黄芪、甘草甘温之气味上升，能补卫气之散解，而实其表也；又缓带脉之缩急。二味苦平，味之薄者，阴中之阳，引清气上升也。气乱于胸中，为清浊相干，用去白陈皮以理之，又能助阳气上升，以散滞气，助诸甘辛为用。"此即所谓"甘温除大热"之法，凡内伤热中者，用之得宜，效如桴鼓。

李杲对脾胃内伤引起的疾病，非常重视升阳益气，并多取黄芪、人参、甘草等，配以风药上行，如调中益气汤治四肢满闷、肢节烦疼难以屈伸、身体沉重、口失滋味、口中沃沫、不思饮食、耳鸣耳聋、目中流火、视物昏花、胬肉红丝、热壅头目、不得安卧、嗜卧无力、大小便清利而数，或上饮下便，或大便涩滞不行、夏月飧泄等；升阳顺气汤治饮食劳役所伤，腹胁满闷、短气、遇春则口淡无味、遇夏虽热犹有恶寒、饥则常如饱、不喜食冷物等；清暑益气汤治长夏湿热大胜，蒸蒸而炽、四肢困倦、精神短少、懒于动作、胸满气促，或气高而喘、身热而烦、心下膨痞、小便黄而数、大便溏而频等；黄芪人参汤治素体脾胃虚弱、上焦之气不足，遇夏天气热盛，损伤元气、怠惰嗜卧、精神不足、四肢不收、两脚痿软、口不知味、目中溜火、视物眊眊、头痛时作、胃脘当心而痛、两胁痛或急缩、食不下、自汗、小便频数、大便难而结秘等；升阳汤治膈咽不通、逆气里急、大便不行；升阳益胃汤治肺之脾胃虚；沉香温胃丸、神圣复气汤治肾之脾胃虚等。

李杲对其他各科疾病的治疗也贯穿了"补脾胃升清阳"的主导思想。例如，圆明内障升麻汤治脾胃气衰、心火亢盛所致的内障眼；圣愈汤治诸恶疮血出多而心烦不安、不得睡眠；黄芪肉桂柴胡酒煎汤治附骨痛，坚硬漫肿、不辨肉色、行步作痛、按之大痛；黄芪当归人参汤治疗经水暴崩等。

总之，李杲上述的处方用药无不重视升举清阳之气，虽然间或佐以潜降，但是以升为主而潜降仅为权宜之用的原则是不变的。李杲重视升阳，然而在某些情况下并不放弃苦寒泻火或解表散火，他认为泻火散火的目的也是为了保护元气，为升发脾胃阳气创造有利条件。朱砂安神丸、升阳散火汤为其代表。

八、内伤外感辨惑论

李杲将内伤病的病因主要归结为三点：饮食不节、劳役过度和精神刺激。他在《脾胃论》中做了详细论述，认为饮食、劳倦、情志三者在内伤病的形成过程中，往往是错综交织的，而精神因素常起着先导作用，如说："皆先由喜怒悲忧恐，为五贼所伤，而后胃气不行，劳役、饮食不节继之，则元气乃伤。"若体质素弱者更易发病。虽然内伤病的病因实际上并不止此，但当时正值中原战乱，人民生活极端困难的社会背景，上述原因就显得格外突出，其中没有涉及房事不节，这是可以理解的。

内伤热中证是李氏论述的主要内容，多出现在脾胃病的早期或中期，其临床表现比较复杂，既可有全身症状，也可呈局部症状，特别是某些类似外感热病的症状，最容易与内伤病相混淆，譬如头痛、发热、烦渴等，必须辨明其性质，才能避免犯"虚虚实实"的错误。李氏晚年所撰的《内外伤辨惑论》，列举了部分鉴别诊断方法，便于临床应用。

（一）辨脉

脉有左右之分，左手寸口称为人迎，右手寸口称为气口；又有主表主里之说，以左手主表，右手主里。外感六淫，邪从外来，属有余之证，病脉多现于左手人迎。若伤于寒邪者，多见左寸脉浮紧，按之洪大；伤于风邪者，多见脉缓，或左大于右。

脾胃受伤，属不足之证，病脉多现于右手气口。内伤饮食者，多右寸脉大于左手；饥饱不节、寒温失调者，先右关胃脉必弱，甚则隐而不显；宿食不消，右关脉沉而滑；更兼劳倦过度者，心脉变见于寸口，脉急大而涩数，时尔一代，涩为肺之本脉，而代则为元气不相接。

应当指出的是，凡正常人亦有右脉偏大者，这是因为右手劳动比左手多，故脉体变粗，不得概以病脉论。张景岳《景岳全书·辨脉》早就提醒过："夫人生禀赋之常，凡右脉大者十居八九，左脉大者，十居一二"；"然必察左右之常体以参久暂之病因，斯可得脉证之真"。常人左右手脉不完全对称是符合临床事实的，关键是要脉证合参，才不会只凭脉象而误诊。

（二）辨寒热

不论外感、内伤，寒热是常见之证。外感寒邪，必发热恶寒，寒热并作，因风寒郁遏于表而阳气不伸，当发热时，显面赤怫郁，鼻塞声重；其恶寒时，虽重棉厚絮，亦不能止，必待汗出表解，或邪已传里，其寒始罢。

内伤之候，因卫阳虚而不固，不能适应外界气候的变化，稍遇风冷或居阴凉处，便觉恶寒，得温则止，且经常如此，发热为间而有之，因营气之虚不与卫气谐和，谷气下流，阴火上乘，致浑身燥热，上彻头顶，旁彻皮毛，面赤心烦，汗出恶风，近凉处即止，伴见少气不足以息，言语声音怯弱。

（三）辨手背手心

手背或手心发热，亦是鉴别外感、内伤的佐证。凡患者发热，扪其手背皮肤烙手，无汗恶寒，知为外感发热；内伤所致虚热，一般自觉手心热，喜贴清凉处，体温正常，或呈低热，虚烦不眠。另有一种"热厥"，虽冬令寒冷，仍手足如火灼不欲覆盖，为阴虚内热证候。一般来讲，外感表现为全身恶热，掀衣揭被；内伤则手足心热，喜露出被外。

（四）辨口鼻

内伤饮食等证表现在口，外感风寒等证表现在鼻。若口不知味，腹中不和，少气懒言，语声低弱，口多唾沫，多属内伤不足之证；若呼吸粗促，鼻塞声重而口中和，多属外感有余之证。但要注意，外感病邪祛正虚，亦有口不知味者；内伤脾胃，卫阳空虚，阴火上干，亦有鼻塞清涕、面赤如烤的现象。

（五）辨头痛

李氏认为，内伤头痛时作时止；外感头痛发作不止，必待表解或传里，头痛方罢。临床证实，内伤头痛多呈阵发性，如伤于饮食者痛多在前额，因前额为阳明胃经所过，饮食伤胃，阳明受病故如此。劳倦内伤头痛，多在两侧或头顶，此乃阴火循少阳、厥阴两经上逆之故。

外感头痛表现痛无休止，若邪犯太阳，多见项背拘急；邪入阳明，痛在额前及眉棱；邪在少阳，痛在两颞侧；厥阴经与督脉会于颠，故头顶痛又称厥阴头痛。皆可解表而愈。

头痛不仅只是区别外感和内伤，因外感中又有六淫主病的不同；内伤之中，也有饮食伤、劳倦伤和七情主病的不同。如颠顶痛一证，属外感者当分风邪或痰厥；属内伤者亦须分辨阳虚与阴虚，必须详察病由。

（六）辨筋骨四肢

四肢禀气于脾胃，筋骨为肝肾所主。风寒外束，筋骨疼痛，不能动摇，起病便着床枕，甚至非扶不起，这是寒性收引的缘故。

饮食劳倦内伤，脾胃元气受损，营卫化源不足，症状为四肢软弱，少气懒言，怠惰嗜睡，精神困乏。若暑热伤耗元气，汗泄过多，脾肺心营俱受影响，会出现"骨消筋缓"的病态。所以，热则肌肉缓弱是伤气的结果，寒则筋挛骨痛是伤形的结果。

六气中人，皆有筋骨四肢的症状，寒则拘挛，热则缓纵，风则震颤，火则躁扰，湿则沉困，燥则痿废。不可不辨。

（七）辨渴与不渴

大抵外感风寒之证，口不作渴；邪气传里，始有渴证。如阳明热盛伤津，才会口渴引饮。

内伤久病者，必不渴。伤于饮食失节、肥甘荤腻、炙煿厚味者，或劳倦过度、汗泄气伤、阴火上炽者，都会出现口渴。此等渴证，若欲饮冷者，应徐徐少咽之，不然胃气更弱。因这种口渴并非如外感发热消耗津液过多而需要补充水分。

至于脱血阴虚，亦见口渴，但渴喜热饮，伴见面色无华，舌淡唇白，此乃血液虚乏，阴精燥涸之故。

（八）辨劳倦与中热

李氏观察到，劳倦内伤会引起一系列症状，如身热、自汗、口渴、脉洪大等，称为内伤热中证。这种内伤热中证与伤寒阳明证、暑热伤胃证都在疑似之间，因此非常重视这两者之间的鉴别。

从病机上讲，阳明证是胃热炽盛，热蒸汗泄，属里热实的证候。内伤热中证则是脾胃元气不足，阴火上乘，卫气空虚的反映。一实一虚，不能混淆。

阳明证内外皆热，肌肤扪之烙手；内伤证皮肤初按觉热，稍久即不甚热，手心热明显。阳明证日晡热势升高而烦躁；内伤证属虚热，多无此现象。阳明证大热而汗出如蒸，内伤证则身乍热而汗出恶风。阳明大渴而饮冷，内伤证口渴而得水则止。阳明证常伴谵语、便秘，内伤证则每多虚烦不眠。阳明证脉象洪大有力而数，内伤证脉洪大但重按无力。凡此都是重要的辨证依据。

此外，还有因劳倦气虚，复冒风寒，属内伤而兼外感者，当作表虚医治，不可误作表实而妄行发散等，东垣都一一为之训诫。他特别强调，外感六淫之病皆属有余，当泻不当补；饮食失节劳倦内伤之病皆属不足，当补不当泻。若一毫不清，差谬千里。他所列举的鉴别要点，对整个脾胃内伤病和外感疾病的辨认都是很有帮助的。

九、阴证论

王好古受张元素脏腑辨证说的影响，尤为重视脏腑虚损的问题；受李杲脾胃内伤论的影响，却着重三阴阳虚的探讨。张元素、李杲二家之说奠定了其"阴证论"的学术基础。王好古著有《阴证略例》《医垒元戎》《汤液本草》《此事难知》《海藏癥论萃英》等书，其中《阴证略例》最能反映他的学术思想。其阴证论的主要学术思想如下：

（一）阴证的病因病机

王好古认为："伤寒，人之大疾也，其候最急，而阴证毒为尤惨，阳则易辨而易治，阴则难辨而难治。"伤寒阴证危害极大，而世之所喻者甚少，为此遍考《黄帝内经》及张仲景、王叔和、朱肱、许叔微、韩祗和、成无己、张元素诸家论阴证之说，并附己意，以昭示后学。他曾明确指出阴证的成因系人之本气先有虚损，其谓："有单衣而感于外者，有空腹而感于内者，有单衣、空腹而内外俱感者，所禀轻重不一，在人本气虚实之所得耳。岂特内寒饮冷、误服凉药而独得阴证哉？重而不可治者，以其虚人，内已伏阴，外又感寒，内外俱病，所以不可治也。"若人体本气实，虽然感寒饮冷，也不足以罹病；平时膏粱少有、贫素气弱而内阴已伏之人，感寒饮冷虽不甚，或既未感寒又未饮冷，亦可患阴证。

王好古论阴证病机的关键在于三阴阳虚，他说："若饮冷内伤，虽先损胃，未知色脉各在何经？若面青黑，脉浮沉不一，弦而弱者，伤在厥阴也；若面红赤，脉浮沉不一，细而微者，伤在少阴也；若面黄洁，脉浮沉不一，缓而迟者，伤在太阴也。"同时又针对三阴脉证分列仲景治法，厥阴肝阳虚损则治以当归四逆汤，少阴肾阳虚损则治以通脉四逆汤，太阴脾阳虚损则治以理中丸。其一再强调："洁古既有三阴可下之法也，必有三阴可补之法，予欲举此内伤三阴可补之剂。"他提出，未见仲景药时，时人皆不言三阴，既举仲景药，分而三之，人皆得知有三阴也。王好古是在张元素论三阴寒实证的基础上，详论三阴虚寒证，因此除了列举上述三个主要方证外，还分别阐述了仲景的吴茱萸汤、四逆汤、白通汤、真武汤、小建中汤、理中汤、桂枝附子汤、附子汤、术附汤、姜附汤及茯苓四逆汤等温里扶阳诸方证，以为其立论的依据。

（二）阴证的辨证施治

王好古博引历代诸家之说以论阴证，并归纳出阴证的主要临床症状，若病在厥阴，则见四肢厥逆，爪甲青，面黧目黑色，或自汗不止，脉沉弦无力；病在少阴，则见面赤，默默不欲语，但欲寐，或四肢厥逆，或身表如冰石，脉沉细；病在太阴，则见手足自温，自利不渴，尺寸脉俱沉而弱；若病阴毒证，则见身表如冰石，四肢厥逆，体如被杖，脉沉细而微，或六至以至八至、九至、十至而不可数。

王好古认为阴证的临床表现较为复杂，有些变证及假象难以鉴别，极易造成误治的后果，因此要求医者必须具备透过现象看本质的能力，只有抓住其病机的关键，才能确立正确的诊断。诚如他所说："或有人饮冷内伤，一身之阳便从内消，身表凉，四肢冷，脉沉细，是谓阴证，则易知之；若从外走，身表热，四肢温，头重不欲举，脉浮弦，按之全无力，医者不察，便与表药双解等，复使汗出，三焦之气绝，以此杀人者多矣。"其中"身表热，四肢温"，为虚阳外越之象，"脉浮弦，按之全无力"，确系阳脱之征。若不识其证，孟浪用药，势必造成"三焦之气绝"的严重后果。

王好古治疗阴证，除宗仲景治法外，还广泛地吸取前人之法，同时自创新方，急急以还阳退阴为治，唯用补虚和气而已。如回阳丹、返阴丹、火焰散、霹雳散、正阳散、附子散、白术散、肉桂散等，综观诸方皆用附子，或与干姜并用，正如他所说："古人用附子，不得已也，皆为身凉脉沉细而用之。若里寒身表大热者不宜用，以其附子味辛，热能行诸经而不止。身尚热，但用干姜之类，以其味苦，能止而不行，只是温中一法……身热消而变凉，内外俱寒，姜、附合而并进，温中行经，阳气俱生，内外而得，可保康宁。"其所创新方以神术汤、白术汤为代表，神术汤专治内伤饮冷、外感寒邪而无汗者，白术汤则治内伤冷物、外感风邪有汗者，两方之用体现了王氏治疗阴证外感善用温养、重视调中以祛外邪的临床经验。另外，王好古临证处方用药也非常重视药物气味的厚薄及其归经，显然是受张元素、李杲之学的影响。

总之，王好古在深入研究《黄帝内经》及张仲景理论的基础上，博采众家之说，并结合自己的临证经验，探讨三阴阳虚的辨证论治，从而形成独具特色的阴证论，突破了此前治《伤寒论》的局限，为后世研究阴证之嚆矢。

十、温病三焦辨治说

吴鞠通沿用了《黄帝内经》《难经》三焦之名，参照三焦的生理功能和病理变化，借用《灵枢·营卫生会》《难经·三十一难》的三焦分部概念，把温病发病过程概括为上、中、下三种证候和由上及下的传变规律。吴氏指出："温病由口鼻而入，鼻气通于肺，口气通于胃。肺病逆传则为心包，上焦病不治，则传中焦胃与脾也；中焦病不治，即传下焦肝与肾也。始上焦，终下焦。"

吴氏在《温病条辨》中所载述的十一种外感病是风温、温热、温疫、温毒、冬温、暑温、伏暑、湿温、寒湿、温疟、秋燥。其中风温属"初春阳气始开，厥阴行令，风夹温也"；温热属"春末夏初，阳气弛张，温盛为热也"；温疫属"厉气流行，多兼秽浊，家家如是，若役使然也"；温毒属"诸温夹毒，秽浊太甚也"；冬温属"冬应寒而反温，阳不潜藏，民病温也"；暑温属"正夏之时，暑病之偏于热者也"，"长夏受暑，过夏而发者，名曰伏暑"；湿温属"长夏初秋，湿中生热，即暑病之偏于湿者也"，"寒湿者，湿与寒水之气相搏也"；温疟属"阴气先伤，又因于暑，阳气独发也"；秋燥属"秋金燥烈之气也"。对于上述疾病，悉分三焦辨治。

1. 上焦证治

"凡病温者，始于上焦，在手太阴"，症见"脉不缓不紧而动数，或两寸独大，尺肤热，头痛，微恶风寒，身热自汗，口渴，或不渴而咳，午后热甚"；风温、温热、温疫、冬温，初起恶风寒者，桂枝汤主之；但热不恶寒而渴者，辛凉平剂银翘散主之。风温但咳，身不甚热，微渴者，辛凉轻剂桑菊饮主之。脉浮洪，舌黄，渴甚，大汗面赤，恶热者，辛凉重剂白虎汤主之；若见脉浮芤，汗大出，鼻孔扇等危重证象，宜白虎加人参汤主之；津伤口渴则以雪梨浆、五汁饮沃之。发斑，用化斑汤主之；发疹，用银翘散去豆豉，加生地黄、丹皮、大青叶，倍元参主之。邪入心包，神昏谵语，舌謇肢厥，用清宫汤、牛黄丸、紫雪丹、局方至宝丹等分别治之。

湿温见头痛，恶寒，身重疼痛，舌白不渴，胸闷，午后身热等症，宜用三仁汤宣泄。秋燥伤及太阴气分者，宜桑杏汤主之；燥伤肺胃阴分，或热或咳者，宜沙参麦冬汤主之。

2. 中焦证治

"面目俱赤，语声重浊，呼吸俱粗，大便闭，小便涩，舌苔老黄，甚则黑有芒刺，但恶热不恶寒，日晡益甚者，传至中焦，阳明温病也。"风温、温热、温疫、温毒、冬温，症见脉浮洪躁甚者，白虎汤主之；脉沉数有力，甚则脉体小而实者，大承气汤主之；若肢厥，神昏，不大便，或胸腹满坚，甚则拒按，亦大承气汤主之；诸证悉俱而微，脉不浮者，小承气汤微和之；纯利稀水无粪者，为热结旁流，调胃承气汤主之。阴虚之人患阳明温病，无上焦证，数日不大便，不可用承气，宜用增液汤。阳明温病，下后汗出，当复其真阴，用益胃汤。

"阳明湿温，气壅为哕者"，宜新制橘皮竹茹汤主之；湿郁三焦，脘闷，便溏，身痛，舌白，宜二加减正气散主之；吸受秽湿，神志昏迷，舌白，渴不多饮，宜先用安宫牛黄丸通神利窍，继用茯苓皮汤以淡渗分消之；湿甚为热，疟邪痞结心下，烦躁自利，舌白口渴，用泻心汤。秋燥伤及胃阴，可用五汁饮或玉竹麦冬汤；燥证气血两燔者，治以玉女煎。

吴氏善于变化承气汤治疗各种中焦温病，如"阳明温病，下之不通，其证有五：应下失下，正虚不能运药，不运药者死，新加黄龙汤主之。喘促不宁，痰涎壅滞，右寸实大，肺气不降者，宜白承气汤主之。左尺牢坚，小便赤痛，时烦渴甚，导赤承气汤主之。邪闭心包，神昏舌短，内窍不通，饮不解渴者，牛黄承气汤主之。津液不足，无水舟停者，间服增液；再不下者，增液承气汤主之"。这些方药，已被后世医家广泛地应用于临床治疗。

3. 下焦证治

"风温、温热、温疫、温毒、冬温，邪在阳明久羁，或已下，或未下，身热面赤，口干舌燥，甚则齿黑唇裂，脉沉实

者，仍可下之；脉虚大，手足心热甚于手足背者，加减复脉汤
主之。"吴氏认为，中焦温病久羁不已，会进一步耗及下焦之
阴，而为下焦之病，故以加减复脉汤为主。若下后大便溏，脉
数者，与一甲复脉汤；真阴欲竭，壮火复炽，心中烦，不得卧
者，黄连阿胶汤主之；夜热早凉，热退无汗，热自阴来者，青
蒿鳖甲汤主之；热邪深入下焦，脉沉数，舌干齿黑，手指但觉
蠕动，急防痉厥，二甲复脉汤主之；既厥且哕，脉细而劲，小
定风珠主之；热邪久羁，吸烁真阴，或因误治，神倦瘛疭，脉
气虚弱，舌绛苔少，时时欲脱者，大定风珠主之。湿温久羁，
三焦弥漫，神昏窍阻，少腹硬满，便结者，宜治以宣清导浊汤。
秋燥伤及肝肾之阴，昼凉夜热，甚则痉厥者，三甲复脉汤、定
风珠等主之。

4. 三焦温病的传变

温病传变的一般规律是始上焦，再中焦，终下焦，但在临
床上常常会出现不依次传变的情况，必须依照临床表现来分析
和判断，不能墨守成规，按图索骥。如"手太阴暑温，发汗后，
暑证悉减，但头微胀，目不了了，余邪不解者，清络饮主之"
一条，就是邪气轻微，在上焦欲自解之候，不一定传于中下焦。
又如"温病三焦俱急，大热大渴，舌燥，脉不浮而躁甚，舌色
金黄，痰涎壅甚，不可单行承气者，承气合小陷胸汤主之"，说
明上焦邪气仍在，又侵及中焦阳明，并煎熬下焦肾水，用小陷
胸合承气汤尽涤上中下三焦之热邪。这又是三焦俱病的情况。

总之，以上吴氏所阐述外感热病的三焦证治，是以六经辨
证为基础，结合三焦辨证命名的病证。事实上三焦辨证和六经
辨证是错综交织，不可分割的。正如吴氏所说：《伤寒论》六
经，由表入里，由浅入深，须横看；本论论三焦，由上及下，

亦由浅入深，须竖看，与《伤寒论》为对待文字，有一纵一横之妙。"吴氏所论的三焦病机与叶桂所总结的卫气营血病机有着密切的联系。上焦病机和叶氏的"温邪上受，首先犯肺，逆传心包"诸证相合，中焦与气分诸证、下焦与营血诸证相类。同时，吴氏在辨识证候时，常常采用叶氏的提法，如"邪在气分""热搏血分"等。可见，吴氏的三焦辨证是在叶氏卫气营血辨证的基础上发展而成。三焦辨证"实可羽翼伤寒"，充实六经辨证，而且又扩展了卫气营血辨证，对外感热病辨证论治体系的形成与完善有积极的作用。

十一、气血论治说

王清任说："治病之要诀，在明白气血，无论外感、内伤，要知初病伤人何物？不能伤脏腑，不能伤筋骨，不能伤皮肉，所伤者无非气血。气有虚实，实者邪气实，虚者正气虚……血有亏瘀，血亏必有亏血之因，或因吐血、衄血，或溺血、便血，或破伤流血过多，或崩漏、产后伤血过多。若血瘀，有血瘀之症可查。"从王氏所总结的60种气虚证和50种血瘀证来看，所谓的气虚证是"血管无气，必停留为瘀"的气虚血瘀证；所谓的血瘀证乃是或因气滞，或因寒凝，或因热扰，或因瘟毒而致的瘀血证。二者虽有虚实证之别，但瘀血则是其共同存在的病理。由此可见，王氏认为，临床上很多疾病都存在瘀血这一病理因素。

（一）在瘀血诊察方面积累了丰富经验

1. 血管青者，内有瘀血

王氏认为，青筋暴露，非筋也，现于皮肤者，血管也。血管青者，内有瘀血也。因为"血凝色必紫，血死色必黑"，所以如果内有瘀血，血管必然有异常的改变。王清任很重视对血管的望诊，如"痞块，肚大青筋，始终总是血瘀为患""何以知是血鼓，腹皮上有青筋，是血鼓腹大"，治以古下瘀血汤。正常人气血旺盛而畅流脉中，营养周身，皮肤黏膜光泽红润，血管（静脉）隐约可见，但如果青黑异常、暴突曲张，或在本不应出现处见之，则无论见于腹壁、胸壁、颈项，还是见于四肢以及舌下的青筋暴露，都是瘀血证的表现。

2. 痛不移处，是血瘀

瘀血留着，多有定处，不通则痛，而瘀血疼痛的特点是"凡肚腹疼痛，总不移动，是血瘀"，"风寒湿热入于血管，痛不移处"是"痹证有瘀血"。他如忽好忽犯的头痛、忽然发作的胸痛，凡发作皆有定处者，都应从瘀血论治。

3. 肚腹坚硬成块，皆瘀血凝结而成

王氏认为，"气无形不能结块，结块者，必有形之血也。血受寒则凝结成块，血受热则煎熬成块"，无论"在左肋、右肋、脐左、脐右、脐上、脐下"，都是瘀血为患。

以上三点是瘀血证的主要体征，可以通过望诊、扪诊等手段查获。除此以外，王氏还指出：

4. 皮肤憔悴，肌肤甲错，面色青黄，肌肉消瘦，痨瘵之症多瘀血

妇女干劳、男子劳病、小儿疳证，如果"查外无表症，内无里症，所见之症皆是血瘀之症"，或者治疗曾经"始而滋阴，继而补阳，补之不效"者，则都应该从皮肤甲错等现象考虑从瘀血论治。

5. 经血见时，其色或紫，或黑，或块

无论"少腹积块疼痛，或有积块不疼痛，或疼痛而无积块，或少腹胀满，或经血见时，先腰酸少腹胀，或经血一月见三五次，接连不断，断而又来"，各种月经不调，只要从经色紫黑或有块这一条，就可考虑诊断为瘀血而治以通经。

6. 怪病、顽症多瘀血

王氏在临床中对一些怪病、顽症常从瘀血论治。如癫狂、胸不任物、胸任重物，以及顽固性的发热、失眠、泄泻、头痛等症。但他强调，必须排除其他常见证型并且用常法治疗无效者，方可从瘀血论治，不可含混从事。如其辨治瘀血头痛，必须是"无表证、无里证、无气虚、痰饮等证，忽犯忽好，百方不效"者，方可用血府逐瘀汤治之。

王氏列举了百余症均可从瘀血论治，说明瘀血致病，病状万千，应该从众多的病证中相互参考，认识瘀血证的基本特征，临诊时才不致茫然。

（二）气通血活，何患疾病不除

王清任认为："能使周身之气通而不滞，血活而不瘀，气通血活，何患疾病不除。"瘀血虽属有形之实邪，但造成瘀血的原因多种不一，有虚有实，但总不外"气不通而血瘀""气虚而血瘀"二者，因此总的治疗原则不外理气活血和补气活血两种。但王氏在此基础上，又根据不同的瘀血部位或瘀血病证，列举了丰富的活血化瘀方法和方剂。

1. 分部位论治瘀血证

"在外分头面四肢，周身血管。在内分膈膜上、下二段。膈膜以上，心肺咽喉、左右气门，其余之物，皆在膈膜以下。立通窍活血汤，治头面四肢、周身血管血瘀之症。立血府逐瘀汤，治胸中血府血瘀之症。立膈下逐瘀汤，治肚腹血瘀之症。"可见，瘀血的部位不同，病理特点有异，治法和方药亦当因之而有异。

（1）通窍活血法　主方为通窍活血汤，此方以麝香之芳香辛温，功专开窍通闭，活血解毒，与葱姜之通阳、黄酒之通络皆辛窜以通利气血运行之道路，从而使赤芍、川芎、桃仁、红花更能发挥其活血化瘀之功。故王氏强调，方内黄酒宁可多二两，不可少。方内麝香最要紧，必买好的方妥。此方佐大枣养血和血，以缓辛窜，适用于头面四肢和周身血管血瘀之证，如头发脱落，眼痛白珠红，糟鼻子，白癜风，紫癜风，耳聋年久，妇女干劳，男子劳病，交节病作，小儿疳证等。

（2）理气活血法　主方是血府逐瘀汤。王氏认为，血府即人胸下膈膜一片，低处如池，池中存血，名曰血府，与人体血液循环关系甚大。胸中又是古人所云大气之所在，故王氏此方以柴胡、枳壳与桔梗、牛膝两对升降气机的药物，同赤芍、川芎、桃仁、红花等活血化瘀药物相配伍，使胸中气血通畅，则血府瘀血可化。此方并配伍有当归、生地黄养血滋阴，甘草缓急。本方所治之症目：头痛，胸痛，胸不任物，胸任重物，天亮出汗，心里热（名曰灯笼病），瞀闷、急躁，夜睡梦多，呃逆，不眠，心跳心忙，俗言肝气病，晚发一阵热等。

以上这些病证，往往并无明显的瘀血证可查，有的属于怪病、顽症，王氏在论治时擅用“排除法”来进行辨证。如：“头痛有外感，必有发热恶寒之表症，发散可愈；有积热，必舌干口渴，用承气可愈；有气虚，必似痛不痛，用参芪可愈；查患头痛者，无表症，无里症，无气虚、痰饮等症，忽犯忽好，百方不效，用此方一剂而愈。”其辨治胸痛，“胸痛在前面，用木金散可愈；后通背亦痛，用瓜蒌薤白白酒汤可愈；在伤寒，用瓜蒌、陷胸、柴胡等皆可愈。有忽然胸痛，前方皆不应，用此方一付，痛立止。"王氏对一些诸如"俗言肝气病"之类的疾病从瘀血论治亦多经验，认为这种"无故爱生气，是血府血瘀，不可以气治"。确实很有见地。

（3）行气活血消癥法　主方是膈下逐瘀汤。此方以赤芍、川芎、桃红加五灵脂以增加化瘀消癥之功力，故其中川芎等用量亦较上二方为大。配香附、乌药、枳壳、延胡行气止痛，佐以当归和血，牡丹皮凉血散血以清瘀热，甘草调和诸药。本方所治之症目为积块，小儿痞块，痛不移处，卧则腹坠，肾泻，久泻。王氏指出，本方治肚腹中的各种积块，应注意"病轻者少服，病重者多服，总是病去药止，不可多服。倘病人气弱，不任克消，原方加党参三五钱皆可，不必拘泥"。示人化瘀消癥不能短期成功，务须重视顾护正气。但又提示肚腹积块，肚大青筋，"始终总是血瘀为患"，因此，治疗时应始终围绕着这一主要的病理环节。

王氏认为，肾泻或久泻是因为瘀血阻碍了脾胃对水液的运化，因此水走肠间，可用膈下逐瘀汤治疗。久病多瘀，如久泻而兼有腹痛不移或用二神丸、四神丸等久治无效者，当应从王氏法变通。

以上三方三法，分部位论治瘀血证，但三方中都以赤芍、川芎、桃仁、红花，取其活血化瘀中而兼有和血养血之功，辛润通络而无峻猛伤正之弊。三方中或用红枣，或用当归，或用生地黄，或增党参入剂中，可见方名虽为逐瘀，实非攻逐峻剂。所配伍的理气药则因瘀血的部位不同而有所异，切合各部位瘀血病理的特点。

2. 辨病论治瘀血证

《医林改错》下卷，讨论了半身不遂、瘫痿、瘟毒吐泻、抽风、月经及胎产病、痹证、癫狂等病证。王氏认为，以上诸病证，多有瘀血为患或是以气虚血瘀为主要病理。而古人对此认识不足或有错误，因他兼记数症以示人规矩。从其论治中，我们可以领略其独具只眼的见识和丰富的临床经验。

（1）半身不遂、瘫痿证治　"不遂者，不遂人用也"，一侧不遂人用为偏瘫，下半身不遂人用为瘫痿，症虽异而证实同。偏瘫还伴"口眼歪斜、语言謇涩、口角流涎、大便干燥、小便频数、遗尿不禁"等症。古人名此病曰中风，多从风火湿痰论治，而王氏却赞张景岳之高见，持中风非风论，而竟以半身不遂为病名。为了使人们真正认识这一疾病而不致再与其他类型的中风病相混淆，王氏详细分析了此病的各种症状及其病机。并介绍了此病发病前的34种可能的先兆症状，如无故一阵眼睛发直，平素聪明忽然无记性，忽然说话少头无尾、语无伦次等。足可见王氏诊断此病的丰富经验。

王氏论病机曰："亏损元气是其本源。"因"血管无气，必停留而瘀"，故此病病机又以瘀血为标。此病多见于高年人气衰时。他分析元气的亏损是老年人逐渐衰老的病理过程，起始虽可能多有先兆症状出现，但"因不痛不痒、无寒无热、无碍饮食起居"，而且先兆症状又都是一过性发作，因此"人最易疏忽"。当身体中元气亏损到了五成以上，则半身不遂症发生。治以补气活血法，方用补阳还五汤。以生黄芪120g为君，配归尾、赤芍、川芎、桃仁、红花、地龙，而此六味药，总量不过20g，可见其重在益气以还原所衰五成之阳气。而且，必要时可日服二剂，使气旺而血行瘀化。王氏还很客观地指出："此法虽良善之方，然病久气太亏，肩膀脱落二三指缝……哑不能言一字，皆不能愈之症。虽不能愈，常服可保病不加重。若服此方愈后，药不可断，或隔三五日吃一付，或七八日吃一付，不吃恐将来得气厥之症。"

（2）**抽风证治** 抽风系抽搐、痉挛、瘛疭等症状的俗称，古人有急惊风与慢惊风之分。王氏所讨论者属慢惊之范畴。古人因其症状如风之动而名之曰抽风，王氏则从其病因并非风邪所中而论"抽风不是风"，并批评古人"立病名曰抽风，风之一字，尤其误人"。并指出"此症多半由伤寒、瘟病，或痘疹、吐泄等症，病久而抽"。也多见于高年人久病气衰时。他分析道："四肢抽搐，手足握固，乃气虚不固肢体也；两目天吊、口噤不开，乃气虚不上升也；口流涎沫，乃气虚不固津液也；咽喉往来痰声，非痰也，乃气虚不归原也。则抽风之症，气虚无疑。元气既虚，必不能达于血管，血管无气，必停留而瘀。"王氏所论抽风，其一为小儿急性重症热病的后遗症，其二为高年人元气衰后可以见到的某些老年病。王氏治法皆为补益气血，化瘀止痉，所制方剂为可保立苏汤和足卫和荣汤。二方均以黄芪、党参、白术、甘草、当归、白芍、枣仁等补气血，或配以山茱萸、枸杞子、补骨脂、核桃，为病久气虚及肾而设，二方重在治本，即使用活血化瘀药如桃仁、红花，用量亦仅为4.5g，可见其审慎。

（3）**瘟毒证治** 瘟毒证是瘟疫病之重证。王氏认为，霍乱、痘疹（天花）等瘟疫病的病机是遇天行触浊气之瘟疫，由口鼻而入气管，由气管而达于血管。受瘟毒至重，瘟毒在内烧炼其血，血受烧炼，其血必凝，血凝色必紫，血死色必黑，死血阻塞道路，瘟疫之毒，外不得由皮肤而出，必内攻脏腑，脏腑受毒火煎熬，随变生各脏逆证。他强调"瘟毒巢穴在血""逆形逆症，皆是瘀血凝滞于血管"。因此王氏认为治疗瘟毒证除清热解毒外，还应特别重视活血化瘀，其创制解毒活血汤主治霍乱吐泻初起，尚未见转筋和亡阳者，另制通经逐瘀汤主治痘疹（天花），其色或紫，或暗，或黑，其症或干呕、烦躁，证属瘟毒实热者。前方以连翘、甘草、柴胡、葛根清热解毒，鼓舞胃气，祛邪达表。用当归、生地黄养血生津，赤芍、桃仁、红花活血化瘀，枳壳理气。后方则以连翘、柴胡或加大黄清热解毒，桃仁、红花、赤芍合麝香、穿山甲、皂角刺、地龙活血化瘀，通络透毒。二方中桃仁、红花用量较重，桃仁皆用24g，可见非同于一般的凉血散血。虽然二方各有主治，但从中可见王氏治疗瘟毒证的规矩大法。清代吴存甫、罗芝园等曾用解毒活血汤治疗鼠疫取得较好的疗效。

王氏不仅在瘟毒证实热盛或邪盛内闭时重用活血化瘀，即使在症情发展至正气溃散、亡阳外脱时，也重视配合活血化瘀进行抢救，创活血回阳之法，所制急救回阳汤主治霍乱吐泻"一见转筋、身凉汗多"而转成亡阳证者。方中以四逆汤加人参、白术回阳益气救逆，合桃仁、红花活血化瘀祛除血管内凝血，以使血脉通达而利于回阳祛邪，故王氏云："虽有桃红气无伤。"此法发前人所未发，实为首创。

（4）月经病证治　王氏认为，妇人月经不调，以及痛经、少腹积块、崩漏等，多兼瘀血为患。治疗时除了应辨其寒热虚实外，实不可忽视活血化瘀。其代表方为少腹逐瘀汤，治法为温经活血。此方取《金匮要略》温经汤之意，合失笑散化裁而成。以官桂、干姜、小茴香温经散寒以暖胞宫，蒲黄、五灵脂合没药、延胡索化瘀理气，止痛散结，并有化瘀止血之功。当归、川芎、芍药和血活血。本方集温经、通经、调经药于一方，故适应证较广。王氏还介绍此方"种子如神，每经初见之日吃起，一连吃五付，不过四月必成胎"，适用于因"子宫内有瘀血占其地，胎长其内无容身之地"而致的不孕。服此方数个疗程，"将子宫内瘀血化净"则可望有子。《千金要方》中载有朴硝荡胞汤治疗不孕，但此方药力过于峻猛，而王氏之法，根据月经周期投药，缓图成功。

（5）痹证证治　王氏指出，痹证如"风寒湿热……入于血管，痛不移处"，则是"痹证有瘀血"者。治疗上虽然"逐风寒"或"去湿热"，但因为"已凝之血，更不能活"，故"实难见效"。因此他主张用活血祛风除湿法。所制身痛逐瘀汤以秦艽、羌活祛风湿合桃仁、红花、川芎、没药、五灵脂、牛膝、当归、香附、地龙等化瘀通经和络，以利关节。若湿热者，可加苍术、黄柏。若虚弱，量加黄芪一二两。此法适用于久痹或关节硬肿，甚至变形者。

（6）癫狂证治　王氏提出癫狂的病机新说："癫狂一症，哭笑不休，詈骂歌唱，不避亲疏，许多恶态，乃气血凝滞脑气，与脏腑气不接，如同作梦一样。"金元以来，医家论癫狂多从痰浊或痰火蒙蔽心窍立论，王氏阐发《素问·调经论》"血并于阴，气并于阳，故为惊狂"之说而有新见。治法为活血涤痰，制方为癫狂梦醒汤，重用桃仁24g为君，合赤芍活血化瘀，柴胡、香附、半夏、陈皮、青皮及大腹皮、木通、桑白皮、苏子等涤痰湿而解郁结，使瘀血、痰湿、气郁化消，则脏腑之气得以上接脑气而使癫狂梦醒。

总之，张仲景治伤寒瘀血发狂证以活血化瘀为主，王氏继承而发扬之，其古下瘀血汤活血逐水以治血鼓，也是本《金匮要略》方而创制，可见王氏之学，本有渊源。

第二节　燕京医家对伤寒学说的继承创新

　　燕京医家对伤寒学的研究开端于金元，鼎盛于明清时期，共有 20 余人撰写了 30 余部伤寒类著作。例如，宋代卢昶《伤寒片玉集》，金代刘完素《伤寒直格方》《伤寒标本心法类萃》，李杲《伤寒会要》，王好古《此事难知》，魏荔彤《伤寒论本义》《金匮要略方论本义》，吴谦《医宗金鉴·订正伤寒论注》《医宗金鉴·订正金匮要略注》等。近世则有袁鹤侪、梁保和、王旭初、王石清、金书田、方伯屏、方鸣谦、张伯炎、陈慎吾、胡希恕、刘渡舟等。众医家采用考证、校勘、注释、辑佚、临证运用等多种方法，对《伤寒论》展开了多层次、全方位的继承和创新研究，内容涵盖语言文字、基础理论、辨治体系、方药临床各方面，在篇章架构、文字校释、六经实质、三纲阐释、辨证论治等有关伤寒学术的重大问题上都进行了大胆革新，深化了伤寒理论，提高了伤寒学说的科学水平和实践价值，形成了《伤寒论》研究的高峰时期。

一、刘完素倡导"仲景伤寒皆为热病"

　　刘完素十分崇尚张仲景《伤寒论》，其在《素问玄机原病式·自序》一书中曾说："仲景者，亚圣也，虽仲景之书未备圣人之教，亦几于圣人，文亦玄奥，以致今之学者，尚为难焉，故今人所习，皆近代方论而已，但究其末，而不求其本。"故此，刘氏探讨中医学术，非常重视《伤寒论》的研究，认为"盖伤寒者，非杂病所比，非仲景孰能明此，故张仙公深得玄机之理趣，达六经之标本，知汗下之浅深"。

　　在刘氏之前，虽已有不少研究《伤寒论》的著作，如流传较广的朱肱所著《南阳活人书》，但是刘氏认为其仍有未合仲景原意者，所以他说："惟近世朱奉议多得其意，遂以本仲景之论，而兼诸书之说，编集作《活人书》二十卷。其门多，其方众，其言直，其类辨，使后学人易为寻检施行，故今之用者多矣。然而其间亦有未合圣人之意者，往往但相肖而已。"刘氏认为研究仲景伤寒，应遵仲景六经之说，并将其概括为六经四治。他说："仲景分三百九十七法，一百一十三方，其证有六，其治有四。"六经是指太阳、阳明、少阳、太阴、少阴、厥阴六经病证；所谓四治，是指汗、下、泄、吐四种治法。

刘氏研究《伤寒论》，悉遵《黄帝内经》之旨，以《素问·热论》"今夫热病者，皆伤寒之类也""人之伤于寒也，则为病热"的理论为依据，释仲景伤寒六经病证为热病。并且依据"未满三日者，可汗而已；其满三日者，可泄而已"的治疗原则，将伤寒热病从表里分治。认为伤寒病有表证、里证、半表半里证之不同，皆为热病。其在《黄帝素问宣明论方·伤寒门·主疗说》中说："伤寒表证当汗而不可下，里证当下而不可汗，半在表半在里则当和解，不可发汗吐下，在上则通之，在下则泄之。伤寒无汗，表病里和，则麻黄汤汗之，或天水散之类亦佳；表不解半入于里半尚在表者，小柴胡汤和解之，或天水、凉膈散甚良；表里热势俱甚者，大柴胡汤微下之，更甚者大承气汤下之；表热多里热少者，天水一凉膈半和解之；里热多表热少，未可下之者，凉膈一、天水半调之，势更甚者，小承气汤下之；表证解但有里证者，大承气汤下之。"这里，刘氏遵《黄帝内经》之旨，将伤寒表里诸病皆释为热病，一反朱肱等研究《伤寒论》诸家认为伤寒六经当释为阴阳表里寒热的观点，成为从《素问·热论》之旨研究《伤寒论》的一大医家，开拓了研究《伤寒论》的另一途径。任应秋氏曾评价说："河间所用之三阴三阳辨证，正是热论之旨意，仅用以分辨表里而已，不能与《伤寒论》强合，但是在河间仍然叫作伤寒，不透过这一关，亦是学不好河间书的。"既然伤寒为热病，有表里之不同，因此，刘氏治伤寒诸病，另立辛凉诸剂以补《伤寒论》之未备，亦为后世治疗温热病证开拓新径。对于为什么以辛凉诸剂治伤寒热病，刘氏认为与当时的气候条件及疾病种类有关，正如其所说："余自制双解、通圣辛凉之剂，不遵仲景法桂枝、麻黄发表之药，非余自炫，理在其中矣。故此一时彼一时，奈五运六气有所更，世态居民有所变，天以常火，人以常动，动则属阳，静则属阴，内外皆扰，故不可峻用辛温大热之剂。"

由上可见，刘河间重视《伤寒论》的研究，悉以伤寒为热病，并据当时的气候变化与致病特点，一方面强调伤寒六经的表里分证，另一方面重视伤寒只能从热治的观点，力主辛凉诸剂以清其热，基本上与《素问·热论》的观点相一致，这是研究《伤寒论》的另一派观点，虽未尽合仲景之意，亦未被后世医家所称许，然其充实了火热病机理论内容，为其寒凉用药的治疗方法提供了理论根据，对后世温病学说的创立奠定了一定的理论基础。

二、吴谦"伤寒论注"阐新说

吴谦鉴于《灵枢经》《素问》有法无方，惟《伤寒论》《金匮要略》法方兼备，两书义理精深，法方深奥，旧注随文附会，难以传信，乃订正讹误，并集 41 家旧注中足以阐发经义者，撰成《订正伤寒论注》17 卷、《订正金匮要略注》8 卷。酌古以准今，阐微以发幽，芟繁而摘要，是吴氏注释《伤寒论》之宗旨。

吴氏采用41家伤寒之注本，并参以自己的独特见解，著《医宗金鉴·订正伤寒论注》，以阐明仲景之本意。吴氏认为，《伤寒论》是论述外感疾病的专书，主要论述风寒二邪侵入人体之后的证治规律。而风伤卫、寒伤营，风寒两伤营卫是其主要内容。所以该书的太阳病篇按三纲学说编次。风，阳邪也；寒，阴邪也。邪之害人，各从其类。风易入卫分，而成风伤卫之病机；寒易入营分，而成寒伤营之病机；风寒二邪侵入人体，阴寒郁于外则无汗，阳热蒸于内则烦躁，这便是风寒两伤营卫之主证。该书把太阳经分为3篇：上篇搜集了风伤卫和风伤卫之变证，及中风的误治变证；中篇汇辑了寒伤营和寒伤营之变证，及伤寒的误治变证；下篇汇集了风寒两伤营卫及其变证。

　　吴氏指出，包括太阳、阳明、少阳的三阳经以表里立论，其实质是太阳经主表，为人体一身之外藩，总辖六经而统营卫，故"太阳之为病，脉浮，头项强痛而恶寒"，以示表证、表脉。从该书的太阳经编次看，所立风伤卫、寒伤营、风寒两伤营卫三篇，均为营卫表证，治宜解肌发汗。阳明经主里，外候肌肉，内候胃中，故有病经、病腑之分。其经证有身热烦渴、不恶寒、反恶热、脉大之证；病变于胃，外候于肌肉，较之太阳营卫表证为深，故亦为里也；其腑证，按其病因不同，有太阳经失治或治不得法，转入阳明的脾约证；又有阳气素盛，或胃有宿食，太阳之邪入里与阳明之邪互结，而成胃家实证；再有少阳经失于和解，或其人津液素亏，汗下失宜，转入阳明的大便难之证；论其证候轻重，胃家实最重，脾约证次之，大便难再次之。故阳明腑证虽来路不同，但均以里实为病机。少阳"其气半出地外，半出地中，人身之气亦如之，故主半表半里也"。半表为在外之太阳经，半里者实则以阳明为里，虚则以太阴为里。故

"伤寒五六日，中风，往来寒热，胸胁苦满，嘿嘿不欲饮食，心烦喜呕"，及"口苦、咽干、目眩"是少阳经半表半里之范例。该书在三阳篇首就揭示其表里属性，但各有侧重：太阳经注重病因，以揭表证之实质；阳明经重视传变途径，以示里证之实质；少阳经则立足于调和，以调和半表半里之实质。

三阴经即太阴、少阴、厥阴经。吴氏对三阴经均用寒热来辨析其实质。太阴经从脏腑属性而论，太阴湿土，纯阴之脏，故病一入太阴，则邪从阴化者多，从阳化者少，若有腹满而吐、食不下、自利益甚、时腹自痛之证，此为太阴里虚，邪从寒化之证；若腹满嗌干、不大便、大实痛，始为太阴里实，邪从热化之证。该书对太阴热化证与阳明腑证相鉴别：前者是湿从热化，故有发黄、暴烦、下利秽腐之证；后者是热从燥化，故有潮热、自汗、不大便之证。少阴经肾为水火之脏，随人之虚实，邪伤其经，若从水化为寒，则有无热恶寒、身蜷、呕吐、下利清谷、四肢厥逆、精神萎靡、小便清白、脉沉微、舌淡苔白等症；邪伤其经，若从火化为热，则有心烦不得眠、口燥咽痛、脉细数、舌红少苔等证。至于厥阴经，为阴尽阳生之脏，系由其人寒热体质而论，若其人素偏于热，则邪从热化，有消渴、气上撞心、心中疼热、口烂、咽痛、喉痹、痈脓、便血等证；若其人素偏于寒，则邪从寒化，便有肢厥肢冷、下利、脉微欲绝等证。尚须指出，吴氏还对三阴不同寒热病机有自己的独到见解：太阴经寒化病机为主，热化病机为次；少阴经寒化病机为本，热化病机为标；厥阴经热化病机为顺，寒化病机为逆。

三、清末民国时期仲景学说的发展

随着明、清两代温病学派的兴起，外感热病的诊治打破了

《伤寒论》一统天下的局面，并逐步地发展为中医学发展的主流。但是伤寒学派的发展并没有停滞，尊儒重经的中医学者仍然众多，温病学说的发展更促进了学术间的争鸣。由于温病学派是在《黄帝内经》《伤寒论》等理论基础上发展起来的，所以伤寒学家不可能舍弃温病学说而不顾，他们的言论著作，无不贯穿着对以上问题的争议与探讨。时至近代，西方医学的传入使中医的传统地位日渐式微。中华民国以来，取缔中医的呼声甚嚣尘上，"废止中医派"批判中医理论的矛头首先集中于《黄帝内经》，其次集中于《伤寒论》。受"废止国医论"的影响，民国时期北平地区的中医界人士为了中医的生存和发展，更注重经方学说对临床实际的指导意义，善于结合临床对经方进行深入研究。

例如，袁鹤侪是民国时期北平地区研究仲景学说的代表医家之一，他对张仲景《伤寒论》尤有精研，不仅在理论上有所建树，而且在临证方面也积累了丰富经验。他说："余潜心研讨者，伤寒也……自习医以来，每于医籍中涉及伤寒者，则必加意研究。及读《伤寒论》，更详参各家论说，以期明晰。故自问世以来，经诊此病最多，而治愈者亦最多，惟经诊即愈，不待其剧而后救之，亦所谓'曲突徙薪'也。"这说明他治病多治其萌芽，防患于未然。临证若此，难能可贵。他在《伤寒论》方面的著述就是积数十年临证及教学经验而写成的。其论述精辟，条理清晰，深入浅出，言简意赅。如在《伤寒方义辑粹》中论桂枝汤时云："此方之所以解肌，实益卫之本气而祛风邪。则邪之强者不强，荣之弱者不弱，而荣卫和矣。故君以桂枝，桂枝者助太阳化气者也。夫风之中，因卫之虚；而卫之虚，实原于下焦火弱，太阳之化气少，经曰卫出下焦是也。观于论中治下焦寒水，多苓桂并用者，可知矣。其云桂枝散卫中之风者，以其味辛能散，益卫而不固表，卫充则风散而表自固也。夫肌肉为阳明胃土之所合，故方中用甘草、大枣。甘草、枣皆多脂液而味甘，所以培中土而益荣也。经曰荣出中焦是也。生姜味辛能散，佐桂之辛，以助其散邪之力。尤妙在芍药一味，夫荣之弱，实未受邪。若不以芍药固护阴液，则卫弱邪强，加以辛甘化阳之药，则阴益不敌，能保其邪之不内陷乎？以芍药之苦酸微寒固护之，则荣可保无虞矣。观于寒伤荣者之不用芍，则此方用药之义跃然矣。以姜佐桂，直走太阳之表，以散卫分之风。枣甘能和，以益荣而行脾之津液，复以芍药固荣，以防其内陷。饮粥以助胃而和阴阳。中州得和，阳明之气能充达于其外合，则肌表之邪可解矣。"足以看出，虽是桂枝汤方解，然而其理论上涉《黄帝内经》，旁及诸家，将桂枝汤组方之意剖析得十分清楚，从而启示人们对其调和营卫作用有更深层次的理解。其见地之深，论述之精，足以启迪后学。

不仅如此，为了更好地指导临证实践，袁鹤侪还从动态变通的角度出发，指出了桂枝汤随证加减之要点："桂枝汤以桂、芍分治荣卫。卫出下焦，太阳火弱而卫虚者则加桂；荣出中焦，脾阴不足而荣虚者则倍芍；下焦阳衰而寒甚者则加附子；中州阴虚而邪热者则加大黄。此数方加减之妙也。"寥寥数语，宗经旨而集众长，将桂枝汤及其变方的立意、加减化裁的要点及内在联系跃然纸上，使人豁然，耳目一新。

袁鹤侪研讨学术从不牵强，而是论之以理，求之以实。其立论持平，不以偏见取舍，见解不同之处，还两存其说，以启后学深究其理。偶遇创新之见，则附录于后以博其识。然发现有质疑之处，即便是先贤名家之论，也不轻率附和，如对《伤寒论》原文第 27 条桂枝二越婢一汤证，前贤对此方多有注解，但他觉得似未允协，故云：此方之义，窃尝博考各家注解，均未敢信其当然，恐未必合于经旨，故缺之以待详参。由此可见袁鹤侪治学之一斑。

民国时期北平地区有独重经方的医家，也有善于将经方学说与后世各家理论相结合的医家，有人称之为寒温融合派。魏龙骧即是代表医家之一。魏龙骧对《伤寒论》深有研究，但他继承而不泥古，创新而不离宗。魏龙骧认为，勤求古训，重在新义；治学勿以空谈，重在实践。他既能阐发经义，又能灵活应用，认真学习《黄帝内经》理论，治病常效法张仲景。魏龙骧诊治疾病，多以经方加减奏效，本源重在辨证论治。他认为，医圣所说的"观其脉症，知犯何逆，随症治之"，是辨证论治之先河；仲景"勤求古训，博采众方"，汗用麻桂，吐用瓜蒂，下用承气，和用柴胡，温用桂附，寒用芩连，补气有人参，滋阴有猪肤等。魏龙骧还结合温病学说研究伤寒，认为人之禀赋各异，病之虚实寒热不一，伤寒可以化热，温病也能转变为寒，皆随六经之传变而定。如湿温之邪，表里兼受，其势弥漫，湿与温合，或从阳化热，或从阴变寒，与伤寒六经的传变多相符合。邪在卫分气分按三阳经治法，湿胜阳微按三阴经治法，邪热从阳入阴按温病热传营血治法。在辨证论治中采取伤寒辨六经与温病辨卫气营血及其主治方药的综合运用。魏龙骧不但结合温病学研究伤寒，而且对东垣、景岳诸医家的学术思想亦能领会精要，是一位善于融汇古今，综贯中西，博采众长的医家。他认为，后世金元河间寒凉，子和攻下，东垣补土，丹溪滋阴，景岳主火。简言之各有流派，深究诸家并无所偏，所论偏者，执其一说。善学者，融汇各家；善治者，犹如量体裁衣，岂能削足适履乎！必须辨证论治，随证遣药；莫执古方，一成不变。

选药要精，用量应准，服法当活，将息适时。故先生在临床诊治时重在辨证。立法遣药，法度严谨，有常有变，不拘一格，机圆法活，通权达变，用药稳妥，处方精巧，而且能抓住主要矛盾，独辟蹊径，出奇制胜。因而疗效显著，屡起沉疴。

另一位代表医家是陈世安，他重视经方，但在辨证用药上认为经方、时方均可灵活运用，不可拘泥古人之一方一药而失去变通。例如他以"桑菊饮"化裁而成茅根杏仁薄荷汤治疗小儿外感咳嗽，多获良效。

总之，民国时期北平地区医家尊经嗜典，善用经方的医家甚多，代表医家还有梁保和、王旭初、王石清、金书田、方伯屏、方鸣谦、张伯炎等。

第三节　燕京医家对温病学说的继承创新

中医治疗外感热病必须精研《伤寒论》，辨治温病则需研究吴又可《温疫论》、叶天士《温热论》、吴鞠通《温病条辨》、王孟英《温热经纬》等，燕京医家有的补充张仲景学说，有的羽翼吴又可观点，有的推崇叶天士理论，有的承扬吴鞠通、王孟英之学术，提出了不少新的见解，对温病学的形成与发展贡献卓著。代表医家如刘完素、余师愚、吴鞠通等，近世以来则有袁鹤侪、赵文魁、瞿文楼、张菊人、孔伯华、汪逢春、赵绍琴、董建华等，兹具体论述如下：

一、刘完素对温病学的贡献

（一）补充燥气病因病机说

《素问·至真要大论》病机十九条并未论及燥气为病。刘氏在《素问玄机原病式》中补充了"诸涩枯涸，干劲皴揭，皆属于燥"。这不仅是对《黄帝内经》病机的补缺，而且阐明了燥气为病的病候特点，对后世燥气致病说很有启发。清代喻嘉言的《秋燥论》，殆渊于此。

（二）认为伤寒六经传变皆是热证

刘氏根据《素问·热论》等篇的精神，认为伤寒六经病证，"明言为热，竟无寒理"。因此，他在《伤寒直格》中指出，人之伤寒，则为热病，古今一同，通谓之伤寒。病前三日，巨阳、阳明、少阳受之，热在于表，汗之则愈；后三日，太阴、少阴、厥阴受之，热传于里，下之则愈。六经传受，由浅至深，皆是热证，非有阴寒之证。并特别指出，古圣训阴阳为表里，惟仲景深得其意，厥后朱肱编《活人书》，特失仲景本意，将阴阳两字释作寒热……其"六经传受，皆是热证"以及三阳病为热在于表、三阴病为热传于里的论点，为伤寒治用寒凉药在理论上扫清了障碍。

（三）阐明六气皆从火化

刘氏认为《黄帝内经》病机十九条，其中属于火热病的共有九条，几乎占一半，足证火热为病之多。于是结合他在临床实践中所见到的火热病证，对其大加充实。《黄帝内经》病机十九条所叙的火热病证仅 15 种，刘氏则扩充到 56 种之多，并从理论上加以发挥，他认为不仅君火、相火可致火热为病，风、湿、燥、寒等亦可生热化火。他在《素问玄机原病式》中指出："风本生于热……凡言风者，热也""热者风动""积湿成热""湿为土气，火热能生土湿""金燥虽属秋阴，而其性异于寒湿，而反同于风热火也"。至于寒气，除阴盛阳衰而为中寒（即里寒）者外，其他如感冒寒邪或内伤生冷，亦可"冷热相并，均能使阳气怫郁，不能宣散而生热"。后人把刘氏的这种观点称为"六气皆从火化"。这种由感性认识上升到理性认识的概括，对于运用寒凉药治疗各种外感热病在理论上是有指导意义的。

（四）创制诸多治疗火热病证的方剂

刘完素从"伤寒六经传变皆是热证""六气皆从火化"的观点出发，认为《伤寒论》的辛热方剂不适合治疗热病，因而自制益元散、双解散等寒凉方剂。刘氏在《黄帝素问宣明论方》中载方30首，大用寒凉药治疗多种火热病证。这不仅对当时滥用辛热药治疗热病起到了补偏救弊的作用，而且对近世治疗温热病亦有一定的指导意义。葛雍对刘氏运用寒凉药的评价是："如宵行冥冥，迷不知径，忽遇明灯巨火，正路昭然。"可见刘氏当时运用寒凉药以治热病影响是巨大的。刘氏根据《素问·热论》所说"未满三日者，可汗而已；其满三日者，可泄而已"的精神，制定了从表里辨治的方剂。火热在表，用葱豉汤、益气散等辛凉或甘寒之剂以汗解；火热在里，用三一承气汤从下解；表里俱热，则用双解散、凉膈散等以两解表里。刘氏运用这些方剂所治疗的病证十分广泛，仅以益元散为例，就有29种之多。

总之，刘氏善用寒凉以治热病固其所长，但其理论观点、立方遣药，亦多瑕瑜互见，正如清代汪廷珍所说："惟金源刘河间守真氏者，独知热病，超出诸家……惜其人朴而少文，其论简而未畅，其方时亦杂而不精。"后学当领悟辨别之。

二、余霖辨治疫疹的学术经验

（一）疫疹的病因病机

余氏认为，疫疹的病因病机每与运气有关，主要是感受"天时之疠气"。他说："夫至此之由，总不外乎气运。人身一小天地，天地有如是之疠气，人即有如是之疠疾。缘戊子岁少阴君火司天，大运主气，五六月间，又少阴君火，加以少阳相火，小运主之，二之气与三之气合行其令，人身中只有一岁，焉能胜烈火之亢哉？"这一现象余氏明确指出，淫热邪毒是疫疹形成的主要因素。这种疫疹，"一人得病，传染一家。轻者十生八九，重者十存一二，合境之内，大率如斯"。其病"初起之时，先恶寒而后发热，头痛如劈，腰如被杖，腹如搅肠，呕泄兼作，大小同病，万人一辙"。与一般外感病有所不同。

疫疹的病因，主要责之于火毒为患。他说："瘟既曰毒，其为火也明矣。且五行各一其性，惟火有二：曰君、曰相。内阴外阳，主乎动者也。火之为病，其害甚大，土遇之而赤，金遇之而熔，木遇之而燃，水不胜火则涸，故《易》曰：燥万物者，莫熯乎火。古人所谓元气之贼也。""火者，疹之根；疹者，火之苗也。"同时，余氏还提出，正弱胃虚是疫疹产生的根本原因，他说："时气流行，有病者，有不病者，盖邪之所凑，其气必虚，故虚者感之，而实者，其邪难入也。"

对于疫疹的病机，他认为主要是胃虚而感受四时不正之疠气。他说："疫症者，四时不正之疠气。夫疠气，乃无形之毒，胃虚者感而受之。"疫毒乃无形之邪，热毒进入人体后的传变，首先传于胃，继而布散十二经脉，并非吴有性所说邪先入膜原，进而表里分传。他说，奈何以瘟毒从鼻口而入，不传于胃而传于膜原，此论似有语病。胃为十二经之海，上下十二经都朝宗于胃，胃能敷布十二经，营养百骸，毫发之间，靡所不贯，其充斥上下内外，煎熬百骸而出现种种症状。若热毒于外，则发热恶寒，斑疹隐隐；热盛于内，则烦躁谵妄，失眠不寐，大渴不已；热毒充斥于上，则头痛如劈，两目昏晕，咽喉肿痛，鼻衄齿衄，痄腮颈肿；充斥于下，则腹痛下泄，或下恶垢，或便秘下血，小便溺血遗尿；热扰心神，则昏闷无声，谵语发狂；热壅于肺，则气喘咳嗽，胸膈郁遏，痰中带血；热犯脾经，则周身发黄，腹痛不已；热侵及肝经，则筋搐脉惕；热流于肾经，则腰如被杖；伤及胃经，则呕吐呃逆；热毒内伏，阴阳格拒，则周身如冰，四肢逆冷，头痛欲劈，六脉沉细等。余氏详列疫疹52种，其病机皆是热毒入胃，敷布十二经，充斥周身，伤津耗液所致。

（二）疫疹的辨证

1. 疫疹与伤寒的鉴别

疫疹是感受四时不正之疫气，不同于一般的外感性疾病，但临床表现有不少相似之处。余氏书中专列论疫与伤寒似同而异、论伤寒无斑疹，对其做了详细的鉴别。如：①伤寒初起先发热而后恶寒；疫疹初起先恶寒而后发热，一二日后，但热而不恶寒，以寒热先后来区别伤寒与疫证。②疫证头痛如劈，沉不能举；伤寒之太阳、阳明均可见头痛，但头痛轻，而不至如破。③伤寒无汗，为寒邪外束，卫闭营郁所致；而疫证则下身无汗，上身有汗，唯头汗独多。头为诸阳之首，火性炎上，毒火盘踞于内，五液受其煎熬，热气上腾，如笼上熏蒸之露，故头汗独多。④疫证与伤寒少阳均可出现呕吐，伤寒少阳而呕，为胆胃气逆，两胁必痛，耳必聋；疫证之呕，两胁不痛，耳不聋，因内有伏毒，邪火干胃，毒气上冲，故呕频频而作。⑤疫证与伤寒太阴均可出现下利，伤寒太阴下利，属中焦虚寒，下利清稀或完谷不化，腹必满；疫证下利，为热注大肠，有下恶垢者，有旁流清水者，有日及数十度者之多。⑥伤寒不发斑疹，疫证则常发斑疹。

2. 斑疹的辨识

余氏对疫疹的辨识积累了丰富的经验，认为通过斑疹的形态、颜色的变化，可以了解正气的盛衰和邪气的轻重浅深。强调疫证斑疹的形态，以松浮为吉，紧束为凶。如斑疹一出，即松活浮洒于皮面者，无论其颜色或红，或赤，或紫，或黑，甚至红如朱点纸，黑如墨涂肤，皆属热毒外露之象。若斑疹一出即小如粟粒，紧束有根，如履透针，如矢贯的，色多青紫，宛如浮萍之背，多见于胸背，这是毒深锢结之征兆，应"大清胃热，兼凉其血，务使松活色退，方可挽回"。稍存疑惧，即不能救。

斑疹的颜色，有红活、淡红、深红、艳红、紫赤，红白砂之分。色红而活，或色淡而润，其毒轻浅，是疹之佳境；色淡而不荣，或有娇而艳，或干而滞，是血热较重；色深红者，较淡红稍重，亦为血热之象；色艳如胭脂，为血热之极，必重用凉血之剂，始转深红，再凉之色可转淡红；色紫赤如鸡冠花而更艳，为热毒最盛，不即凉血，必至变黑，变为危症。疹细碎如粟米，红者谓之红砂，白者谓之白砂，症后多有此症，为余毒未透尽之象。

（三）疫疹的治疗

余氏认为，疫疹是由淫热犯胃，布散十二经所致，唯以石膏清解方能取效。盖石膏味淡而薄，能表肌热；体沉而降，能泄实热；辛甘大寒，能大清胃热，直捣窝巢之害。瘟疫之证，非石膏不能除，其使用石膏清解的代表方剂即是清瘟败毒饮，主治一切火热，表里俱盛，狂躁烦心。口干咽痛，大热干呕，错语不眠，吐血衄血，热盛发狂。不论始终，以此为主。他分析说："此十二经泄火之药也。斑疹虽出于胃，亦诸经之火有以助之。重用石膏直入胃经，使其敷布于十二经，退其淫热；佐以黄连、犀角、黄芩泄心肺火于上焦，丹皮、栀子、赤芍泄肝经之火，连翘、元参解散浮游之火，生地、知母抑阳扶阴，泄其亢甚之火，而救欲绝之水，桔梗、竹叶载药上行，使以甘草和胃也。此皆大寒解毒之剂，故重用石膏，先平甚者，而诸经之火自无不安矣。"诸药合用，使热毒得清，诸症自解。

清瘟败毒饮的具体应用，余氏根据病情轻重，分大、中、小3种类型，"疫证初起，恶寒发热，头痛如劈，烦躁谵妄，身热肢冷，舌刺唇焦，上呕下泄，六脉沉细而数，即用大剂"；"沉而数者"，里热盛，邪伏较深，而阴伤不着，则用中剂；"浮大而数者"，里热已有外透之势，邪伏轻浅，用小剂即可。大剂常用石膏六两至八两，中剂石膏用二两至四两，小剂石膏用至八钱或一两二钱。此外，余氏对瘟疫常出现的52种症状，都详列其加减用药，论治精细。如斑疹一出，即用大青叶，量加升麻四五分，引毒外透。此内化外解，浊降清升之法。大渴不已，加花粉；胃热不食，加枳壳；胸膈遏郁，加川连、枳壳、瓜蒌霜；口秽喷人，加川连；咽喉肿痛，加牛蒡子、射干、山豆根；

鼻血泉涌，加黄连、桑白皮、棕榈炭；痄腮，加归尾、银花、紫花地丁、马勃、板蓝根；似痢非痢，加川连、滑石、猪苓、泽泻、木通；小便溺血，加桃仁、滑石、茅根、川牛膝、棕榈炭等。可见，火毒内盛之疫疹，不论出现何种症状，皆可以此方为主加减。

此外，书中还对疫疹脉数，忌用伤寒法表、下，妊妇疫疹治疗等做了专题论述。瘟疫乃感受四时不正之疠气，为无形之毒，外无表证，内无里实，不同于伤寒，既不可表散，又不可攻下。如说："疫疹之脉，未有不数者，有浮大而数者，有沉细而数者，有不浮不沉而数者，有按之若隐若现者，此《灵枢》所谓阳毒伏匿之象也……医者初认为寒，重用发表，先亏其阳；表而不散，继之以下，又亏其阴。""疫症者，四时不正之疠气。夫疠气，乃无形之毒，胃虚者感而受之，病形颇似大实，而脉象细数无力。若以无形之疠气而当硝、黄之猛烈，邪毒焉有不乘虚而入耶？弱怯之人，不为阳脱，即为阴脱；气血稍能驾御者，必至脉转沉伏，变症蜂起。"故疫疹之治，唯以清胃泻火，凉血滋阴为其治疗原则。

对于孕妇之疫疹，"母病热疫之症，热即毒火也，毒火蕴于血中，是母之血亦为毒血矣。毒血尚可养胎乎？不急有以治其血中之毒，而拘拘以安胎为事，母先危矣，胎能安乎？"其治疗不必拘于"安胎为先"，应治以清热凉血解毒，先治母病，热毒得去，母病得除，胎儿自安。

三、清末民国时期温病学的继承发展

袁鹤侪是民国时期北平的知名医家之一，也是温病研究的大家。袁鹤侪在《温病学讲草》中详细论述了温病，他认为广义伤寒包含温病。文中说，温病为一种时行病，病于春者曰春温，病于秋者曰秋温，病于冬者曰冬温，病于暑，偏于火热者曰暑温，偏于湿者曰湿温，甚者则发为温毒，其延门合户相染易者曰瘟疫。以上各病，名为温病，亦可名为温热病。其见证因时而小异，其治则清热为大同。但温病来自外因与伤寒同，其见证亦多相类，故其治法最易混淆。《素问·热论》曰："热病者，皆伤寒之类也。"《难经》曰："伤寒有五，有中风、有伤寒、有湿温、有热病、有温病。"是温病者为伤寒之一目，而伤寒有五之伤寒为其纲。夫中风、伤寒、湿温、热病、温病等五种病，其类虽殊，其所受之原不殊。由其原之不殊，故以伤寒为纲；由其类之殊，故分为五目，则是五者各不相同也。

袁鹤侪认为，要认识温病除学习《黄帝内经》之源外，还要竟流。欲明于温病之一目，即须先明于伤寒之纲。我国伤寒之书，汉张仲景之《伤寒论》，其立法立方为医者之祖法。《伤寒论》对于中风、伤寒两病，辨证处方极为详尽。至于温病见于《伤寒论》者，在辨太阳病脉证并治上篇，中风、伤寒各条之后，曾列温病之名。其文曰："太阳病，发热而渴，不恶寒者为温病。"以后更无辨治条文。夫以温病之繁杂，更甚于伤寒，何以一则详尽靡遗，一则略而不论。良以其间历时既久，卷帙之散失颇多，温病之辨治之法，当在佚亡之列。今之所存者，仅为治中风、伤寒之书。王安道《医经溯洄集》谓仲景之书为即病之伤寒而设，非为不即病之温暑而设。旨哉斯言，唯仲景为医圣，其方为经方，后之学者守遵经之训，往往牵强附会以释经，虽亥豕鲁鱼亦不敢正其谬。或谓阳明病之各方，为治温热病之示范；或谓太少合病、三阳合病为治温病之专条。此当非仲景立方之本意也。唯仲景立法立方，足以为后世法，故借其方治温病可，即借其方以治他病亦无不可，然非治温病之书也。

　　袁鹤侪推崇三焦辨证，对温病学的病变机理论述非常详细。他认为，论温病者，自刘河间始。刘河间以温病与伤寒为时不同，寒、温自当异治。不以六经立论，与《伤寒论》不同。后如喻嘉言之《尚论篇》、吴又可之《瘟疫论》、戴麟郊之《广瘟疫论》、杨玉衡之《寒温条辨》、叶天士之《临证指南》、王孟英之《温热经纬》等书，对于温病各有所发明。唯吴鞠通之《温病条辨》，以三焦立说，其方法多切于实用。良以伤寒之中人也，始于毫毛，而皮肤，而腠理，一层深似一层，故（张）仲景之《伤寒论》，始太阳，而阳明，而少阳，递传至于三阴；温病之中人也，由口鼻吸入，与寒邪之中人皮肤者不同，从上而下，一层深似一层，故吴鞠通之《温病条辨》，始上焦，而中焦，而下焦。一纵一横，为两病之大分歧点。吴鞠通之论，诚是补伤寒之未备也。而其精尤在上焦篇，其中焦、下焦则略同于《伤寒论》之阳明病与三阴病，不过更注意于阴液耳。风寒袭人，由表而里，温邪中人，自上而下；伤寒之病，病在阳；温热之病，病在阴。故伤寒治法，法在救阳；温热治法，法在救阴。唯湿温一病，或湿盛而伤人之阳，中于皮肤；或热盛伤人之阴，吸从口鼻，故湿温一病，在伤寒有五中，别为一目也。袁鹤侪的学术观点既传之于华北国医学院学生，又传之于他的诸弟子，其对温病学做出了较大的贡献。

　　北平四大名医之一的孔伯华也对温热病的发病机理进行了深入研究，他推崇刘河间有鉴于"世态居民有变"之现实，根据寒能胜热、辛凉解表等经验而创立了"六气皆从火化"理论。特别是对《素问·至真要大论》中病机十九条关于火、热经旨的发挥，尤为精辟。孔伯华说："后人多以为刘河间之立论，是为了矫正当时习惯用辛燥温补而产生流弊的医疗作风，余则谓未必尽然，主要是刘河间在于洞察病机，为了解除民众疾苦有不得已不如此者，观其自述'非余自炫，此一时，彼一时'一语，就能明白其中道理。元代著名医家朱丹溪，受业于刘河间再传弟子罗知悌，得其真传，提出'阳常有余，阴常不足'之高论，指明'相火'的根源。夫阳常有余者火也，阴常不足者热也，只不过有其虚与实耳。朱丹溪主张保存阴液，谆谆告诫'勿妄动相火'，殆恐阴气先伤，阳气独发也。其治辄效，足证恰中病情。至于明代张景岳氏，脱离现实，崇尚清淡，立《真阴论》《大宝论》等篇反驳朱丹溪'阳常有余，阴常不足'之说，其说虽辨，但无视治效之现实，而自逞胸臆，未免失之无谓也。"他常说："张仲景立法垂教，乃法外有方，方外有法。金元四大家，虽各成一派，乃羽翼仲景也。后世叶天士卫、气、营、血辨证，深究其理乃说明温病之轻重深浅所表现之阶段有别，并非病邪之真正入卫入气、入营入血也。吴鞠通之三焦辨证，亦说明温病之轻重深浅，并非病邪果真据于上焦、中焦、下焦之意，亦皆羽翼仲景也，此等处慎勿拘执。吴鞠通荟萃诸家之说，提出自己的见解，非积学有得者，不容易有如此精确的观点。"

综上，袁鹤侪、孔伯华的上述认识较之前代医家确实有所进步。

另外，汪逢春在《今冬风温症之我见，愿与诸同人商榷之》一文中对季风温症论述颇详，他说："今冬寒暖失常，冬至后温煦如春，人之体暖不能保其常度，风温病由是而起矣。风温者即流行感冒，俗所谓伤风病是也，较之往年为盛，虚弱之人与妇孺传染甚众。其症状为头痛、形寒、身热、咳嗽、咽痒、鼻涕、音哑、胸闷、嚏多，即古人所谓风温上犯，首先犯肺也。
法当治以辛凉，佐以清宣。痰多则加以化痰之味，有滞则参以
化滞之品，有气则和以理气之药，虚弱者且有本病，则兼顾其
本。然辅助之味，皆宜灵通轻剂，不可过事猛烈。服药后宜乎
避风慎口。如此则一二剂即可向愈矣。若投以温散太过，则肺
胀喘逆，转为肺炎等症。以温表则汗泄热不退，而致入里，小
儿则惊搐神昏。最可畏者，风温病辄投以苦寒滋腻，肺气受阻，
痰凝气滞，甚则纠缠不愈，遂成肺病，所谓伤风不醒便成痨也。
侍师初学时，患伤风口含青果（即橄榄）。师曰青果涩而寒，伤
风正在透达，若以寒涩则邪郁于肺，将有音哑痰阻，而不能速
痊也。凡伤风症如甜黏寒涩等味，皆须避忌，治法宜辛凉清解。
温散过表，滋腻养阴，皆非所宜。如痧疹、麻痘、喉痧、痄腮
等症，又当别论，莫谓伤风症而轻忽之也。余谨受教，铭不敢
忘。数十年以来，于风温病之经验及治法，恪遵师训，不敢更
张，其效验如何，更不敢以此自诩。而方案及病家之评论，历
历可考。目睹吾道之凌替，每于风温病（即伤风）谓之温热，
辄投寒凉滋阴，或拘于古方而予温散大表之剂，遂成不可收拾。
以区区伤风尚不能辨其寒热温凉，虚实表里，曷可出而问世耶。
功能不显则学理不彰，无怪乎人以中医为空论也。鄙陋之见不
值方家一笑，愿与诸同仁商榷之。如荷指示更善之法，病者幸
甚，吾道幸甚。"汪逢春对风温病的透彻论述，部分地发展了温
病学说。

　　总之，以上三位大家之论，或可窥见民国时期北平中医研
究温病深度之一斑。

第六章 "燕京医学流派"的临床各科成就

第一节 "燕京医学流派"内科学成就

内科学在燕京医学中地位独尊，燕京医著的临床内容以内科证治为主，其中内科专著不少于100部，已知最早的是唐代宋侠《经心录》、崔行功《崔氏纂要方》《千金秘要备急方》等。内科汇集燕京医家的临床经验最多，硕儒名医迭出，从金元时期的刘完素、张元素、李杲、王好古、罗天益至明代徐春甫、龚信、龚廷贤，从清代吴谦、王清任、黄元御、徐灵胎到近现代的瞿文楼、赵文魁、施今墨、萧龙友、孔伯华、汪逢春、岳美中、蒲辅周、秦伯未等，他们或家传世袭，或广拜名师，或发奋自学，卓有建树者数以百计。他们功底深厚，学验俱丰，病因、病机、诊断、治疗分析透彻，理法方药见解独到，著作等身，为中医内科学的形成和发展做出了重要贡献。

一、刘完素治疗杂病的学术经验

刘完素很重视杂病的研究，尤其重视《黄帝内经》杂病理论的研究，在《素问》《灵枢经》中虽然有大量的关于杂病的论述，但治疗方药仅仅记录了汤液醪醴、生铁落饮、左角发酒、泽泻汤、鸡矢醴、菱翘饮、马膏膏法、乌贼骨丸、豕膏、半夏汤、棉布熨法等十二方，很多杂病没有方药治疗是其缺陷。刘完素根据自己多年的临床体会，对《素问》中的61种杂病一一提出治疗方药，使《黄帝内经》的杂病理论与临床实际紧密结合起来。

在《黄帝素问宣明论方》卷一和卷二中，记录了《黄帝内经》的煎厥、薄厥、飧泄、䐜胀、风消、心掣、风厥、结阳、厥疝、结阴、解㑊、胃疸、蛊病、瘦病、劳风、痹气、骨痹、肉苛、肺消、涌水、膈消、口糜、食㑊、鼻渊、衄衊、鼓胀、血枯、伏梁、痞痱、厥逆、风成寒热、风成寒中、风成热中、脑风、首风、漏风、胃风、行痹、痛痹、着痹、周痹、胞痹、肠痹、热痹、白淫、胃脘痛、阳厥、悬积、厥逆头痛、胆痹、濡泻、鹜溏、三焦约、胃寒肠热、胃热肠寒、控睾、阴疝、诸痹、心疝等的治疗方药，而且在治疗方药前首先提出对上述病证的认识。

如其论述结阳证时，首先指出，结阳证，主四肿，四肢肿，热胜则肿。四肢者，诸阳之本，阳结者，故不行于阴脉，阳脉不行故留结也。《素问·阴阳别论》记有："结阳者，肿四肢。"论述十分简洁。刘氏对此加以阐发，认为是热胜于诸阳之位，怫郁不行，故见四肢肿，因此提出用犀角汤主之。方中用犀角、玄参、连翘、柴胡各半两，升麻、木通各三钱，沉香、射干、甘草各一分，芒硝、麦门冬各一两。其中犀角、连翘、玄参、芒硝、升麻、柴胡诸品均可清热解毒，而沉香降气，芒硝泻下，升麻、柴胡升散，又使郁热得行，阳气得通，结肿自消。

又如膈消一证，《素问·气厥论》仅有"心移热于肺，传为膈消"的记载，刘完素则指出："心移热于肺，名曰膈消，二者心膈有热，久则引饮为消渴耳。"认为此病本系上焦有热，久则热化生燥，成为燥热消渴，即上消之证。故用麦门冬饮子益气养阴，生津止渴。方中以麦门冬、瓜蒌、知母、生地黄、葛根等养阴生津以润上焦心肺，再加人参益气生津，使津液得复，燥热得除。而茯神、甘草又有清心宁神之功，总在上焦为治，药证合拍，充分体现了刘氏丰富的临证经验。

又如对瘖痱证治，亦体现这一点。《素问·脉解》曾说："内夺而厥，则为瘖痱，此肾虚也。"刘氏则进一步阐发说："内夺而厥，舌瘖不能言，二足废不为用，肾脉虚弱，其气厥不至，舌不仁。经云：瘖痱足不履用，音声不出者。"抓住了肾虚元气不足故足废，肾脉不能上至故声音不出的病机，治疗从补肾入手，创立了地黄饮子，药用熟地黄、巴戟天、山茱萸、石斛、肉苁蓉、附子、五味子、官桂、白茯苓、麦门冬、菖蒲、远志诸品，通补肾中阴阳，使肾气得复，气机得通，瘖痱得愈。地黄饮子被后世医家广泛运用，可见刘氏临证经验之实用性。

刘完素对消渴一病的认识尤有独到之处，曾撰写《三消论》一文加以阐发，他认为消渴有三："若饮水多而小便多者，名曰消渴；若饮食多而不甚饥，小便数而消瘦者，名曰消中；若渴而饮水不绝，腿消瘦而小便有脂液者，名曰肾消。"已与近世分消渴为上消、中消、下消三种，上消多饮，中消多食，下消多尿基本一致。而且刘氏对其病机的认识也很有见地。他说："如此三消者，其燥热一也，但有微甚耳。"刘氏在治疗时十分反对"燥热毒药助其强阳，以伐衰阴"，认为这样是"虚虚实实之罪也"。故主张"补肾水阴寒之虚，而泻心火阳热之实，除肠胃燥热之甚，济一身津液之衰，使道路散而不结，津液生而不枯，气血利而不涩，则病日已矣"。也就是以清除肠胃心等脏腑之热，补肾水之虚，作为治疗大法，使之津液得生，燥热得去，则消渴自除。其设猪肚丸、葛根丸等即是此法。猪肚丸用猪肚、黄连、瓜蒌、麦门冬、知母五味药物组成，一派养阴润燥之品，再加黄连泻火热，共成养阴清热之剂。葛根丸中用葛根、瓜蒌养阴生津润燥，再加铅丹除毒热治消渴，加附子温补肾阳，使阳生阴长，亦不失治消渴之大法。其又设人参白术散，熔养阴润燥、清热泻火于一炉，扶正祛邪，面面兼顾，方中用大黄、栀子、连翘、石膏、寒水石、盆硝、滑石、甘草等清热泻火；瓜蒌根、干葛、当归、芍药等养阴润燥，更加人参、白术以健脾益气，官桂以温肾，木香、藿香以疏利气机，茯苓、泽泻等利湿，使气机得通，气阴两固，燥热得除，消渴自愈。当然，限于当时的学术水平，在刘完素所制诸方中养阴之法尚未完善，仍有很多不足之处。但其对消渴证治的认识确是对以前学术理论的总结并有所发展。

　　刘氏对于中风亦有卓识。刘氏以前，论中风者多从外风伤人，唯刘氏在"六气化火""五志过极皆为热甚"的理论指导下，在"诸暴强直，皆属于风"的病机启示下，提出了"所谓中风瘫痪者，非谓肝木之风实甚而卒中也，亦非外中于风尔。由乎将息失宜而心火暴甚，肾水虚衰不能制之，则阴虚阳实而热气怫郁，心神昏冒，筋骨不用，而卒倒无所知也。多因喜怒思悲恐之五志，有所过极而卒中，由五志过极皆为热甚故也"。认为中风一病乃由内而生，并非外中风邪，而是由于阳盛阴衰、心火暴盛、肾水虚衰所致，其病因多是因情志失和、五志化火。这些论点纠正了往昔以外风主病的谬误之论，是对中风病机理论的新发展。在治疗方面，刘氏主张用寒凉之药除郁热、开结滞、散风壅、宣通气血，诸如用三一承气汤、灵宝丹、至宝丹之类。虽然用药处方与后世相较尚不十分完善，然其治疗大法确对后世有很大启迪，诸如叶天士、张锡纯诸大家治中风的经验，均与刘完素之学息息相关，可谓一脉相承，并且发扬光大之。

总之，刘氏阐发火热病机，强调"六气皆从火化"，并认为"五志过极皆为热甚"，形成了以火热病机为核心的一家之说，因此治疗时主张辛凉解表、养阴退阳、清热解毒、清宣郁热。刘氏论外感与内伤均重视火热病机，尤以六气火热病机为中心，故后世称其为寒凉派的代表医家。

二、张元素治疗杂病的学术经验

1. 解利外感

张元素认为："凡解利伤风，以防风为君，甘草、白术为佐。经曰：辛甘发散为阳。风宜辛散，防风味辛，乃治风通用，故防风为君，甘草、白术为佐。"对于伤风者恶风，用防风二钱，麻黄一钱，甘草一钱。如头痛，加川芎一钱；项下脊旁至腰痛者，羌活一钱；体沉重，苍术一钱；肢节痛，羌活一钱；目痛鼻干及痛，升麻一钱；或干呕，或寒热，或胁下痛者，俱加柴胡一钱。

2. 治伤寒热食物

张氏认为，伤西瓜、冷水、牛乳寒湿之物，用白术二钱，川乌半钱，防风一钱，丁香一个，炙甘草一钱。伤羊肉、面、马乳，皆湿热之物，用白术一钱，黄连一钱，大黄二钱，炙甘草半钱，制黄芩一钱。加减法：腹痛，加白芍药一钱；心下痞，枳实一钱；腹胀，厚朴半钱；胸中不利，枳壳半钱；腹中寒，陈皮三分；渴者，白茯苓一钱；腹中窄狭，苍术一钱；肢体沉重，制苍术一钱。对于因怒而伤者，加甘草半钱；因忧而伤者，加枳壳半钱；因喜而伤者，加五味子半钱；因悲而伤者，加人参半钱。

一般来说，伤冷物以巴豆为君，伤热物以大黄为君。详认病证，添加为佐之药，或丸或散均可。

3. 治疗泻痢水泄

张氏认为，凡泻痢小便白，不涩为寒，赤涩为热也。完谷不化，而色不变，吐利腥秽，澄澈清冷，小便清白不涩，身凉不渴，脉细而微者，寒证也。谷虽不化，而色变非白，烦渴，小便赤黄而或涩者，热证也。

凡谷消化，无问他证及色变，便为热证也。寒泄而谷消化者，未之有也。泻痢，白术、甘草；水泻，米谷不化，防风；伤食微加大黄；腹胀，厚朴；渴者，白茯苓；腹痛，白芍药、甘草为主。冬月，白芍药一半，白术一半；夏月，制黄芩。先见脓血，后见大便者，黄柏为君，地榆佐之；脓血相杂而下者，制大黄；先大便而后脓血者，黄芩二制。皆以当归根梢，详其上下而用之。腹不痛，白芍药半之。身体困倦，目不欲开，口不欲言，黄芪、人参；沉重者，制苍术；不思饮食者，木香、藿香叶；里急，大黄、芒硝、甘草下之；后重者，木香、藿香、槟榔和之。

三、罗天益治疗脾胃病的学术经验

罗天益治疗脾胃内伤病，既承袭先师李东垣补中升阳的用药法度，又广泛精选历代名方，结合临证加以化裁，创制了不少新方，发展和丰富了脾胃内伤病的治法方药，其制方用药特点，主要表现在下述三个方面。

（一）甘辛温补

罗氏宗《黄帝内经》"脾欲缓，急食甘以缓之"之说，治疗脾胃内伤病主张予以甘辛温补。他说："凡人之脾胃，喜温而恶冷"，又说："健脾者必以甘为主……胃者，卫之源。脾者，荣之本……卫为阳，不足者益之必以辛；荣为阴，不足者补之必以甘。甘辛相合，脾胃健而荣卫通。"故对脾胃内伤病的治疗，主张以甘温为主，佐以辛热之品，从他对理中丸的方义阐述可见一斑："脾胃应土，处在中州，在五脏曰孤脏，属三焦曰中焦，因中焦独治在中，一有不调，此丸专主，故名曰理中丸。人参味甘温，《内经》曰：脾欲缓，急食甘以缓之。缓中益脾，必以甘为主，是以人参为君。白术味甘温，《内经》曰：脾恶湿，甘胜湿，温中胜湿，必以甘为助，是以白术为臣。甘草味甘平，《内经》曰：五味所入，甘先入脾，脾不足者以甘补之，补中助脾，必须甘剂，是以甘草为佐。干姜味辛热，喜温而恶寒者，胃也。《内经》曰：寒淫所胜，平以辛热。散寒温胃，必以辛剂，是以干姜为使。"罗氏常以补中益气汤随证加减为主，但不局限于李氏益气升阳诸方，对历代医家甘温补中之剂也颇推崇，扩大使用建中、理中、四君、枳术等名方，还结合临证创制新方。如《卫生宝鉴》卷二十四"过汗亡阳变证治验"案，因外感寒湿之邪，肝气抑郁于内，营卫不和，头痛身热，又误以汗下，津气大伤，导致狂乱抽搐，而用人参益气汤，就是补中益气汤加入生甘草、白芍、黄柏而成。补中益气汤补益津气，加入白芍和肝柔肝，生甘草、黄柏泄热宁神，更贴病情。又如治疗卷九"气虚头痛治验"案，患者年高气弱，气虚头痛，汗后更痛，不能安卧，恶风寒，不喜饮食，气短促懒言，脉弦细而微。罗氏诊为是因发汗过多，清阳之气愈亏损，不能上荣，亦不得外固，故头痛而恶风寒，气短弱而不喜食，用顺气和中汤升阳补气而愈。此方即补中益气汤加白芍、川芎、蔓荆子、细辛四味组成，取白芍敛阴，川芎、蔓荆子、细辛止头痛，也很贴切。再如治气虚发热的调中益气汤，即由补中益气汤加白芍、五味子之酸以收耗散之气。他如治疗中气虚弱，脾胃虚寒，饮食不香，气不调和的沉香桂附丸，乃化裁于东垣的沉香温胃丸；治中气不调，滞于升降，内伤自利，脐腹痛之参术调中汤，是化裁于东垣的调中益气汤与草豆蔻汤等。

（二）健脾消滞

由于罗氏所治多为权贵，病因多为饮食自倍、饮酒无度，治疗常取健脾消滞之法，如用枳术丸及其加减系列（如橘皮枳术丸、半夏枳术丸、木香枳术丸）治痞消食强胃；以木香化滞汤治因忧气，食湿面，结于中脘；枳壳丸治中焦气滞，胸膈痞满，饮食迟化；木香槟榔丸行气导滞，泄热通便；蠲饮枳实丸消痰逐饮，导滞清膈；煮黄丸治酒食所伤心腹满闷不快；导饮丸治风痰气涩，停饮不消；神应丸治因一切冷水及乳酪所伤；开结妙功丸治三焦壅滞、痃癖坚积、酒食积、一切肠垢积滞等。均有健脾和胃，理气消积化滞之功。临床使用，视病情或以补为主，或以消为主，或消补兼施，灵活运用。

（三）慎用苦寒

罗氏对苦寒攻下之法十分慎用。在《卫生宝鉴》开首专列《药误永鉴》20多篇，详辨时医妄用苦寒攻下，损伤脾胃之害。如"妄投药戒"案载患者产后食冷物腹痛，误下致死。罗氏分析说："凡医治病，虚则补之，实则泻之，此定法也。人以血气为本，今新产血气皆损，胃气虚弱，不能腐熟生硬之物，故满而痛也。复以寒剂攻之，又况乎夏月阴气在内，重寒相合，是大寒气入腹，使阴盛阳绝，其死何疑。《难经》曰：实实虚虚，损不足而益有余，如此死者，医杀之耳。"可见他和东垣一样，注意保护脾胃，慎用苦寒攻下。

四、徐春甫治疗痰饮病的学术经验

徐春甫首先阐述了痰饮概念、痰与饮的区别，他说"稠浊者为痰，清稀者为饮，一为火燥，一为寒湿。今医不分，混同出治，所以鲜能取效"，因而，对痰饮的病机、证治详加阐述。

（一）病机

徐春甫说："（痰饮）有因气脉闭塞，津液不通，水饮停留，结成痰者；有胃气虚弱，不能营运水谷成痰者；有因酒后饮水停滞于脾成痰者；有风寒湿邪入脾，相搏成痰者。此证之所感不同，难以类举。今脾胃为仓廪以纳谷，因脾弱而不能营运，致气血失于滋养，故不周流，气道壅滞，中焦不能腐谷，遂停滞为痰、为饮，变则为寒、为热、为喘、为嗽、为呕吐、为反胃、为肿满……不可尽状，是皆痰之变而病。其源出于脾湿不流，水谷津液停滞之所致也。"除了脾外，还注意到肾的作用："惟夫气血浊逆，则津液不清，蒸熏成聚而变为痰焉。痰之本，水也，源于肾；痰之动，湿也，主于脾。"

（二）辨证

临床上痰饮是一类病证，痰饮既成，又成为新的致病因素，产生诸多证候，"内外为病，非止百端，其状不同，难以尽述"，故有"百病皆生于痰"之说。对于痰病辨证，徐氏按性质概述为下面几种：①热痰：多烦热，咳吐颇难，间有口干；②湿痰：多倦怠软弱，或面浮腹胀，因停饮不散所致；③风痰：多稀白，或成瘫痪奇证，因形寒饮冷所致；④惊痰：发则心痛，或为癫疾恐怖；⑤食积痰：多成痞块癖满，因过食厚味及脾虚所致；⑥酒痰：饮酒过多，不得消导，次日又吐，渐成反胃；⑦气痰：攻刺走注不定，或时一点如刺，或时一掌如冰，皆为气痰。

（三）治法

痰在表者汗之；在里者下之；夹湿者则分利之；痰在经络中，非吐不可，吐中就有发散之义。痰在膈上，必用吐法，泻亦不去。稠痰胶固者必用吐，脉浮者亦必用吐。气实痰热，结在上者，吐痰得出（凡用吐药，宜升提其气）；痰在肠胃间，可下而愈。中焦有痰食积，胃气亦赖所养，卒不可峻用攻之，攻尽则虚矣。因治痰用利药过多，导致脾胃虚，则痰反易生多矣。肥人气虚有痰，宜二陈、参、术。瘦人血虚有火，当归、黄芩、礞石丸之属。

（四）方药

徐氏在丹溪基础上加以发挥，按痰证的部位、痰的性质及患者体质而选择用药。如痰在四肢用竹沥，在胁下用芥子，在皮里膜外用姜汁、竹沥，痰结核在咽喉咳唾不出，化痰药加减能软坚之味，瓜蒌仁、杏仁、海石、连翘，佐以朴硝、姜汁。热痰、火痰用青黛、黄芩、黄连、花粉，实者滚痰丸最效。老痰用海石、瓜蒌、贝母、老痰丸之类。风痰用南星、白附子。

湿痰用白术、苍术、半夏。食积痰用神曲、山楂、麦芽。酒痰用天花粉、黄连、白术、神曲。痰因火盛逆上者，治火为先，白术、黄芩、石膏之类，中气不足加参、术等。并畅谈自己用药心得，如说竹沥导痰，非姜汁不能行经络。荆沥治痰速效，二沥佐以姜汁，治经络中痰最效。海粉热痰能清，湿痰能燥，坚痰能软，顽痰能消。南星治风痰、湿痰。半夏治湿痰喘气心痰。石膏坠痰火极效，黄芩治热痰，借其下火也。枳实祛痰，有冲墙倒壁之功。五倍子能治老痰，人鲜知之。花粉治热痰酒痰最效，玄明粉治热痰老痰速效，能降火软坚故也。硝石、礞石大能消痰结，降痰火，研细末和白糖置手心，舌舐服甚效等。

五、民国时期燕京医家辨治内科病的学术经验

（一）高血压

1. 分类和病变机理

高血压及高血压并发症类似于中医的中风，在古代医籍文献中无此病名记载，但在中风门论述之症状与高血压病多有吻合。如姜天叙在《风劳鼓膈四大证治》中所言："中风外症错见不一，风火相扇，多上高颠。"是语与高血压之血液上冲脑部之意类同。因高血压及其伴发病对人类的危害较大，历代医家均非常重视该病的研究。自刘河间主火，李东垣主气，朱丹溪主痰，张景岳又设非风之说，后人聚讼纷纭，争论集中于本病病因究竟有风无风及其病理机转。民国时期北平地区对此病研究较多，如赵文魁认为，内伤眩晕中风之证，近代阴虚阳亢者居多。根据初起、病甚及类中之不同，采取不同的治疗方法。

施今墨治疗高血压卓有建树，他认为，高血压分实性和虚

性两类，实性高血压病多与六淫入侵及饮食过饱，或素嗜厚味有关。虚性高血压病多由内伤七情，又借外因及生活条件、环境影响而症状显著。且有患者血压已高并不自觉，以无外因引起也。因单纯之高血压病致以死亡的病例，确属少见。在临床上，高血压病能致死亡者必有其他的因素。如外感时邪，致罹脑炎、肺炎；或因饮食过饱，胃热蕴甚，气滞壅胀，致使血管破裂；亦有暴怒暴喜，精神过度紧张，血压陡然升高，造成血管破裂，卒中致死；亦有大便干结，闭气努力排便，而致气血上涌，陡然昏厥。此等病证其受病也深，其发病也渐，其治疗收效也缓。治之得当，期以岁月，一方面固需药物之治疗，另一方面尤赖调护之得宜。于用药之外，应审察其病之所自，开导说服，正其偏执，戒其荡佚，起居有时，饮食有节，蠲忿节欲，劳逸有度。示以保身养命之道，以摒绝妄念为第一要义，四肢活动为必要条件，动静结合，方能收效。其法莫如气功与太极拳并习，持之以恒。气功凝神调息，外静而内动也；拳术意念专一，肢体运动，外动而内静也。如是则患者精神有所寄托，不致外驰，妄念捐除，心脑安泰，再藉药物调理，身体日健而病自除。

2. 治疗

施今墨认为，高血压病之治法，本诸一"通"字。因此病各症之产生，多由"血管细，血液集，血瘀潴，血凝泣"。头部血管充盈，他部血不流畅，上实下虚，盈亏失调，因之致病，如引血下行，使盈者平、亏者和，血量协调，血压自降，此即"上病取其下"之法。消除壅阻，非"通"不可。但通之不宜用动药，宜用静通之法。所以忌用动药者，以血压过分上升即是动，故不可再用动药。静以制动，故以静通以胜之，去有余，补不足，即是通。施今墨还认为，此通字必须活看，且将通药分动与静而别之。昔贤孙一奎谓，辛香窜散之品，中脏闭证暂借开窍，邪在血脉，反误投之，引邪深入莫之能出。深以妄用动荡通药为戒。缪仲淳云，东南之地素多湿痰，质多柔脆，往往多热多痰，真阴既亏，内热弥甚，煎熬津液，壅塞气道，不得通利，用药以清热顺气之品。一遵《黄帝内经》"热淫所胜，治以甘寒"之旨，辛燥之品摒而不用，以静通为主。故治高血压病，一般均不宜用动药如芎、归之类。须引之下行，如牛膝、茺蔚子之类，顺而导之，使血压不致上升，则脉络贯通，上下之血液均衡，血压自然恢复正常。若头部血管充盈难减，可暂用重坠之品，如磁石、赭石、石蟹、铁落、石英之流，以镇之下降，使病势稍稳后，仍以柔肝为主。

实性高血压，如见精神昏愦、面红颊赤、二便秘结等症状，可施以折逆法，用苦寒降药，如龙胆草、夏枯草、芩、连、栀、柏等味，常用三黄石膏汤为主方。但苦寒之药不宜久服，俟血压有下降之势，仍以静通为要。昔贤治中风实证，外有六淫之形证，内有便溺之阻隔，每每用三化汤以折之，邪滞既去，随证施治，亦即此意。在实证中亦有精神萎靡，不现面赤、红胀之象，但脉必洪数有力。此乃热极而伏于内，是属壮火食气，只须用苦寒降药，消其妄炎之火，切忌破气香燥之品，反助风火相扇之势。

高血压病如无瘀血症状，不宜妄用活血、破血之药，以防鼓荡血流，反致伤及已硬化与狭窄之血管，而成血管破裂之弊。但脑出血之后，血管内有凝瘀，则须参用活血祛瘀之药以通之。又有加厚血管壁能力的胶类药也不宜轻用，否则血液通行益受壅阻，于病更为不利。由高血压引起之并发症甚多，究因何病

源而致此颇不一致，仍以治本为主。必须推求其病源所在，参
其形证，诊其脉象，为何脏腑致疾，施以治疗，调之使平，方
是正当办法。若杂症甚多，则先从标治，标病既治，血压亦自
平复。从本从标，应守法度，更要灵活，切忌拘泥偏执。总之，
高血压（中风）是内科的常见病、多发病，施今墨对辨证诊治
的精辟论述对现代临床起到了重要的指导作用。

民国时期利用西医辨病、中医辨证治疗高血压卓有成效的
医家甚多，如王大鹏选用《太平惠民和剂局方》治疗痰涎壅盛
的"青州白丸子"为主，治疗高血压（中风），也收到了较好
疗效。

（二）肝病

民国时期北平地区以治疗肝病见长的医家很多，例如孙中
山患肝病，施今墨、萧龙友曾为其诊治。杨铸园善治肝病，曾
发表《见肝之病当先顾胃阴》，其子杨叔澄也曾上书谈及孙中山
肝病的治法。

1. 病变机理及辨证研究

例如，韩一斋是对肝病病理深有研究的医家之一，他认为
肝病最杂，因肝主藏血，体阴用阳，全赖肾水以涵之，营血以
濡之，肺金清肃之令以平之，脾土生化气血以涵之，才能遂其
条达疏泄之性。其中肝脏和营血关系最密，而营血不足是肝脏
病变的重要因素。故他脏病变皆可以影响肝脏而发生肝气、肝
风、肝火等疾患。他辨证时非常重视肝郁，因肝为藏血之脏，
体阴而用阳，其在志为怒，怒易伤肝，故一般情志不遂，多导
致肝郁。郁或从阳化，或从阴化，两者不同，治宜区别。若从
阳化，表现为肝的作用方面，有肝气、肝火、肝阳之不同。肝

气横逆，易于克脾犯胃，症见胸胁刺痛，嗳噫不舒，烦躁不宁，不欲饮食，脉象弦急，治宜疏肝理气。肝气郁结，脾土受克，又有夹湿、夹食、夹痰之别。夹湿则宜宣郁化湿；夹食则宜开郁消食；夹痰则宜行气化痰。肝郁久而化火，火性炎上，症见面红而热，头晕目眩，口干口苦，恶心泛呕，便结溲赤，甚则舌绛、脉弦实有力，宜苦寒泄肝折热之法。肝阳为肝气上逆，冲犯清窍，头晕耳鸣，甚则络脉失和，四肢麻木，胸腹胀满呕逆，急烦不宁，脉多弦劲有力，治宜平肝镇逆。若从阴化，则表现为肝体方面，有阴虚肝热和郁热化火伤阴引起血虚风动。阴虚肝热则心烦失眠，急躁口渴，舌红而干，脉弦急细数，治宜清肝育阴。若郁热化火伤阴，络脉失养，四肢瘛疭，脉弦小细数，则宜养血柔肝，息风宁络。

此外，苏芝萱认为，肝主疏泄和畅气机的关系非常密切，可体现于消化、血液运行、情志三方面。肝喜条达，疏泄适宜，肝气机通畅，升降适度，出入有节，其他脏腑器官的功用也容易正常，治肝病需兼顾其他脏腑。

2. 肝病论治

佟阔泉是善治肝病的医家之一，善调肝之气血。他认为，肝乃万病之贼，常以疏肝、调肝、平肝、和肝、清肝、镇肝、柔肝、养肝等法为其临床应用之大法。他还认为，肝之有余皆气之余也，气余则气机横溢，治疗肝气之法，首推舒气法，使气机调畅而肝气自驯；疏肝理气之药，多选用香附、乌药、延胡索、川芎、郁金、陈皮等，并以延胡索与乌药为主药，这两味药气味皆薄，质亦不重，不刚不燥，为行导气机轻灵之品。

肝气郁结使用调肝法，调肝即调理肝之气机，气顺则郁散而病自愈，他推崇苍术与白芍合用，并加砂仁、莱菔子等，可调解肝脾两家之郁结，选用药物既和平而又速效，绝无刚燥猛烈之害。平肝法即泻肝法，肝胆木火，最易横逆，气之冲激，火之精灼，皆属有余之火，应泻之，选用龙胆草、炒栀子、黄芩、黄连、青黛等，以清泻肝胆之火。清肝法适用于肝热较轻，仅出现头晕、烦躁等症状，可使用钩藤、菊花、牡丹皮、栀子等，清散肝火而不伤正。镇肝法适用于肝阳上亢，首选药为龙胆草、石决明、牡蛎、天竺黄、紫石英、珍珠母等，此法有时在平肝法中配合使用，起到较好效果。和肝法适用于治疗邪在少阳的各种温热病，以及各种肝胆杂病。他推崇白芍与柴胡，在和解少阳诸病时可重用白芍、柴胡，在治疗各种肝病时亦可作为引经之药。柔肝法治疗肝经郁滞，胸胁胀满，犯上则头痛、耳痛，在中则胃脘痛，在下则为少腹疝痛，"气为血之帅，血随气行"，应以川楝子、羚羊粉，清润调柔之药以驯之，使气调血行则病除。补肝法，历代医家均有不同的见解，佟阔泉认为肝阳旺则阴必亏耗，补肝乃补养肝肾之真阴，阴充则可涵藏浮越之虚焰，选用沙苑子、菟丝子、枸杞子、黑芝麻、女贞子等药物，以补养肝木。

苏芝萱治疗肝病时常用平肝行气、活血化瘀、导滞诸法，临床常选用的药物，如柴胡、木香平肝开郁，行气健脾开胃；赤芍活血散瘀；大黄破积滞；木通通血脉消水。他认为，治肝病应注意调理脾胃，气以通为补，血以活为补，以消积导滞、理气开郁为治则，慎用补药，即使用补药亦要注意补而不滞，补不生热，有利于药物的吸收，根据不同的病状，灵活加减。如治疗鼓胀，苏芝萱认为系肝病迁延日久，热毒水湿内聚，肝失荣养，脾胃升降出入失调而形成。治疗上宜调和肝脾、行气化瘀、利水消胀为法，攻邪为主。只是在病末阶段，根据久病体虚之情而加用人参、黄芪，与诸药配合补而不滞，邪祛正复。

袁鹤侪治肝病注重用阴和阳。他说："肝者血脏，体阴而用阳。大凡肝病，木气盛者居多。阳盛则阴病，治阴则可和阳，故用柔肝养血之法以滋阴和阳。阳盛则热，故宜于柔肝之中辅以清热凉血活血之品。所以活血者，取其活血而兼行其气之用，亦用阴和阳之意也。余治肝，常以当归、赤芍为主药，辅以小蓟、石见穿等凉血活血之品。佐以元胡、青皮之属，共奏柔肝、养血、清热、理气之功。尤妙在善用冬小麦一味，以此煮汁煎药，更有说焉。小麦辛寒无毒。《拾遗》谓：消毒暴热，酒疸目黄，煮汁滤服，除烦闷，退胸膈热。《别录》云：麦养肝气。我认为以冬至前后小麦苗最佳，此时阴气将尽而阳气将升，麦草得冬藏之水气最多，届时取之，有滋水涵木之用，既可清肝，又可养肝。故临证用此可增其疗效。治肝则宜实脾，余善用甘草，以其有健脾益气、缓肝和中之功。随症加减：脾虚者加党参、白术，便溏者用山药，湿重者加茯苓、薏米，腹胀者用藿梗、木香。此皆据其虚实体质不同而变通化裁，不可拘泥。我以此法治肝病，不仅临床症状可除，对西医检验肝功能指标异常者，同样可以在较短时间内得到恢复。"

王大鹏认为，肝病治疗主要有疏肝解郁法、平肝息风法、清肝泻火法、温肝散寒法等，病因中血瘀是重要因素，治疗当重活血化瘀，特别是肝病后期，更应注重活血化瘀。他自研活血化瘀之"复方丹参合剂"治疗慢性肝炎，常收良效。

施今墨曾为孙中山治疗肝癌，他认为手术伤及正气，保守疗法或可多延时日，提出滋阴补气、解郁加以静养的治疗方案和调理方法，他主张按中医辨证保守治疗，在当时实在难能可贵。

此外，民国时期北平地区的中医医家还注意利用西医的检查诊断，以判定疗效，这是肝病诊疗中的另一特点。

（三）脾胃病

脾胃病是临床上的常见病、多发病，历代医家诊治疾病重视脾胃者较多，这也是民国时期北平医家的一个特色，众多医家积累了丰富经验，扩大了脾胃学说的应用范围，促进了这一学说的推广。代表医家有袁鹤侪、董德懋、苏芝萱、陈世安、魏舒和等。

袁鹤侪善于治疗胃脘痛，他说："胃痛一症，其作痛之因甚多，虚实寒热固当详辨。然究其根本，乃因胃失和降所致。盖胃者汇也，乃冲要之道。司受纳腐熟，主降宜和。若身体素虚，烦劳恼怒，或饥饱无常，不慎口腹，致使胃失和降，则为患最易。本病虽痛在胃脘，但诸脏之有余不足皆可影响及胃，而脾、肝对胃关系尤切。故须详察致痛之源，究其气血阴阳，乃为大要。"袁鹤侪的经验可归为以下3点：①调和脾胃为治本之法。凡病之重症，若胃纳尚可，犹有转机。若胃不纳食，则良药弗为，后果严重。唯使脾胃和调，清升浊降，方可使胃气渐复，正气渐充，其愈可期。此东垣之论也。余宗此以治胃痛之本。②醒胃必先治肝。七情内伤，脾胃先病，胃土久伤，肝木愈横，此为侮其所胜也。故叶天士有"肝为起病之源，胃为传病之所"之说。木郁土位，制肝补脾，升阳散郁，皆理偏就和为治。张仲景有治肝当先实脾之说，叶天士有醒胃必先制肝之论，实为对待之法。袁氏宗此说而广变通，每获良效。③治胃痛之要在于通。袁鹤侪认为，无论食滞、气郁、血瘀、阴虚、虚寒，其发为疼痛者，皆因胃失和降，气血不通所致。故治胃痛，要在于通。然"通"字之意须全面理解。例如，调气以和血，调血以和气；上逆者使之下行，中结者使之旁达；虚者助之使通，寒者温之使通等。

董德懋亦擅长治疗脾胃疾患，尤其推崇脾胃学说。他认为，李东垣"治脾胃以安五脏"和张景岳"治五脏以安脾胃"，两者结合，相得益彰。人以水谷为本，以胃气为本，治病必求其本，本在脾胃，脾胃为后天之本，气血生化之源，更是全身"气"的升降枢纽，两者维系升与降，化与纳，燥与湿的平衡，则人即得安，故而对《慎斋遗书》中"治病不愈寻到脾胃而愈者颇多"的论述领会得十分深刻，逐步形成了以调理脾胃为中心的临床特点，擅于应用健脾和胃、理气燥湿、升清降浊诸法。这种观点也体现在他用气功疗法诊疗疾病以及针灸临床中。

苏芝萱认为："善治诸疾者，唯以气血流通，调和脾胃为贵。"他在治疗实践中特别重视脾胃气血。因脾胃为后天之本，气血生化之源，又是气机升降出入的枢纽。治疗疾病当首重攻邪，治法上以通气、活血、化食、消化等法为主。脾主运化，胃主消磨，一旦积滞，诸症峰起，唯有攻下而消其积，导其滞，才是根本之图，使气血流通，阴阳平衡，脾胃健而元气充。这就是以攻为补的独特作用，祛邪即可谓之补，攻邪即为扶正，邪祛正自安，对体弱的患者，倘若治疗不当，一味补之，则容易积虚成损、积虚生热。

陈世安认为，脾胃为后天之本，又是生化之源，因此治疗任何一个患者，在用药时均应重视调理脾胃。他认为，陈皮为调理脾胃最佳之品，同补药则补，同泻药则泻，同升药则升，同降药则降。尤其是在滋阴药中佐以陈皮可防止腻滞中膈；在补气药中佐以陈皮又可防中焦阻塞；在清热药中佐以陈皮，可防苦寒伤胃;在活血药物中佐以陈皮可助祛瘀生新。由于他一生善于运用陈皮,故有"陈皮"大夫之绰号。

魏舒和善调脾胃,调脾胃结合治肝,常肝胃、肝脾同治。他认为,医者善调肝脾者才是良医。胃主纳,脾主消,纵恣口腹,喜好辛酸,过食冷热或忧思郁结,日积月累致脾胃之气升降失司。肝为人体脏腑之贼,其性最娇,若脾胃不适,势必影响肝之正常机能,人体脾胃之病,与肝脏有关者较多,肝木脾土相克最为常见。肝木乘机侮其所胜,脾气受克,气机郁滞,证系肝胃失调,治宜疏肝调胃。在处方配伍时经常从以下药味中选用。①疏肝调气:杭白芍、醋柴胡、香附炭、醋青皮、黛黛花。②理气和中:台乌药、炒枳壳、陈香橼、砂蔻壳、厚朴花。③化滞消食:建曲炭、炒山楂、炒谷芽、炒稻芽、炒麦芽、采云曲、霞天曲、范志曲、六神曲。④活血止痛:川郁金、丹参、酒元胡、川楝子、娑罗子、制没药。⑤温中散寒:淡吴萸、高良姜、鲜生姜、川荜茇、煨姜、山柰。⑥清热和胃:酒条芩、青竹茹、青连翘、川黄连、川石斛。⑦收敛溃疡:乌贼骨、川贝母、生牡蛎。

综上,魏舒和治疗肝脾(肝胃)之证多以调肝理气为主导,兼以和脾胃,故疗效明显。尤其是小柴胡汤是其得心应手之方,屡用屡效,其功匪浅。魏舒和先生因治疗肝胃(脾)病最多,采用疏肝和胃法最妙。所以取号为舒(肝)和(胃),行医挂牌亦以魏舒和名世。

(四)瘀血类疾病

瘀血类疾病是临床上的常见病证。血证治疗在清末时期有了较大的发展。王清任著《医林改错》,临证重视气血,认为血瘀与气虚息息相关，他根据气有虚实，血有亏瘀的理论，结合临床特点，总结出60种气虚病，50种血瘀病，治疗主张补气活血相结合。清末唐宗海在王清任治疗血证的基础上又有所发展。民国时期北平地区医家继承上述二家学说又有发展者，当推郭士魁。郭氏认为，瘀血是气血不和中的重要一项。瘀血发生在人体各个部位，能引起各种病证，如"心痹者，脉不通""血凝于肤者为痹""血凝于足者为厥""血凝于脉者为泣"等。

引起瘀血的原因很多，郭士魁将其归纳为以下6点：①寒邪：《灵枢·痈疽》曰："寒邪客于经络之中则血泣，血泣则不通。"②热邪：热为阳邪，热邪盛则迫血妄行，《伤寒论》中"太阳病不解，热结膀胱，其人如狂……宜桃核承气汤"，阐明了热邪结于下焦，停而为瘀引起的症状及治法方药。③离经之血为瘀血，即各种出血，如过敏性紫癜、血小板减少性紫癜。《血证论》提出"吐衄便漏，其血无不离经。凡系离经之血，与荣养周身之血已睽（分离）绝而不合"。所有离经之血，无论清凝鲜黑，应以祛瘀为先。说明出血后及时祛瘀的重要性。④跌打损伤，实际上是由于外伤引起的血液离经，与吐衄不同，此乃平人出血，故急则止血，然后有瘀血者祛瘀，陈旧性出血者祛瘀为主，即瘀血留连于肌肤经络之间者宜祛瘀。⑤情志因素引起，如气滞血瘀。⑥久病、大病后脱发。发为血之余，瘀血在上焦，阻塞经络，血不能养发所致。

瘀血的临床表现十分复杂，郭士魁认为辨证时应当抓住以下4点：①瘀斑：血流不畅或血不循经，血液外溢均可发生瘀点、瘀斑。瘀斑最常见于皮肤、黏膜、舌、唇、指甲等，一般的颜色、大小、部位常与瘀血程度有关。颜色可分为紫、紫暗、紫红等种类。瘀点、瘀斑特别需要观察它的变化过程，与病情、治疗的关系，称之为动态观察。②疼痛：血流不畅或外溢均能造成阻塞不通。"不通则痛"，疼痛是瘀血的主要症状，瘀血的疼痛特点是痛有定处，时间长或反复发作，部位相对比较固定；疼痛程度与瘀血程度有关系，多数疼痛比较重，轻者痛如针刺样，或胀痛，或闷痛。③肿块：瘀血积聚于皮肤、经络、内脏，形成"癥瘕积聚"，这种肿块有实质性的，如肝脾肿大、肿瘤，也有气血积聚者如腹水。④瘀血的其他表现，如白斑、肌肤甲错、红斑、结节、运动障碍、精神症状（蓄血发狂）、月经不调、发热、麻木、昏迷、痹痛、痈、风疹等多种多样。因此，诊断与治疗瘀血时需要密切结合患者的具体表现，抓住重点，首先考虑瘀血的轻重、部位、夹杂症，然后才能立法处方。

郭士魁把活血化瘀药物按临床作用分为以下 3 类：①活血破瘀类：此类重点在"破"字上，为瘀血之重剂，作用强烈，应用于重度瘀血（疼痛重，瘀点瘀斑明显，或有痞块者），体质较壮，或用一般活血药效果不好的患者。某些患者体质虽弱而瘀血重者，可与补气药同用。常用药物有三棱、莪术、桃仁、红花（大剂量）、穿山甲、王不留行、大黄、水蛭、䗪虫、虻虫、露蜂房、血竭、昆布、海藻。②活血化瘀类：这是最常用的活血化瘀治法，广泛应用于各种瘀血。凡见各种瘀血，一般体质均可应用。如有其他兼证，可与理气、疏肝、补气等药配合应用。常用药物有川芎、赤芍、红花（小剂量）、五灵脂、蒲黄、桃仁（小剂量）、茜草、苏木、乳香、没药、降香、山楂、郁金、益母草、姜黄、牛膝、紫草、泽兰。③养血活血类：此法活血而养血，祛瘀而不伤正，适用于血虚兼有瘀血的病例。常用药物有丹参、当归、鸡血藤、牡丹皮、生地黄、葛根。

总之，郭士魁的以上论述为现代内科瘀血类疾病的辨治奠定了理论基础，其经验值得推广研究。

（五）虚劳

袁鹤侪治疗虚劳类疾病确有专长，他认为，虚损之病名曰痨瘵，此中医之谓也，西医则称肺病。盖各脏之病，皆能成痨，而久之未有不病及于肺者。中医言其所自起，故起于肝者，为肝劳；起于脾者，为脾劳。西医言其病之终结，故统而称之为肺病。其实一也。夫肺为五脏六腑之华盖，各脏之气未有不及于肺者，故终必发现肺脏之症，如咳喘、气短等。是以中医每以四诊为根据，病将及于肺，辄先知之而预防，不待其肺病之作而施治，所谓"上工治未病"也。

1. 虚劳病的病因

袁鹤侪认为虚劳病的起因可分为以下 4 种：

（1）来自先天者，受气之初，父母成年已衰老，或色欲过度，或妊娠失调，则其精血不旺。而先天所禀受者，根底薄弱，故至 20 岁左右，易成劳怯，而其机必先现于幼时。如幼多惊风，行迟慢语，或语言声低，或作字手颤，或腰酸腿软之类，此皆先天不足。宜调和于未病之先。未可以其无寒热，能饮食，嬉戏如常儿，遂不重现，迨其神倦气短，五心烦热，则虚劳之症见矣。

（2）来自后天者，则色欲劳倦，饮食忧思等七情伤损而已。色欲则伤肾，而肾气不固，或劳神伤心而心神耗惫；或郁怒伤肝而肝失调和；或忧悲伤肺而肺失清肃；或思虑饮食伤脾而脾失健运。先伤其气者，必及于精；先伤其精者，必及于气。凡此多发于 15～20 岁的年轻人。

（3）来自病后者：一是伤风咳嗽及小孩痘疹后之咳嗽，苟不治愈或调养失宜，往往因久咳之故，致成肺痨之重病。其因有二，一大病初愈，体力未复或妄作劳致伤精气；一风寒未净消铄肺津，初未介意，久则病成。二是误药致成者，病者本非感冒，而重用发散；或风寒未散而遽投镇敛；稍有停滞而妄用消伐；或本无里热而概用苦寒。凡此种种皆足以成痨病。

（4）来自外感者：风寒袭人，本非大病，身体壮盛者，自能达邪外出。若肺有郁热，或肾气不足，或忧思久郁，或脾胃素虚，外感内伤交相耗铄，而虚劳之病成。此其一。虚劳患者呼吸接触，中医名曰尸疰，劳虫传染，即今所谓细菌感染之后，体强者亦莫能抵御，唯视病者之强弱为发病之早晚耳。

2. 虚劳与结核之异同

中医、西医同一病证，往往病名互异。虚劳与肺结核即其一例。在中医学典籍中，久有虚劳之病名。其所见各证候，与西医学之结核病相同。西医学视其结核之所在而别其名，如肺结核、肠结核、骨结核、淋巴结核、喉头结核等。中医学则于外无征象者，概括于虚劳之中。若骨结核、淋巴结核而成疮者，则名为疮劳。其发于喉头者，或即《千金要方》所谓咽伤声嘶者欤？盖古昔时代，未能如现代之诊断方法精确，故凡过于劳力而伤精、伤气之病，有种种之衰弱证候及脉象见，即据其致病之因，名之曰虚劳，此虚劳与结核之相同也。虽然虚劳，果皆有结核乎？据个人之临床实践，患虚劳病之轻者，经医院诊视往往无结核，病深者则多有之。结核病者尽皆由于虚劳乎？此可断言其非是。常见青年人面貌丰腴，精神活泼，饮食睡眠一无所苦，但经医院诊视后，发现肺部有结核病灶。此种殆由细菌传染而来。发现后，速即疗养痊愈较易，故无虚劳各症状。

若疗养不愈，则虚劳症渐渐出现。中医亦有劳虫尸疰传染之说，唯在初传染后，病者不自觉，医者更无由知之。必待虚劳症发现后，病者始诊，医者据其症脉而断其为虚劳。实则由结核杆菌繁殖尚未致人体衰弱，与夫因过劳而虚弱，因虚弱而病结核者，固又有同中之异也。

（六）结石

袁鹤俦在辨治结石诸病中积累了丰富经验，具体论述如下。

1. 病因

袁鹤俦认为，结石所成，乃因湿郁热生，煎熬津液所致。虽有在胆在肾之别，然成因相同，故医家每以清热、利湿、化石为其正治。夫热之生乃因于湿，湿之成乃水不运，水不运乃气不化。盖津道之顺逆，皆一气之通塞而为之。气行则水散，气滞则水停，故助气化、疏三焦乃利湿化水之关键。湿得化而热自消，结石不复成矣。余治结石，或散于上以宣肺，或调于中以开郁，或通于下以畅达，调气之法在所必用。结石一症，多有疼痛。胆石者胁痛，肾石者腰痛，皆因湿热阻络，结石壅塞所致。气不通则筋不温，血不荣则筋不润，筋脉失养，故挛急而痛。

2. 论治

袁鹤俦认为，治疗结石重在调气和荣，治宜辛甘化阳以调气，酸甘化阴以和荣。筋脉得养，疼痛自除。痛止、气道通则石可下。此调气和荣以治结石之理。具体肾结石、胆结石等不同结石则要辨证而治之。治疗肾结石，多用温通止痛、开郁清肺法，以通三焦而利水气。

温通止痛法，多用于结石在膀胱者，以五苓散为主方，取张仲景治膀胱蓄水之法，专利膀胱之水结。所变化者，乃甘草为草梢，以增其通淋止痛之效。此外，加车前以利尿，佐大葱以通阳化水。此为助下焦化水之用。同时，加桔梗一味。桔梗为升提肺胃之气所用，用于此者，意在正肺气而升清，通水道而调气。使上焦通，中焦行，下焦利，三焦得通则石可渐下。若中气虚者，可少佐益气升清之品，诸如黄芪、升麻、柴胡之类，或合用补中益气丸，效果尤佳。

开郁清肺法，多用于肾结石而致肾绞痛者。以莪术开郁结而通气，厚朴、乌药理中下焦而行气，赤芍凉血敛阴以和荣，茯苓利湿行水而益气。川贝清宣肺气而开郁，用于此者，以启水之上源，乃有"提壶揭盖"之意。其与厚朴、乌药相伍而通利三焦，与莪术合用，意在开郁结而下石。莪术虽为破气行血之味，然于此法用量轻清，与川贝皆不过3g，仅取其开郁而不用其破气也。

治胆结石，多用甘缓和中，养血清热法。此二法往往相兼并用。甘缓和中，乃遵经旨而立。《素问·脏气法时论》云："肝苦急，急食甘以缓之。"《难经》第十四难亦云："损其肝者，缓其中。"肝胆互为表里，关系甚密，虽结石在胆，其治亦同，故以甘缓和中法为治。以甘草为君药。甘草有生、有炙，证候有虚有实，亦需据证选用。偏虚者，用炙草补元气而止痛；偏热者，以生草泻火而益脾；虚而热者，则生、炙同用，亦补亦清，既有缓肝之用，亦奏补脾之功。辅以酸苦微寒之白芍，柔肝养血，安脾止痛。与甘草配伍，酸甘化阴，以缓肝和脾、解挛急而止痛。热重者，加银花清热解毒。此法中引动全局者，乃调气之品。虽每方选用不多，用量亦轻，但在止痛、下石方面，往往起到画龙点睛的作用。常用者，有白蔻、郁金、延胡索、莪术、砂壳之类。虽每次仅选用 1 ～ 2 味，用量也在 3g 以内，却能收到较满意的疗效。

第二节 "燕京医学流派"外科学成就

一、张元素治疗疮疡经验

张元素治疗疮疡，以苦寒为君，黄芩、黄柏、黄连、知母、生地黄酒洗；甘温为佐，黄芪、人参、甘草；大辛解结为臣，连翘、当归、藁本；辛温活血去瘀，当归梢、苏木、红花、牡丹皮。对脉浮者，为在表，宜行经，用黄连、黄芩、连翘、当归、人参、木香、槟榔、黄柏、泽泻。在腰以上至头上者，以枳壳作为引药，引至疮所。出毒消肿用鼠黏子。排脓选肉桂，入心引血化经。汗而不溃，伤皮者，用王瓜根、三棱、莪术、黄药子。疮痛甚，用黄芩、黄连、黄柏、知母。脉沉者在里，当疏利脏腑，利后用前药中加大黄，取利为度，随虚实定分量。痛者，则以当归、黄芪治之。

二、民国时期燕京医家辨治外科疾病的学术经验

燕京医家辨治外科疾病的主要学术特点是：重视内外结合，业外科者重视内科知识的学习，用整体观念全面认识外科疾病，外治同时注意内部脏腑的调节；外治药物研究得到了进一步的提高；部分医家结合西医理论辨治外科疾病。另外，民国时期北平中医外科大致分为三大家，三家自成体系，各有特色。

（一）外科知名医家

中华民国早期，中医外科以丁氏外科最为有名。20 世纪 30

年代，随着中医学的发展，京城外科名家分化成了三大门派，即以丁庆三为首的丁家，以段馥亭为首的段家，以太医院房兴桥为首的房家。外科三家在北平鼎足而立，各有千秋。丁氏外科的祖师是丁庆三，他刻苦自学成为一代名医，带出了哈锐川、赵炳南二弟子，他们二人又带出了哈玉民、张作舟、陈彤云、王玉章、何汝翰、石晶华等，这些弟子们继承发挥了丁氏的学说，使丁氏外科成为最有影响力的一家。

1. 丁德恩

丁德恩，一名庆三。丁德恩崇尚医道，素喜疡科，能自制白降丹等药，义务为附近回民治病。丁德恩在北羊市口开设"德善医室"，以行医为业，擅治搭背、串腰龙、疔毒、恶疮等病。丁德恩对贫苦患者不收医药费，甚或资助之，如有疮疡需手术治疗，而又无钱糊口者，多救济其饭费，饱腹后再行手术。丁德恩每遇有疮疡患者需要开刀时，先给一点零钱嘱吃饱再来手术，开刀时脓液不能流尽时，即用口吸吮，使之排净，患者莫不感恩戴德。丁德恩曾著《德善医室疡科效方》一书。其门人有哈锐川、赵炳南、余光甲、仇伯贤等。

哈锐川，名成惠，字锐川。他家境贫寒，父亲哈文瑞喜爱医道，博览医籍。哈锐川在父亲指导下，攻读了《药性赋》《汤头歌诀》《崔氏脉诀》《医学心悟》以及陈修园等名家著作。年未及冠已对医学产生了浓厚的兴趣，确立了学医的志向。哈锐川自开业以来数十年，终日繁忙，求诊者若市，先生废寝忘食，除应门诊外，每日午后还忙于去市区出诊，有时夜晚被请到天津等地，翌晨即返京应诊。哈锐川通达中医医理，更重视临床实践，经常告诫弟子："熟读王叔和，不如临证多"。每遇临证心得、体会以及验案效方，即随手札记于簿，以备日后整理成册。遗憾的是，未及编撰，竟尔逝世。

赵炳南，1913年在北平师从丁德恩学习中医外科。1920年考取中医执照，随后在北平西交民巷开业行医，同时兼任北平回教协会施诊所外科主任、华北国医学院董事。赵炳南13岁从师学医，治疗经验丰富，临证治疗常以调和阴阳为原则，采取标本兼治，内外兼施的方法。他从不保守医疗技术，1947年回民医院初建时他主动献出了自己的验方、秘方授徒，还拿出自己的外科诊疗器械，并动员其他中医也贡献医疗器械，其中医诊所办得有声有色，造成了很大影响。赵炳南不但学习中医，还认真学习西医知识，认为中西医两种医学应取长补短，择其善者而从之。他早年设馆行医时，即与方石珊、何显名等切磋医术。他在治疗一些危重患者时，常常配合西药以及西医检查手段，如针对一些深部化脓性疾病、脓不得出的情况，古代都是用中药蟾酥、洋金花、川乌、半夏等进行麻醉，以白降丹腐蚀破溃，使脓排出，他多采用西医麻醉法进行外科麻醉，西为中用，麻醉效果较以前为佳，为后世多数中医所接受。

赵炳南带出的弟子大都成了知名中医，例如王玉章、何汝翰等。

王玉章，回族。他在临床中以八纲辨证为基础，结合外科临床特点，整体辨证与局部辨证相结合，内治与外治相结合，在中医外科治疗中有其独到的见解。他处方用药简练、准确，少用或不用昂贵稀有药材，药味组合，君臣佐使，恰到好处。他对外用药的选择，谨守寒热适度的原则。在中医外治敷贴法中，他善用引调药物，如以醋调可软坚、酒调可活血。

何汝翰，回族。他幼年在私塾读书，因家贫而失学，1931年拜外科名医赵炳南为师。老师每日门诊患者甚多，门庭若市，络绎不绝，在老师带领教诲下，耳濡目染，心领神会，并学会配制各种外科用药，如熬膏药、搓药捻等一套技术方法；在业余时间还要攻读《医宗金鉴·外科心法要诀》《外科正宗》《外科秘录》《本草备要》等。由浅入深地领会，数年中打下良好基础。1938年经考试取得中医师资格，在北平回族协会普慈施诊所任外科医师。

赵氏弟子光大了赵炳南的学说，也为北京的外科事业发展做出了贡献。

2. 段馥亭

段馥亭是民国时期北平段氏外科的开山。相传其祖上从事中医外科已有6代之久，自1907年跟随伯父段云卿学医达8年之久，1922年来京经考试取得中医外科医师资格，行医数十年，为京城有名的外科中医之一。20世纪30年代，他应施今墨之邀请在华北国医学院讲授中医外科。他精通中医理论，主张内外兼治，提倡中西医汇通，推陈出新，擅长治疗骨结核、淋巴结核、疮癌、皮肤顽癣、乳腺癌以及外科疑难杂证，并根据中医温通散寒、解毒疗疽之法，创立了系列外治疗法。

段馥亭培养了段凤舞、赵永昌、余桂清、庄国康等弟子，成为当时北平地区较有影响的一家。例如，其子段凤舞13岁小学毕业后学医，为段氏中医外科的第七代传人。

赵永昌，男，满族，北平市人，1920年生。他祖上世代行医，幼年受庭训诵读《本草纲目》《汤头歌诀》等医籍，后拜在段馥亭门下，因其颖悟，段师尽授其术。满师后参加考试合格，在京开业行医。赵永昌不但专攻外科，且熟谙中医内科，他说："重内科，轻外科，自古已然，孰不知外之症源于内也。"段馥亭内科功底深厚，曾调内科工作一年。他对外科诸症也是内外兼施，屡起沉疴。

3．房兴桥

房兴桥，北平市人，为清太医院外科御医，供职多年。子嗣房少桥、房幼桥。房兴桥在他们少年时即着意培养，20 世纪 20 年代房少桥、房幼桥在六部口寓所应诊，以其精湛医技，深受民众之爱戴，每日门庭若市，车水马龙。由于房氏在外科有独特内服与外用药合治，自成一派，与当时哈锐川、段馥亭成为京城外科三大家。房氏中医外科在民国时期北平地区自成一"家"，"精、诚"二字是房家的主要特色，精是指技术的深湛，诚是指品德的高尚。房氏后人少桥子嗣房芝萱、幼桥子嗣房世鸿继承祖业，使太医院《医宗金鉴》派外科代代世传。

房芝萱，其祖父房兴桥、父亲房少桥皆为京城著名的中医外科大夫。房芝萱少年时代，攻读经典著作《黄帝内经》《难经》《伤寒论》《金匮要略》《本草纲目》等，同时在家帮助配制丸、散、膏、丹，在实践中勤学苦练。24 岁时，经考试合格成为正式医师，在六部口挂牌应诊。他继承祖传医术，运用祖传秘方，有所创新发展，以疗效取得了患者的信任，并以高度负责的精神赢得了患者的尊敬。房芝萱对待中医学术，态度严谨，遵古而不泥训。譬如，痈疽是外科常见病，其中脑疽、偏脑疽、唇疽等有头疽，房芝萱认为，古代虽称疽，但名疽而实为痈，古代之所以称疽，是因为该部皮厚，初期漫肿无头，又多生于年老体弱者，发展较慢，故称疽。但临床辨证多属阳证、热证，治疗又多用清热解毒法，故确切地说应属于中医"外痈"范围。对于中医治疗，房氏有所发展创新，如瘰疬（淋巴结核），惯用消、托、补三法。房氏针对该病容易复发的特点，提出了以消、托、补、防四法施治，别具一格。

房世鸿师承家传，擅长用外治法治疗乳房病，对丹毒、疔毒、骨结核、背痈等症亦有独特的治疗经验。在继承的基础上研制出"乳腺病丸""内消散""溃疡膏"等。

其他知名的北京外科中医如于朝之，擅长治疗瘰疬（淋巴结核）、各种痈疽、疔毒恶疮、湿疹皮炎、骨髓炎等。他在治疗瘰疬病时，认为用内服药与外敷药仍不够理想，经长期探索研究，创立了一种在患者背部"结根"的治疗方法。患者一般只需 3～6 个月的治疗即可痊愈。这种手术既简单又方便，同时痛苦小而疗效好，治疗时间短，费用少，深得患者好评，被认为是治疗瘰疬病的一种理想方法。

（二）外科病的辨治经验

1. 痈疔疮疡

痈疔疮疡是外科的常见病，治之得当，则病很快向愈，治之不当，则病情加重或致命。亦有难治之痈疔疮疡，俗称"疮怕有名"之类，如搭背、对口、臁疮等，还有溃后久不收口之证。故治疗痈疔疮疡是外科医生的看家本领，也是基本技术之一。民国时期北平医家对此病的治疗有了一定的发展，并积累了实用经验。下面介绍几大名家外科病的辨治特点和方法。

（1）哈锐川对正气与病邪的辨证认识 哈锐川是治疗痈疔疮疡的名家，他治疗本类疾病重视正气与病邪的辨证关系。他认为疮疡之疾虽发于体表，但其根本在于体内气血失调。他常说："气血偏虚一分，毒邪内侵一寸。"并提出，不能因《医宗金鉴》所谓"痈疽原是火毒生"，而动辄大剂苦寒，单纯追求清热解毒，损伤脾胃，妨碍气血化生。所以哈锐川在治疗时必审邪正，常在清解方中配伍健脾益气诸药，重视气血在病机转化中的重要作用。他临证每能重视辨证，因证施治，以下两例即是明证。

一年届六旬、身患搭背（背痈）月余患者，生活困苦，无力就医，自敷阳和解凝膏药，肿疡日益扩大，剧痛呻吟，背如负石，水米不入，而来求诊。见老叟形体羸弱，面色萎黄，背膂右一根盘直径八寸许肿疡，焮赤漫肿，表面少许莲子状脓头腐肉，无脓排出，身热疲倦，无神。哈锐川认为，此乃气血虚衰、毒邪壅滞之证，遂宗扶正祛邪大法，以培补元气，托毒外透。内服药：党参、黄芪、茯苓、白术、当归、白芍及配解毒药数味。逐日外敷冲和膏，掺红升等药捻以提毒化腐，并剪除多量腐肉。诸证日趋好转，后以补益生肌法，约经两月，盈尺溃疡，未经植皮，自然愈合。

一农家子弟吴某，由家人搀扶扭蹭被动地缓步入室，并谓患者左肋下肿物已半年有余，初则皮色不变，不硬不痛，西医诊为胸壁结核，嘱非切除肋骨两条不愈，否则危殆不治矣！经诊察，患者虽为壮年，但久恣房室，不知保全，肝肾久耗矣。今面色萎黄，气弱神疲，语言低怯，腰脊酸楚，时有梦遗，午后潮热盗汗，纳少，舌质淡，六脉沉细。又见左肋下阴疽如拳大，形如馒首，皮色微红，按之应指。哈锐川认为，患者先天禀赋不足，后天守摄失节，恣欲无度，肝肾久亏，致为阴寒乘虚所袭，气血凝滞于此。症见于肋下阴寒之疾，实源于肝肾久虚也。非以滋补肝肾，则正气不复，难以保痊。遂处以左归饮、六味丸，再配西洋参、绵黄芪益气健中等味，随证加减。外治则用阳和解凝膏摊成手掌大小，厚如革皮，敷于患处。约经匝月，患者精力日复，胃纳渐增，肋疽得溃，流出多量豆渣样稀腐脓液。先生再随证施以补托大法健中滋肾，外施红升、白降、回阳生肌多种药捻提毒化腐，同时敷自制黑色琥珀软膏，并嘱起居有节，美食少量频进，以滋补扶正。半年余，体力日见恢复，步履轻健，饮食倍增，腰脊酸痛及潮热盗汗诸症逐渐消除，常独自来医馆就诊。初溃时填药捻长约三寸数根，提出脓腐坏肉后，仅见少量清稀脓液，肿消疮心凹陷，约经十个月疮口愈合，形成萎缩瘢痕而愈。患者愈合又嬉游于娱乐闹市，哈锐川再谆嘱珍摄意念，否则不虞。果严遵医嘱而日壮健。

（2）哈玉民整体与局部的辨证认识　哈锐川之子哈玉民发展了其父学说，哈玉民外科经验丰富，学识过人。哈锐川认为，痈疔疮疡疾病虽然是局部的病变，但必须首先着眼于整体，局部的病变也要审视脏腑虚实、气血盛衰、津液盈亏以及病证的轻重顺逆等。他是在整体观念指导下应用消、托、补三大法。一般补法常常施用于疮疡后期，以助扶正，收敛疮口。这种思想贯穿于哈玉民临床施治过程中。哈玉民不拘于文献记载，如黄芪为补气升阳、托毒生肌之药，疮家常用于内托阴疽，在痈疽初起时则不宜用。哈玉民曾收治一位患蛇头疔的患者，患者右手拇指肿痛三天，局部皮色未变，尚无波动，疼痛剧烈，彻夜不眠，虽服止痛片亦不止痛，经哈玉民治疗，除局部外敷以拔毒药膏外，内服药则为一味黄芪，煎水代茶饮。第二天患者面带笑容来复诊，原来疼痛大减，当夜即能入睡。哈玉民常将补气与补阴有机地结合，如痈疽初起，如粟米大之疙瘩，不红不肿，不焮热，僵硬不痛，疮根散漫，色暗无光者，皆属阴证。古人治之，重在大补气血，先生临证则重在滋补肝肾。他认为，凡属阴证者，皆旷日持久，气血自然亏虚，然非大补峻补所能奏效。盖肾藏精，肝藏血，精血同源，久病气血亏虚者，阴精受损，故欲补气血，应先滋补肝肾，缓缓图治，俟阴精充盈，气血自然日渐恢复。总之，哈玉民治疗皮科、外科疾病是采取

"治病必求其本"的原则。

（3）赵炳南的稳妥之法　对于痈疔疮疡之阴证，与哈瑞川同出一门的赵炳南认为，攻邪太过可伤及正气，造成毒邪内陷而变生他证，结果是欲速不达，故而服药攻毒是为禁忌。但本类疾病毒邪结聚是标，标又当攻逐，他主张外用消散药攻毒，因势以导之，内服药物补中益气，托里生肌，使正气渐复。若正气恢复，也可内服药中适当加用消散攻邪之品以扶正祛邪，消补兼施，以巩固疗效。赵炳南的治疗方法可谓稳妥，充分地体现了他治疗外科疾病活法圆机的特点。

（4）王玉章消托补三法与扶助中土、固护脾胃的辨证认识　赵炳南的高足王玉章注重整体观念，重视消、托、补三法，但更重脾胃。他治疗痈疔疮疡类疾病尤其注意扶助中土，固护脾胃。他认为，中土虚弱，诸疾可至。他运用外科消、托、补三法，融会贯通，灵活掌握，消中有补，补中有消，当温则温，当寒则寒。如在治疗虚人外痈时，常用健脾升阳法。又如一些外科感染性疾病，由于早期用大量清热解毒药，苦寒过度损伤脾阳，不能托邪外出，致使肿块僵硬。他治疗此病，先扶助正气，益气祛瘀，即可奏效。

总之，民国时期北平中医外科医家对痈疔疮疡类疾病的辨证论治积累了十分宝贵的实践经验，完备了前人的学说，值得后人继承学习。

2. 皮肤疾病

民国时期北平地区并无皮肤病专科，20世纪30～40年代，赵炳南治疗皮肤病经验丰富、疗效突出，享誉京城。

（1）赵炳南重视心与肝胆的辨证关系以及阴阳调和的学术特色　赵炳南善治湿疹。他认为，能治湿疹可谓善治皮肤病之半，湿疹祛湿是治疗关键，但湿邪有重浊、黏腻的特点，病理过程迁延日久，湿邪停滞，日久也可化燥，肌肤失养，是导致慢性肥厚性皮肤病的关键，病本在湿，故此期仍以治湿为主。湿疹，按其性质可分为急性期、亚急性期及慢性期。前两期在临床上均有较明显的湿象。其发病机理不外乎湿热内蕴，或湿重于热，或热重于湿。在治疗上，他惯用除湿胃苓汤，并根据热与湿的轻重不同而加减化裁。即使在湿疹的慢性期，皮肤出现干燥、粗糙、肥厚、角化等一系列燥象而无水疱、渗出、糜烂等情况下，仍用治湿之法祛邪为主。治湿疹，赵炳南祛湿不忘扶正，多采用健脾祛湿之法，善用薏苡仁、云苓皮、扁豆、苍术、白术等药物。健脾祛湿之品符合扶正祛邪的原则，是赵炳南的首选之法，各期都适当运用。他认为，针对具体病情，是以健脾扶正为主还是祛湿为主，应灵活应用，当补则补，当利则利。因此，赵炳南处方用药中，车前子、猪苓、防己、泽泻、萆薢等利湿药亦是常用之品。

重视对心与肝胆的辨证，是赵炳南治疗急性炎症皮肤病的一个特点。他认为，心肝火盛是导致急性炎症皮肤病的重要原因，龙胆泻肝汤是清泻肝胆实火，清利肝胆湿热的代表方剂。赵炳南根据自己的临床经验认为，湿疡之为病，虽起于湿热，但急性发病时，常有热重于湿的特点。他紧紧抓住这个特点，采用《医宗金鉴·外科心法要诀》龙胆泻肝汤为基础，自拟龙胆泻肝汤加减，方中用龙胆草泻肝胆湿热，生栀子清心火，泻三焦之热，又用生地黄、牡丹皮、生甘草凉血解毒，木通、车前子、泽泻清利湿热，热重时加大黄以釜底抽薪。他既弃柴胡升散，又不用五味子敛阴、麦冬养阴，但在临床实践中，深感清心火药力不足，故经常在应用龙胆泻肝汤的同时加入自创的以清心火为主的"三心方"（莲子心、连翘心、生栀子），以增强清心泻火之力。二方配合使用再加入除湿疏风之品，临床治疗急性湿疹、急性皮炎、带状疱疹、过敏性皮炎、药疹等急性炎症皮肤病（热盛型），每取良效。

善于调和阴阳是赵炳南治疗皮肤疾病的另一大特点，赵炳南对皮外科顽癣恶疮等顽症均有独特的治疗方法。他认为，皮肤科的许多病证都与阴阳失调有关，阴阳失调是皮肤病理改变的内在因素，皮肤病理改变则是内部阴阳失调的外在表现。这些阴阳不调的病例多数表现有一些共同的特点，如头痛头晕，手足常发凉，但手足心又发热；自觉畏寒，或见五心烦热，腰痛；有时出现心肾不交、水火不济的症状，如心悸、心烦、失眠、健忘、头晕、耳鸣、腰酸腿软、潮热盗汗，或见睡眠不实，多梦易惊；有时出现上热下寒、上实下虚等症状，如口舌生疮、口渴唇裂，而又经常出现腹胀、腹痛、腹泻等症；女性患者常有经血不调、带下淋漓，甚或女孩月经未来潮，亦可出现白带；男性患者还可因肾虚、肾寒而出现遗精、早泄、阳痿或阴囊寒冷等症，甚或出现神经衰弱、记忆力减退、神志错乱、视物不清等症状。脉象多表现为寸关弦滑，双尺沉细，或见中空旁实的芤脉，或三、五不调的涩脉。这些疾病在中老年人群中多见，在皮肤科上的表现是多种多样，但非特异，如面部蝶形红斑或面部蝶形黑斑、结节性红斑、皮肤瘙痒、脱发等。最常见的疾病是狐惑病、红蝴蝶疮。此外，皮肤瘙痒症、斑秃、皮肌炎、硬皮病等亦非多见。总之，皮肤科疾病中出现上述症状者，应首先考虑阴阳不调。赵炳南治疗这些疾病的总体原则是调和阴阳，补养阴血，使用的基本药物是"四藤"，即天仙藤、鸡血藤、首乌藤和勾藤，酌加补肾之品。

（2）张作舟内外合治的辨证特色 张作舟师从哈锐川、赵炳南，临床重视内外合治。张作舟认为，皮肤疾患虽形于外，但其内与脏腑经脉通连，是脏腑经脉病变的外在表现，故其病本于内，治外而不治其内，非其治也。他还强调体表和脏腑的联系，观其外而察其内，四诊合参，辨证施治。他常说，皮肤腠理是肌体的重要组成部分，许多皮肤病也反映了脏腑的病变，如粉刺，虽表现在面部或胸背部起皮疹，究其病因常与肺胃蕴热有关，故清解肺胃之热，则皮表之粉刺自然消退。他治疗皮肤病十分重视后天与先天的关系，脾气健运，肺卫亦得以宣发而起到熏肤、充身、泽毛的作用，若脾气虚，肺卫不固，则风邪侵袭而见风团；水液代谢失常，溢于肌肤则见水疱湿疹；脾胃虚弱，肌肉失养，则出现皮肤干枯脱屑等。在临床上，先生擅用四君子汤、除湿胃苓汤、逍遥散等方剂，益气健脾，调理中焦，灵活应用，莫不奏效。

张作舟认为，人体所患疾病，总是先有虚，再有邪，病邪之所以侵犯肌体，总是因为正气不足，皮肤病亦是这个道理。在诊病过程中，若身体某一部位虚损，治疗中则应以扶正为先，切不可一味攻邪，即使一时邪盛，也要注意祛邪而不伤正，中病即止，否则易犯虚虚之戒。他运用扶正法治疗某些棘手的顽固性皮肤病，往往取得较好的效果。

综上，与前人相比，赵炳南及其弟子们对皮肤病的辨证治疗学术特点鲜明，经验独到，值得后人认真地学习和研究。

3. 血管疾病

血管疾病是外科的常见病之一，如脉管炎、静脉炎，均是中、西医的难治之证。房芝萱对本病积累了一定的实践经验，他提出要正确处理好以下 4 个主要的辨证关系：

（1）温通与清热的关系 温经通络，是针对寒湿凝滞经脉的主要治法。寒湿之邪非温不能化，凝滞之痹非活不能通，所使用的药物也都是温热药与活血药。但是，由于病情变化，寒极生热，湿热蕴毒，出现毒热炽盛等征象，又必须采用清热解毒的法则，以解除蕴蓄之毒热。如脉管炎初期治以温通为主，中期化热又必须以清解为要，先温后清，证变法亦变。又如静脉炎初期为湿热凝滞经脉，湿毒热盛，治以清热解毒、利湿通络为法；后期湿热之象已解，出现寒湿凝滞经脉之征，局部见有条索坚硬、肢肿、畏寒，又需要佐用温化凝滞的药物，先清而后温。此外，尚有寒热交错，或余热、余毒未尽之际，又需要寒热并用，或于温通之中佐以清热，或于清热之中佐以温化等。所有这些都必须根据具体情况认真地辨证分析，正确地加以处理。

（2）补气与补血的关系 气血虚弱是血管病的内因之一，故补益气血为治本之法。气属阳，阳生则阴长，气为血之帅，气足则能催血行、促血生，瘀滞可解。血属阴，性怠惰，过用滋腻胶黏之补血剂，则阴血黏稠，更难以流行。房芝萱认为，若欲通其滞，必先助其气，使之得以帅行，并充分发挥血的功能，"以活为补"，补中有活。所以他常使用归尾、赤芍、丹参、桃仁、红花、鸡血藤、苏木、牛膝、伸筋草、丝瓜络、元胡等活血行血之品，而很少使用熟地黄、阿胶、白芍等滋腻补血之品。同时，他还注意扶脾开胃，以助升阳运湿、温肾回阳、扶持命火，以温煦脾阳，使之后天得济，先天得养。阴阳协调，则气血和平。所以补益气血之中，侧重于助气，抓住矛盾的主要方面。

（3）养阴与利湿的关系 血管病一般病程长，从其内因来看，正虚为本。病后，以经脉阻滞或不通为主要病机，局部与全身的气血流行不畅，导致气血阴阳两虚。更由于寒湿与湿热的相互转化为害，蕴毒劫阴，耗津益甚，况且在治疗时又经常使用温通辛热之剂，极易灼阴，因此需要养阴护津。而这类疾病又以湿邪为主因，湿性黏腻，需要温燥通利才能祛除。养阴之剂汁厚性凉，易于遏湿，过于利湿又容易伤阴。所以必须权衡两者之轻重，养阴与利湿并用，或在养阴的基础上利湿，或在利湿的基础上养阴。在药物的选择上，房芝萱惯用玄参、石斛、麦冬、枸杞子，取其养阴而不滋腻，以减少遏邪之弊；又惯用泽泻、生薏苡仁、车前子、茯苓等，取其利湿而不伤阴，且能健脾益肾。

（4）治标与治本的关系　在血管病的发展过程中，由于病情转化，兼证出现，或外感时邪、情志不遂、冲任失调等因素，都会在某一个阶段被激发，而使病情突然加重，或迅速恶化。房芝萱不但能娴熟地运用"急则治其标，缓则治其本"的法则，同时也紧紧地把握住正虚为本、邪实为标的基本特点，做到有的放矢，恰到好处。如对浅层静脉炎的治疗，对于局部条索硬结，益气活血无效时，他在益气活血的基础上选用三棱、莪术等活血破瘀药。但是，中病即止，以免伤正。又如雷诺氏病，由于情志激怒，出现胸闷、纳呆、烦躁、经血失调等肝郁气滞证候时，他及时疏肝理气，活血调经，先治其标，而后治其本。又如在寒湿蕴毒、毒热炽盛之际，他选用大剂苦寒清热解毒，急治其标，以防毒热伤正，邪祛才能正安，而后治其本。

总之，民国时期北平医家对以上三大类外科代表性疾病取得了丰富的实践经验，推动了中医外科的发展。此外，还有从师于赵锡武、陈慎吾的外科医家王嘉麟，他于1947年独立行医，以肛肠病见长。王嘉麟认真学习中医理论，积极实践探索，发展了中医手术治疗肛肠病的技术，扩大了中医的治疗方法及服务领域。另外，哈玉民在对待中医与西医的关系问题上，受其学院老师施今墨的影响，一向持以开明的态度，主张西为中用，组织华北国医学院校友学术研究会，聘请专家开展学术讲座。他认为只有这样，才能发展中医，提高中医。因此，他在与西医同道共事中，能推心置腹，精诚团结，互相学习，取长补短。他的这种观点既影响了哈氏的传人和朋友，也影响了从事中医外科的其他医生，对中医外科的发展产生了很好的示范效应。

（三）外治药物的应用特色

中医外科用药的制作和使用是决定临床效果的重要因素之一，民国时期北平外科医家在这方面取得了一定的突破。

例如，哈锐川对外治法要求严格，除了刀针烙割及结扎等手法外，对外用药亦深为重视。他当时的医馆所使用的外用药物近百种，剂型又分薄贴、掺药、丹、散、软膏、油、酒、水调剂及熏、熨、洗各剂。膏药不仅从药性上有追风、散结、拔毒、回阳之别，尚有大、中、小及薄厚之异。软膏除了使用凡士林为基质者外，尚有古法之香油、樟丹、松香、白占熬炼之黑色琥珀软膏，亦有鸡油、白占之生发膏。所用清热解毒之芙蓉叶软膏，流传至今，已在国内广泛应用。当时在个人诊所的条件下，能严格遵循古法炮制，并具如此规模，是要付出极大努力的，难能可贵。哈锐川熟悉每药的功用，更掌握配制的详细过程，运用得心应手。仅举对红升丹的妙用为例，略述其辨证运用外治法之梗概。

　　红升丹为疡科化腐提毒生肌之要药，临床常以药捻、掺剂和软膏等剂型用之。为了提高药效和产量，哈锐川熟练掌握炼丹火候等技术。临证时，他必辨证视疮形新旧、浅深、大小、脓腐等不同，而决定剂型、用法及药量之异，这需要有多年实践经验并善于细心总结者才能做到。哈锐川常说，皮外疾患，外治选药虽辨证正确，但因用法、剂型不同，疗效迥异，临证不可不辨。哈锐川使用药捻，习用棉纸捻法。平时必常备红升丹药捻，用于痈疽溃腐，以化腐提毒引流；对阴疽结核，溃后色暗脓腐不净、淋漓稀黄脓水之顽疮阴证，则再掺以肉桂、麝香、冰片等配成化腐提毒、回阴转阳之药捻，以收转阳之功。药捻使用方法亦多讲究，一般痈疽脓肿溃后，新疮脓腐虽多，但未成管，可短暂施用红升丹捻；如腐肉充盈而难排出，则少掺白降丹，使腐肉紧裹药捻而迅速排出，同时疮口亦随之扩大而便于引流，嫩肉自可生长，加速愈合。如病久形成窦道漏管，亦可用上法腐蚀管壁，使腔壁脓腐一概排出；一俟提净则速改用生肌法，以防蚀伤血络，更可免药物峻猛灼伤嫩肉而疼痛。用于生肌则仅取少许红升丹掺于乳、没粉中；用于敛疮收口则更掺龙骨粉以敛其疮，少掺冰片更能加强提毒止痛之功。

　　哈锐川更善以红升丹作掺剂应用。古法多将此药少许置膏药中心或黏附药捻以外用之，哈锐川则大胆地掺入其他药粉内甚或直接撒布脓腐疮面。临证必当详辨全身及局部证候，随证化裁，常收立竿见影之效。哈锐川曾治一外臁患者大片脓疡，日趋蔓延，患部红肿，高烧不食，乃火热急证。内投五味消毒饮加味，清解热毒利湿；局部脓腐疮面则薄薄撒布红升丹细粉，其上再厚撒二妙散，外敷芙蓉叶软膏。次日诸症悉减，局部渗出脓汁少量，嫩肉如珠，日见鲜美。遂再改以少量红升丹掺入二妙散中治疗，二三日后疮面清洁，再敷紫草生肌膏，即告痊愈。哈锐川的用药特点对其后陈彤云也产生了较大影响。

此外，赵炳南在治疗皮肤病时，用药精当，药少力专，药到病除，还能因人因势而投药。如对缠腰火丹后遗症神经痛的老年患者，经他细心辨证分析，认为多属气隔血聚之证，遂不拘泥常法，而投以大黄破瘀止痛，其效立竿见影。又如治疗风湿疡能抓住热盛夹湿的特点，投以大剂量苦寒的龙胆泻肝汤以泻肝胆湿热，疗效显著。赵炳南还采用多种方法治疗皮肤疾病，除吸取前人经验按常规外敷膏、散类药物外，还发明了其他外用方法，如熏药疗法、外洗疗法、熏药疗法加外洗疗法，治疗顽癣、白癜风、脱发等各类皮肤疾病。赵炳南辨治皮肤病的用药经验很多是他自己的创新和发明，赵氏透骨草治脱发的方法已被后世广泛推广应用。

师从哈锐川的张作舟对外用药的配炼深得其师心传。在后来的临床实践中，张作舟除了对中医疮疡科的病因、病理及内、外治法进行钻研外，还对各种中药外用剂型如传统炼丹、油剂、粉剂、酊剂、熏药、软膏、膏药等进行了潜心的研究，研制出多种外用药物。

总之，民国时期北平的中医外科颇具特色，较之清末时期，从学术理论、病变机理、诊疗水平等方面都有了一定程度的发展，还对中西医汇通做了一定的探讨，值得深入挖掘整理。

第三节 "燕京医学流派"妇科学成就

妇科是燕京医学文献记载最早的五大科（内、外、妇、儿、针灸）之一，妇科著作有20余种，如明代徐春甫《古今医统大全·妇科心镜》、清代吴谦《医宗金鉴·妇科心法要诀》等，更有大量的妇科学术思想与临床经验散见于医案和杂著之中。近现代更是涌现出了刘奉五、钱伯煊、朱小南、柴嵩岩、许润三、肖承悰、郭志强等一大批妇科名家，享誉全国，远及海外。燕京妇科重视规范病名，在病机阐述上不囿成说，尤其在月经、难产、产后的认识上多有发挥，在妇科妊娠诊断和疾病审因辨证上发前人之所未发。在对妇科疾病的转归、预后判断上，符合临床实际，有独到见地。

一、徐春甫精通妇科，擅治不育

（一）调经之要，养血益气

徐氏认为，妇人以血为事，四物汤为血之妙剂，养血调经，胎前产后，悉以资用，为妇科之通用方，然气血关系密切，故在用四物汤治血时，也注重调气。他说："妇人之病，不可全补血而不调气，盖血因气使……气畅则血和"，"补血而不补气，斯可别矣"，所以，他用四物汤治血时十分注重患者脾气的强弱，强调"用四物汤治血，须审其人脾胃，虚者，必先用六君子、补中益气之类以养胃，然后合四物而用之"，因"血由脾胃所生，依气而充行经脉"。他创制的八珍益母丸（益母草加八珍汤），专治气血两亏、脾胃并弱之月经不调，就体现了徐氏调经时气血并重的思想。但是，徐氏用调气血方法调经时，对辛燥理气破气之药，又十分慎重，认为香附等调经开郁之药，只宜于开有余之郁，虚者用之，反致气血两虚，而经益不调矣。

至于崩漏，他认为"最为大病，年少之人，火炽血热房事过多，经行时而有交感，俱致斯疾，大都凉血固涩、升气益荣而可愈也"，方用凉血地黄汤、黄芩散之类；"中年以上人，及高年嫠妇，多是忧思过度，气血俱虚。此为难治，必须大补气血，养脾升固"，方用十全大补汤、升阳除湿汤等；血脏虚冷，崩中下血，用四物汤加阿胶、参、芪等。凡此等等，颇能启迪后学。

（二）治带下病，重在脾胃

徐氏认为妇女初起赤白带下，多由脾胃湿热所致。白多为气虚，赤多为血热，治宜调胃健脾，清热渗湿，如六君子汤、五苓散加姜炒黄连之类。若痰湿盛者，宜散湿导痰清热为主，以二陈汤加苍术、白术，或加升麻、柴胡以升之。瘦人热盛者，宜清热祛湿，以滑石、樗皮、青黛之类。病久脾胃渐弱，渐次虚寒，面黄体瘦，以至月经不调，甚则淋漓崩中，治宜补脾益气，升阳固脱，如人参黄芪汤、补中益气汤加升固之药。他还盛赞其在《古今医学捷要六书·明集》里所载的秘验带下丸：芡实粉二两，白茯苓、赤石脂（煅）、牡蛎（煅，醋淬）、禹余粮（煅）各一两，石灰（风化）八钱，好醋一盏和前末晒干，再捣筛过，用糯米煮粥和捣为丸，梧桐子大，空心米汤下50丸，加至60～70丸。对久带虚怯之证有神效，并叮嘱服此方白带愈后，还应多服大健脾丸为妙。反映其治白带求脾胃之本，重视脾胃的学术思想。

（三）治不育，调经摄精

女子以调经为重。徐氏认为，父精母血是受孕根本，故女子月经正常与否是能否受孕的关键。他说："欲求子者，必先审其妇之月经调否？经者，常也，如日月应期而来，按期止无易常也，故曰月经。期有不调者，或先或后，或一月两至，或间

月一来；有绝闭不通，有频来不止；或先痛而后行者，或先行
而后痛者；有黑色者、有紫色者、有淡色者；有白带、白淫、
白浊者是皆血气不调者也。诸如此类，必按证以药而调治之。"
说明治疗女子不孕，首要调经，并要视兼夹疾病辨证治疗。而
调经则宜养血，并要健脾益气，气血并重，随证加减。以四物
汤加减为通用之方，详见前述，此不赘。另外，他认为患者体
质与受孕有关，若妇人肥盛多，脂膜闭塞子宫，宜行燥湿化痰
之剂，方如二陈汤、导痰汤加味或用妙应丸（苍术、人参、黄
芪、白术、地黄、陈皮、半夏、当归、茯苓、滑石、炙甘草）。
瘦人无子，因血虚子宫干涩，不能配取精气，宜养血滋阴，四
物汤之属，如济阴丸（当归、人参、黄芩、白芍、熟地黄、生
地黄、川芎、香附、肉桂）。

　　男子重在补肾益精。无子原因，一向多责于妇女，徐氏冲
破封建思想，指出男子精气不足，也是原因之一，不可独责于
妇女。肾为生殖之本，肾气充盛，肾精固摄，才能受精得子。
肾中精气虚衰，则可出现肾虚精滑，精冷精清，临事不坚或坚
而不射，盗汗梦遗，便浊淋沥，腰惫不能转摇，好色以致阴虚、
劳热、虚寒等临床表现，以致不育。治疗必须按症施药而补益
之。如用巨胜子丸（巨胜子、白茯苓、首乌、川牛膝、生地黄、
熟地黄、肉苁蓉、菟丝子、补骨脂、五味子、巴戟天、韭子、
山药、枸杞子、楮实子、续断、覆盆子、芡实子、葫芦巴、莲
花蕊、木香、天冬、柏子仁、酸枣仁、天雄、川椒）扶阳，治
阳痿精冷精滑等证。用滋阴大补丸（川牛膝、山药、杜仲、山
茱萸、巴戟天、肉苁蓉、五味子、白茯苓、茴香、远志、石菖
蒲、枸杞子、熟地黄）生精益血补肾而疗阴虚诸证等。妇女经
脉既调，男子真精亦足，所谓阴阳和，气血平，再加以男女配

合中时，自然可以受孕得子矣。

（四）孕期宜摄养，安胎重清热养血

徐氏十分注重安胎，认为引起胎动不安的原因，不外乎属虚属火。气血虚，则胎无所养；火动于中，则胎动不安而坠。治疗大法以清热养血。此外，还有因妊娠时兼患杂病，母病动胎，疗母病则胎自稳；也有因触伤动胎，理气和血安胎，则胎自安。具体治法如下：

1. 恶阻

妊妇恶心，饮食少进，肥人是痰，瘦人是热，胃气不安，用参橘散、竹茹汤之属。

2. 胎漏、胎动不安

养血清热为大法，四物汤加黄芩、白术为通用方，随证加减。如无事胎动，因热者，用四物汤加黄芩；胎痛乃少血，用四物汤加童便制香附；胎动下血，因房事不节，有所触冒，四物汤加黄芩、白术、阿胶、艾叶之类；胎动不安，腹痛下血，宜养血理气，止血安胎，用集验方、寄生散、牡蛎之属；胎动不安，腰腹微痛，饮食少进，可服安胎饮（白术、白芍、熟地黄、当归、人参、川芎、黄芩、陈皮、甘草、砂仁、紫苏）；外伤胎动不安用芎归汤、独圣散；漏胎分虚、分热，选用保生汤、白术枳壳汤之属。

3. 坠胎、小产、滑胎

认为病因体弱，气血两虚，脏腑火多，血分受热引起。气虚不摄，血虚失养，胎元不固致坠；而血热则溢、妄行亦坠，故反对妄用艾、附、砂仁、香附之类热药。因血气清和，无火煎烁，胎自安而固。主张用千金保孕丸（杜仲、续断）、泰山磐石方（人参、黄芪、白术、炙甘草、当归、川芎、白芍、熟地黄、续断、黄芩、砂仁、糯米）。

（五）产后宜补，但仍须辨证

徐氏认为产后大耗气血，应以大补气血为主，但须恶露祛尽，方用补剂。主张产毕宜先饮童便，服返魂丹一丸（益母草、当归、赤芍、木香）养血祛瘀，安魂定魄；又主张服还元丹（人参、黄芪、当归、白术、芍药、川芎、熟地黄、茯苓、丹皮、肉桂、甘草、紫河车）以补气补血，大补真元。其余则因其变证，通变化裁，如因虚感冒风寒，祛风之药加之补剂可也。伤食发热，消导之药加之补剂可也，余可类推。

其他如产后腹硬痛，是瘀血为患，须活血化瘀，用黑神散或红花、延胡索、蒲黄、五灵脂之属。产后腹中寒痛，血气不足，用羊肉汤。产后下血过多而虚晕，宜补血之药，如芎归羊肉汤，当归健中汤之属。产后用力太过，气虚发热、眩晕者，宜补中益气，如补中益气汤、香附八珍汤之属。产后乳汁不下，因气血虚弱者，用猪蹄汤（猪蹄、通草、川芎、甘草、穿山甲）补虚通乳。因肥胖痰盛，乳脉壅塞不来者，用漏芦汤（漏芦、蛇蜕、土瓜根）通络行乳等。

总之，徐氏对妇女的生理、男女生育的生理机制，经、带、胎、产和杂病的论述都有独特见解和丰富经验，值得学习。

二、《医宗金鉴·妇科心法要诀》的妇科特色

吴谦指出，天癸者乃先天之动气，至于女子胞中，冲为血海，任主胞胎，冲任皆起于胞中，所以任脉通，太冲脉盛，月事以时下，故能有子。可见冲任二脉主持月经、胎孕及妇女特

有器官的正常生理活动，冲任二脉畅达，血气旺盛，则妇女安然无恙。女子14岁天癸至，必待20岁而嫁，此时阴血发育完善而充盈，若此时所育之子女，必坚实强壮，无病而多寿；若其女天癸始至已近男色，则阴气早泻，阴血未发育完善而伤损，未充盈而早动，所以"虽交而不孕，孕而不育，育而其子必脆弱不寿也"，因而既危害自己，又祸及子孙。对受精怀孕最佳环境和时机的选择，该书有独到见解。明确指出：男子"交接女子，必乘其时，不可失之早迟。盖妇人一月经行一度之后，必有一日姻蕴之时，气至而热，如醉如痴，有欲交接不可忍之状，乃天然节候，是成胎生化之真机也"，揭示了女子性学之内涵。男女交接，男精女血聚而成胚，此孕形之始也，成胚形胎之后，母之气血脏腑共同孕养其胎。吴氏关于脉候子嗣有4点论述："即足少阴肾脉动甚；两尺脉搏指有力，而两寸脉不搏指者；两尺脉搏指有力，但不滑者，主三月胎；两尺脉搏指有力而滑者，五月之孕也。此经验所谈，临床可予效法。"脉断男女，难免牵强，然胎之男女须将观察母之腹部形状与候脉结合起来判断。若腹部上小下大，如长箕之形为女胎；腹部中正圆高，如釜之形为男胎。疾者，盛脉之谓也，右手属阴，脉疾者为女；左手属阳，脉疾者为男。验之临床确有其兆。孕后需"分房静养，否则恐动相火，致生胎毒；谨戒饮食五味，使其脾胃调和，母之气血易生，子之形成必育；内调七情，外避风寒，起居安顺，不持重力，不安逸多睡，不登高涉远，则母子无病，子亦安矣"等调摄之法，至今不失为典范。

吴氏在该书中指出，三因病邪致病特点主要影响冲任二脉的正常生理活动，因而致成经、带、胎、产诸方面的疾病。如外因六淫，邪气在经行或产后乘其虚，或乘其气血流注之势而犯之，血海受邪则不宁，对经血之行、止、多、寡均有影响。内因七情，肝藏血主疏泄，又通血海，七情致病多与肝脏有关，经行或产后若逢情志不遂，则气机逆乱，血气失和，致成月经病或产后病及其他杂证。不内外因致病，即产多、乳多则血枯；饮食劳倦损伤脾胃，则无以生血。妇女以血为本，虚则诸病生焉，故冲任二脉，因邪犯之而气血失调，因气血不足而功能失常，是妇科疾病发生、传变之特殊渠道。结合三因病及冲任之机理，根据临床观察，月经、崩漏等方面疾病的产生确与经期受邪有关，因经行时气血流注、旺于冲任，六淫邪气随潮而至或乘虚而入，故用药调治应当选择月经来潮前后这一最佳时机，药力可随月经来潮，聚于冲任而生效验。即使是气血之亏损，此时补之，亦可直达冲任二脉；产后，冲任二脉乃兴复之区，治邪补虚，其理一也。

三、民国时期燕京医家辨治妇科疾病的学术经验

（一）妇科医家

1. 刘辅庭

刘辅庭，名沛卿，字辅庭，江苏省沛县人。刘辅庭出身中医世家，幼读私塾，稍长即刻苦研读医书，随父学医。后经京师总警察厅考试合格为官准医士。自1907年始，刘辅庭在崇文门外榄杆市租房设"世传儒德医馆"，挂牌行医，后迁至东草市大街21号。刘辅庭25岁时在京崇文区榄杆胡同旅店中挂牌行医，后来有了积蓄，置下标杆胡同12号房产作为寓所应诊，至此声名大噪，成为南城外颇有声望的名医，老幼妇孺皆知"标杆胡同刘辅庭"，至今一些老人还津津乐道刘辅庭的高超医术。

中华民国早期他家就每日门庭若市，车水马龙排队候诊，上午半天就诊人即达百余人次。相当于某些西医院一天收治患者数。刘辅庭对妇女不孕症、妇女胎前产后杂病等有着丰富的临床经验，疗效显著，能治疗多种疑难重病。刘辅庭教子在行医之时应有"慈悲恻隐心，智圆行方"，对求医者不论其贵富贫贱，怨亲善友，不论其幼小年迈，愚智妍媸，一视同仁，详细诊断，不计报酬，留下高尚医德的美名。

2. 关月波

关月波，北平市人。关月波在崇文区桥湾地区行医40余年，由于疗效显著，求医日众，声名大噪，每日门庭若市，在南城一带享有盛名。关月波以妇科为专长，其学术思想受到朱丹溪的影响较大，擅于使用滋阴降火的方法，治疗许多疑难大病。由于关月波医术精湛，医德高尚，助人为乐，将诊室书为"乐道堂"，对赤贫者免费施诊，有时还给以生活补助，被人们称为"儒医"。人们赞誉他"儒乃达儒，医是名医"。

3. 李德衔

李德衔，女，北平市人。李德衔16岁时，跟随舅父学医，刻苦攻读经典。1936年，考入华北国医学院。四年毕业后，拜四大名医之一施今墨为师，并先后追随姚季英、朱壶山等前辈侍诊学习。1942年，经考试合格开业行医。她遵循施今墨老师坚持"中西医汇通"诊治疾病的教诲，对子宫肌瘤、女子不孕症有着丰富的临床经验。

（二）妇科疾病的治疗发展

1. 理论研究进展

民国时期对妇科理论进行深入研究的北平医家首推刘奉五。

刘奉五，1911 年生，汉族，北平市人，现代著名中医妇科专家，早年受业于名师韩一斋。刘奉五曾任教于北平国医学院，讲授妇科学。刘奉五在妇科理论方面很有见地，重视肝、脾、肾三脏及冲任二脉与妇科病的关系。他把脾胃升降的理论灵活地运用于妇科临床。他认为，脾胃互为表里，一阴一阳，一升一降，相互为用。脾为阴脏，其用在阳，不升则阳无所用；胃为阳脏，其用在阴，阴主降，不降则阴无所用。因此，治脾必知其欲升，治胃必知其欲降。如在治疗闭经时，因燥邪伤阴所致的血涸经闭，用瓜石汤治疗，使燥热得清，胃气得降，脾气得升，冲任脉道通利而经水自调。而对于血虚经闭者，则用归脾汤治疗，欲降先升，欲通先补，阳升血足，冲任满盈则经血自通。故"察其阴阳，知其升降，明其补泻"，方能抓住脾胃功能的要点。

刘奉五以"肝为五脏六腑之贼"为题，深入研究了五脏六腑与肝的关系。肝是人体功能维持以及生、老、病、死过程中的调节枢纽，根据肝为血脏，血燥则苦急，其性喜条达的生理特点，刘奉五创立了妇科治肝八法，即"疏肝调气法""清肝泻火法""清热平肝法""抑肝潜阳法""镇肝息风法""养血柔肝法""化阴缓肝法""暖肝温经法"。治肝在妇科临床中具有普遍的指导意义。

对于冲任二脉与妇科的关系，刘奉五认为，"冲任不能独行经"，由于临床用于调理冲任的药物，绝大部分都有补肾、理脾、和肝的作用，可见冲任二脉不能看成是一个独立的经络，而是附属于肝、脾、肾三脏的二条脉络，冲任二脉的生理功能是通过肝、脾、肾三脏的生理功能来体现的，对于冲任二脉为病也应通过调理肝、脾、肾三脏的功能来达到治疗目的。

刘奉五试图将肾气通于脑的理论与妇科内分泌有机地联系

起来，并结合临床实践，取得一定的效果。他认为，肾气与脑由督脉相贯通，肾精充盈则脑力充沛，思维敏捷自如；而脑主思维，若情志舒畅亦可促进肾气的功能，二者相互关联。肾为先天之本，天癸赖以滋养，肾虚则天癸竭，月经闭止；腰酸腿软，性欲减退，面色晦暗，全身乏力；精神疲惫，健忘。从西医学角度看，月经正常与否有赖于大脑皮层—下丘脑—垂体—卵巢—子宫间功能协调。如席汉综合征，除闭经外，还可见生殖器萎缩，乳汁分泌减少，阴毛、腋毛脱落，性欲减退，消瘦，记忆力减退……针对此类证候，刘奉五使用以补肾为主的经验方四二五合方（即四物汤、五子衍宗丸、二仙汤），方中以五子衍宗补肾气，二仙汤补肾阳，四物汤养血以补精，突出从肾论治，通过治疗，不但改善了症状，月经能通，萎缩的生殖器亦有恢复，内分泌检查结果也有改善。这种认识是一大进步。

关月波治疗妇科疾病推崇清代王清任的气血观点，临床强调气血辨证。关月波认为，妇科诸症所见虽甚庞杂，但只要寻根求源而治其本，便能应手取效。在分析疾病的病机时，他认为，应该以气血两方面加以详细考察，气病求于血，血病求于气；治气时照顾到血，治血时照顾到气。他所讲的气血辨证与温病学中的卫、气、营、血辨证有狭义与广义之分，前者是疾病归属两大范畴，而后者则只是反映温病发展的不同层次和证候类型。在临床辨证上，关月波还认为，初应求之于六经、八纲、卫气营血、三焦、脏腑，然后进一步深求于气血，不能浅尝辄止，他在继承前人辨证方法的基础上将气血辨证更深入一层。因他有独特的辨证治疗方法，故一些疑难重症经其治疗，均能迎刃而解。

2. 治疗方法进展

姚五达也是民国时期北平地区以治疗妇科疾病见长的名医之一。他8岁时接受家传，从父学习中医。姚五达后又在北平国医学院系统学习五年后毕业。1939年姚五达拜四大名医之一的孔伯华为师，在孔老家中学习临床，深得孔老真传。1941～1949年在华北国医学院施诊室任医师，兼妇科助教。姚五达在妇科临床上大胆提出了自己常用的三大治疗法则：

（1）轻寸投实法　轻是指药量轻及药质轻，投即治疗，实则指疾病。此法是用很小的药量，治疗疾病的一种方法。姚五达在仔细观察临床疗效时，善于斟酌用药剂量与病变部位的关系。其用此法时从两个方面考虑：一是体弱久病之人，用药量轻小，如气虚外感时，用麻黄0.3～1g，治疗阴虚消渴时，用葛根2g；二是取其药质轻，根据"轻清上浮，沉浊下降"的引经原理，病位在上者用药量少，病在下者用量大。如选用同一种乌药，治疗胸痹时用3～6g，而治疗腹胀时则用9g。

（2）截流开源法　所谓截流，是用大剂量的止血药以截住流失之血，以治其标；开源乃调和冲任，养血归肝，补脾固肾以治其本。标本兼治则使截流之血回归血海，充实冲任，使肝为之封藏，脾为之统摄，肾为之安固，从而病愈如常。姚五达治疗妇科病时最常使用这一法则。如治疗异常子宫出血、黏膜下子宫肌瘤等病而截流时，大、小蓟常用到30～45g之多。当归、白芍以养血归肝，生芪、白术以补脾摄血，续断、杜仲炭以调和冲任而固肾。

（3）扶正祛邪法　扶助正气以祛邪实。姚五达遵《黄帝内经》"适事为故"的理论，临证首辨虚实。如闭经的治疗，姚五达认为，血海空虚，无血可行，何以通之？若不先扶正，养血调经，而单纯用活血化瘀通经之药，不但经水不能来，反致冲任虚损，必犯"虚虚实实"之戒。姚五达常寓养血于通经之中，绝不取一时之快，暗伤患者之正气。待血海充盈而经血自溢。姚五达认为，妇人以养血和血为贵。他还根据患者虚实的不同，在此大法之下，又分为"清扶之剂""清化之剂""清和之剂"以及"清渗之剂"等。"清"乃祛邪扶正之意。"清扶"多用于肝肾不足之虚证为主的患者；"清化"多用于湿盛于内偏实证者，"清和"多用于脾胃失和者，取平和、和中之意，"清渗"则多用于利水之时。

3．妇科疾病的辨治

（1）月经病　月经病是妇科最常见的疾病之一，列经、带、胎、产四大疾病之首，月经失调为中医妇科临床的常见病、多发病，临床情况复杂，治法方药较多，是历代医家研究的重点。太医出身的袁鹤侪治疗妇科诸症颇为见长。如经闭之症，他认为：在治疗经闭时，通经之法，绝非破血、破气之属所能囊括。气血虚者，养正为通；寒湿滞者，温化为通；气血郁者，行气活血为通；心肾不交者，水火既济为通。总之，使气血充和，升降得宜，通即寓于其中，即所谓：通经之要在于开源。通经之基础，要在固护脾胃；通经之用，妙在变通。

1）袁鹤侪的通经理论和方法：袁鹤侪论治经闭尤为详尽。他说："经水，阴水也。属任冲二脉，出自肾中。为至阴之精，而有至阳之气，故其色赤。女子二七而天癸至，七七而天癸绝。然年未至七七而经水先断者，虽有血枯、血滞之故，但并不尽然。不能一见女子经脉不行，便认作血枯，妄用滋补之品，亦不可即以为经闭死血而轻用通经破血之药。究其源，有因脾虚者，有因胃火者，有因痰饮者，有因劳伤心血者，有因怒伤肝而血滞者，有因肾阴不足而虚羸者，有先病而后致经不行者，亦有经不调而后生诸病者，临证当审其脉证，寻根求源而治其本。脾虚者，调而补之；胃热者，清而导之；痰湿者，利而补之；伤心血者，逸而补之；怒伤肝者，和而调之；血滞者，化而通之；气不行者调脾胃；阴不足者益脾肺；先病而后经不行者，当先治病，病去则经自调；经不行而后病者，当先调经，经调而病自除；血少而经不行者，宜养肝脾；果有血块瘀结者，方宜行血通经；此治之大法也。然临证诊病，病状多有庞杂，不可拘泥于一方一药，当以审证为准，遵大法而灵活变通，遣方用药，随证化裁，方能得心应手，药到病除。"

袁鹤侪还阐述了论治的三个关键：①通经之要，在于开源。血为女子之本，冲为血海，任系胞胎，妇人的经、带、胎、产的整个过程，主要依赖于冲任二脉正常，而冲任之盛衰，又依赖于肝、脾、肾三脏。肝主冲任，脾为生血之源，肾藏精而为先天之本，故三脏和调，气血充和，月事以时下。经闭者，月水不通也，必以通为治，然通经之法，绝非破气、破血之属所能囊括。气血虚者，养正为通；寒湿滞者，温化为通；气血郁者，行气活血为通；心肾不交者，水火既济为通……总之，抓住肝、脾、肾三脏，使气血冲和，升降得宜，通即寓于其中，即所谓开其源也。②通经之基，要固脾胃。脾为后天之本，生化之源，为气机升降之枢纽。经闭患者，无论虚实，伤及脾胃者居多，故固护脾胃，养其生化之源，为通经之基础。恰如《医学入门》所云："经水不通，不出虚、热、痰、气四证，不调亦大致相同。随证调治，饮食调和，自然血气流通。"③通经之要，妙在变通。同是经闭，其证各有不同，故临证施治宜随证变通，方能药到病除。气郁血滞者，虽有血病，亦先调气，气不调则血不行，法当开郁气、行滞血。其治在肝、脾，先调其气，次治瘀血，以无损脾胃为要。脾肾久虚，形体羸弱者，宜先治其虚，养其正，病去则经自调，法益培中土而补肾脾，以复正气为要。寒湿凝滞者，法当行气导痰，俟气通湿去，而经水自调。

袁鹤侪曾治一妇女经水三月未行，腹胀，四肢作痛，脉左见结象，右关尺均无力。他认为，该患者虽为经闭，然患者腹胀、肢痛，乃气滞壅塞所致，说明其病在气。左脉结象，乃气壅湿滞，阴盛气结之候。知病在气在湿而非在血也，故以温中化湿利气之法。药用焦茅术、云苓、青皮、姜半夏、桂枝、陈皮、泽泻、姜川朴、生甘草、生姜。全方用药仅十味，君茅术以健脾，以苓桂术等通阳化气，合二陈以健脾利湿，加朴姜以利气，佐青皮以疏肝，伍泽泻以化湿，共奏温中、化湿、利气之功。如是，脾胃和，气道顺，水湿化，荣气足而血得以生，经水自然而通。虽未治血，但一剂而应，二诊而愈。足见其临证用药之妙。

2）刘奉五的通经理论和辨治方法：刘奉五将月经先期、频至、量多、崩漏者归为漏经类月经失调；将月经后错、稀薄、量少、闭经者归为闭经类月经失调。漏经类月经失调者以偏热者居多，症见心烦、急躁、五心烦热、口干、月经色紫有血块，治疗以清经汤为主，气郁明显加柴胡、芥穗：夹瘀者用生化汤；气虚所致者以心悸、气短、乏力、纳呆、舌淡、经色淡红为主，治以四君子汤为主，气虚崩漏者可用归脾汤，大崩不止加侧柏炭、地榆炭、棕榈炭、煅龙牡；肾虚开而不闭、漏血不止者，用三胶四物汤（鹿角胶、阿胶、龟甲胶、四物汤）加续断、菟丝子、山药收补之。闭经类月经失调偏寒者居多，症以小腹发凉，四肢不温，行经腹痛为主，以温经汤为主方治之；夹郁者可用得生丹，经闭时加桃仁、红花、牛膝引血下行。若因阴虚胃燥所致血逆经闭者，则用经验方瓜石汤。若肝热经闭、倒经、吐衄、头痛、躁汗者，则可用当归龙荟丸加减。若属脾虚、气血津液化源不足者，则可用八珍汤或归脾汤。若血虚肾亏经闭者，则用经验方四二五合方。

（2）癥瘕 癥瘕也是妇科的常见病、多发病，属西医学子宫肌瘤范畴。李德衔认为，此病形成多因精神抑郁导致气滞，气滞而后血凝，气血凝滞之后可使脏腑功能失调，痰湿内踞，壅阻于胞宫之中。她治疗此病法遵仲景桂枝茯苓丸之意。对初结未坚者，加乳香、没药、丹参、路路通、王不留行等药；对气滞腹胀者，加香附、川楝子、乌药；兼痰湿凝聚者，加昆布、海藻、贝母、半夏、泽泻、天南星；化热者，加夏枯草、蒲公英；癥积已久加鳖甲、水蛭、三棱、莪术；体虚者，加党参、黄芪、当归等药。李德衔治疗该类疾病，常收良效。血崩在妇科中较为多见，治法稍误，多致毙命。西医书名此症为子宫肌瘤，属中医癥瘕范畴，包括于中医崩漏、带下等症之内，但此论则专指血崩之重症言也。罗止园对此论述甚详，他在《止园医话》一书中既列出了本病的病因、证候，还列出了治法和治验病案。

1）原因：房事过多，遗传及病毒转移等，如淋毒。

2）证候：本病初起，多有月经不调，继有肉汁状赤白带下，中医以其颜色不一，故示区别，其说殊不足取。渐次入于初期，此时出血，点滴不绝，中医谓之经漏，多由于外来刺激（如交接）所致，出血恶臭，疼痛，或便秘，或下利，呕吐，身体衰弱，此后子宫内毒瘤已成，频频出血，颜色浅深不一，现癌性恶液质，患部起肿疡，病者往往自觉少腹内有肿形物，渐大，腰痛，背胀尤甚，若癌肿压迫尿道，则小便不通，经过一年至一年半，卒发大出血。中医谓之血崩。若治疗错误，则必发尿毒症，及腹膜炎而致死。然此症若遇高明中医治疗得法，可以带病延年，非必死之症，西医之说，非定论也。此症西医根据解剖，认为癌瘤，最为精当，中医牵拉冲任奇经，又加以种种玄说，理想之谈，不如西医解剖之确凿可据。根据这些情况，罗止园说明此症病理、病状，纯采西医学说。他说："然治疗此症，则根据确实无疑之经验，大声疾呼，使患此症者，急速猛醒，认清西医片面之决定，（预后）万不可信。即西医对此症所下断语'此症全经过自一年至一年半，体躯衰弱，卒发尿毒症，腹膜炎而死'等语，即可证明，西医对此症尚无适当疗法，然西医非贸然下断语者，是必经过各医院之报告统计，而后笔之医典，确定病程，别人亦不可轻视。"

罗止园认为，他之所以希望西医之能读是书者，取而加以研究，是因为其命意在此，盖据此论断可见西医遇是症，若非割治必于一年至一年半之期间内，取死亡之转归，自无疑义。其割治之法，亦非十分完善，常见有子宫瘤割治，反而变生他症而致死者，不一而足，然因割治而完全根治者，亦有之。且有因癌瘤肿大过甚，每逢经期，血阻不通，全身血管怒张胀痛，面部红紫，或则尿闭不通，危险立至者，此时病者，如系身体强壮，宁以早割治为愈。盖割治子宫瘤，虽非十分完善之法，但至内服药饵无灵，于其坐视其死，固不如冒险一割，犹可望其幸而脱险也。

早年罗止园诊疗一德州桑园镇张厚庵君之夫人，其子宫瘤现象，即如上述。罗止园曾劝病家速赴医院割治。此类疾病中医治不得法，其杀人罪恶，亦等于西医。然西医有极精之科学，而缺乏机会吸收中药之特长。中医中药，对此症本有其相当之特长，而又学说庞杂，立论玄虚，致使对此症远胜西法之中药，非经过数十年之试验失败与成功，屡屡比较，而又按其病者个人之体质，披沙拣金，而后幸得其真正有效之治法，而后敢断然纠正西医医典之错误，曰："治子宫瘤症，中药胜于西药，治疗得法，绝不致于一年至一年半期间内，取死之转归。"西医对此症之外科手术必不得已时一用之，可以补中药之缺点，然此法亦非绝对的完善，不可不知。罗止园之说限于当时诊断条件，论述不甚确切，但也较前人前进了一步。

3）治法：西医治此症，内服药历试多无效，大出血时，服西医之止血剂，或用坐药，亦无特效，其外科截除术亦多流弊不可不知。民国二十六年（1936），其治一东四牌楼演乐胡同二号王慕韶君之夫人，经诊得其肝脏郁血，完全硬变，胁痛至不可忍耐，询知其初系因子宫瘤，在某国医院割治后，不久即发现此症，历经中西医有名医生诊治，均断为不治之症。此患者年仅三十，见其割治前之相片，体貌丰腴，且询知当时子宫病，并不甚重，乃竟毅然割治，致罹此险，断送生命，岂不可惜。对新学说，不可不加深研，即便盲信，于信仰医术，更宜慎重，万不可存凡是西学即为神圣之心理也。中医治此症，此处专指血崩、血漏圆妙灵活，向有清补、填补、滋阴、补气、和血、收涩诸治法。因人而施，率多奏效，其因医药无灵，终至死亡者，不过十之一二。部分患者西医甲症曾用乙药不效，乙症亦曾用甲药不效，一经辨证调治，则此极危险之血崩，用中医治疗，竟而皆有向愈之希望。虽不能云根治，然实足证明西医医典，所下之一年至一年半而死之断语，完全不能尽信矣。

总之，癥瘕是中医的疑难疾病，上述辨证论治经验值得后人认真研究学习。

（3）女子不孕　李德衔认为，女子不孕，以调经为主，妇人脏腑气血阴阳平调，则肝肾精血充足，冲、任两脉通盛，月事以时而下之后，才能妊子。反之，月事失调，意欲妊子难矣！故种子莫如调经。在临证时，李德衔对于不孕者首先调经。若后期而至者多属冲任虚寒，投以胶艾四物汤以温经散寒；先期而至者多属血热，血热则妄行，投以芩连四物汤清热凉血；先后不定期者，先以柔肝和血，继用养血益肾之剂，逍遥丸、八珍汤加熟地黄、山萸肉、菟丝子、山药之属。月事量多者，有脾不统血、血热妄行之殊。脾不统血者，面色萎黄，脉细弱；血热妄行者，面赤、脉数；前者宜益气以摄血，后者宜清热以凉血，血热得平，其症自减，脾气得充，其血自顺，如是，月事以时下，自能妊子。

此外，在治疗妇科术后、产后高烧（感染）时，刘奉五根据毒热炽盛的特点，重用清热解毒、化瘀消肿，兼顾护阳扶正，不论感染的程度和病程的长短如何，他都根据中医理论辨证论治，有表则解表，邪在少阳则枢转和解，热毒内蕴，外邪袭表则清里疏表，以此而创立了一套有效的经验方。王大鹏用《医林改错》之少腹逐瘀汤加减，配制成药治疗不孕、痛经等均取得较好疗效。

第四节　"燕京医学流派"儿科学成就

燕京儿科萌芽于宋、金、元，形成于明，鼎盛于清。明代以后分科细化，儿科相继分出。据不完全统计，专事或兼治儿科疾病的燕京医家有20余人，儿科著作30余部，如《医宗金鉴·幼科心法要诀》，近现代则有王子仲、赵心波、杨艺农、周慕新、祁振华、王鹏飞、张世杰等名家，今择其精者简要论述如下：

一、《医宗金鉴·幼科心法要诀》阐新论

《医宗金鉴·幼科心法要诀》，共6卷，分27门，对小儿常见病证，从病因、病机、证候、治疗等方面做了详尽而概括的论述，发微殊多。

（一）重视初生保健

吴谦在《幼科心法要诀·初生门》中，用近2卷的篇幅，详细论述了新生儿的护理和疾病防治。他主张初生儿"拭净口中不洁，继以胭脂蘸茶清擦口舌齿颊间"。历代医家均认识到初生儿拭口的重要性。婴儿初生时，口中留有秽液，若不及时清除，容易引起肠胃及口腔疾患。脐带，次用火器绕脐带烙之，又用烙脐饼子安灸脐上，以防风邪外入，随用胡粉散（炒胡粉、煅白矾、虢丹、川黄连、轻粉、胭脂、麝香）敷脐带间，用软绢新棉封裹，以避尿湿、风邪。这种预防脐风和脐部感染的方法，尽管比较简陋，却反映了吴氏消毒防病的思想。对解胎毒，主张用甘草、黄连、朱密、豆豉等；新生儿应洗浴、清洁皮肤以免生疮。这些护理措施，都充分体现了中医"治未病"的预防医学思想，至今仍有现实意义。

对新生儿疾病主张辨明原因，提倡综合疗法，如治疗"赤游风"："赤游胎中毒热成，皮肤赤肿遍身行，头面四肢犹可治，若妇心腹命难生，内服犀角兰叶散，外用砭法敷神功，百日之内忌砭血，贴涂二法可安宁。"这种内外合治丹毒的方法，沿用

至今。对新生儿"不啼"一证的处理方法，属气闭不通者，用大葱鞭背后法；气为寒闭者，配合用熏脐带法，以达到寒散气通，啼声自发。这些方法都具有兴奋呼吸中枢、扩张呼吸道的作用，与西医学所采用的急救法殊途同归。

（二）惊风辨治经验

惊风，为儿科四大要证之一，历代儿科医家都很重视，然已见各抒，众说纷纭。《幼科心法要诀》论惊，取诸家之长，言简意赅，持论公允，又有补充前人未逮之处者。在惊风分类方面，根据前人经验，结合临床实际表现，按不同的属性将惊风分为急惊风和慢惊风两大类，而慢脾风则是慢惊风中的危重证候。《幼科心法要诀》认为，急惊属阳，必有阳热有余等实象；慢惊属阴，必有阴冷不足等虚象。至于慢惊初得之时，阴阳尚未过损，或因急惊传变而成，其中常有夹痰夹热等症，故属半阴半阳，不比慢脾风纯阴之病也。这是从临床实践观察到，在惊风中有寒热错杂，虚实并见，介于急慢之间，所谓"半阴半阳"之证。故在慢惊中增入"夹热夹痰慢惊"一型，告诫医者，不可认定慢惊都是纯属虚寒，必须"详分虚实寒热以治之，庶不致误"。

同时，吴氏还提出治疗急惊风不可过于寒凉攻伐，防止邪气未除正气先伤，导致他变。他说："急惊多用寒凉之药，亦急则治标之法，但得痰火稍退，即当调补气血，若过用寒凉，必致转成慢惊等证。故惊邪一退，余热尚在者，当用琥珀抱龙丸主之；若脾虚多痰者，宜清心涤痰汤主之。"可见，吴氏遣方用药掌握分寸，随着病理机转灵活变法，注意善后处理，巩固疗效，杜绝他变，防止病后可能出现的后遗症。

（三）泄泻辨治要领

吴氏论治泄泻，参阅前人分类方法，结合临床实践，将小儿泄泻分为伤乳食泄、中寒泻、火泻、惊泻、脐寒泻、脾虚泻、飧泻和水泻8型。并将8型择其辨证要点，突出各型主证，言简意赅，易于掌握。伤乳食泻的主证为泛酸噫臭，腹热腹痛；中寒泻主证为肠鸣、腹痛、泄清、面白、肢冷；火泻主证为暴泻黄水、渴烦尿赤；惊泻的主证是粪黏色青、夜烦昼惊；脐寒泻的主证是泻下青白、腹痛肠鸣；腹虚泻的主证是食后作泻，面黄肌瘦；飧泻主证是完谷不化、久泻肠滑；水泻主证是懒食溏泻，小便短少。吴氏对泄泻的分证虽细，却要言不繁。

泄泻一证，无不伤及脾胃，以小儿"脾常不足"，致伤尤甚，理脾补脾，治其本也。吴氏认为小儿泄泻邪伤过多，当先辨明何邪，主张速祛其邪，则泻易愈。祛邪治标强调小儿病理"易虚易实"，用药力避孟浪，祛邪之后，继当扶正，或扶正以祛邪。根据不同病情，用药先后程序，当本着"有是证则用是药"的原则。如伤食泻，先用保和丸消滞，后用平胃散和脾；中寒泻"温中理中汤主之，止泻诃子散主之"。火泻，先用玉露散清热，后用四苓汤利水；惊泻，先以益脾镇惊散定惊，次以养脾丸理脾；脐寒泻，先用和气饮散寒，再以调中汤运脾；脾虚泻则以参苓白术散补脾，其泻自止；飧泻，属脾虚气陷的用补中益气汤，属脾肾虚寒的用四神丸；水泻，一般用健脾燥湿、化气利水的胃苓汤，湿滞气陷、久泻不止的则用升阳除湿汤。吴氏治疗泄泻，分型、选方虽多，但均切合临床实际，使学者辨证不致混淆，用药先后有序，有的放矢，确有临床实用的价值。

二、民国时期燕京医家辨治儿科疾病的学术经验

20世纪30年代，北京地区专门治疗小儿疾病比较有名的有王子仲、赵心波、杨艺农、周慕新、祁振华等，此外王肖峨开设的保赤医馆也以治疗小儿病闻名。其他中医大夫，即使是很有名的大夫都是以治成人的内科、外科疾病为主，兼治小儿病，所以民国时期专门的儿科大夫十分有限。为了引起中医同道对儿科的重视，汪逢春撰文《为本市小儿科专家谨陈刍言希鉴纳之》。他说："医学之道至精且微，而于幼科（小儿科）一门尤极深邃，非有专门通达博学，经验宏富者，不足以胜其任而措置裕如也。本市为小儿专家荟萃之区，不乏高明俊彦之士，或承家学，或受师传，论病处方，固堪钦佩，而江湖术士之流亦复不少，此辈未尝学问，专事宣传，或自制药品为独得之秘传，不论何症，非将此药强令病家购而服之，金谓此药可治小儿百病也。此等奇特之法，为古今所罕有，士大夫所不取。鄙人每于酒席筵间，友朋以此相问者，令人愧悚竟无言以相答。要知医道贵乎品德，然后孜孜学问、临诊经验，庶可应世而立名，于小儿科更须兢兢业业，如临深渊，如履薄冰。小儿既不能言语，脏腑尤脆薄，若不凝神体会，徒使成药成方为治病之要诀，以宣传标异为招徕之工具，岂非背道而驰耶。鄙人耳濡目染，蕴蓄于怀，已非一日，愿为高明俊彦一贡献之，更愿专门幼科诸君，荟萃一堂，祛旧日之恶习，蠲除己见，作专家之研究，名曰'小儿专家研究会'。如荷诸君赞同，鄙人当追随于后，愿闻其教益也。区区谬见，诸希察鉴。"汪逢春倡导成立的"小儿专家研究会"对推动中医儿科的发展起到了一定的作用。

总之，民国时期北平地区专门研究专科理论及经验的组织

不多，专门从事儿科的医家也不多，汪逢春亦非专门从事儿科临床的医生，但是中医儿科却得到了较大的发展，取得了可喜的成就。

（一）主要医家

民国时期北平地区中医儿科是发展较快的专科，专门从事中医儿科的医家各具特色，大都具有高超的医术，在当时造成了一定影响。代表性的医家有以下6人。

1. 王子仲

王子仲，名文通，字子仲，北平市人，祖籍陕西。王子仲的父亲王润吉公精通岐黄，同光年间自陕西来京业医。为了开拓儿科方面的医疗之路，用药力求简单、便捷、价廉、效高。他亲自研制成药，为患儿治病。由于他的医术高超，用药又独具特色，急病可以立刻服用，收效快，且药价低廉，深得民意，影响日渐扩大，遂创设"体生堂"，取体恤众生之意。王子仲自幼刻苦攻读中医经典，并受到父亲润吉公的家传。清末民初于京城继承父业行医，治疗儿科病使用自配之丸药和散剂，价廉效卓，深受群众欢迎。20世纪30年代前后，王子仲医名大噪，求医者门庭若市，小儿家长经常馈送匾额，"石虎胡同小儿王"的美名传遍京城，其子王鹏飞继承其学说又有所发展。

2. 周慕新

周慕新，北平市人。周慕新因家境贫寒，15岁即辍学，拜李秀生老中医为启蒙老师。弱冠之年周慕新即考取中医资格，后又选入清太医院医学馆深造，得到太医院正堂赵友琴及瞿文楼等老前辈的亲自指导，受益颇深，医术不断提高。3年后，即悬壶于京城。初理大方脉，而立之年，专诊儿科，未及数年，名噪京城。周慕新对治疗疫疹兼马脾风（麻疹并发肺炎）、咳喘病（支气管炎、肺炎等）以及婴幼儿痢疾、久热不退等，颇有独到之处，活人甚众，备受市民赞誉。

3. 王鹏飞

王鹏飞，名王勋，字鹏飞，出生于中医世家，毕业于北平民国大学，尔后随父习医，1933 年个人独立行医。王鹏飞的祖父润吉公和父亲王子仲公均为京都著名儿科医生，被群众尊称为"小儿王"，其声名三代不衰。王鹏飞自幼耳闻目睹中医中药深受广大群众欢迎，能为众多患儿解除病痛，遂立志从事中医事业，他认真、系统地精读中医经典《黄帝内经》《难经》《伤寒论》《金匮要略》《神农本草经》等著作，并在父亲的指导下阅读《钱乙儿科》《寿世保元》《幼幼集成》《温热经纬》等。他还经常向名医前辈汪逢春、马佐泉、倪继武等请教，得以充实中医儿科辨证诊断方法。通过继承前人学术思想与宝贵临床经验，他在自己实践中提高认识、总结升华而独具见解。

4. 张世杰

张世杰，出生于北平延庆中医世家，四世行医，医术高超。张世杰自幼受父辈治病救人的高尚医德及精湛医术之熏陶，立志学医继承祖业，发扬医术以造福病患。自 13 岁起，每于课余之时即随祖父和父亲习案临证，侍诊左右，并发奋致学，攻读经典《黄帝内经》《难经》《伤寒论》《金匮要略》《温病条辨》等著作，在博览群书的同时，扩大了视野，开拓了思路，为其数十年悬壶行医，奠定了坚实的基础。张世杰弱冠行医，虽然患者云集求治，但张世杰以"学无止境"为座右铭，时常鞭策自己，他不满足其所学，不断努力学习进取。他对儿科常见病、多发病的治疗有其独特的经验，对于疑难痼疾的治愈病例亦是屡见不鲜，其认证准确，处方精炼，药味少，药价廉而可达到事半功倍之效果，尤其对小儿急慢性肾炎、心肌炎、咳喘、角膜翳等，积累了丰富经验。

5. 杨艺农

杨艺农，字育才，其父杨纳庵及伯父皆业医。杨艺农幼承家学，1923年正式行医，声名远扬，在京东一带有"小儿杨"之称。

6. 祁振华

祁振华，又名祁文佩，北平大兴东八里庄人。他幼年读私塾，1915年拜师学中医，1923年取得医师资格，设诊于西单报子街。

（二）儿科诊法的进展

儿科诊法十分重要，小儿口不能述，自己的痛苦不能表达，儿科俗称"哑科"。大夫必须依靠察言观色来诊断病情。小儿稚阴稚阳之体，诊断准确，用药见效也快。民国时期北平医家对儿科诊法进行了研究探讨。

1. 赵心波的舌诊法

赵心波对儿科诊法深有研究，首重舌诊。赵心波认为，医学很早便知舌的望诊对疾病的诊断和疾病的转机具有启示性意义。如清代名医唐容川说："舌为心之苗，居口中，脏腑之气发现于口者，多着于舌，故即舌苔可以知脏腑诸病。"舌和苔通常联系在一起，舌是指舌体的本质，苔是指舌面的苔垢。《辨舌指南》上说："辨舌质可辨五脏之虚实，视舌苔可察六淫之深浅。"同时根据古人的经验，赵心波认为，察舌质的变化去判断疾病的吉凶，要比舌苔的变化更有价值。舌苔多由于唾液缺少而致，健康人在早晨起身时可以见到舌苔。总之，舌上生苔，最少有两种因素，一种是病在消化系统机能发生障碍，有诸内而形诸外，代谢产物往往在舌上是可以看得到的。另外，人不能离开周围环境而生存，口鼻是出入气的门户，如果受了不正之气，舌苔当然有可能发生变化。

赵心波对舌诊诊断范围做了不同的划分。舌的分界：舌的前部名舌尖，舌的后部名舌根，两侧名舌缘。中医为其分界以观察疾病的机转，舌尖属上焦，舌心属中焦，舌根属下焦；舌尖属心，中间属胃，舌根属肾，舌缘属肝胆，四畔属脾。把这些概念归纳起来作为临床舌诊的参考，具体总结如下：

（1）舌苔

1）白苔：润而薄者称为滑白，病邪犹在气分。润而厚者称为腻白，为湿滞痰盛。燥而白者为干白，为肺胃津伤。白如积粉为粉白，为温毒入踞膜原。

2）黄苔：苔黄而薄者称为薄黄，为食滞初结。苔黄而厚者为厚黄，为停滞积蓄。苔黄色深为老黄，为积食肠燥。苔黄而色灰者为灰黄，为体弱有滞。黄而燥者为燥黄，为热耗伤阴津之象。黄而润者为润黄，热未伤津犹可解表。黄白相兼为气分之邪未全入里，宜表里兼治。

3）黑苔：舌黑而燥为燥黑，有或无芒刺皆为胃燥而津枯。苔中心黑且干，为胃燥，宜甘寒养胃。舌根黑苔且燥，为热在下焦，可下之。苔黑而滑乃阴寒证，为水来制火，应予回阳。

（2）舌质　绛色，舌质深红，多属阳证，心火炽盛；绛而兼黄白苔乃气分之邪未全入里，宜两清营卫；绛舌有黄点，乃邪已入营扰及心包，宜清心营；舌质暗紫，乃素有瘀血，邪热相搏，宜加活血之品；绛而不泽者，乃肾阴涸也，宜滋肾胃阴而兼固敛之品；舌色淡白，为虚；舌绛而上有黏腻似苔非苔，乃胃中有秽浊之气；舌尖独赤，为心火上炎；绛而润为虚热；绛而干为实热。

（3）舌形 舌形胖肿，多为脾虚痰饮、水湿；舌形瘦瘪，多为血虚内热；舌强硬，多为脉络阻塞；舌歪斜，多为中风偏枯；舌颤动，多为肝风；舌卷缩，多为津液枯燥；舌伸不收，多为痰热上壅。

此外，民国时期儿科中医刘韵远也对舌诊深有研究，积累了独特的经验。

2."望头顶"和"望上腭"的诊断法

民国时期北平中医儿科非常重视诊法，并且在诊法上有所创新。如王子仲认为，小儿科的望诊比闻、切诊更为重要，一岁以内小儿须看虎口指纹，除体质、神态、面色、精神、二便、舌苔、爪甲外，他还创立"望头顶"的诊断方法，对患儿首先观看头顶有无"污垢"，"污垢"的形状、颜色在临床辨证上有很大指导意义，一般有污垢的病儿多有腹泻、便秘或消化不良等症状，主要因于脾胃虚弱，这种望诊充实了中医儿科辨证诊断方法，为中医学做出了贡献。

王鹏飞继承了父亲"望头顶"的诊断方法，并有所发挥，提出"望上腭"的诊断方法。通过观察患儿口腔上腭各部位的颜色变化以及有无出血点小凹孔，在指导辨证诊断及用药上很有意义。通过望病儿上腭颜色的变化可知疾病的寒、热、虚、实，在上腭部位可划出脏腑归属：如上腭的硬腭部位，相当于人的胸部，包括心、肺；软腭部位相当于人的腹部，包括了脾胃、肝、胆、肾、大肠等脏腑。他认为，按色辨病十分准确，尤其是婴幼儿舌苔上铺有乳垢或染苔，不能作为诊断依据时，观察上腭颜色的变化，可正确看出脏腑的寒、热、虚、实，有助于对患儿进行诊断。

综上，赵心波的舌诊论述既是对前人经验的总结，又包含自己的经验，其论述系统而全面。王鹏飞父子"望头顶""望上腭"则是对中医儿科诊断的创新，这两种方法丰富了中医儿科诊断的内容，可以更加方便、准确地诊断病情，及时处方用药，对指导中医临床有着重要意义。

（三）儿科的保养护理

小儿稚嫩之体，抗病力弱，易受病邪侵袭，保养护理十分重要，但又不可爱之太殷，应懂得科学地保养护理，古有"欲得小儿安，先要三分饥和寒"之说。婴儿身体更为稚嫩，保养护理尤为重要。汪逢春即重视小儿婴儿保养，撰有《婴儿保养法》，他认为，治婴儿难矣，保卫婴儿为尤难。风寒暑湿以及著衣饮食，均赖有经验者护持其间。每见富贵家婴儿娇养逾分，反易遘疾。推其原因，实不知襁褓之道。儿始生男用父旧絮著衣，女用母旧衣，勿使新棉，切不可过厚，恐令儿壮热生疮发痛。婴儿始生，肌肤未成，不可暖衣，则令筋骨缓弱。宜时见风日，若都不见风日，肌肤脆软，便易损伤。婴儿若常在帏幕之内，重衣温暖，譬如阴地草木不见风日，软脆不任风寒。婴儿当天气和暖无风之时，令母抱至日中嬉戏，数见风日，则令血凝气刚，肌肉硬密，堪耐风寒，不致疾病。婴儿又当习薄衣之法，当从秋习之，不可以春夏卒减其衣，则令儿中风寒。婴儿冬月但当著夹衣及衲衣之类，极寒即渐加以旧棉，人家多爱子，乃以棉衣过厚，适所以为害也。婴儿平时无令汗出，汗出则致虚损，便受风寒，昼夜寤寐皆当戒之。初生儿出月必须入

褓褓，褓褓之道必须得宜。如春夏之月乃万物生长之时，宜教
令地卧，使之不逆生长之气。如秋冬之月乃万物收藏之时，宜
就温暖之处，使之不逆收藏之气，然后血凝气和，百病无自而
入矣。婴儿初生月内多啼者，凡胎热胎毒胎惊皆从此而散，且
无奇症。婴儿啼时只宜轻手扶抱，任其自哭自止，切不可勉强
按住，或令吮乳止之，若无他症不必服药。然有因他故而啼者，
昔杭州某姓女方在褓褓，忽啼不止，拍之则愈啼，解衣视背见
绣针渐露其绪，而针已全没。医治之杂以药敷，肉溃而针终不
出。延至百余日，卖酒家传一方，以银杏仁去衣心杵烂，菜油
浸良久，油滴疮孔中，移时针透疮口而针则已弯，盖强拍入之
也。小儿啼哭苟有异于寻常，即当细心审察，固不必一概投药，
亦不得任其自啼自止也。婴儿褓褓衣晒晾于外，不可夜间不收，
致招邪祟易生奇症。

杨艺农对消化不良主张"变食疗法"，并写有《谈谈变食疗
法》一文，文中道，幼儿消化不良和腹泻多由喂养不当引起，
与成人腹泻有所不同，只用五苓胃苓之类，每每效果不太显著，
遇此疾患，首先询问喂养情况，包括人乳、牛乳代乳粉、奶粉，
或其他食物，有无定时定量，每次喂多少，一天总量多少等；
若由喂养不当，或乳食过多引起，除用调理脾胃，改良消化或
化滞方剂外，兼用变食疗法。所取效果非常满意。何谓变食疗
法？文中介绍，将患儿喂养食物，如牛奶、奶粉等全部换掉，
或换掉一部分（换用糕干粉或藕粉、米汤），同时减少数量，当
然乳质营养比较丰富，但是消化不良患儿肠胃已弱，消化吸收
能力减退，若不改良，必影响治疗效果。

祁振华重视"消除隐患"，即注重善后调理。小儿久泻脾
虚，泻止之后必予补脾胃益中气，使内伤得复，表虚易感儿在

解表之后，予以益气固表之剂，以期不再复感。痢疾治以化滞止痢之后，再予调和脾胃，除尽湿热。肺炎之后每予补益气阴，润肺止咳，对于小儿哮喘，他每于哮喘缓解期进行补肺和培补元气治疗，以期从根本上改善患儿体质，治疗小儿急性热病，他尤其强调用药应领先于病势的发展，防患于未然。祁振华将此总结为"消隐患于无形，意在根治"。

婴儿或幼儿无病时注意保养，有利于婴儿健康成长，患病后注意护理，有利于病儿早日康复，三分治七分养可谓经验之谈，对儿科尤显重要。总之，民国时期北平医家重视婴儿保养，幼儿、小儿护理的观点值得提倡。小儿的饮食调理是护理的一方面，变食疗法的提出有一定程度的创新，使小儿的饮食调理方法进一步得到了完善。此外，汪逢春的论述、小儿的饮食调理对当时及后世婴幼儿保养护理都有重要的指导意义。

（四）儿科辨证论治的研究进展

1. 辨证论治理论及治法的研究进展

赵心波是民国时期北平知名的儿科医家之一，他对中医儿科有多方面的贡献，对儿科的辨证论治也有独到的见解。赵心波重视真假辨证，他认为："脉有真假，病亦有真假。或大实反似虚；或大虚反似实；或真寒而假热，或真热而假寒。大实反似虚者，如积滞为病，脉滑实有力，此其真也；胸满腹胀，症之真也；然气机阻滞反见沉迟脉，倦怠症之假象。大虚反似实者，如脾困为病，脉搏沉且迟，此其真也，久泻不愈，症之真也；然土弱木强反见弦硬，胀急之假象。阳极似阴，每多脉伏厥冷，颇似阳虚。但看其脉则沉数有力，症则面青、唇红、爪甲紫深，则知其真热假寒。阴盛格阳，每多脉洪面赤，躁扰身热，颇似阳盛，但看其脉虚洪不实，症且足冷，虽身热而反欲近衣，即知其真寒假热。"总之，真假疑似之间，差之毫厘，谬之千里，假者显著易见，真者掩伏而难求，稍有疏忽，生死反掌。所以有舍脉从症，或舍症从脉之论，似乎是脉症不能两凭者，殊不知，脉有素禀，病有轻重，"从""舍"二字必须会通而善用之。尤其在儿科更为重要，如消化不良腹泻之重症时，或中毒性痢疾的临床过程中，皆有假象出现，应在多变的治疗过程中，详辨"真""假"。赵心波真假辨证不仅适于儿科，也可适用于内科及其他科。

杨艺农辨证准确，药味精练，药量轻巧，疗效显著，其变食疗法独树一帜。他强调用药不可损伤胃气，医者临证用药，除针对病情外，亦须择药味纯正，或佐以芬芳快胃之品，如此则病去而胃气不伤，并喜于方中加用茶叶一小撮以取芳香清热之力；对儿科发热、麻疹合并肺炎、急惊风等都有很好疗效。

祁振华认为，虚实是相对应的两个方面，病邪发展或进或退，正气不是固定不变的。通常表证有汗为虚，无汗为实，但祁振华指出虚实的程度不同，二者是在互相转化之中，如表虚之证就可以分为：①本虚，体弱易惊，平素多汗，此为表虚不固，易受外邪侵袭，受邪之后多呈表虚证候。②一时之虚，新感之后，治疗不当，几经发汗而表不解，有汗而身热不退为一时之虚，表解正气自复。③里虚脾胃不健，生化之源不充者，外邪直中入里，中气不足而无力抗邪。此为里虚，须补中益气、扶正祛邪，表解之后若不予以培本，则里虚更甚。祁振华注重治病求本，他强调临床必须辨明主次，分清标本，急则治其标，缓则治其本。如常见的湿热泻（秋季腹泻）、中毒性消化不良，每因大量吐泻而骤然丢失体液，甚至脱水而酸中毒告急。祁振华告诫我们，脱水是标象，而致使肠胃气机紊乱、泄泻不止的湿热之邪乃为致病之源，故此时仍用清热峻利法治疗，待湿热之邪得以清利，则泄泻立止，紊乱自定，津液亦自然恢复。

2. 儿科疾病治疗

（1）疳积　疳积是儿科常见病，古人将"麻、痘、惊、疳"列为小儿四大症，且指出疳皆脾胃病，积为疳之始，疳为积之终。"疳积"主要由于小儿饮食不节，导致脾胃功能失调所致。赵心波认为，疳积是由于消化功能不良，营养紊乱所引起的肠胃病。古人说疳者干也，因脾干涸，内少津液所致。其症状特征是面黄肌瘦，头大项细，发枯直竖，腹大青筋，年龄以 2～3 岁为多，如以针刺小儿食指和中指第二节的横纹（四缝穴），每可得少许黄白色黏液。其经验方是他自己配制的小儿健脾散，后于 1958 年献出，现在改称为健脾片。主治：小儿疳积，面黄身瘦，不思纳食，颈细腹大，喜食异物，兼有蛔虫。其功能是化积杀虫，健脾益胃。

赵心波还论述了五疳的论治：

1）脾疳（包括疳积、疳泻、牙疳、丁奚疳）：症见面黄身瘦，腹大青筋，颈细懒食，喜食泥土。治疗重脾，用消疳理脾汤加减。

2）肺疳（包括鼻疳、无辜疳）：症见咳逆发枯，憎寒发热。本症与现时之营养不良，续发呼吸道感染相似。治宜肃肺清金，生津润燥。方选甘露饮加减。

3）肝疳（包括疳热、眼疳）：症见腹大青筋，爪甲青，摇头揉目（此乃营养不良，维生素 A 缺乏症合并眼部病变）。治宜清肝泄热，消疳逐积。若眼部症状突出者，用清热退翳汤，重清肝解热，明目退翳。

4）心疳（包括脑疳、疳渴）：症见身热自汗，面目赤红，时有惊惕，咬牙弄舌，口燥多渴，睡喜伏卧，懒食消瘦。治宜杀虫清眩，逐热解秽。方选龙脑丸加减。

5）肾疳（包括疳痢、疳肿胀）：症见便频，里急后重，不食，粪多黏滞，身或浮肿。治宜消疳杀虫，逐积清热。

民国时期治疗疳积见长的中医还有冯泉福。

冯泉福，满族，生于1902年，其冯氏捏积法已有百余年历史。他师承其父冯沛成，为冯氏第四代传人，于1928年单独开业行医。冯泉福治疗疳积独辟蹊径，很值得深入学习研究。他认为，小儿"积"又分乳积、食积、痞积、疳积四种。胃主受纳，脾主运化，如乳食不节、过食生冷坚硬之物，脾胃不能消化，是"积"病发生的主要原因。他对积证的分型十分细腻，提出各种原因致使三焦关格停滞，肠胃不得宣通少渐而成积，日久转疳。得了"积"证及时治疗就不会发生"痞积"和"疳积"。冯泉福把疳积大致分成的四类，与赵心波的论治又有所不同：

①乳积：由于乳食无度，不能消化所致，或食乳母喜怒失常或情交前后哺乳而成者。症见呕吐乳皮，便秘或下利酸臭，腹部胀痛，睡卧不安，小时啼哭，口中热气，身热口渴。

②食积：由于家长纵予肥甘生冷食物，致使遥不运化，蓄积于胃肠之中形成。症见：腹膨痛、拒按，呕吐、恶食，大便酸臭，烦不安寐，口干作渴，面黄苔腻，有时作烧。

③痞积：由于小儿伤于饮食，脾胃亏损，邪积胸中，阻塞气道，气不宣通，而与痰食血相搏，遂结而成块，伏于皮里膜外。症见：面黄肌瘦，腹大青筋，心下痞硬，腹内痞块，肚腹坚硬疼痛，头大颈细，有时作烧，头发枯干。

④疳积：由于小儿饮食失调，损伤脾胃，或父母溺爱，不知调护，使小儿食物过杂，不能消化，以致积滞。久而生热，形成肌肉日瘦，肚腹日膨，而成疳积。有因幼少乳食，肠胃未坚，食物过早，耗伤真气而成者。有因攻伐太过，脾阴日伤所致，小儿有病，医者不明，妄用攻伐，以致津液伤而生内热，则中焦气机不运，而渐腹膨消瘦。症见面黄肌瘦，身体发热，困倦喜卧，心下痞硬，乳食懒进，好吃泥土，有时呕吐，口干烦躁，大便黏臭，是为脾疳。若频频作泻，缘有积热伤脾，以致水谷不分，谓之疳泻。若下利赤白，腹痛者名疳痢。身体浮肿，胸膈痞闷，由于疳者，谓之疳肿胀。咳嗽之由于疳者，名为疳嗽。口鼻生疮，目燥白膜遮睛者，谓之眼疳。牙龈出血溃烂，口中臭气，甚至穿腮落牙，谓之牙疳。

冯泉福主要用捏法治疳，捏积疗法旨在通过捏拿患者督脉（因十二经脉隶属督脉），达到经络的良性感传，加之刺激督脉旁开二寸的膀胱经上的有关俞穴，使受损脏腑得以恢复，阻滞之气血得以疏通，停滞之食物得以运行消化。冯泉福认为，"督脉"主一身之阳，经过推捏能够舒通气血，促使脾、胃、肠的功能得到调整，从而使消化功能正常，食欲好转，体重增加，身体慢慢就会恢复。一般情况下，操作时自长强穴捏至大椎穴即可，但如患夜盲、目燥白膜遮睛、口角糜烂、鼻下赤红糜烂、口部疳候者，则捏拿至风府穴。冯泉福捏拿同时也注意配合其他治疗方法，有时为了加强疗效，配合服用"消积散"及外敷"冯氏化痞膏"，此二方均为冯氏家传。一个疗程6天，每天捏一次，捏到第4天时，再服1包消积散，用红糖水送下。到第6天，在肚脐上贴上一贴"冯氏化痞膏"。新中国成立后，冯泉福将上述方药无偿捐献给了医院，献给了中医事业。

（2）消化不良　消化不良是乳食不消，水谷不化，胃肠道功能紊乱，以腹泻为特征的儿科常见病，一年四季都可发生，夏秋季尤多。赵心波根据小儿消化不良的证候特点和临床体会，将此病分成九类。

①伤乳泻：症见宿乳内蓄，肠胃积滞，不思饮食，大便清浊相混，稀水夹有奶块，口干，出气有酸臭味，脘腹胀满，烦啼，舌苔白厚湿润。治宜平胃散佐消导之剂。

②伤食泻：为喂养不当，或骤然断奶，改换食品；或荤腥较多，暴饮暴食，过伤脾胃。食滞夹湿化热，热结旁流，泻下腐臭，腹部灼热，腹痛拒按，喜凉多渴，烦啼，呃逆倒饱，舌苔垢腻且干，指纹紫。治宜导滞清热利湿，保和丸加减主之。

③风泻：因风邪袭表，郁于腠理，或感冒后，饮食不节，风热相搏，下迫作泻。症见恶风发热，微咳有汗，头痛恶心，纳食不香，或吐泻交作。舌苔薄白，指纹淡紫。治宜：祛风解表，调理肠胃。方选藿香正气汤加减。

④洞泻：又名飧泻，因风寒湿浸，寒湿相聚，水谷不分，洞下稀水，完谷不化。舌苔白滑，脉象沉弱。治宜分清化浊，调理脾胃。方选胃苓汤加减。

⑤惊泻：因于惊恐，乳食不化，清浊不分，泻下生冷。临床可见睡眠不实，时有惊悸，泻多稠黏，色青绿如苔。治宜益脾平肝镇惊。方选益脾镇惊散加减。

⑥热泻：乃因宿滞化热，与湿交搏，小便不利，热结旁流，暴迫下注。临床可见发病急，身热目赤，气粗口干，腹满拒按，烦啼不宁，肛门灼热，泻下黏滞，色黄绿，杂有泡沫，舌苔黄垢，指纹深紫。治宜清热化湿，泻脾胃火。方选泻黄散加减。

⑦寒泻：因受凉伤脾胃之阳，不能腐熟水谷，以致便溏清

冷，完谷不化，神倦疲乏，恶寒，身痛，腹痛，甚至四肢不温，舌淡，脉迟。治宜温脾散寒法。方选附子理中汤加减。

⑧暑泻：病发于盛暑，泻下如注，身热烦渴，肠鸣腹痛，面垢有汗。若伴有壮热烦躁，便泻不畅，黏腻秽味触人，均可转致津脱液竭，甚或抽搐。早期可用黄连香薷饮治疗。若壮热躁扰，可用葛根芩连汤加滑石、淡竹叶、扁豆花、银花等治疗。若暑湿秽浊过盛，深陷营阴，可采用清营汤加息风饮，也可加用紫雪散之类以助退热。

⑨疳积泻：详见疳积、肾疳治疗。如果泄泻伴呕吐，汤药难下，可用陈醋、明矾、面粉各适量，调匀成糊状，敷两足心，半小时可见效。在调整小儿消化功能过程中，用消导通滞法以运脾为主，忌滥用补法。

（3）惊风　惊风是儿科四大症之一，赵心波擅长治疗本病。他认为，小儿惊风没有季节的限制，多因宿乳停滞，内蕴化热，感染外邪，夹触惊悸，所以发则突然高烧，烦躁不安，神倦多眠。若见睡不实、唇干、鼻窝口角色青，是惊风的先兆症状。惊风发生则痰壅辘辘，气粗不匀，手脚瘛疭，或口眼相引，项背强直等。中医治疗惊风主要采用清心镇肝、除痰解热、息风止痉的原则。常用的成方有定搐化风锭、小儿急惊粉、牛黄抱龙丸、蛇胆陈皮、保元丹、牛黄镇惊丸、琥珀抱龙丸、小儿脐风散等。

小儿急惊风，症状表现有热、痰、风、惊四大症。热邪为主，热极则化痰生风，热甚则耗津劫液，伤阴动风。慢惊风主要因为津血枯损，筋脉失荣，外邪久羁，化燥动风；加之元阳不足，气阴两伤，治宜扶正止抽，固气息风。用固真汤加减。赵心波常以中成药为引，如用牛黄镇惊丸及化风锭，目的在于加强息风定惊之力。

赵心波常用的祛风药物有：钩藤——惊痫瘛疭，抽搐肝风。石决明——入肝软坚，明目止搐。天麻——息风止痉，眩晕拘挛。珍珠母——镇心坠痰，安魂退翳。磁石——潜阳镇静，安神止眩。羚羊——清肝解热，醒神祛风。全蝎——息风镇痉，止搐解毒。僵蚕——散风解热，息风祛痰。地龙——高热抽风，通经利水。蜈蚣——搜风定搐，结节肿毒。玳瑁——清脑醒神，解毒息风。白附子——中风麻痹，散寒祛痰。熊胆——退热明目，功归肝胆。胆星——痉痫风疾，善走肝胆。临证时赵心波也常用黄芩清上焦肺胃之热，金银花清热解毒，军咀（生大黄片）直泻热毒，钩藤、薄荷疏风清热，息风定惊，桃仁、杏仁合用润燥祛痰。养阴药也是赵心波常用之品，如用麦冬润肺清心，养胃生津，生地黄清热养阴。正如清代叶天士所说："温邪从阴，里热为病，清热必以存阴为务耳。"赵心波处方中处处顾护阴液，是将温病清热存阴法发挥于儿科证治之创举。赵心波对中医儿科的成就颇多，在儿科临床实践中积累了宝贵的经验，他对中医儿科的发展做出了较大的贡献。

（4）紫癜 紫癜是儿科的难治疾病之一，多见于10岁左右的小儿。其发病有两种，一种是过敏性紫癜，另一种是血小板减少性紫癜。赵文魁认为，过敏性紫癜的致病原因多因血热壅盛，兼感表邪，初起斑点常呈红色，且可高出皮面，手摸可有触觉，并略有痒感；而后逐渐变为深红色，形成典型的斑点。紫癜多见于下肢，出没无常，有时臀部、上肢也可见，伴关节痛、腹痛，剧者尿血、便血。舌质红，脉滑有力。赵文魁常采用散风清热凉血之法，药用白茅根、生地黄、金银花、丹参、紫草、防风、牡丹皮、小蓟、茜草、桃仁等。如果瘙痒重者，加用芥穗、蝉蜕；便血加用地榆、槐花；腹痛者加广木香、白芍、山楂；关节痛者加用川牛膝、秦艽、桃仁；久病不愈者可去散风药，加收敛之品，如牡蛎、山萸肉等。如紫癜已退，皮疹未见再起，可用芡实、鸡内金、生地黄、牡丹皮、赤芍、茅根、茜草、连翘，常服善后，以防复发。

血小板减少性紫癜有两种表现：一种是毒热未清，耗伤阴血。多发生在热性病之后，认为是继发病。因其毒热不净，深入血分，壅遏脉络，迫血离经，此种情况既有毒热，又有阴伤，故属于半虚半实的证候。另一种是营血不足，血不归经，这种类型多呈慢性，与热性病关系不大，主要由于体质虚弱，阴血不足而致血不归经，故属虚象。热证以后身起斑点，其色紫暗，重者兼有鼻衄，齿衄，苔黄干涩，舌质红，脉细数。治宜清热解毒，滋阴凉血。药用生地黄、浙贝母、天花粉、败酱草、紫花地丁、大青叶、连翘、大小蓟、茜草、紫草、白茅根。若瘀斑色呈青紫，疲倦无力，盗汗自汗，手足心热，时有鼻衄，舌质淡苔白，脉小数。宜用养血补益固敛之品。药用阿胶珠、生熟地黄、杭白芍、五味子、藕节、侧柏叶炭、麦冬、炒栀炭、龟甲。若出血重者可加三七面，分次冲服；心烦不眠，加炒枣仁、川连；食欲差者加神曲、炒鸡金。

赵心波辨治本病的临床经验，总以热证居多，但虚实之分尤其重要，也就是说同属血热，却有实热和虚热之分。实热治法祛其有余之火，虚热则滋其不足之阴，不过两者都需加用凉血止血之品，虚者还要补血。常用方药有青黛、连翘、蝉蜕、蒲公英、金银花、生地黄、大小蓟、牡丹皮、茜草、黄芩、白茅根。

（5）小儿肾炎　民国后期，部分中医医家坚持中西医汇通，也习用西医病名诊法，肾炎即是其中之一。肾炎是儿科疾病中的难症，张世杰认为，本病病情复杂，因果交错，病情变化多端，临床必须详审病因，知犯何脏，辨明寒热、虚实，抓住主要矛盾及时应变，务求证法相符。

肾炎急性期，多属热毒炽盛，应以透表清热解毒为主，并应佐以宣肺凉血之法；慢性期或亚急性期阶段，则应以益气清热为主。急性期如辨风寒犯肺，三焦气滞，常用宣肺利水的麻黄连翘赤小豆汤和五皮饮加减；若为湿热内盛，复感风邪型，则多用银翘散合四苓散加减；若阴虚毒蕴，热迫血分者，则用清热凉血解毒的小蓟饮子加减；若对紫癜合并肾炎者，则用清热解毒、凉血祛风的大连翘散加减，其中重用地榆炭。

慢性肾炎，邪伏日久伤脾，肾脏气已衰，脏腑气弱，治疗重点在于益气补肾扶脾，其主要思想是调整全身气机，改善水液代谢。若病在脾肾，脾肾阳虚，水湿泛滥，以健脾益气、温肾利水之法，选用实脾饮加减，并少加些活血之品；若脾肾亏损，气血两虚型，则用培中益肾之补中益气汤、河车丸加减；若见肾阴亏耗、肝风内动者，则宜滋阴潜阳，用六味地黄丸加白芍、沙参等；对于阴阳耗损、气血两亏的患儿，张世杰大胆地运用滋阴助阳、养心益气之桂枝地黄汤加减进行治疗。

总之，民国时期北平地区的中医儿科在诊法、辨证论治、处方用药方面均有不同程度的发展，对北平乃至全国中医儿科都做出了一定的贡献，虽然还属萌芽阶段，但在中医儿科发展史上有其重要意义。

第五节 "燕京医学流派"骨伤科学成就

燕京骨伤科成熟于明清时期，至清代骨伤科论著渐丰，吴谦《医宗金鉴·正骨心法要旨》系统地总结清代以前的诊治经验，图文并茂，既有理论也重实践，论述最详、分类最细。燕京医家重视骨伤实践，勇于破旧创新，独有发明。近世以来，上驷院绰班处、少林派骨科等共同发展，正骨按摩科从业者的范围逐渐扩大，京城较为有名的骨科医师有夏锡五、刘道信、刘寿山、萨仁山、王凤舞等。

一、《医宗金鉴·正骨心法要旨》的学术经验

（一）诊断认识

首先要求熟悉和明了躯干、四肢骨骼的解剖和结构，然后通过望、闻、问、切四诊，来判断损伤的轻重、部位等，尤其重视触诊在骨伤科诊断中的重要意义。《医宗金鉴·正骨心法要旨》曰："盖一身之骨体，既非一致，而十二经筋之罗列序属，又各不同，故必素知其体相，识其部位，一旦临证，机触于外，巧生于内，手随心转，法从手出。"通过触诊检查损伤处有无骨擦音，可以判断损伤处有无骨折，遇骨碎甚者则取他骨填接，颇有巧思创见。至今临床体检中骨擦音、畸形和异常活动，仍是判断骨折的特有体征。

（二）治疗特色

燕京正骨"手随心转，法从手出"，知常达变，在手法诊断、复位植骨、固定器具、筋伤骨折的辨析、内损外伤的兼顾以及方药运用上，均独有创新和发明。

1. 重视正骨手法

《医宗金鉴·正骨心法要旨》详细记述了人体各部位骨度、

损伤的内外治法，损伤内证的诊治方法，重点介绍了正骨手法、牵引固定以及外敷内服药物的处方和临床应用。"夫手法者，谓以两手安置所伤之筋骨，使仍复于旧也"，使用手法时应根据损伤的轻重辨证，严格掌握适应证，"但伤有重轻，而手法各有所宜，其痊可之迟速，及遗留残疾与否，皆关乎手法之所施得宜，或失其宜，或未尽其法也"。同时医者应熟悉人体经筋骨骼的解剖和损伤特点，正确地使用手法，"或拽之离而复合，或推之就而复位，或正其斜，或完其阙，则骨之截断、碎断、斜断，筋之弛纵、卷挛、翻转、离合，虽在肉里，以手扪之，自悉其情，法之所施，使患者不知其苦，方称为手法也"。但使用手法也有禁忌证："况所伤之处，多有关于性命者，如七窍上通脑髓，膈近心君，四末受伤，痛苦入心者，即或其人元气素壮，败血易于流散，可以克期而愈，手法亦不可乱施；若元气素弱，一旦被伤，势已难支，设手法再误，则万难挽回矣，此所以尤当审慎者也。""盖正骨者，须心明手巧，既知其病情，复善用夫手法，然后治自多效。"

2. 明辨筋伤与骨折，摸接端提分"八法"

根据损伤属于筋伤还是骨折，以及损伤的部位、骨折的形态等，《医宗金鉴·正骨心法要旨》将手法分为摸、接、端、提、按、摩、推、拿八法，并对其方法及作用加以详细解释。清代《跌打秘方》强调，腕关节的月骨脱位复位后仍需固定，"若手骱跌出，上用一手按其臼，下用一手托住指掌，用力一伸而上，此乃会脉之所，宜，即服宽筋活血散，以接骨散敷之，用绵包裹，再用阔板一片，又用二寸长杉树板四片，帮贴患处，扎缚七日，可得平复。"这种采用手法或借用器具复位，或手法和器具并用复位的方法，无论在过去还是在当今临床上都是很重要的。

3. 自创骨折治疗复位和固定器具

骨折复位后，固定是维持骨折的对位，使骨折达到愈合的重要因素，燕京医家强调复位和固定器具在治疗中的重要性。受当时科技水平的制约，当时设计的外固定器具当然很难与现在的固定器材相比，但固定材料的设计和固定方法，对后世内外固定器具的发展具有一定的指导意义。《医宗金鉴·正骨心法要旨》中介绍了裹帘、披肩、通木、腰柱、竹帘、杉篱、抱膝等固定器具，以及振挺、攀索、叠砖等复位治疗器具。如："抱膝者，有四足之竹圈也。以竹片作圈，较膝盖稍大些，须再用竹片四根，以麻线紧缚圈上，作四足之形，将白布条通缠于竹圈及四足之上，用于膝盖，虽拘制而不致痛苦矣。"这种抱膝治疗髌骨骨折，由于对膝部皮肤的压迫较重，现在临床上较少使用，但对切开复位丝线或钢丝环扎，以及抓髌器、髌骨环抱器等的设计和应用，都有一定的启发作用。书中还记载了借助攀索、叠砖使胸腰椎骨折复位的方法。此外腰柱、竹帘、杉篱等现在已演变为腰围、小夹板，在临床上仍广泛使用。

4. 明晰损伤部位、分部位进行诊治

《医宗金鉴·正骨心法要旨》将人体分为头面部、胸背部和四肢部三大部位，头面部又分为颠顶骨等 20 个部位，胸背部又分锁子骨等 9 个部位，四肢部分为臂骨等 16 个部位，分别介绍其解剖特点、损伤后的症状、体征、手法及内外用药等，这与现在临床上将人体分为 24 部位类似。如介绍尺桡骨骨折是记载，"臂骨者，自肘至腕有正辅二根：其在下而形体长大，连肘尖者为臂骨。其在上而形体短细者，为辅骨，俗名缠骨。叠并相倚，俱下接于腕骨焉。凡臂骨受伤者，多因迎击而断也，或

断臂辅二骨，或惟断一骨，瘀血凝结疼痛。以手法接对端正，贴万灵膏，竹帘裹之，加以布条扎紧。俟三日后开帘视之，以手指按其患处，或仍有未平，再揉摩其瘀结之筋，令复其旧，换贴膏药，仍以竹帘裹之。每日清晨服正骨紫金丹"。这种治疗前臂骨折的方法在现代临床中仍然使用，由于局部肿胀逐渐消退，骨折又易再次移位，三日后复查是很有必要的。

5. 损伤多从气血论治、兼顾内外用药

燕京医家在治疗损伤时强调整体观念，外伤在伤及皮肉筋骨的同时，也会导致气血功能的改变，临床上可表现为气滞血瘀、气虚血虚、气虚血瘀等，治疗除行手法复位和固定外，同时需要内外用药。选方如正骨紫金丹主治跌打仆坠、闪挫损伤，并一切疼痛、瘀血凝结；人参紫金丹主治跌仆闪撞而气虚者；万灵膏外用主治跌打损伤，可消瘀散毒，舒筋活血，止痛接骨，兼去风痰、寒湿疼痛等证；海桐皮汤、八仙逍遥汤煎水熏洗，可舒筋活血，定痛消瘀。在方药选用上，主张分期遣药，如对髋部骨折脱位，因其易造成股骨头缺血坏死，《医宗金鉴·正骨心法要旨》采用"宜先服正骨紫金丹，洗以海桐皮汤，贴万灵膏，常服健步虎潜丸"，对骨折用药和预后具有重要的指导意义。

6. 内证败血必归肝，不分何经兼调肝

人体损伤有外伤和内损之分，表面上外伤似乎是局部皮肉筋骨的损伤，但人体遭受外力引起的局部损伤，每能导致脏腑、经络、气血的功能紊乱，从而引起一系列的临床症状。燕京医家重视损伤内证，《医宗金鉴·正骨心法要旨》在总结前人治伤经验的基础上，另辟篇章单独论述内治杂证法，认为跌打损伤之证，应"专从血论"。但伤血也有虚实之分，应辨证论治。

"须先辨或有瘀血停积，或为亡血过多，然后施以内治之法，庶不有误也。夫皮不破而内损者，多有瘀血；破肉伤胭，每致亡血过多。两者治法不同。有瘀血者，宜攻利之。亡血者，宜补而行之。但出血不多，亦无瘀血者，以外治之法治之。更察其所伤，上下轻重浅深之异，经络气血多少之殊，必先逐去瘀血，和荣止痛，然后调养气血，自无不效"。如损伤后疼痛，可有瘀血作痛和血虚作痛，"若胀而重地，色或青黑，甚则发热作渴汗出者，乃经络壅滞，阴血受伤也"，"乃瘀血凝结作痛也"，"宜先刺去恶血以通壅塞，后用四物汤以调之"；而"伤损之证，血虚作痛者，其证则发热作渴，烦闷头晕，日晡益甚，此阴虚内热之证，宜八珍汤加丹皮、麦冬、五味子、肉桂、骨碎补治之"。

同时燕京医家认为，损伤之证，败血归于肝。《医宗金鉴·正骨心法要旨》指出："凡跌打损伤、坠堕之证，恶血留内，则不分何经，皆以肝为主。盖肝主血也，故败血凝滞，从其所属，必归于肝。其痛多在胁肋、小腹者，皆肝经之道路也。若壅肿痛甚，或发热自汗，皆宜斟酌虚实，然后用调血行经之药。"肝藏血，主疏泄，伤后肝阴耗损，肝阳失去制约，易上犯诸窍，以致烦躁易怒，头晕不支，甚则动风抽搐；肝火迫血妄行，则吐血、衄血；若因愤怒抑郁，肝失条达，血不荣筋，则拘挛震颤，胁肋不适；损伤后期，气血未复，肝气不畅，横逆侮脾，则纳食不香，胸腹胀满。阴血不足，肝阴亏损，则头昏眼花。对肝经郁火引起的胸胁作痛、瘀血泛注、作呕及少腹引阴茎作痛等证，以小柴胡汤清肝火、疏肝气；对肝火炽盛、血热错经妄行之证，用加味逍遥散清热养血。损伤早期在活血祛瘀的同时，佐以木香、丁香、香附、乌药等疏肝理气之药，以达气行血行之效；后期则用复元通气散等活血顺气之剂；肝血虚者则用当归补血汤以补养肝血。

（三）特色治法举隅

燕京伤科治法独特，方法多样而灵活，自成体系。《医宗金鉴·正骨心法要旨》详细论述了摸、接、端、提、按、摩、推、拿八种手法和适应证：

"接者，谓使已断之骨，合拢一处，复归于旧也……相其形势，徐徐接之，使断者复续，陷者复起，碎者复完，突者复平。或用手法，或用器具，或手法、器具分先后而兼用之，是在医者之通达也。"

"端者，两手或一手擒定应端之处，酌其重轻，或从下往上端，或从外向内托，或直端、斜端也。"

"提者，谓陷下之骨，提出如旧也。其法非一：有用两手提者，有用绳帛系高处提者，有提后用器具辅之不致仍陷者。"

"按者，谓以手往下抑之也。摩者，谓徐徐揉摩之也。此法盖为皮肤筋肉受伤，但肿硬麻木，而骨未断折者设也。或因跌扑闪失，以致骨缝开错，气血郁滞，为肿为痛。宜用按摩法，按其经络，以通郁闭之气；摩其壅聚，以散瘀结之肿，其患可愈。"

"推者，谓以手推之，使还旧处也。拿者，或两手一手捏定患处，酌其宜轻宜重，缓缓焉以复其位也。若肿痛已除，伤痕已愈……是伤虽平，而气血之流行未畅……惟宜推拿，以通经络气血也。"

此外，《医宗金鉴·正骨心法要旨》还介绍了一种攀索、叠砖的方法对脊柱骨折脱位进行复位。"凡胸腹腋胁，跌打碰撞垫努，以致胸陷而不直者，先令病人以两手攀绳，足踏砖上，将后腰拿住，各抽去砖一个，令病人直身挺胸，少顷又各去砖一个，仍令直身挺胸，如此者三，其足着地，使气舒瘀散，则陷者能起，曲者可直也。再将其胸以竹帘围裹，用宽带八条紧紧缚之，勿令窒碍。但宜仰睡，不可俯卧侧眠，腰下以枕垫之，勿令左右移动。"这种攀索叠砖的复位法，是通过脊柱过伸来使脊柱压缩性骨折复位，这在当时是一种较为先进的复位方法，现临床上采用腰背部垫枕、练功等方法进行复位。

二、民国时期燕京医家辨治骨伤科疾病的学术经验

清末民初时期，北平并无专门的正骨按摩诊所。那时从事正骨按摩的有两种人：一种是理发馆的剃头师傅，不少剃头师傅都多少会点正骨按摩术，百姓有骨伤、脱臼、软组织挫伤等病多到剃头棚找剃头师傅治疗；另一种是武馆或镖局里的正骨师，有跌打损伤筋骨的患者常托人请武馆里的"绰班"治疗。民国以后，才逐渐地出现正骨按摩的诊所，据《北平指南》载，有业伤科者，名曰按摩，又名曰摧膊，有箍桶刘者最有名。20世纪30年代京城比较有名的正骨按摩师有夏锡五、刘道信、刘寿山、萨仁山、王凤舞等。民国时期正骨按摩科的主要发展特点是：上驷院绰班、少林派等共同发展；正骨按摩科从业者的范围逐渐扩大。

（一）上驷院绰班处正骨医技的继承和发展

1. 民国以前上驷院的形成和发展

上驷院成立于明末清初时期，满蒙兵士善骑射，常发生坠仆跌折，关节脱臼，跌打损伤及箭矢伤，客观上促进了正骨及

外伤技术的发展，早在元代就出现了众多以正骨手法见长的蒙古医生。清兵入关问鼎后又设相仆营，蒙古医生在临床实践中积累了丰富经验。当时比较著名的医生是绰尔济，据《清史稿》载：其善治伤，有中矢垂毙（垂危），绰尔济为拔镞，傅良药，寻伤愈。有患臂屈不伸者，令先以热镬熏蒸，然后斧椎其骨，操之有声即愈。1661 年，清朝设阿敦衙门，以大臣侍卫管理。无定员，设笔帖式 15 人。这就是上驷院的前身，至 1677 年改为上驷院。雍正六年（1728）定为三品。此时上驷院的主要任务是为清朝宫廷及骑兵驯养马匹。但是为数众多，领侍卫衔的蒙古医生已同时存在于上驷院的管辖范围内。其主要职责是为武官将领及骑兵治伤，尚未形成正式的医疗机构。医学理论此时也未统一，手法亦未形成统一流派。清政府沿袭明制，在宫廷设太医院，并分九科，其中有"疮疡科"和"正骨科"。疮疡科包括金疮痈疽，正骨科治疗骨折、脱臼、跌打损伤等。乾隆初年，吴谦、刘裕铎等编纂《医宗金鉴》，医学理论得到了统一和发展，朝廷对医疗机构也做了整顿。对上驷院内负责正骨按摩的蒙古医生给予了高度重视，并对医生的选拔、教学官职、职责等方面做了明确规定。朝廷制度有：在三旗的士卒中挑选懂得正骨技术者，每旗选十名，由上驷院管理，叫作蒙古医士，晋升的最高职称蒙古医生长。如果朝廷的官员有跌打损伤者，命这些蒙古医士治疗，并且限定日期要治好。如果超过了期限，则必受惩办。这个医疗机构在上驷院称为"绰班处"（满语即"正骨处"）。觉罗伊桑阿，蒙古人，是当时骨伤科的名医。他教授徒弟的方法是将竹管截为几段，外用布包裹，然后让学生摩擦竹管，使截断的竹管每节经摩擦对合，就像没有截断的一样。然后再用这种手法接骨，获得了很好效果，体现了上驷院的手法特点——稳、准、正、整、接、实，从学术流派上讲代表了技巧型手法。传授方法主要是口传亲授，文字记载较少。但此时《医宗金鉴·正骨心法要旨》已成为上驷院绰班处的手法宗旨，也是太医院正骨科的手法宗旨。上驷院绰班处传至道光初年，朝廷对太医院做了整顿。据清《太医院志》记载："旨以正骨科划归上驷院，蒙古医生长兼充。"从此，上驷院绰班处成为清朝宫廷内唯一的骨科医疗机构，并进入全盛时期，学术思想和医疗技术日渐成熟，涌现了大批蒙、满、汉优秀的骨伤科和按摩医生。其中最有名的是德寿田蒙古医生长，由于治疗骨折关节脱臼，软组织损伤及其他慢性疾患有独到之处而名噪京师，人称"绰班德"。除在上驷院绰班处内直供奉外，还常随侍圣驾，正五品衔御医，服用六品冠带。嫡传弟子桂祝峰。因德寿田长寿，直至光绪年间还曾亲自传术于桂祝峰的弟子夏锡五。

2. 上驷院绰班处的主要技术特点

上驷院绰班处严格遵循《医宗金鉴·正骨心法要旨》的理论原则，强调手法者诚正骨之首务哉。力求对摸、接、端、提、按、摩、推、拿八种基本手法的掌握和运用要精益求精，真正做到一旦临证，机触于外，巧生于内，手随心转，法从手出……法之所施，使患者不知其苦方称为手法也，从而形成正骨心法学派。由于清代朝廷不设按摩专科，故绰班处在德寿田和桂祝峰乃至以后夏锡五期间也同时承担推拿按摩工作。由于封建制度和礼教的限制，推拿按摩的对象及病种有一定的局限性，其理论宗旨仍以《医宗金鉴·正骨心法要旨》为主，同时在学术思想和手法上也兼容并蓄，融会贯通，强调"意念归一"和"功力修养"，即重在拇指推拿的"一指禅推拿法法则"。"意念归一"不同于佛教含义，意指给患者施用手法时精神要集中，用意念来导引指力，宜轻宜重，柔中寓刚，刚中寓柔，刚柔相济，辨证施治。"功力修养"即指力的锻炼与修养，施用手法时要柔和深透，重而不滞，轻而不浮，而且含气功修养之功力。通过指与患者肌体的接触而发功，使患者有"得气"感。是一种只可意会不可言传，无法用文字语言详尽描述的"感觉"，这即是手法功力的体现。

德寿田与其嫡传弟子桂祝峰是把技巧与功力集于一身的代表人物，并传授于入室弟子夏锡五、文佩亭及其他入学的蒙、满八旗侍卫、汉军等。上驷院绰班处手法是以《医宗金鉴·正骨心法要旨》为核心，所以乾隆年间的著名医生觉罗伊桑阿教授弟子接骨方法时，口传身授的教学重点在"正骨八法"中的"接"字上。至道光年间，德寿田在上驷院绰班处向弟子传业时，首先在章法上比前人有重大进步，遵循《医宗金鉴·正骨心法要旨》中"手法总论"和"手法释义"的顺序，从"摸"字开始，"摸法"用于诊断。德寿田将"摸"的绝技传给上驷院绰班处的每位弟子，一视同仁，毫无保留，以治病救人为己任，体现了高尚医德，口传亲授的重要性也表现在这里。德寿田不像觉罗伊桑阿那样，用竹管代替骨体去练习"接法"，而是要求学生用手直接去摸患者的病变部位和骨折部位，然后对比摸正常人体的相同部位，比较手感的不同，并亲自手把手地传授。德寿田要求学生练习"摸"法一定要达到《医宗金鉴·正骨心法要旨》中所要求的那样："摸者，用手细细摸其所伤之处，或骨断、骨碎、骨歪、骨整、骨软、骨硬……以及表里虚实并所患之新旧也。先摸其或为跌仆，或为错闪，或为打撞，然后依法治之。"要求对疾病的诊断和治疗都要做到"虽在肉里，以手扪之，自悉其情"。

3．上驷院绰班处第六代传人夏锡五

夏锡五是上驷院绰班处的第六代传人，也是清代、民国直至中华人民共和国三个时期的名医，上驷院绰班处的骨科技术得以流传下来并发扬光大，夏锡五起到了重要作用。德寿田的门生弟子中以桂祝峰悟性最高，学习最下功夫，得到的真传、绝招也最多，后来桂祝峰又毫无保留地将其所学传授给入室弟子夏锡五。由于夏锡五聪颖好学，肯下功夫，除了桂祝峰传授外，还曾受师祖德寿田的亲自传授，成为第六代主要传人。

夏锡五，名常福，字锡五，北平市人，满族，生于1880年，卒于1960年，享年80岁。他20岁时被选入上驷院绰班处学习正骨按摩，绰班处的学员主要是由八旗子弟中选拔保送录取，学习六年毕业，成绩合格者可补实缺，以后依医术精通的程度，再逐级晋升。其职称由低至高，顺序分别为补实缺、副班长、正班长、无顶戴副医生长、正医生长、六品校尉衔御医。因夏锡五受师祖德寿田、师父桂祝峰的双重传授，故得业师真传绝技较多，职务提升较快，曾位至正医生长。

夏锡五不仅在"正骨八法"上得到真传，而且在"意念归一"功力修养、功力导引下施用一指禅手法方面得到真传。上驷院绰班处的学术思想不是单纯强调手法技巧，而是强调法则为主导，无论是治疗骨折、脱臼、跌打损伤，还是治疗其他杂病，当需用"一指禅"手法时，都需要首先做到两点：其一，意念归一，即精神要集中，不可有其他杂念干扰，在此同时要调运素日的功力修养，术者本人首先要神定气匀、精力充足，方能为患者导引功力；其二，正骨也罢，推拿也罢，都要先用"摸"法，判明病情及患者体质的虚实，然后辨证施治。手法功力修养，意念归一修养则有多种方式。

　　夏锡五在绰班处任职期间，已是清王朝的末期，政治腐败，一些八旗子弟靠"吃仓""讹库"、在赌局内"跳宝案子"谋生。无论哪一种方式都会发生暴力冲突，常常有人被打得骨断筋折，被打的人只要面不改色，不喊痛，不求饶，就算"好汉"，每月就可以白吃粮，白领库银，或在赌场每月白领钱，甚至由王府供养，而且王府或赌场的老板还要出面请绰班处御医为这些人治伤。这在客观上为绰班处的医生提供了大量的实践机会，各种复杂骨折、脱臼及其他伤病都是验证手法疗效、提高技艺、发展手法的必不可少的条件。

　　夏锡五医德高尚，技术精良，对这些"好汉"们也都是一视同仁，精心为之治疗，在长期临床实践中对上驷院绰班技术有独到的发展。如他提出施术时要做到"心慈术狠"的观点：心慈即医德要好，治病救人为最高宗旨，不能贪图名利；术狠，即在施用"正骨心法"时，意志和动作都要果断，稳、准、快、慢适宜，不可犹豫不决，给患者造成更大的痛苦。要达到"心慈术狠"，必须注意修养，尤其注意"心明手巧"。医者自身首先要做到"心明"，对疾病的诊断要正确，选择手法组合顺序要正确，固定器具的制作要适当，符合生物力学的客观规律，在此前提下，加上"手巧"才能收到好的疗效，他注重"手随心转"，"法从手出，心不明则法必乱"，足见夏锡五领悟《医宗金鉴·正骨心法要旨》使用心法而不是使用手法，将正骨技术提到一个新的高度。夏锡五经历清末、中华民国、新中国三个时期，从事正骨推拿医疗事业达60年。他一生授徒甚多，为上驷院绰班处的手法流传做出了贡献，其传人吴定寰也成为一代名医。

　　上驷院绰班处还有一位传人即萨仁山。萨仁山，原名沙尼尔·扎拉前，字金寿，鄂伦春族，北平市人，生于1898年。萨仁山早年肄业于民国大学，先师从王云鹏学习中医内科，后从师清上驷院绰班处于月如大夫，学习达13年。1936年在京行医。萨仁山擅治骨折、脱臼、扭伤、挫伤。他倡导改进骨折固定用具，如铁丝夹板、木制上下肢托板、皮制抱膝器等。萨仁山也对上驷院医技的发展做出了贡献。

（二）少林学派的医技发展

天下武功出少林，少林派又可谓演武学派，它是民国时期正骨按摩科的另一学派。上驷院学派起于满蒙八旗，少林学派则起于中原少林。少林派原以武为业，练武常造成损伤，演武者大部分通晓医理和正骨按摩医技，有些成了武医兼修的名家，代表医家是刘道信师徒和王荣彪。

刘道信，字义臣，山东省邹平县人。邹平刘氏世传正骨流派，起源于家族先祖，自明朝开始，即世传少林武技和正骨医术，传至刘道信已有数代。刘道信自幼随其父刘兑峰、叔刘仙峰日课武技，夜学正骨。稍长就塾读书，幼时耳闻目睹父、叔研讨家传正骨抄本，颇受熏陶。1908年，他来北平在"会友镖局"供职，后受聘于"瑞趺祥绸缎庄"守护西交民巷库房，兼疗跌打损伤及教授武术。1940年经批准挂牌行医，专治跌打损伤。1941年他应孔伯华邀请，应聘为北平国医学院正骨课教授，1947年被卫生局聘为正骨科考试委员。刘氏正骨流派是在少林派伤科的基础上发展起来，以跌打损伤和金疮为主要治疗范围，手法讲求刚劲猛快，并以指功点穴、按穴加用药为特点。刘道信尤其擅长上肢骨折正复，并对错骨缝有独特的治疗方法，对运动伤筋、舞台损伤的治疗也有很好的疗效。

崔萃贤，北平市人，生于1909年。崔萃贤7岁入私塾，15岁后到德胜门外一家商店当店员，24岁时受雇于西长安街周宅，代人抄写师古堂医学丛书及佛学经卷，因此对医学产生兴趣，崔母当时在著名正骨专家刘道信家做佣人。崔萃贤常到刘家，提出要拜刘为师学医，刘道信见其聪敏好学，遂收为弟子。崔萃贤勤奋好学，不仅把老师的话牢记在心，而且还仔细揣摩老师的治病手法。他为了搞清人体结构和治病原理，阅读了大量的中医经典著作。《黄帝内经》《医宗金鉴》是他案头常备的书籍。他白天从师学艺，揣摩手法，晚间则读书至深夜，从中汲取营养，逐渐对人体骨骼特征、关节位置娴熟于心，对于正骨手法遂有所悟。刘道信有8个弟子，但他钟爱崔萃贤这个好学勤奋的学生。有请出诊时，他让崔萃贤留在诊所由代其诊治，遇到这样的机会，崔萃贤十分珍惜。由于老师的口传心授，细心点拨，崔萃贤的医术不断提高，很快就能独立为患者诊疗。1940年经北平卫生局评定合格正式成为骨科医师。崔萃贤苦心钻研一生，一直用高标准要求自己，其早年习武，练得一身好武功，刀、枪、剑、戟无所不精。崔萃贤几十年练功不止，自然手力好，经常带功为患者推拿，手法刚柔相济，进退自如，非常人所能及。

王荣彪是另一位少林派的正骨按摩医家。王荣彪，字锡鹏，男，河北省安次县人。王荣彪的父亲是安次县远近闻名的正骨医生，善习武术。王荣彪少年时在家习武，同时学习正骨医术，得到父亲的真传，并精通诗、书、绘画。他在光绪年间来到北平，由于武术卓绝，功夫出众，被公认为"北方大侠"，并收于万籁声所著《武术汇宗》之中，书中对先生正骨医术亦大加赞誉。王荣彪曾被南京政府聘为正骨科总监考，1929年在南京举行全国武术比赛，王荣彪被聘为总裁判长，并曾率团出访日本，在日本进行比赛及表演，1930年以后在北平隆福寺内设医馆，专治骨伤病，行医授徒，是一位医、武结合的民间正骨医生。北京名医刘寿山就曾受到王荣彪的指点。

（三）"曹氏按摩"派的创立和发展

"曹氏按摩"是民国时期北平地区自成一家的按摩流派，其开山之祖是曹锡珍。曹锡珍，男，河北省昌黎县人。曹锡珍1916年居昌黎，拜前清御医孙仲选为师，潜心学习，孜孜不倦，十年寒窗，尽得真传，1925年赴天津从师于吴卫尔门下学习西医，获益匪浅。而立之年，学业始就，中西医道汇通一体，如鱼得水，为后来业医奠定了坚实基础。1927年他应北平名医施今墨先生之请，担任华北国医学院董事，兼任按摩教授。

曹锡珍继承前人经验，积其60余年之实践经验，总结制定治疗内、外诸疾的按摩手法，逐渐形成了独特的"曹氏按摩"学派。"曹氏按摩"以中医脏腑经络、营卫气血基本理论为指导，以望、闻、问、切、摸五诊及八纲为诊察病情手段，然后辨证论治。其手法先以推经络、点穴位为宗，再根据病证选择适应之按摩手法以为辅，祛病强调"以治经为主，宁失穴勿失经"之戒。调理病证，曹锡珍则擅用经穴之特点，以补、泻、和三种按摩法为先导。他曾谆谆告诫："顺经为补，逆经为泻，平补平泻为和；阴经多补少泻，阳经多泻少补；虚证多补，实证多泻。"其言虽简，而其意甚为完备。先生点穴及手法之轻重若锤若杵，若按若搓，以先轻、后重、再轻之刺激规律治疗之，轻力为补，重力则深也。而以病证虚实之状况来定柔刚，阴型用柔术，阳型用刚术。曹锡珍积极带徒弟传授医技，使其不断发展。

（四）其他正骨按摩医家的学术贡献

除了以上医家外，民国时期北平还有其他医家从事正骨按摩，他们为正骨按摩的发展做出了一定的贡献。代表医家有刘寿山、卢英华、黄乐山、成业田、王鸿术、董万鑫等。

刘寿山，名泉，字寿山，男，北平市人。刘寿山幼年随舅父学针灸，1923年，拜骨科名家文佩亭为师，继承了文老先生的正骨经验，后在东城朝阳门一带开业行医，并且施舍医药，济贫于劳动人民。由于技术高超，治愈骨伤患者不计其数，誉满京城。刘寿山毕生致力于正骨事业，在医疗实践中对待患者如亲人，不分男女、老幼，从诊断到治疗都是一丝不苟。骨伤科患者多为体力劳动者，在劳动中受伤，患者往往是一身油泥、一身汗水，刘寿山从不怕脏和累，满腔热情、严肃认真地为患者做治疗、行固定。他总是哪里有患者，哪里就是诊室，何时何地有患者就何时何地治疗，走到哪里治到哪里，甚至在路旁都能为患者施术治疗，因此深受广大群众的信任和爱戴。他在学术思想上无门户之见，赞成中医、西医互相取长补短，主张采用中医之所长，结合西医学的诊疗技术，更精确地了解和掌握病情，诊断明确，治疗恰当，效果良好。

卢英华，男，山东省昌邑县人。1918年来北平拜宏衍寺乐禅方丈为师，学习气功及按摩术，为民众治病，1933年经考试合格，正式挂牌行医。先生在临床工作中，研究中医按摩术治疗十二指肠球部溃疡、产后初期乳腺炎、小儿遗尿症、肩关节周围炎、胃下垂、闭经、高血压、糖尿病等，取得了较好的疗效。

黄乐山，男，北平市人。幼年习医，拜佟绍武、王雅孺为师学习骨科技术，对骨折、脱臼以及软组织挫伤积有数十年之经验，尤其对陈旧性关节脱位和腰椎间盘脱出症的复位有独到之处。

成业田，男，河北省高阳县人。幼年在家习医，师承其父，侍诊多年。1936年来京开业，精于正骨按摩医术，且能书法，因此，其交往遍及文艺界、艺术界，曾担任程砚秋先生的保健医生，并为舞台工作人员治疗外伤。

王鸿术，男，北平市人。王鸿术为正骨名家王风舞之子，祖居东城金鱼胡同校尉营，自幼从父学习正骨。1939年独立工作，继承父业，仍在原址行医。20世纪20～30年代在京城享有盛名，求医者甚众，门庭若市，颇受群众之爱戴，当年民众称赞"有骨伤找校尉营王风舞"。

董万鑫，河北省香河人，13岁在北平红庙"启德堂"骨科诊所学习中医，后从事骨科诊疗专业。

综上，民国时期北京正骨按摩科从一穷二白到开设诊所，较之清朝有了明显发展，并且分化形成了不同骨科流派，骨伤科不但从业人员增加，服务范围扩大，而且在技术上有所创新和发展，对民国时期北京地区的医疗事业发展做出了应有贡献。

第六节　"燕京医学流派"眼科学成就

燕京眼科或师徒授受，或世代相传，一支一脉相承，形成一条医学"人才直链"，其学术经验得以不断积累、继承和创新；同时受益于同时代"人才横链"的学术启发，精益求精，升华了学术、提高了水平。经验的积累、互补和叠加，知识"量"的积累孕育了"质"的突变，在理论和临床上均有发明和创新，源远流长、历久弥新的燕京眼科，以理论特色鲜明、学术成就丰硕而闻名于世，如张元素、李东垣等，近世则有高振山、韦文贵、韦玉英、唐由之、韦企平、庄国康等，今择其要者简述如下：

一、张元素治疗目疾经验

张元素治疗眼目暴发赤肿，选用"羌活、防风、香白芷、升麻、二制黄芩、黄连、甘草"等，"以防风、黄芩为君以泻火；和血为佐，黄连、当归是也。兼以各经药引之"。

白睛红，用白豆蔻少许，则以当归为主。去翳，用谷精花、蝉蜕、瞿麦、秦皮洗。养目血，菊花。明目，葳蕤仁、蜀椒、龙脑。目昏暗，则以熟地黄、当归根为君，以羌活、防风、甘菊花、甘草之类为佐。

二、李杲治疗眼病经验

《元史》称李东垣其学"于伤寒、痈疽、眼目病为尤长"。在东垣著作中，有关眼病的内容确实不少，理法方药自成体系，对眼科的学术发展具有很大影响。东垣论治眼病，仍立足于脾胃，在分析病因方面，强调脾胃虚则精气失司，目无所养，脾胃虚则清阳不升，上窍闭塞，脾胃虚则阴火上乘，邪害空窍，脾胃虚则血脉不充，神无所用。这些见解皆属独创，与前代诸家论眼目悉重肝肾全然不同，颇能发前人之所未发，而补眼科理论之未备。

眼科辨证，习用五轮八廓诊法，东垣基于脾胃为中心的观点，临证不受局部限定，不为轮廓所拘，主张四诊合参，将眼病与全身疾病联系起来进行综合分析，开扩了眼科诊断的视野和思路。同时，亦精于局部辨证，他以经络在眼目部位的循行和分布作为诊断依据，补充了轮廓脏腑分证的不足。他所倡导的整体综合与循经分析的方法，经元末倪维德的推广，形成了独特的诊法风格。

在治法上，为矫正时弊，他反对滥用寒凉克伐胃气、苦降抑遏清阳，提倡运用甘温补中培本，风药升阳达目，兼顾通调血脉，认为苦寒药只能从权而用。所制方剂，皆不落俗套，屡验不爽。例如：

圆明内障升麻汤（干姜、五味子、白茯苓、防风、白芍药、柴胡、人参、当归、炙甘草、白术、升麻、葛根），主治形体劳役，饮食不节，思虑过度，属脾胃元气虚弱、阴火内盛所致内障。

熟干地黄丸（人参、炙甘草、天冬、地骨皮、五味子、枳壳、黄连、当归身、黄芩、生地黄、柴胡、熟干地黄），主治血弱阴虚不能养心，致心火旺，瞳子散大，视物昏花等证。

当归龙胆汤（防风、石膏、柴胡、羌活、五味子、升麻、甘草、酒黄连、黄芪、酒黄芩、酒黄柏、芍药、当归身、草龙胆），主治眼中白翳。

明目细辛汤（川芎、生地黄、蔓荆子、当归梢、白茯苓、藁本、荆芥、防风、麻黄根、羌活、细辛、红花、椒、桃仁），主治目赤微痛，羞明畏风，目糊多眵，隐涩难开等症。

从以上数方窥其制方大旨，皆不离乎辛甘温药升补，却不废苦寒泻火；注重脾胃元气，而兼顾心肝肾阴血。在眼科名著《原机启微》中，卷下附方46首，源于东垣者即有12首；附录方剂77首，东垣方占21首，其对东垣学术思想的重视程度，由此可见一斑。

三、民国时期燕京医家辨治眼科病的学术经验

民国时期北京地区专门从事眼科的医家不多。例如，丁化民少年时潜心攻读医书，从医时以内科、妇科、儿科见长，后来专治眼科疾病，形成了独特风格，拟定出了许多行之有效的方药，如治疗老年白内障常用济阴明目汤，收效甚好。

高振山则专门从事眼科临床。高振山，1909 年出生，山东东平人，幼年读私塾数载，1927 年随父母来京，辅助其父配制眼药，学习针术，1929 年独立开设中医眼科诊所。高振山治疗眼疾，根据中医理论辨证施治，针刺、眼药、内服中药配合应用，疗程一般为 3 个月。对某些眼疾则采用手术疗法，取秋季谷尾草近穗处秆，经高压锅消毒后，轻刺患者积瘀之处。高振山治疗眼病以针法见长，或针药并用，例如某小儿患者，因误被竹失射伤左眼而不能视物，确诊为外伤性白内障。经检查，右瞳孔呈灰白色，视力只有光感。其外点退翳散，内服拨云退翳丸，配合平补平泻之针法，经治 2 个疗程，内障云翳俱消，视力复原。

第七节　"燕京医学流派"针灸学成就

燕京医家师出多门，其针灸学术崇尚经典、溯源释要、兼收并蓄，临床手段多样，或精于针，或重于推，或专于灸，或针药互补，或择法而用，或多法并举，辨证分经分部各有其宜，穴位选取各具特色，为繁荣针灸理论、丰富针灸实践做出了突出贡献，如罗天益、杨继洲等。

一、罗天益的针灸学术经验

（一）善用灸法

罗氏承袭东垣脾胃元气之本的学术思想，十分重视脾胃元气，他说："四时五脏，皆以胃气为本，五脏有胃气，则和平而身安，若胃气虚弱，不能运动、滋养五脏，则五脏脉不和平"，故除用补中升阳方药外，常配合灸法以增强疗效，一般选用灸气海、中脘、足三里三穴。灸气海可"生发元气""滋荣百脉""充实肌肉""补下焦阳虚"；灸胃之募穴中脘，可"助胃气""温养脾胃""肥腠理""引清气上行""引胃气上升"；灸胃之合穴足三里，除助胃气、生发元气之外，还有"壮脾温脾""引气下行""引阳气下交阴分""撤上热"等作用。三穴共配，有温养脾胃、强壮补虚、升提中气、调和阴阳之功，是罗氏统治脾胃气虚的良方。如《卫生宝鉴》卷十三"胃脘当心而痛治验"记载一例因误服寒凉，致脾胃气虚患者，经吐泻、劳损、烦恼，脾胃更伤，中气愈虚，腹痛肠鸣，呕吐酸水，胃脘当心而痛，冷汗时出，除用药外，配用灸上述三穴而愈。

罗氏还擅用灸法温补脾肾元气治疗妇科疾病，如妇女崩漏、月经不调、腹部胀痛等，灸气海、关元、血海、气冲、阴谷、水泉，及任脉经穴如脐下 1 寸至 4 寸、阴交、会阴等。

罗氏灸法应用范围很广，并不局限于温补脾胃，如面生疣瘤，则采用灸患部方法；治寒积痛，用艾葱热罨法；小便淋涩不通，用脐中隔盐灸法。对儿科疾患，善用小艾炷麦粒灸，如小儿吐乳灸中庭，癫痫瘛疭灸长强。慢惊风灸尺泽，急惊风灸前顶、眉头两处、人中穴。雀目疳眼灸合谷、凤眼。尤其对某些下焦虚寒证，更主张采用灸法。如《卫生宝鉴》卷十八"疝气治验"，载一老妇，病脐腹冷痛，相引胁下痛不可忍，反复闷乱，不能安卧。据《难经》，任之为病，内结七疝。其认为疝是任脉主病，为寒积所致。先灸中庭（罗氏认为此穴是任脉气所发），佐服辛热之药而效。又如腰痛证，采用灸肾俞、中膂俞、腰俞及唐代针灸名医张文仲之"神仙灸法"（腘窝纹头左右四穴）温补肾阳等，堪可师法。

罗氏不仅擅用灸法治病，还用于防病，如对中风病，认为药物只可扶持疾病，要收全功，必须火灸为良。《卫生宝鉴》详列灸风中脉、风中腑、风中脏的穴位和方法，虽源于《千金要方》《外台秘要》，但也有不少他的个人体验，如说："凡觉手足麻痹或疼痛，良久乃已，此将中腑之候，宜灸此7穴（百会、发际、肩颙、曲池、风池、足三里、绝骨），病在左则灸右，病在右则灸左，如因循失灸，手足以差者，秋觉有此候春灸，春觉有此候者秋灸，以取风气尽，轻安为度。"又说："凡觉心中溃乱，神思不怡，或手足麻痹，此中脏之候也，不问是风与气，可连灸此7穴，但依次第自急灸之……凡遇春秋二时，可时时灸此7穴，以泄风气，如素有风人，尤须留意此灸法，可保无虞，此法能灸卒死。"

罗氏还对部分畏灸患者采用"代灸膏"（用附子、马蔺子、蛇床子、木香、肉桂、吴茱萸等分为末，面和姜汁为膏，摊贴关元、气海穴）外敷，自晓至晚，其效可代百壮，反映出其为患者着想的高尚医德。

（二）荟萃百家

罗氏除师承李东垣外，还能博采各家经验，作为自己的临床借鉴。如卷八中风灸法，是源于《千金要方》《外台秘要》；卷十九小儿疾病的灸法处方，即出于《圣济总录》；卷十八热入血室刺期门案，即引自许叔微的《普济本事方》；卷十六滑泄溢饮灸大椎，卷七的中风分经论治（对风中腑，药用小续命汤随证加减，针刺取穴，以辨证分经为主：太阳经证用至阴、昆仑或风府；阳明经证用厉兑、陷谷；太阴经证针隐白；少阴经证用太溪。还指出厥阴之井大敦，刺以通其经，少阳之经绝骨，灸以引其热，此通经引热，是针灸同象、治法之大体，认同用药分经治疗，又分经针刺，会大大提高疗效），卷九厉风论主张治疗配以灸承浆等，都出于刘完素《素问病机气宜保命集》治小儿疳瘦灸章门。治小儿癖气久不消，灸中脘、章门是其用灸之经验，尤其难得的是，他向同时代的针灸大师窦汉卿、忽泰必烈等谦虚求教，并记之著作。《卫生宝鉴》卷七中风针法明言出"窦先生《气元归类》"，此书现佚，罗氏保存了有关中风偏枯、失音、不语、足缓不收、善悲不乐、暴瘖、喉痹等一些重要取穴资料，并用之临床。卷二灸之不发案，记述他学针于窦子声先生，因询穴腧，曰："凡用针者，气不至而不效，灸之亦不发，大抵本气空虚，不能作脓，失其所养故也。"卷二十转载和注解了窦氏《流注指要赋》，并记述他向窦氏请教及转载此赋的原因。忽泰必烈（字吉甫），亦是同时代的针灸大师，罗氏在《卫生宝鉴》卷八风中血脉治验中记述他推荐"医学提举忽君吉甫专科针灸"为一中风患者用针灸及药物治愈的经过。卷二灸之不发一案，也谈到他与忽泰必烈论及窦氏针刺得气之说，忽氏深表赞同。从中可见罗氏对二人的崇敬谦恭之情。

罗氏在针灸学的精深造诣，不仅使他在当时享有盛望，影响很大，而且对针灸学科的发展也起到了促进作用，特别是他重视灸砭两法的应用，更为后世医家效法，如明代薛立斋在《薛氏医案》中，有关针灸医案数以百计，体现了其用灸砭治疗外科病的丰富经验。又如龚廷贤、龚居中、张介宾重视灸法应用，清代郭右陶、夏春农重视施用放血法等，都与罗氏的学术影响有关。

二、杨继洲的针灸学术经验

（一）溯针灸源流独树一帜

杨氏自幼勤读医籍，常以《黄帝内经》《难经》作为临证依据，研析基础理论，专究辨证施治，强调针刺手法，重视腧穴配伍等。他认识到诸家流派均是由此渊源发展而来，必须溯其本源而穷究流派。他说："不溯其源，则无以得古人立法之意，不究其流，则何以知后世变法之弊。"为了溯源穷流，杨氏博览群书，精心研究，终于形成由"《素》《难》以溯其源，又由诸家以穷其流"的整理医籍之方法。他认为《黄帝内经》《难经》是针灸发展的渊源，对脏腑经络学说，旁征博引，反复阐明其要，"探络脉，索营卫，诊表里，虚则补之，实则泻之，热则凉之，寒则温之，或通其气血，或维其真元……穷之以井荥腧经合之源，究之以主客标本之道，迎随开阖之机"，摘引诸家著述之长，熔历代针灸精华于一炉，把诸家流派的成就并蓄兼收于其力作《针灸大成》中。该书直接引用12部医籍，加之转引的20余部医籍，共辑用的医籍达30余部之多，可以说全书集中而系统地概括了明代以前的针灸学的主要成就。

杨氏治学严谨，在《针灸大成》中无论是阐述学术见解，还是注释医籍原文，都能旁征博引，叙理精透；在实践中又能知常达变，成为独树一帜而久负盛名的针灸学家。

（二）主张针、灸、药三者不可缺一

杨氏对针灸的治疗作用给予很高的评价。他说："劫病之功，莫捷于针灸。故《素问》诸书为之首载，缓、和、扁、华，俱以此称神医。盖一针中穴，病者应手而起，诚医家之所先也。"又云："一针、二灸、三服药。则针灸为妙用可知。"同时又十分重视针、灸、药的配合治疗作用，认为"其致病也，既有不同，而其治之，亦不容一律，故药与针灸不可缺一者也"。在治疗中根据三者的不同作用特点有选择地应用于相关病证，把三者的作用总结归纳为"以针行气，以灸散郁""针刺治其外，汤液治其内"。又将三者的特点进行比较，"治病之法，有针灸，有药饵，然药饵或出于幽远之方，有时缺少，而又有新陈之不等，真伪之不同，其何以奏肤功、起沉疴也？惟精于针，可以随身带用，以备缓急"。根据这些特点，杨氏提出了总原则："喜怒哀乐……寒暑风雨、温凉燥湿之侵于外，于是有疾在腠理者焉，有疾在血脉者焉，有疾在肠胃者焉。然而疾在肠胃，非药饵不能以济；在血脉，非针刺不能以及；在腠理，非熨焫不能以达。是针灸药者，医家之不可缺一者也。"这里杨氏提出了区别应用针灸药的大致原则，在治疗中或针、或灸、或药，或三者相互配合应用，无论选择哪一种，其意皆在针对病情，发挥各种治法的特长，使其应用恰到好处。杨氏医案31则，共33例，用针者12例，用灸者3例，用药者4例，针灸者9例，针药者1例，灸药者1例，针灸药者2例，单纯调养者1例。真所谓"药之不及，针之不到，必须灸之"。"故善业医者，苟能旁通其数法之原，冥会其奇正之奥，时可以针而针，时可以

灸而灸，时可以补而补，时可以泻而泻。或针灸可并举，则并举之；或补泻可并行，则并行之。"杨氏在临床实践中，将针、灸、药三者灵活应用，有力地说明了针灸是提高临床疗效的客观需要。

（三）杨氏针刺补泻理论特色

杨继洲曾著《卫生针灸玄机秘要》一书。名为"卫生"，是因其书包含有导引养生内容；称"玄机"，既是指针法，又兼指导引气功之妙理。现存《针灸大成》中所载杨氏补泻就有"三才诀内总玄机""针法玄机口诀多""巧妙玄机在指头""反复玄机随手取"等句。在督脉的导引方面，他指出："予今指出玄机理，但愿人人寿万年。"可知其标名"玄机"者多数是指针法之奥妙。

1. 营卫为中外之主

杨氏提出"荣卫为中外之主"，并说："百病所起皆始于荣卫，然后淫于皮肉筋脉……是以刺法中但举荣卫，盖取荣卫、逆顺，则皮骨肉筋（应作'皮肉筋骨'）之治在其中矣。以此思之，至于部分有深浅之不同，却要下针无过不及为妙也。"这是对《黄帝内经》"病有浮沉，刺有浅深；各至其理，无过其道"等语的阐述。营气、卫气的分布有浅有深，卫气浅至皮肤，营气行于血脉，深在筋骨间则有谷气。杨氏引述《灵枢经》这一理论后，又结合《难经》丁德用所注："皮肤之上为心肺之部，阳气所行；肌肉之下为肝肾之部，阴气所行。"《难经》没有提"肌肉"本身为何部，按理可称之为"脾胃之部"，即皮、肉、筋、骨与五脏相应可分为三层，也可只分作两层。浅为卫，深为营，最深为谷气。刺法举营卫可以概括皮、肉、筋、骨的浅深，又可以概括气血运行的顺逆和盛衰。这种划分层次，杨氏还引《千金要方》的说法："针入一分，则知天地之气，针入二分，则知呼吸……之气；针入三分，则知……五脏六腑逆顺之气。"认为"其理无异，互相发明"。这些名称虽有不同，而划分浅中深层次的意义则一。刺法是在不同的层次施行手法，故"但举荣卫"而"治在其中矣"。

针刺的部位不外乎皮、肉、脉、筋、骨，以气来分则不外乎卫气、营气和谷气。谷气是指深层的针刺感应，营气是与血管相关的针刺感应，而卫气是指浅层的针刺感应。《灵枢经》说的"谷气顺脉，卫气逆行"，是指谷气与脉同行，可分可合，而卫气的分布较广，不与脉同行。全身穴位深厚者可分三层，浅薄者只可分二层，后世刺法即称之为天、人、地三部，或天、地二部，也即如《难经》所说的外为阳而内为阴。

2. 迎随乃针下予夺之机

杨氏说：迎随"乃针下予夺之机"。予是给予，指的是补；夺是夺取，指的是泻。补法要"随而济之"，泻法是"迎而夺之"。这一补泻的总则，在《灵枢经》和《难经》中早有论述。杨氏遵循其意，提出"第一要知荣卫之流行"，凡是浅深行针，以提插而分补泻的都属于此；"第二要知经脉之往来"，按气血流注方向行针而分补泻的均属于此。前者具体做法是：泻法先深而后浅，从内引持而出之；补法先浅而后深，从外推纳而入之。这是"因其阴阳内外而进退针"。进退针，指下按（插）和上提。按法是从浅部卫分取气，向深部"推而纳之"的"紧按慢提"动作，为补；提法是从深部的营分弃置其气，向浅部"动而伸之"的"紧提慢按"动作，为泻。可知浅深进退的上下行针也是不离迎随原则。后者具体方法是：以"针芒望外"或

"针芒望内"的不同针刺方向"因气血往来而顺逆行针",近人常称此为"迎随补泻",这只能说是对迎随的狭义解释。按杨氏所论,左右捻转的"子午法"也属于顺逆行针。故说"子午补泻"是"宣行荣卫之法"。因为左转是子位转向午位的顺转,而右转是从午位退向子位的逆转。顺转为补,逆转为泻,这是后世对捻转补泻的基本方法。

杨氏又说:"凡病在一方……用子午法补泻,左右转针是也;病在三阴三阳,用流注法补泻,荣俞、呼吸、出纳是也。"这是说,对病痛的局部用针宜用捻转法,因捻针常能使感应向周围扩散;对远道用穴则宜选用五腧穴、呼吸法和提插法,因五腧穴具有远道作用,呼吸法能推行气血,提插法常能使感应远传。但这并不排斥捻转法,捻转与提插本是可分可合,须视部位的深浅而定。一般的穴位都适用捻针,除非是某些部位须防止肌肉缠针造成损伤而单用提插。过深过浅的部位只宜用提插(包括点刺法)而不宜用捻转,如环跳、井穴等。

3. 徐疾有两解

自《灵枢经》提出"徐而疾则实,疾而徐则虚",《小针解》接着解释:徐进针而疾出针为补,疾进针而徐出针为泻。杨氏认为这是"持针出入之法"。可知进出针的过程以徐缓为主要,徐进针引气深入为补,徐出针引气外出为泻,既徐进针又徐出针则称导气法,这均本自《灵枢经》。近人运用的凉、热补泻法,就是通过反复地徐缓进针使皮肤出现热感,反复地徐缓退针使皮肤出现凉感。但《灵枢经》所载"徐疾"含义到了《素问·针解》却有不同解释,说成"徐出针而疾按之"为补,"疾出针而徐按之"为泻,与《灵枢经》的说法相反。杨氏对此做了分析:"疾徐两字,一解作缓解之义,一解作久速之义",即一指进出针的快慢，一指留针时间的久暂。

徐疾作为补泻的要领，早在《灵枢·九针十二原》中就说："刺之微，在速迟。"速迟就是疾徐。在后世补泻法中演变为分层次进行补泻：补法的行针采用先浅层，再中层，最后深层分别施行补法动作，为徐进；随后一次退到浅部，为疾出。泻法的行针则一下进到深层，为疾进；先在深层，再中层，最后浅层分别施行泻法动作，为徐出。这是"持针出入之法"在分层补泻中的应用，这里的徐疾与"紧按慢提""紧提慢按"的提插（按）补泻属不同的概念，提插（或称"出纳"）是指行针时的上下动作，在分层补泻法中将分层的徐疾和提插的紧慢组合在一起应用，这里已不是矛盾，而且取得了理论和应用上的统一。

4. 补泻分大小

杨氏说"刺有大小"，也就是将补泻法分为大小。他说："有平补平泻，谓其阴阳不平而后平也。阳下之曰补，阴上之曰泻。但得内外之气调则已。有大补大泻，惟其阴阳俱有盛衰，内针于天、地部内，俱补俱泻，必使经气内外相通，上下相接，盛气乃衰。"这一论述为杨氏所首创。以往对补泻法并无大小之分，自《金针赋》集中记载了不少元、明时期兴起的补泻手法之后，在理论上引起混乱。既有不分层的基本补泻法，又有分层的综合补泻法，如何理清其间的关系，杨氏此论有启发意义。他所说的"平补、平泻"意即小补、小泻。补就是要引阳气深入，泻则是引阴外出，以期达到内外之气调和。而大补、大泻，则须分天、地两部，或天、人、地三部，对每部分别进行"紧按慢提"的补法或"紧提慢按"的泻法，以使内外之气相通。小补、小泻与大补、大泻的区分主要在于分层与否。分层次进行的，如"烧山火""透天凉"等法属于大补、大泻；不分层进行的补泻法则属于小补、小泻，或称"平补、平泻"。这一分法说明了一种事实：补法不单纯是轻刺激，泻法也不单纯是重刺激，而是补法有属于轻的"平补"、重的"大补"；泻法也有轻的"平泻"、重的"大泻"。此外，还有不补不泻的中间方法，杨氏曰："若夫不虚不实，出针入针之法则亦不疾不徐，配乎其中可也。"这一方法近人多将其称作"平补平泻"，与杨氏所称意义自别。

5. 欲调营卫须借呼吸

杨氏说："欲治经脉，须调荣卫，须假呼吸。"因卫属阳，营属阴，故称呼吸乃调和阴阳之法。还说："呼吸出入，乃造化之枢纽，人身之关键；针家所必用也。"分析其与补泻之关系："呼则出其气，吸则入其气。欲补之时，气出针入，气入针出；欲泻之时，气入入针，气出出针。"这是对呼吸补泻的最好概括。人体吸气时，生理机能处于充实状态，呼气时则呈虚软状态。补法当呼气时进针或转针，当吸气时退针，这是顺其气，为随；泻法则当吸气时进针或转针，当呼气时退针，这是逆其气，为迎。因而呼吸补泻也是以迎随为准则。呼吸作为"造化之枢纽"，是指人类与自然界之间直接通过呼吸相交通；"人身之关键"，则指人的一身由于呼吸的升降活动，使膈肌上下起伏，推进脏腑气机的运行，并能伸展腰脊，健运机关。故针刺补泻之配合呼吸，非仅在于调局部之气，而是着眼于调整整体的机能。特别是躯体、脏腑的气机失调，行针时使患者配合呼吸具有重要的协调作用。临床上对腰脊扭伤和三焦痞塞诸症，均宜配合呼吸以施针法，因而说是"针家所必用也"。养生家藉呼吸以调气凝神，在针法中同样可以借助呼吸以调和营卫之气，这也可以说是针刺与气功导引相结合。呼吸既候"自然之呼吸"，更多的要"使然之呼吸"，即指使患者呼气或吸气，这样可以调动其主观能动性以适应治疗的需要。如"随咳进针"就是对吸气的运用。可见古人对呼吸的运用是多方面的。杨氏在《针灸大成·穴有奇正策》中曾说："由是而明呼吸补泻之宜，由是而达迎随出入之机，由是而酌从卫取气，从荣置气之要，不将从手应心，得鱼兔而忘筌蹄也哉？"他正是把补泻理法作为所必须掌握的要着，即是他所称道的"玄机"所在。

（四）临证选穴特点

杨氏临证选穴的特点：①脏腑病取门、海、俞、募穴。以门、海命名的穴位及背俞、募穴，与脏腑的关系十分密切。门，指精气出入门户；海，乃脉气众流所归；背俞是脏腑经气腧注于背部的孔穴；募穴则是脏腑经气汇聚于胸腹部的腧穴。许多门、海穴都是主治脏腑各种疾病的要穴；而俞、募穴则因与脏腑有直接沟通的关系，作用更大。因此对于脏腑各种病变，取用与其相关的门、海、俞、募穴施治，效果尤为显著。故杨氏云："此言五脏六腑之有病，必取此门、海、俞、募之最妙矣。"②经络气滞取原、别、交、会穴。"原、别、交、会"等穴，长于疏经通络，宣导气血。杨氏云："此言经络气血凝结不通者，必取此原、别、交、会之穴而刺之。"③调治整体运用八脉交会穴。因八脉统领诸脉，对全身的经络起着调节和联系作用。八脉交会穴是十二经脉与奇经八脉直接相通的八个孔穴，其疗效遍及全身，主治证候多属与其相关的奇经所统辖之脉的综合证候。

《灵枢经》云："十二经脉者，内属于脏腑，外络于肢节"，"经脉者，所以行血气而营阴阳，濡筋骨，利关节者也"。故杨氏主张循经取穴有以下几种方式：①阴经或阳经取穴：循经取穴时，有的全部在阴经上取穴，有的全部在阳经上取穴。在《针灸大成·治症总要》中，全在各阳经中取穴的共计有23首，全在各阴经中取穴的共计13首。②同名经取穴：手三阴三阳经、足三阴三阳经，各分布在人身的上下、左右相同的部位，名称虽同，行向各别，在《针灸大成·治症总要》中同名经取穴的共有49首。③表里经取穴：经络与脏腑相联则成"属""络"关系，《针灸大成·治症总要》根据经络与脏腑的属络关系而在表里经同取穴的共有45首。《针灸大成》共存杨氏验案三十一则，涉及的病证包括内、外、妇、儿各科，共20余种，仅用俞穴23穴。其中背俞穴3穴（肺俞、肾俞、心俞），募穴3穴（中脘、膻中、章门），五输穴6穴（曲池、足三里、合谷、列缺、中冲、照海），经穴3穴（内关、长强、鸠尾），其他8穴（气海、环跳、膏肓、食仓、印堂、居髎、俞府、肩髃）。说明杨氏用穴，多为常用穴、特定穴。在不同病例中重复选用4次者有中脘、足三里；3次者有肺俞、膻中、气海、章门；2次者有曲池、内关、合谷、环跳、食仓。杨氏颇具匠心，组方严谨，选穴少而精，一方取四穴者仅1例，取三穴者5例，取二穴者12例，取一穴者8例。其中取一穴治愈者7例，取二穴治愈者8例，取三穴治愈者5例。杨氏真乃名师大匠，处处能赐人以规范准绳。

杨氏《针灸大成》共收录经穴359个，其中单穴51个，双穴308个，比《铜人腧穴针灸图经》的354穴，增加5穴。杨氏对穴位名称、体表定位、取穴方法、针刺深浅、主治功能等，做了不少考证工作，纠正了历代对部分穴位的错误认识，并提出"宁失其穴，勿失其经；宁失其时，勿失其气"的精辟之论。

三、民国时期燕京医家的针灸学术经验

清末民初时，针灸医术在北平并不盛行，然而由于其经济、方便、有效的特点，深受劳动人民的欢迎，故而针灸得以在民间广为流传，当时民众治疗疾病多用针灸。民间盛传：针灸无良师，每以待诏行之。亦有得秘传者，往往而验。京城的针灸大夫们使用的针具，主要是薛万三师傅制作。薛师傅制作的针具质量好，韧性强，从未发生过折针情况，针柄用紫铜丝线缠绕，美观牢固，从无脱落现象。因此，薛师傅的针具对京城针灸行业的存在和发展有一定的贡献。

（一）对针灸科发展有贡献的主要医家

民国后期北平从事针灸专科的医家较多，他们利用针灸技术广泛地为群众诊治疾病，积累了丰富的经验。代表医家有张文祥、高凤桐、吴彩臣、王乐亭、王易门、牛泽华、胡荫培等。

1. 张文祥

张文祥，河北省满城县人。张文祥自幼酷爱医学，早年在家乡行医，医术精良，医德高尚，享誉一方。1928 年携子张继岩来京在东便门外挂牌行医。1937 年张文祥将诊所迁至广渠门内下堂子胡同。张文祥擅长用针灸治疗内科疑难杂症，还亲自培养子女儿孙，后张氏家门有 4 代传人行医，且都家学渊深，医术精湛，登门求诊者远及京城四方。

2. 高凤桐

高凤桐，字云麟，北平市人。高凤桐年轻时师从吴希之习医，1919 年经考试获准开业执照，又钻研针灸。他曾任北平国医学院教授，卫生局针灸考试委员等职。高凤桐结合各家学说，

将中医辨证论治理论运用于针灸临床。他善于针药并用，取穴、用药力求精简，疗效颇著。

3. 吴彩臣

吴彩臣，河北省涿县人。出身于中医世家，在家乡受到父亲培养，20世纪20年代初他来京行医，主要以针灸治疗各种疾病，受到民众的赞誉，求医者甚众。1932年吴彩臣受京城四大名医之一施今墨之聘请，在华北国医学院讲授针灸课，由于针灸医术高超，造诣颇深，受到同学们的尊敬。针灸名家董德懋、胡荫培、索延昌等均曾受到吴彩臣的指导。针刺时，他主张在进针之前先用指压按，即用拇指头或食指头切定穴位后，指头向内推按，一起一落、一紧一松，频频推掐多次，使气由外达内，以和其气，如是可使气血流通，在未进针时其脉已通，进针后则迅速收效，并可以补助针功。

4. 王乐亭

王乐亭，河北省三河县人。王乐亭于1912年在家乡从名医陈肃卿学习中医针灸，1929年进北平，经考试合格，开业行医。20世纪30年代他曾受名医杨浩如之聘请在西单养浩庐中医院应诊，行医50余年，声名遍于京城。他一生对医技勤学苦练，精益求精，十分重视理论与实践相结合，积累了丰富的临床经验，因此，在继承之中有所发挥。他以六寸金针治疗瘰疬更有其独特之疗效，曾获得"金针王乐亭"之美称。

5. 王易门

王易门，名王宏，字易门，河北省深泽县人。王易门早年从师王幼珊、刘朴斋学习《黄帝内经》《伤寒论》《金匮要略》《医宗金鉴》等，在家乡行医，1931年后悬壶北平，曾任教于华北国医学院。他对针灸钻研颇深，兼通各科，尤以儿科见长，治疗时常针药并施，注重补益与调理脾胃。王易门临床经验丰富，有不少经验方治疗小儿疳积、胃肠病、腮腺炎等，疗效显著。王易门还热心传授医疗经验。

6. 牛泽华

牛泽华，河北省涞水县人。牛泽华幼年在家乡师从舅父郑文甫先生习医，1935年来北平挂牌行医，曾受施今墨之请，被聘为华北国医学院针灸教授。他专攻针灸，常用"放血疗法"和"水罐疗法"治疗各种疑难大病，取得了良好的治疗效果。弟子鲍友麟青年从师牛泽华学医，他潜心攻读《黄帝内经》《伤寒论》《金匮要略》《温病条辨》等医籍，经当局考试合格，在京行医。牛泽华对消化系统疾病颇有研究，认为脾胃为后天之本，调理气血是中医治病的重点，治疗时擅长用祛邪扶正之法，常针药并施。

7. 胡荫培

胡荫培，字少衡，河北省保定市人。胡荫培为三代世医，祖父胡子卿公，光绪年间在保定行医，享有盛名。胡荫培受祖父传授，除掌握大方脉外，并投师学习针灸，为日后临床奠定了良好基础。民国初年祖父辞世，父亲胡鉴衡公携全家来京行医。医馆设于东四十二条家中。胡荫培12岁上学读书，业余听父亲讲授医籍，高中毕业后，考入华北国医学院研究班，毕业后拜四大名医之一施今墨为师，侍诊进修中医内科，并陪同施老师前往天津、张家口、太原、南京等地出诊，医治疑难大症，受益颇深。1935年胡荫培经考试合格，从此在家恢复父亲的医馆，继续为患者服务。

胡荫培以家传针灸，并施门弟子问世，挂牌不久，患者由少渐多，巷内车水马龙，门庭若市，有"毫发金针胡荫培"之誉称，在当时享有"南王"（王乐亭）"北胡"的盛名。胡荫培除忙于诊务外，还兼任华北国医学院教授之职务。他曾主讲施今墨医案，担任过北平国医公会理事。1946年施今墨离京外出，胡荫培曾代理华北国医学院院长之职。古人云："一针、二灸、三用药"，这是对医生提出的全面掌握针、药两方面技术的要求，以提高治疗效果，胡荫培做到了这一点。

此外尚有通晓针术的贺惠吾。贺惠吾，汉族，山东省潍坊市人，生于1900年。贺惠吾早年留学于日本大学针灸学院，曾从师于伊藤龙齐。贺惠吾擅长应用益脾泻肝法，手法独特，善用管针。还有1940年从事针灸专业的贺普仁、针药并专的医家陈西源，均在北平地区享有盛名。

（二）针灸科的主要学术进展

1. 临证注意辨证选穴、因证施针（灸）

辨证施针是以前针灸医家的特点，辨证是治疗的前提，只有辨证清晰准确，才可立法选药（穴）精当。民国时期的针灸医家延续了这一特点，并有所发展。于书庄是辨证施针的代表人物。于书庄，字子文，号博岐。他认为，辨证论治是中医认识和治疗疾病的准绳。针灸与药物两者有着"质"的区别，两者既有相同之点，又各有其独特之处，故不能将药物治疗规律，强加给针灸治疗学。他认为，针灸治病，首先须辨明病的虚实寒热，根据病情，治法重在"通"与"调"。调气法是通过针灸来调和机体阴阳、气血的失衡，使之恢复平衡，达到治疗的目的。他认为补法是治疗虚证的调气法，泻法是治疗实证的调气法，清法是治疗热证的调气法，温法是治疗寒证的调气法，升清降浊法是治疗机体升降功能失常的调气法。通法即通经脉，通过放血、针刺、艾灸，使壅塞不通的经脉得到通畅，如治疗半身不遂、闭经、诸种疼痛等。

高凤桐注重辨证，他认为，治病的关键在于认证，抓住病机，熟悉药性、穴性，方能应手奏效。不管何证何病，选穴前，他或按八纲辨证，或按脏腑经络辨证、六经辨证、三焦辨证、病因辨证等，一定把阴阳、表里、虚实、寒热、脏腑、经络、病因等情况搞清楚。他在辨证方面积累了丰富的经验，对四诊的掌握，善于抓住重点，尤对望诊的应用很有心得。高凤桐还注重因人施治，他强调，医者医人，要善于根据患者的具体情况做患者的思想工作，指导患者的衣食起居。他既善于针药治疗又重视心理因素、精神状态在疾病治疗、转归中的作用。治疗时尤其注意季节、气候特点。如高凤桐认为，秋季外感，系因燥气所伤，但燥气为水火消耗之气，极易损伤津液，此时治疗应以润为主，忌用汗利之法，其中若因入秋凉爽，西风肃杀而得者，针刺尺泽、列缺用泻法理肺，配合谷用补法宣肺透表；若因秋季久晴无雨秋阳暴暖而得者，则针刺尺泽、列缺用泻法，配太溪用补法。

高凤桐悉心研究穴性，对穴位与阴阳、表里、气血、脏腑之间的关系有深刻的认识，临床治疗时再配以恰当的、讲究的手法，疏经通络，调整气血，补虚泻实，无不得心应手。他提倡理法方穴，用穴如用药，在中医理论的指导下，先确定病位、病性及病因，并确立治疗大法，然后根据穴位的性质、作用、经络脏腑的关系，按汗、吐、下、和、温、清、消、补八法辨证求经配穴，随症灵活施治。如治月经不调，以针三阴交、关元为主，调冲任以安血之宅，补脾胃以资生血之源。属血热者去关元，加曲池、血海、支沟，血海用泻法调血活血，曲池调血中之气，支沟清中焦之热；属血虚者去关元，加阴陵泉以健脾养血。又如表闭发热针大椎、外关用泻法，通阳解表为之汗法等。

高凤桐选穴位、定手法有严格的理论指导，因此，他常能一穴多用，穴位配伍严谨而绝妙，用穴虽少，但疗效很好。每次治疗仅取2～3穴，且以一侧四肢穴为主，如用曲池治一切郁热气结、脘闷躁烦、呃逆纳差等症；足三里、通里治失眠；隐白、三阴交治崩漏等皆有显著疗效。最常用的穴位有40～50个，特别对曲池、合谷、足三里、阴陵泉、阳陵泉、三阴交、绝骨、太溪等穴的应用积累了丰富的经验，只是相互配合、手法的不同，就能治疗多种病证。

高凤桐的针刺手法，是以提插补泻为主，配合呼吸、迎随、深浅、轻重四法，但在临床应用时，则应根据不同病证、不同穴位（主要是穴位所在的部位），施以不同手法。如四肢穴多用提插补泻配合迎随法；背部腹部穴位，往往是几种补泻手法配合应用，头部和四肢末端之浅表穴位，则用呼吸补泻，如鼻衄针上星吸气泻之，崩漏针隐白呼气补之，往往立即见效。另外，针刺时很强调左右手的配合，要求进针均匀而有力，刚柔并举，主张以心通经行气，以意治病。他强调针灸医生要练气功，主张候气、催气，一般进针后，重则觉如磐石，轻则浮如羽毛。一般患者每次留针1小时左右。

2. 根据临床不同病情，有时针药并用

胡荫培认为，"一针二灸三用药"是古人要求医生要全面掌握针灸和用药两方面的治疗手段。对于病情轻浅者，或针或药，视具体病情而定，易于取效，但对于证候复杂者，单用针或药难以顾全，当针药并用。在取穴用针方面他总结有以下特点：醒神开窍常用人中、哑门、风池、百会。人中为督脉手足阳明之会，哑门亦为督脉所属，二穴相配，前后同取可增强醒神开窍之效。风池乃手足少阳与阳维阳跷之会，有平泻肝胆兼清相火之功。百会为三阳五会穴，是督脉、足太阳、手足少阳、足厥阴经的会穴，有醒神作用。百会、人中、哑门、风池互相配伍共求清泻肝胆、豁痰醒神之功能。宣导气血常以四关为先。合谷为大肠经原穴，并调气开闭宣窍（解表、发汗、清热）引热下行，太冲是足厥阴肝经原穴，泻太冲可疏调经气的壅闭，通经活络。肝藏血，主筋，故能宣导气血，平肝息风，舒缓筋挛，苏厥，通达四关，即所谓"开四关而已之"。

胡荫培治疗温病如麻疹、流感、肺炎、痢疾等，先用针点刺清开，再用叶天士学派之法选方用药，往往得心应手，效果十分显著。在杂病的治疗上，重在调理脾胃，对哮喘、胃脘痛、腹泻、再生障碍性贫血、癫痫、半身不遂、脱发症、月经不调、痛经、崩漏等针药并施，皆有较单用针灸或药物为好的效果。他曾用针刺内关、阳陵泉、足三里（用泻法），配服琥珀抱龙丸，治愈数例小儿癫痫。常闻患者反映，病患多年屡治无效，经胡荫培针药并施，多有较好的效果。

高凤桐也主张针药并用治疗疾病，具体何时宜药，何时宜针，何时针药并用，何时先针后药，何时先药后针，临证运用十分精当。如中风之闭、脱之证，一实一虚，治法截然不同，但该病多为先闭而后脱，凡见面红目赤，烦躁不安，脉弦或沉滞，应急按闭证施治。虽有时亦可见两手撒开、二便失禁的部分脱证之象，但也应本着先开窍后予固脱之法，先用圆利针补人中，泄风府、合谷、涌泉以提插强刺之，若体质强壮者可用三棱针刺十二井穴放血。在一般情况下，针后患者才知痛而回避，此时应迅速投以清开、化痰、开窍之药。若经上述治疗患者毫无反应，宜再审脉象，凡脉沉细或虚大而不规则，面部肌肉松弛无神者，应按脱证施治，予以回阳固脱，其最便捷而有效的方法是用隔姜灸关元、气海各 15～20 壮。无论闭证或脱证治疗，皆应先针灸随后用药，尤其针灸见效就在当时，故不可墨守成法，必须随时审察体征、脉象，灵活施治。总之，对暴病急症或神经精神系统疾患，且身体壮实者，多以针灸为主；若重笃危症，或身体过度衰弱者，则以药物治疗为主；对一般慢性病则多针药并重，这样每每收单一方法所不及的效果。

3. 在一些疾病方面积累了独到经验

瘰疬是王乐亭擅长治疗的疾病之一。此病相当于西医所称之淋巴结核，多见于儿童与青少年。在颈部、锁骨上窝、腋窝、腹股沟等处的淋巴结均可发生，尤以颈部罹患者居多。若破溃成疮，皮下窜空流脓，久治不愈称为"鼠疮"。本病多因肝郁气滞，痰湿凝聚，或素体阴虚，肝肾不足，虚火内炽，痰火凝结而致。王乐亭以特制的六寸金针透刺双曲池至臂臑穴为主，取得良好效果。根据古籍记载，曲池、臂臑、五里三穴均有治疗瘰疬之功能，于是王乐亭以一针透三穴的手法来治疗瘰疬，从中取得以下经验：①一针担三穴，可免除三穴单刺之苦，又可增加刺激量，加强了治疗作用，充分地发挥了金针、长针的优势。②曲池、五里、臂臑为手阳明经穴，手阳明经起于食指端——商阳穴，行于上肢外侧，经肩胛、颈侧至鼻环唇，且为多气多血之经。通过针刺可以疏通经络气血。③手阳明大肠经又与手太阴肺经相表里，针刺大肠经又能间接调理肺气，肺气直达则精微输布，气血疏通。因此，他用六寸金针刺曲池透臂臑，实质上是从整体机能的调节入手，依其经脉之所过而治之的"优选治法"。

对于中风的治疗，王乐亭首先重视经气的通顺，不论有无外风或是单纯内风所致，他都认为，由于内外风邪与痰热、湿、瘀相搏结阻于经络，经络不通则肌肉筋脉失养，以致废痿不用，应以治理经气为主，实际上就是通经活络。经气不通又可分为虚实两类。实者宜通，虚者初期实证居多，后期则虚证屡见。"气为血之帅，气行则血行"，针刺治气通经是其主要功能，经气舒畅则血脉得以流通，血脉流通则筋肉得养，关节滑利。表面上看似乎与"血行风自灭"有些矛盾，但是，从针刺这一特殊治疗手段来看，针刺之后首先在于治气，并通过补泻手法引动经气畅行，以气帅血，气行血活则风自息灭。所以"治气，气行风自息"，是针灸对于"治风先治血，血行风自灭"的补充。根据上述原理，他提出了"中风十三治法"，也主要着眼于调理气血，舒通经络。

胡荫培擅长治疗狂证、寒痹、气虚下陷诸证。狂证病因，多由七情所郁，气滞津停，久之结为痰涎。或肝郁化火，肝气横逆乘于脾胃，阴液被灼成痰，或因失其心志，思虑过度，脾胃损伤，运化不及，积成痰涎，久成痰火。痰火上扰，心神逆乱，则精神恍惚，语言错乱，妄言叫骂，其则逾垣上屋，裸体打人，经年不愈。即《灵枢·癫狂》所说："狂始发，少卧不饥，自高贤也，自辩智也，自尊贵也，善骂詈日夜不休。"总之，狂与痰迷、气结最为相关，痰不除则狂证难愈，所以临床治疗狂证，主要以豁痰醒神为大法。胡荫培临床常取穴哑门、人中、百会开窍醒神，风池平泻肝胆并能清泻相火，配以太阳、巨阙、丰隆，其中巨阙清心化痰，丰隆化痰和中，随证加以三间、间使镇静安神以治乱语，神门、合谷、少府通里泄热安神，有除烦之效。另外，寒邪凝滞经脉，气血闭阻不通是寒痹的病理机制。故寒痹疼痛较剧烈，痛有定处，常遇寒或天气变化时发作或加重，有的以夜间痛为特点。治疗当以温经通络为主。常用的温通法主要是艾灸、温针、针刺三种方法，根据病患部位、久暂、轻重选用不同的方法。

胡荫培认为，人体的生长、发育、衰老、疾病和死亡都与气的盛衰、运动变化有关，正气的生理功能（推动、温煦、防御、固摄、气化）哪一环出现故障都可以致病。在治疗因中气下陷所致的疾病时，学习参考李东垣益气升提的补中益气汤，并受杨继洲《针灸大成》一书的启发，在针灸中试用益气升阳之法，临证每多收良效。主要治法如下：

（1）胃下垂（脾虚胃弱，中气下陷）治法：益气升阳健中。取穴：梁门（左）、中脘、气海、天枢、足三里。

（2）阴挺（脾胃虚寒，阴户下脱）治法：益气升阳，补肾提宫。取穴：百会、中脘、气海、关元、维胞。

（3）脱肛（脾肺虚寒，肛松肠脱）治法：益气升阳，温肺健脾。取穴：百会、中脘、气海、承山、长强（灸）、肺俞、脾俞。

4. 创立了多种独到的选穴及针刺手法

王乐亭在临床实践中创立了许多独到的选穴及针刺手法，对五输穴、背俞穴、夹脊穴等有独特的见解。他创立了局部与整体相结合，侧重于调整脏腑气血功能，以循经为主、证因标本相结合的配穴三原则。他在经外奇穴"华佗夹脊穴"的基础上，根据临床上医生和患者双方体验区域，将原来的夹脊线向棘突连线内移 2 分，也就是在各椎棘突下旁开 3 分，并精简穴位，从下缘起，隔一椎取一穴，直至第四腰椎，一侧取 8 穴，共计 16 穴。因其介于督脉与膀胱且五脏六腑之精气均由此处输转，所以能扶督脉之阳、助膀胱之气、调理脏腑气血，被称为"王氏夹脊"。督脉十二针和"王氏夹脊"都是本着治督的思想而提出来的，两者结合运用，对治疗瘫痪症的效果有明显提高。

王乐亭创立的"中风十三法"，即牵正刺法、牵正透法、手足十二针法、纠偏法、十二透刺法、开闭醒神法、回阳固脱法、督法、治背俞法、老十针法、治任脉法、治六腑俞法、刺募法。在"中风十三法"中，起着通经活络作用的常用配穴主要是手足十二针法（双侧的合谷、曲池、三阴交、足三里、阳陵泉）和十二透刺法（肩髃透臂臑、腋缝透胛缝、曲池透少海、外关透内关、合谷透劳宫、阳池透大陵、环跳透风市、阳关透曲泉、阳陵泉透阴陵泉、绝骨透三阴交、丘墟透申脉、太冲透涌泉），但二者适用情况不同。手足十二针法是从五输穴中精选出来的，以阳经为主，阴阳相配是中风的首选方，适用面较广，可用于身体虚弱的患者。而透刺法，针感强，刺激大，对病程日久、病情顽固或兼有关节拘挛者可用，但有伤正气之弊，所以虚实补泻一定要掌握好。对较虚弱或为虚证时，应当在进针之后首先使之得气，然后再透刺到达对侧穴位；对体壮者进针时直达对侧穴位，再候气、得气施行补泻手法。王乐亭还独创"手足十二针方""五脏俞加膈俞穴方""王氏夹脊方""老十针方"，共集 220 方。

胡荫培临证时非常重视针刺手法的运用和留针时间的长短。他认为，辨证取穴准确是治疗的前提，手法运用和留针时间是否得当则是取得疗效的重要因素，针刺时还要看患者的具体情况来灵活运用。他常用的手法为：

（1）徐疾补泻　进针时慢慢地刺入，略微捻转，出针时将针退至皮下，较快出针为补。目的在于扶助正气由浅入深，由表及里，起到补虚的作用。若进针时迅速刺入，多加捻转，出针时较缓慢退出为泻。目的在于祛除病邪，使其由深至浅、由里达表而散邪。

（2）提插补泻　进针得气后，将针上下提插，先浅后深，反复重插轻提为补。反之，先深后浅，反复轻插重提为泻。

（3）捻转补泻　在进针后，捻转较重，角度较大为泻；捻转较轻，角度较小为补。

留针时间：一般取 20～30 分钟为宜。急性病留针时间要短一些，急性重症可强刺激、不留针；慢性病留针时间要长一些。小儿不合作者不能留针，只用点刺法。针刺的方向也要注意，同是一穴，当病证不同、配穴不同时，针刺的方向也不同，产生的针感传导也不同，这主要视治疗目的而定。如环跳穴配阳陵泉治下肢病，针尖略向内下方直刺，针感可以到脚；如治阳痿取环跳配志室、命门，针尖向内侧斜刺针感可到会阴部；环跳配风池治偏头痛，针尖向上斜刺，针感可以向上传导。

此外，针刺手法的运用当视具体患者、具体病情而定，这是提高疗效的关键。如面痛（三叉神经痛），在发病初期，疼痛剧烈难忍，正邪均实，当以通为泻；痛减症缓时，宜以调为平；疼痛停止，病状逐渐消失时，应以轻为补。

总之，民国时期北平地区针灸科较清末时期有了明显的发展，虽然早期受废止国医论的影响发展缓慢，但 20 世纪 30 年代后步入了快速发展期，并为新中国成立后针灸科的建立和发展奠定了坚实基础。

第七章　独具特色的宫廷医学

宫廷又称宫庭、禁中、大内等。宫廷作为封建社会最高统治阶级的特有居所和国家政权的核心，不仅左右着历史的兴衰与演变，而且构成一个独特的医药空间，对中国医药学的发展产生过特殊的影响和作用，开展宫廷医学的研究，可以丰富我们对整个中医药学的认识。由于宫廷的特殊地位和权力，国家为宫廷提供了最好的医药卫生设施，最优秀的医药人才，最道地的优质药品，以满足皇帝及其宗亲大臣的健康、享乐和政治需求。宫廷医学一开始就作为一种特权产物而出现。宫廷通过考试在全国范围内选拔优秀的医药人才，或通过各地的推荐使有真才实学的民间医生进入宫廷，而皇帝的诏令更具有绝对权威，随时征诏民间优秀医药人才为宫廷服务。

据现有文献可知，古代医事制度早在周代就已经开始建立，如《周礼》中有食医、疾医、疡医、兽医等四种医官的记载。但魏晋以前，医政管理基本上是医官管理，国家尚未成立专门的管理机构，如秦、汉设有太医令、太医丞。西晋至北宋，先后出现了"医署""太医署""太医局"及"翰林医官院"等中央医疗管理机构。至金代始设"太医院"，隶属于宣徽院，元、明、清三朝虽然对具体制度有所调整，但无一不沿用"太医院"

这一机构名称，并且金、元、明（明成祖及以后）、清四代均定都于北京，故称"北京太医院"。作为金、元、明、清四代宫廷医疗的核心机构，北京太医院成为国家最高的医药管理机构。

第一节　北京太医院的历史源流

一、金代太医院

金代定都北京以后，建立太医院，太医院"提点，正五品；使，从五品；副使，从六品；判官，从八品。掌诸医药，总判院事"（《金史》），同时设有御药院、尚药局，归属于"掌朝会、燕享"的宣徽院。

二、元代太医院

元代医政管理机构为太医院，始建于元世祖忽必烈中统元年（1260），"总天下医政"，是全国最高的医药卫生管理机关，管理全国医学、医官、医户等。太医院下属机构包括医学提举司、官医提举司、广惠司、惠民药局、御药院、御药局、御香局等。

医学提举司从至元九年（1272）开始设置，秩从五品，至元十三年（1276）停设，至元十四年（1277）重新设置。主管考校各路医生的课义，试验太医教官，校勘名医撰述文字，辨验药材，训诫、教会太医的子弟，统领各处医学。

官医提举司从至元二十五年（1288）开始设置，秩从五品，主要负责医户差役、诉讼等。

广惠司设置于至元七年（1270），秩正三品，由阿拉伯医生负责加工御用回药。

惠民药局秩从五品，掌管收官钱，经营出息，市药修剂，以惠及贫苦百姓，主管制售成药，为贫民治病，带有慈善性质。

元朝政府重视医药，太医院官品为历朝最高。《元史》记载："太医院，秩正二品，掌医事，制奉御药物，领各属医职。中统元年，置宣差，提点太医院事，给银印。至元二十年，改为尚医监，秩正四品。二十二年，复为太医院，给银印，置提点四员，院使、副使、判官各二员。大德五年，升正二品，设官十六员。十一年，增院使二员。皇庆元年，增院使二员。二年，增院使一员。至治二年，定置院使一十二员，正二品；同知二员，正三品；金院二员，从三品；同金二员，正四品；院判二员，正五品；经历二员，从七品；都事二员，从七品；照磨兼承发架阁库一员，正八品；令史八人，译史二人，知印二人，通事二人，宣使七人。"

中统元年（1260）正式设立太医院时，秩正二品，给银印，当时只有三公、中书令、丞相等一品官员才能授以银印。经过屡次革迁，太医院行政级别有所浮动，到至元二十年（1283），太医院改称尚医监，官阶为正四品，给铜印，但仍比历朝医官品阶高。太医院令史的选任和待遇，政府明文规定，"省拟太医院令史，于各部令史并相应职官内选取"，"太医院系宣徽院所辖，令史人等，若系省部发去，考满同诸监令史，拟正八品，自用者降等任用"（《元史》）。

为了促进医学的交流和发展，政府规定每月初一、十五两天，医生需要在三皇庙前聚集探讨交流医术。平时行医，医生要记录病历，交给医学教师考评。

元代开始通过医科科举考试，选拔医官，制定的教学科目包括大方脉科、杂医科、小方脉科、风科、产科兼妇人、杂病科、眼科、口齿兼咽喉科、正骨兼金镞科、疮肿科、针灸科、祝由科、禁科等十三科。

三、明代太医院

明代太医院仍然是全国最高的医药行政与管理机构，但其主要职责是为皇室成员健康服务。明代御医盛寅在《医经秘旨·国朝医学》中评论了设置太医院以及州县医学校的作用："今世之业医者，挟技以诊疗者则有之矣，求其从师以讲习者何鲜也？我太祖内设太医院，外设府州县医学，医而学为名，盖欲聚其人以教，学既成功而试之，然后授以一方卫生之任，由是进之，以为国医，其嘉惠天下生民也至矣。某尝考成周所以谓之医师，国朝所以立为医学之故，精择使判以上官，聚天下习医者，俾其教之、养之，读轩岐之书、研张孙之技，试之通而后授之职，因其长而专其业，稽其事以制其禄，则天下之人，皆无夭阏之患，而跻仁寿之域矣，是亦王者仁政之一端也。"

明代在北京和南京均设太医院，两京太医院是明代医学史上的一大特色。北京太医院始建于明永乐年间，在东钦大监之南，西向。有门三，对门有照壁，朱色。上立匾额，用黑漆书"太医院"三字。太医院院使1人，属于正五品；院判2人，正六品；御医10人，正八品。北京太医院人数较南京太医院多。万历二十一年（1593），皇帝认可了礼部奏请的太医院管理医生的职责，"一预授填注，二分科顶利，三内外通叙，四大考等第，五甄别医官，六收补习学"。

明太祖初年，开始设置医学提举司。洪武三年（1370），政府设置惠民药局，主要负责救济部队和百姓中的贫病者。

隆庆五年（1571）规定了太医院医官的选派：内府、书堂等处准照边关事例，一年一换。边关差1次，相当于书堂等处差2次，以2年论，9年期满可以获得升职。万历二年（1574）规定太医院医生选派的先后次序是先及内殿考出二等医生，再及二等冠带医士年资较深者，最后及内殿考出三等医士。明代，北京部队中的医官、医士由太医院派遣。

《明史》记载明代太医院掌医疗之法，凡医术十三科，医官、医生、医士，专科肄业，包括大方脉科、小方脉科、妇人科、疮疡科、针灸科、眼科、口齿科、接骨科、伤寒科、咽喉科、金镞科、按摩科、祝由科。

除太医院以外，明代还设立典药局、安乐堂与月子房、浣衣局、净乐堂等。典药局负责皇太子的医疗保健服务，始建于洪武二年（1369）八月，设有郎1人、丞2人、内使10人。安乐堂与月子房、浣衣局、净乐堂等，掌管内宫嫔妃、宫女及太监们的医疗保健。《明宫史》记载："凡在里内官、长随、内使、小火有病者，送此处医治。"

天顺元年（1457），明英宗颁旨户部，诏命顺天府在大兴县、宛平县各设养济院一所，收留贫穷无依、行乞之人。暂时在顺便寺观内煮饭供给饥民每日两餐，由府县设法筹办器皿、柴火、蔬菜等。有病者请医生诊治，死亡者赠予棺椁掩埋。

万历十五年（1587），北京城内灾疫横行，太医院精选医官，于城内发放药料，并为贫民无钱可医者诊病。同时精选太医院医官，分拨诊视给药。

太医院的医生每年分四季进行考试，大考三年进行一次。太医院的医学生、医士和医丁都要参加大考。考试的时候两人主持考试，包括堂上官1人，医官1人。如果考试合格，一等可以为医士，二等则为医生；不合格的人学习一年再进行补考。

如果三次考试都不合格，就会被贬为平民。如果五年考试成绩优秀，可以得到升迁。

嘉靖二十八年（1549）太医院规定：考试成绩一等者，如果以前是医生可以充任医士；如果医士没有冠带，可以授予冠带；如果是原来在内殿供事支俸且有冠带的人，酌情升俸一级；如果内殿缺人，太医院会根据不同的专科呈报礼部，送内殿供事。如果考试成绩是二等，原来是医生的可以充医士；如果医士没有冠带，可以授予冠带；如果是原来在内殿供事的人，不能再继续供职，只能行走太医院当差。如果考试成绩是三等，职位不变。如果考试成绩是四等，以前有冠带的，去掉冠带；原来支品级俸的人，降俸一年；原来支杂职俸的人，被降为冠带医生；如果是食粮七年的人，降充医生，只能支配日粮。考试定为四等的人可以学习半年以后再送礼部考试，考试合格者，还可支俸粮与冠带；如果还是不合格，就降为医生，专门在太医院碾药物。

如果考试的时候在京差遣或者临考不到，需在半年内进行补考。如果再次缺考，没有起复，就会被差回去。有病者，病愈以后销假一年以上，或者服满、差满、患满等假期已满，故意不参加考试的，一年以上不回太医院参加考试，可以通过礼部参奏降职。

明代太医院医生的待遇比较低。在太医院做医役，可以免除原籍民差。弘治二年（1489）规定，在御药房做事可以免除两丁，太医院做事可以免除一丁。太医院医士开始时没有月粮，到了永乐年间才开始发放月粮，有家室的给予月支米五斗，没有家室的给予三斗。成化十年（1474），医士的月粮才开始增加，有家室的给予每月支米七斗，没有家室的给予五斗。医生如果有家室，每月给予支米四斗，没有家室的给予二斗。

四、清代太医院

清代太医院始建于顺治元年（1644），原址在东交民巷内。太医院的职责是为皇帝及其皇族治病，同时担任医疗保健医生。清代任锡庚所撰《太医院志》记载，太医院的规模和布局为：

太医院署建于明之永乐年间，在阙东钦天监之南，西向。门三，对门有照壁，朱色。立额，黑漆"太医院"三字。随门左右环以群房，为门役住所。左为土地祠，北向。右为听差处，南向。听差处东北隅有井一元。二门三，左右旁门二。随门环以群房，北者为萧曹祠，南者为科房。直接二门有甬路，过宜门平台，台右置铁云牌。大堂五间，内恭悬圣祖仁皇帝御制赐院判黄运诗，其诗云："神圣岂能再，调方最近情，存诚慎药性，仁术尽平生。"地板为乾隆时所特赐，大堂之左有南厅三间，西向为御医办公之所，堂壁立有石碑，三通皆记，特恩者也。大堂之右有北厅三间，西向为吏目办公之所。堂壁悬有纸屏八幅，幅绘马八匹，共六十四匹，为吏目陶起麟所绘。道光年间无人经理，霉烂无存矣。南廊房为医士厅、恩粮厅、效力厅，皆北向。北廊房为首领厅、教习厅，皆南向。北厅之北为藏书处，承接大堂之过厅，为二堂。后有三堂五间，纯庙御书堂额曰"诚慎堂"，为本院堂官办公之所。堂前种竹数百竿。南有厨房、茶房，北为庙公所。诚慎堂之南为板库。三堂后西向栅门内即先医庙址。北有垂花门三，曰咸济门，为先医庙正门。门之极南有焚帛炉，北向。东有打牲亭，亭后东北有井……焚帛炉之后有药王庙，北向，殿宇三间，亦北向……再东则为生药库，库中有库神堂、土地殿。

除固定场所以外，太医院办公的场所还包括：光绪十五年后圣驾时驻三海，太医院于西苑门南乞地一隅，官为建房一所，仅五六间，曰外值房。京西圆明园为皇上离宫，驻跸时则医官随侍入值。园之东南地名"一亩园"，有太医院御赐公所一区，计东西两所，西所为三皇殿，东所为大堂，计房八十余间。大堂内有院使李德宣题匾，曰"春台尺五"。

清代太医院分科包括大方脉科、小方脉科、伤寒科、妇人科、疮疡科、针灸科、眼科、口齿科、正骨科、咽喉科、痘疹科十一科。嘉庆二年（1797），咽喉与口齿、痘疹与小方脉分别合为一科，谓之"太医九科"。道光二年（1822），道光帝认为"针灸一法，由来已久，然以针刺火灸，究非奉君之所宜，太医院针灸一科，着永远停止"（《太医院志》），于是废除了针灸科。同治五年（1866），因为太医院教习厅经费有限，于是重新整顿太医院。伤寒、妇人两科被归入大方脉科。到后来清代太医院分科仅剩下五科，包括大方脉科（含伤寒与妇人）、小方脉科、外科、眼科和口齿科。从道光年间至同治年间，有接近30年的时间，太医院经费都很困难，所以太医院缺乏人才。

清代太医院为五品衙门，堂官叫作院使，类似于太医院的院长，官阶为五品。副职叫作左院判，官阶为六品。太医院所有官员都为御医，官阶为八品。雍正七年（1729）规定，太医院御医都是正七品官阶，可以使用六品冠带。吏目、医士、医生等享受从九品官阶待遇。光绪皇帝时期，太医院有御医13人、医士20人、医生30人、吏目26人。

宣统元年（1909），太医院院判张仲元等人上奏请求变通太医院官制，认为太医院"院使、院判秩不过五六品，与民政部医官、军医司长品级相等，而职任轻重悬殊。至升迁一途，由六年会考，入院肄业，考补恩粮升至御医，必历二十余年之久。若民政、陆军各医官但能明通医学，即可补用，较太医院按次递升难易可知。现当厘定官制之际，不于此时预为之计，恐日后重要差务无人供奉……所有太医院院使一缺，较秩论资，应固一体。唯应升作三品或升作四品之处……至院判以下各官应按长官品级之崇卑，以定属僚递升之次序"。

随后，张仲元等人的奏折获得了恩准。"宣统元年十二月钦奉谕旨，太医院院使着定为四品。又奉谕旨，院判改为五品，御医改为六品，改八品吏目为七品，九品吏目为八品，以医士为九品实缺官。经吏部议定，院使、院判、御医为正四、正五、正六品，吏目、医士为从七、从八、从九品……太医院变通官制业经钦定，太医院院使升为四品，现闻政务处会议，以太医院院使原系五品，今既升为四品，则院判以下各官自应依次推升，拟将左右院判升为五品，御医升为六品，八品吏目为七品，九品吏目为八品。其无品级之医士升为九品，日内准即入奏。"

进入太医院需要实行考核。《太医院志》记载了同治五年（1866）礼部会同太医院所奏定的考章：

考试出题，务须明白显亮，不得割裂经文，批语亦宜从简质。

试卷务照定式置办，不得长短不齐。卷面上印"太医院"字样，中填某班即医士医生各名目，下粘浮签。接缝处用教习厅印，卷面用堂印。考前由收掌官分"正、大、光、明"四字填簿，照号填卷。折叠密封再用教习厅印。浮签楷书姓名，旁填座号，仍钤教习厅印，半在卷，半在签。用印毕将号簿固封。首领厅于需用卷外，不得多备一卷。

考试日各员生黎明齐集，听候点名，照号入座，临点不到者扣除。入座后由稽察官逐号详查，其有签座不符者立即扶出。题纸亦按"正、大、光、明"分号，粘悬明白，大书，使诸生一览无遗。概不准离座抄题。出题后限时，由稽察官挨号盖戳，其尚未得句者，印盖卷面不录。统限日落交卷，不准继烛。

交卷自行揭去浮签。

题目字句不得错落，誊真不得行草，涂抹不得至百字。不得越幅、曳白、油墨污。教习阅卷，只用句圈句点，不许浓圈密点。收掌均分，呈堂批定。

太医院学生平时学习的内容包括中医经典和后世医家的著作，如《黄帝内经》《伤寒论》《金匮要略》《类经注释》《本草纲目》《脉诀》等，乾隆十四年（1749）吴谦等编著的《医宗金鉴》也作为教材使用，一直用到了清末。参加学习的人先后要经过六年的学习，考试合格才可以被录用为医士或医生。考试时一般在《黄帝内经》《难经》《神农本草经》《脉经》《医宗金鉴》以及各科重要方书中出题作论。

清朝初年，在御医、吏目中选举两个学识渊博的人，在东药房教习御药房的太监读医书，这是内教习，由光禄寺提供膳食。太医院每个月会发给津贴，年终考试结束以后，根据学生的考试成绩，再给师生奖赏。太医院中的外教习，也是从御医、吏目中选择两个学识渊博的人担任，主要给太医院中的肄业生（在读的医学生）讲课。

太医院衙门一向清苦，清朝晚期政府考虑到御医的责任非常重大，应该设法补助，以嘉奖御医勤勉从公，开始给太医院医生补助津贴，1909年这项补贴有了具体标准，政府每年给御医等津贴 60 金。

按照历朝惯例，太医院皆使用中药。但是随着外国传教士到中国传播基督教，清朝政府开始接触西医。康熙年间宫廷引进了部分西医、西药。康熙三十三年（1694），康熙皇帝身患疟疾，高热不退。法国传教士洪若翰赠送抗疟药物金鸡纳霜，康熙皇帝服用以后，很快痊愈。康熙皇帝高兴地称金鸡纳霜为"金药"。光绪二十四年（1898），法国人多德福为光绪皇帝开过西药。清朝晚期，御药房中设有西药一栏。

清末太医院开始进行改革，并留用西医留学生。当时的太医院医生的从业水平已经不可与往昔同日而语了，这由当时的太医院考试可窥一斑。太医院考试的时候，出题只在《医宗金鉴》首卷中检取。请脉的时候，太医院医官怕得罪人，都推选资格稍长的太医为首请脉，用药的温凉攻补，医生们则按照这位年长者手持某粒钮珠为暗号进行选择。

1906 年，太医院奏请设法改良中国医学，重新厘定官制，拟调新近学部考取留学生的医科进士陈仲虎、举人李应泌在太医院行走，作为整顿太医院的前奏。1908 年，太医院再次奏请，拟切实整顿院务，并与学部协商，酌量调用留学毕业专门医科各生到院当差，或任医学馆教员。同时，太医院还要求全国各地保举内科医生进太医院，提出外科各证可以东西医术为范模，而内科病证则以中医为相当，要求各省查明熟悉内科的医生，到太医院行走，进而整顿太医院。1908 年，因为太医院内廷值班医士请诊平安脉时，答非所问，导致光绪皇帝发怒，被逐出宫门。这件事情促进了清朝太医院选派学生留学的决心，认为中国医理相沿古法并非专门科学，拟派太医院肄业生十余名，分赴东西洋医院学习。

在太医院院判张仲元的主持下，清朝政府开始了选派留学生留学事宜的各项准备工作。从 1909 年开始，太医院进行了多次讨论，将太医院的御医、医士等进行考核，选择优秀者数名，决定派往日本留学，学习医术，以求进步。太医院决定，等这些选派的留学生毕业以后，将太医院医务加以改革，分设中西医两科。为了慎重起见，太医院还准备在 1909 年 10 月派人到日本调查医学改革的事宜，以备参考。

《后汉书·方术列传》载，医生郭玉为"贵人"治病时或不愈，皇帝诏问郭玉，郭玉对曰："医之为言意也。腠理至微，随气用巧，针石之间，毫芒即乖。神存于心手之际，可得解而不可得言也。夫贵者处尊高以临臣，臣怀怖慑以承之。其为疗也，有四难焉：自用意而不任臣，一难也；将身不谨，二难也；骨节不强，不能使药，三难也；好逸恶劳，四难也。针有分寸，时有破漏，重以恐惧之心，加以裁慎之志，臣意且犹不尽，何有于病哉！此其所为不愈也。"太医们治病的对象是皇室成员，治病时自然更是小心谨慎，加之帝王们也略懂医道，所以有时会发表自己的见解，对太医的诊断和治疗产生影响。史书记载，光绪皇帝有一次在御医为他治病的时候，就发表了自己的意见，指出如果常用热剂一味峻补，会导致旧病复发，应该酌情加入生地黄、玄参、麦冬、菊花、桑叶、竹茹等清凉养阴之品，每日加上二三味，以防止浮热时常上溢。可见光绪皇帝对医道还是有所研究的。

御医治病，需要记录档案，类似于今之病历，进行保存。为了保证皇族尤其是皇帝成员用药的安全，太医开药以后，药方要进行存档保存。御医专门为帝王建立"万岁爷用药底簿"以资查考。溥仪在《我的前半生》中写道："按照常例，皇帝得病，每天太医开的药方都要分抄给内务府大臣们每人一份，如果是重病，还要抄给军机大臣一份。"

明清太医院医案是后世学习中医的可用资料，同时也为后代留下了一些简单易用的方剂和一些有效的美容方等。御医们不仅负责日常诊病，还负责为皇室女眷配制美容养颜药。女官德龄在《御香缥缈录》中记载，光绪六年（1880）时，御医李德立、庄守和等依据金代宫廷女子洗面用的"八白散"配方为慈禧太后特制了一种叫作"玉容散"的美容品，其主要成分包括白芷、白牵牛、白蔹、白丁香、白细辛、白僵蚕、白附子、防风、白莲蕊、鸽条白、鹰条白、甘松、山柰、檀香等，磨成细粉，用水调浓，用来搽面颊。

第二节　太医院职官制度

职官是指在国家机构中担任一定职务的官吏，包括职官名称、职权范围和品级地位等方面的内容。太医院属于国家机构，主要为宫廷服务，就必然需要设定职务，以便更好地管理和运作。每个朝代对于太医院职官的设置既有继承又有改进，金、元、明、清四代中以元代太医院最高领导品级最高，秩正二品。又职官等级与医官俸禄紧密相连，遂将有史可考的明清医官俸禄与职官制度一并讨论。

一、金代太医院

"太医院"作为宫廷医疗机构的名称，最早出现在金代，此名称为其后的元、明、清三代所沿用。故金代的太医院虽然存在时间短暂，相关文献记载也不甚丰富，但仍具有特殊的奠基意义。太医院在金代隶属于宣徽院。宣徽院掌朝会、宴享、供奉御食、仪卫接引等内廷事务，而太医院隶属于宣徽院，可见其主要的职责功能在于为皇室提供医疗服务。

太医院的职官设置，有提点、使、副使、判官、管勾、正奉上太医、副奉上太医、长行太医。《金史·志第三十七·百官二》对其品级职责有具体记载：提点，正五品。使，从五品。副使，从六品。判官，从八品，掌诸医药，总判院事。管勾，从九品。随科至十人设一员，以术精者充。如不至十人，并至十人置。不限资考。正奉上太医一百二十月升除，副奉上太医不算月日，长行太医不算月日，十科额五十人。其中正奉上太医、副奉上太医、长行太医可能是管勾以下不入品的低等级医生，从其官名来看可能是从事实际诊疗工作的医生，根据其术业专长分十科设置，共五十人，而管勾则为管理这些太医的官员，自然要求医术精湛者担任。

太医院设有医散官，按《金史》及《大金国志校证》，在天眷年间（1138—1141）有过一次改制：太医官，旧自从六品而下止七阶。天眷制，自从四品而下，立为十五阶：从四品上曰保宜大夫，中曰保康大夫，下曰保平大夫。正五品上曰保颐大夫，中曰保安大夫，下曰保和大夫。从五品上曰保善大夫，中曰保嘉大夫，下曰保顺大夫。正六品上曰保合大夫，下曰保冲大夫。从六品上曰保愈郎，下曰保全郎。正七品上曰成正郎，下曰成安郎。从七品上曰成顺郎，下曰成和郎。正八品上曰成愈郎，下曰成全郎。从八品上曰医全郎，下曰医正郎。正九品上曰医效郎，下曰医候郎。从九品上曰医痊郎，下曰医愈郎。经过这次改制，医官的品位得到了提升，由最高为从六品，提升为从四品，其等级划分也进一步细化，由七阶细化为二十五阶。这次改制可谓太医院职官系统发展的第一步。

金代太医院一个值得注意的现象是，太医院的最高官员提点多由非医学背景的皇族、重臣兼任，而提点以下的官职则由医者担任，这两类官员的政治地位是完全不同的。史书记载，曾担任太医院提点的有始祖九世孙完颜匡，他博学多才，曾任翰林直学士、大理少卿、平章政事，兼左副元帅，封定国公。卫绍王时，拜尚书令，封申王，可谓金代叱咤风云的人物。金熙宗时期曾任礼部尚书，封郇国公的卢彦伦，其子卢玑也曾担任太医院提点。《金史》还记载，章宗曾"遣提点太医近侍局使李仁惠劳赐北边将士，授官者万一千人，授赏者几二万人，凡用银二十万两、绢五万匹、钱三十二万贯"。这些担任太医院最高官员者可能并非医者，而是王亲权臣，因其自身的高贵地位而被任命为太医院提点，其工作内容自然也不局限于医事，而是广泛参与到王朝政治中。而从《金史》中太医的诊疗记录来看，提点以下的太医院官员使、副使、判官、管勾等则是医学专业人士，他们的工作限于医事，参政议政是不被允许的。海陵王时期的太医院使祁宰的经历很具有代表性。《金史·列传第二十一·祁宰》载："（祁宰）宋季以医术补官。王师破汴得之，后隶太医。累迁中奉大夫、太医使。数被赏赉，常感激欲自效。海陵将伐宋，宰欲谏，不得见。会元妃有疾，召宰诊视。既入见，即上疏谏……"可见祁宰为医学专业出身，由此得以担任太医院使，并被君王赏识。但即便如此，想要因医事以外的事情觐见君王，也是很困难且不合常规的事。祁宰以激烈的言辞劝阻海陵不要伐宋，结果"海陵怒，命戮于市，籍其家产，天下哀之"。尽管史书对其褒赞有加，称"祁宰一医流，独能极谏，其后皆如所言。海陵戕之，足以成其百世之名耳"，但其政治地位之低下也由此得到充分体现。有学者论金元时期太医院官员参政，地位极高，多是指上述第一类官员而言，而对于太医院真正的医者而言，其政治地位是完全不可与之相提并论的，不可不辨。

二、元代太医院

元代起初沿袭金代的制度，太医院隶属于掌管御食、宴享等内廷事务的宣徽院，《元史》记载，世祖中统五年（1264）"以太医院、拱卫司、教坊司及尚食、尚果、尚酝三局隶宣徽院"。《新元史》记载，"至元五年以太医院隶宣徽院"，时间上与《元史》记载有差异，未详孰是。但到了至元二十五年（1288），又下诏令太医院"毋隶宣徽院"，元代太医院由此成为无所属的独立机构，这在太医院的发展史上具有重要意义。其背后的原因可能在于，太医院作为全国医政管理机构，其职权范围已经远远超过了宣徽院的职属。

世祖至元七年（1270），"定医官品从"，确定了医官的官阶品秩。其具体内容如下："太医院，秩正二品，掌医事，制奉御药物，领各属医职。中统元年，置宣差，提点太医院事，给银印。至元二十年，改为尚医监，秩正四品。二十二年，复为太医院，给银印，置提点四员，院使、副使、判官各二员。大德五年，升正二品，设官十六员。十一年，增院使二员。皇庆元年，增院使二员。二年，增院使一员。至治二年，定置院使一十二员，正二品；同知二员，正三品；佥院二员，从三品；同佥二员，正四品；院判二员，正五品；经历二员，从七品；都事二员，从七品；照磨兼承发架阁库一员，正八品；令史八人，译史二人，知印二人，通事二人，宣使七人。"

《元史·百官志》对至治二年（1322）之后的太医院官制记载较详，而《元典章》中则保存了英宗时期（1322 年之前）太医院的官阶，可资参考比较。据记载，太医院的官阶品秩如下：太医院提点（正三品）、使（正四品）、副使（正五品）、判官（正六品）、经历（从七品）、知事（从八品）、管勾（正九品）。

综合以上记载，我们可以看出元代太医院职官的名称、官阶和品秩的发展变化历程。世祖统治初期，中统元年（1260）时，设宣差，提点太医院事。"大都三皇庙碑"记载，至元十五年（1278）时太医院"冠以礼部尚书"，可能是指太医院的最高长官由礼部尚书担任。《元史·列传第五十五·许国祯》记载："世祖即位，录前劳，授荣禄大夫，提点太医院事，赐金符……（至元）十二年，迁礼部尚书。"即许国祯于世祖即位时（1260）被任命为太医院提点，至元十二年（1275）升任礼部尚书，确实是同时兼任太医院长官和礼部尚书。之后他的儿子许扆"除礼部尚书，提点太医院事"，也是同时兼任这两个官职。除许国祯父子外，李邦宁也曾在世祖统治时期同时担任礼部尚书和太医院提点，可见这一做法在当时成为一种惯例。这期间太医院的品秩史书并未明确记载，但这一时期太医院隶属宣徽院，而宣徽院为正三品，太医院不会高于此。

到了世祖至元二十年（1283），太医院改名尚医监，品秩为正四品，由中统元年的"给银印"变为"给铜印"，可见其地位降低。这期间尚医监的医官据《元典章》的记载，有监（正四品）、少监（从五品）、监丞（正六品）。许国祯之子许扆初为太医院提点，在太医院改名尚医监之后，其官职也改为"尚医太监"。太监即《元典章》中的"监"，为尚医监最高长官。

至元二十二年（1285），恢复了太医院的名称，"职俱三品"，给银印，地位有所恢复。对照《元史》《元典章》记载的太医院官阶品秩应为至元二十二年改制后的制度。提点、使、副使、判官、管勾的设置仍是基本沿袭金代，只是整体品秩上升，又增加了"经历"和"知事"两个官阶。值得注意的是，《元史·列传九十一·李邦宁》中记载，李邦宁在世祖时期任太医院提点，后"成宗即位，进昭文馆大学士、太医院使"。据《元典章》，提点是太医院的最高长官，官阶在使之上，而从上下文来看，李邦宁的官职由提点变为使，用的是"进"，不可能是降职，因此从这段记载来看，成宗即位时（1294），太医院的最高长官可能已经由提点变为使，这是太医院官制的一项重要变化。

大德五年（1301），太医院品秩升为正二品，且"以平章政事、大都护、提点太医事脱因纳为太医院使"。平章政事为元代丞相之副职，是从一品的高官，兼任太医院使，可见太医院地位之高。宫廷医疗机构的等级如此之高，在中国古代是罕见的。而"提点太医事脱因纳为太医院使"的说法再次确认了此时太医院的最高长官已由提点变为使。

其后太医院院使的人数多次增加，到英宗至治二年（1322）大致固定下来，这时医宫中的提点、副使和判官已被取消，最高长官为院使，共12人，正二品，下设同知、金院、同金、院判、经历、都事、照磨兼承发架阁库、令史、译史、知印、通事、宣使共12个官阶。危亦林《世医得效方》前的"太医院题识"保存了元惠宗至元五年（1339）的太医院医官名录，其中记载了掾史1人，都事2人，经历2人，判官2人，同金2人，金院2人，同知2人，太医院使11人，与《元史》记载大体一致。其中太医院使的人数比定制的12人少一人，或为官员人数未满，或是记载脱漏。掾史不见于《元史》记载，但从人数来看可能就是照磨兼承发架阁库。照磨是元代始设的官职，中央至地方各级官署皆设，是掌管本部门出纳审计及相关文书卷宗等财务工作的属吏，《元史·百官志》载："照磨一员正八品，掌磨勘左右司钱谷出纳缮科例，凡数计文牍簿籍之事。"承发为发送接收文书之意，架阁库为存放文书档案之处，亦为管理文书档案的官名，元代各机关皆设。太医院的财务审计及档案文书管理由一人兼任，即称为照磨兼承发架阁库。其下的令史、译史、知印、通事、宣史也是各官署均有设置的低等级文职行政官吏，掌管文书案牍、笔译、印章、各民族及外国语言通译等。至此，元代太医院医官的官名和品秩已摆脱了金代的旧制，形成了新的医官体系。

元代太医散官之制，据《元史·百官志》记载，有 15 个官阶，由从三品至从八品："保宜大夫，保康大夫，以上从三品；保安大夫，保和大夫，以上正四品；保顺大夫从四品；保冲大夫正五品；保全郎从五品；成安郎正六品；成和郎从六品；成全郎正七品；医正郎从七品；医效郎，医候郎，以上正八品；医痊郎，医愈郎，以上从八品。"对比金代的医散官制度，元代的医散官划分不如金代细致，官阶减少了 10 个，但品秩略有提升，金代为从四品至从九品，而元代为从三品至从八品。

三、明代太医院

1. 职官设置

明太祖朱元璋称吴王时，"医学提举司"的品秩和职官设置是"提举，从五品；同提举，从六品；副提举，从七品；医学教授，正九品；学正、官医、提领，从九品"。史书对医学提举司的记载不多，但从其品秩和职官设置来看，地位并不高，且虽名为医学提举司，恐怕和元代的医学提举司性质不大相同，其职责应不仅限于医学教育，"官医"可能像元代官医提举司的医官一样，具有医政管理的职责，朱元璋建立的医学提举司其实是一个综合性的医事管理机构。吴三年（1366），医学提举司改为太医监，"设少监，正四品；监丞，正六品"，品秩有所提高。吴四年（1367），"改监为院，设院使，秩正三品；同知，正四品；院判，正五品；典簿，正七品"，太医院的品秩再次上升。

明代太医院隶属于礼部，在涉及人事任免、升补和调动时，除礼部外，还受到吏部制约，如《明会典》记载，"其子弟之隶医籍者，教之，试之，黜陟之，具有事例，属礼部"，医士、吏目升补"开送礼部核实考试"，"凡各王府良医员缺，从本院推举医士，送吏部选用"。而在为皇帝诊疗时，为求谨慎稳妥，另设御药局，太医院的医官被要求与御药局的内臣相互配合，其实质也是为了彼此监督制约。地方贡纳的药材收贮太医院下属的生药库，也要"礼部委官一员稽察之"。可以说，太医院在各项工作中都受到皇帝意旨及礼部、吏部乃至内臣的挟制，自主权极其有限。

明代太医院成立后，其品秩和职官设置于洪武十四年（1381）发生了一次重大的变化，"改太医院为正五品，设令一人，丞一人，吏目一人。属官御医四人，俱如文职授散官"。此后明代太医院的品秩固定为正五品。洪武二十二年（1389），"复改令为院使，丞为院判"，自此以后，太医院的职官名称及设置未再发生变化，具体为"院使一人，正五品；院判二人，正六品；其属，御医四人，正八品，后增至十八人，隆庆五年定设十人。生药库、惠民药局，各大使一人，副使一人"。御医以下设吏目，据《明会典》，"隆庆五年奏定，御医吏目共二十员"，结合上引《明史·职官志》的记载，则隆庆五年（1571）定设御医和吏目均为十人。吏目以下为医士，除此以外还有在太医院学习的学生，称医生。

按《明史·职官志》记载，太医院共设置十三科：大方脉、小方脉、妇人、疮疡、针灸、眼、口齿、接骨、伤寒、咽喉、金镞、按摩、祝由。"自御医以下，与医士、医生各专一科"。《明会典》详述各科人数为："御医、吏目共二十员，大方脉五员，伤寒科四员，小方脉、妇人科各二员，口齿、咽喉、外科、痘疹、眼科、针灸等七科各一员。医士、医生各七十余名，大方脉、伤寒科、小方脉、妇人科、口齿、咽喉、外科、正骨、痘疹、眼科、针灸等十一科各名数不等。"从《明史·职官志》与《明会典》的比较来看，《明会典》所述实际上只有十一科，疮疡与痘疹、接骨与正骨、金镞与外科应为同义，那么按摩和祝由两科是《明会典》没有提到的。二者之间的出入不知为何原因，推测或许按摩与正骨、外科有交叉，且按摩所治疾病实际涵盖各科，因此可能由其他科的医人兼任，祝由可能也是如此。

将上述太医院的医官和医人数量进行统计，隆庆五年太医院内定设院使1人，院判2人，御医、吏目各10人，医士、医生各70余名，则院内医官和医人就有160余名，外派的医官7人，医士109人。太医院下属生药库和惠民药局除大使、副使各1人外，下属人数未见记载。有学者指出，明代常捐纳补任医官，实际数量应该多于规定的人数。

南京太医院职官设置为"院判一人，吏目一人。惠民药局、生药库，各大使一人"，无北京太医院"院使"这一正职，仅设副职"院判"，官员人数亦少，无为皇帝诊疗的"御医"一职。

据《明会典》，南京太医院受到北京太医院及南京礼部的制约，人事变动亦受吏部节制，其职责主要是管理南方地区的惠民药局和生药库。正统二年（1437）十一月，根据礼部尚书胡等的请求，始增设医士50人。

2. 停禄待遇

明代太医院医官医士的待遇是比较低的，位处底层的医士和医生尤其如此。洪武二十五年（1392）规定，太医院院使月俸米十六石，院判月俸米十石，御医月俸米六石五斗，吏目月俸米五石。《明会典》记载："凡医士医生食粮，成化十年奏定，医士有家小者，月支米七斗，无者五斗。医生有家小者，四斗，无者三斗。凡医官，旧例月支米二石。弘治间，令照医士例，止支七斗。"太医院上层医官如院使、院判及御医尚有可能由于皇帝的宠信而获得高升或赏赐，而对于下层的医士和医生来说，不但俸禄微薄，留在宫中为皇室诊治者毕竟只是少数，大部分人被外派至各地王府、惠民药局，甚至边关卫所，条件艰苦，升补年限长，且一旦进入太医院，便不能无故退职。对医士的退休，明代的规定是"凡医士残疾及年七十以上，不堪应役者，放免"。正因为待遇低微，工作压力大，风险高，身不由己，太医院医士屡屡出现缺员的现象。正统六年（1441），北京礼部报告太医院医士缺员一百六十多名，行文各省取补应役，两年"十无一二至者"，也就不足为奇了。

四、清代太医院

职官设置

据《太医院志》，在顺治初年清廷太医院已设有院使、院判、御医、吏目、医士等职官。清代太医院隶属于礼部，医官的品秩和职官设置在《太医院志》中有详细记载："太医院院使正五品，院判正六品，御医正八品，吏目从九品。"各级医官的官名在清代没有变化，但其品秩多次变动。

雍正七年（1729）和八年（1730），御医及以下各级医官的品秩各进行了一次调整，"雍正七年奉旨，御医着定为正七品"，"（雍正）八年奉旨，以实授吏目为八品吏目，以预授吏目为九品吏目，经吏部议定为从八品、从九品。医士原系学位，自顺治年间屡有给予八品冠带者，雍正八年，奉旨定为九品，冠服与实缺官一体加级给封"。这次调整后，御医的品秩由正八品升为正七品，吏目分为两个等级，分别为从八品和从九品。原本不列入官位的医士定为九品，与最低等级的吏目品秩相同。

宣统元年（1909）十二月，太医院的医官品秩又进行了一次调整："太医院院使着定为四品，又奉谕旨院判改为五品，御医改为六品，改八品吏目为七品，九品吏目为八品，以医士为九品实缺官。经吏部议定，院使、院判、御医为正四、正五、正六品，吏目、医士为从七、从八、从九品。"此次调整后，各级医官的品秩都上升一级，医士仍为从九品，但明确列入实缺官，太医院医官形成了由院使到医士的六个官阶（其中包括两个等级的吏目），品秩由正四品到从九品。

除以上职官外，在太医院院使之上，还有特派大臣统领院务。"乾隆九年，特派满洲大臣为管院大臣，以为领衔画诺，凡百公务皆自行办理，不复申详礼部。嘉道时间，有派二员管院者。"管院大臣为太医院事务的总管，为满族人，位应在院使之上，并不直接参与医事，而是负统领之责。《清史稿》载，乾隆五十八年（1793），"命内府大臣领院务"，可能与管院大臣的职位性质相似。《太医院志》还记载，"己未年十一月，奉旨特派张仲元督办清查管理太医院，佟文斌协办清查管理太医院，秩在院使上"。《清史稿·职官志》载"太医院管理院事王大臣一人，特简"，意为皇帝直接任命。这些统领院务的大臣均为特派官员，且多为位高权重的大臣兼职，并非常制。医士以下，乾隆朝《大清会典》《清朝通志》《清朝通典》均载有"医员"一职，其职责与御医、吏目、医士同为"掌九科之法，以治疾"，应为最低等级的从事临床诊疗的官职。下文称"自院使至医士，以所业专科分班侍直"，未提及医员，可见医员由于等级较低，尚不列入侍直人员之中。太医院还设有教习二人，"课医人习医，简御医吏目之能者任之"，即教授医学的老师，并不另设专人，而是从御医和吏目中选拔术业精湛者担当教职。上述人员均为太医院的员工，此外还有在太医院学习，同时协助处理相关医事的人员，称为医生。按顺治九年（1652）之制，医生中选拔二十人为粮生，"供缮写"，还有二十名切造医生"修合药饵"。粮生为医生中学业优异，享有俸禄者，雍正八年改称为恩粮生。

太医院的人数在清代频繁变化。按《太医院志》记载，其人数及历年的增减情况为："正官院使一员，左右院判各一员，属官御医十员，首领官吏目三十员……雍正元年，添设御医五员。道光二十三年，裁御医二员。顺治六年，设预授吏目十员，十八年，裁吏目二十员。康熙九年，复增吏目二十员，十四年，裁吏目十员。雍正八年，奉旨以实授吏目为八品吏目，以预授吏目为九品吏目，定额各十五员。道光二十三年，裁八品吏目二员，九品吏目二员。顺治九年，礼部奏定医士四十名。道光二十三年，裁医士十名。宣统元年，定为医士三十二员。顺治九年，奏定粮生二十名。雍正八年，奉旨添粮生十名，改粮生曰恩粮生。道光二十三年，裁恩粮生十名。顺治九年，定切造医生二十名。乾隆三十五年，裁切造医三名。"

关于太医院医官的族属，《太医院志》载："太医院官无分满汉，执掌皆同。其宗室觉罗各项旗人均随人，汉员一律任用职专诊视疾病、修和药饵。"尽管说是无分满汉，但"汉员一律任用职专诊视疾病、修和药饵"的说法还是强调了汉族人只能担任专业性强的医务工作。"太医院俱汉缺"，通晓医术的专业性人才大多还是汉族人，但汉族人即便位至院使，也要直接参与临床诊疗工作，而像之前所述管院大臣那样位高权重的管理岗位，则指明由满族人担任。

太医院的医官，院使和院判的职责为"掌医之政令，率其属以供医事"。其下属的御医、吏目、医士、医员的职责为"掌九科之法，以治疾"，为从事临床诊疗工作的医务人员。他们根据其专长分为九科，即大方脉、小方脉、伤寒科、妇人科、疮疡科、针灸科、眼科、口齿科、正骨科，除医员外，其他医人按九科分班于宫中及外廷侍直。据《太医院志》，九科系由明代的十一科合并而成，嘉庆二年（1797），"以痘疹科并入小方脉，咽喉口齿共为一科，谓之太医院九科"。嘉庆六年（1801），"以正骨科归上驷院，蒙古医生长兼充"。道光二年（1822），以"针刺火灸，究非奉君之所宜"为由，"太医院针灸一科着永远停止"。同治五年，礼部会同太医院议定，由于教习厅经费不足，人才亦不易得，故"暂立五科，即大方脉、小方脉、外科、眼科、口齿科是也。盖伤寒科、妇人科并入大方脉，外科即旧之疮疡耳"。自此，清初期的太医院十一科缩减为五科。医生的职责为"掌炙制之法以治药，咸给事内庭供使令焉"，主要是从事药材的加工炮制，为临床治疗提供药品。教习由御医和吏目之能者充任，供职于教习厅，分科对医生进行医学教育。

第三节　历代御医简介

一、金代御医

1. 祁宰

祁宰，字彦辅，江淮人。宋季以医术补官。王师破汴得之，后隶太医。累迁中奉大夫、太医使。数被赏赉，常感激欲自效。

海陵将伐宋，宰欲谏，不得见。会元妃有疾，召宰诊视。既入见，即上疏谏，其略言："国朝之初，祖宗以有道伐无道，曾不十年，荡辽戡宋。当此之时，上有武元、文烈英武之君，下有宗翰、宗雄谋勇之臣，然犹不能混一区宇，举江淮、巴蜀之地，以遗宋人。况今谋臣将士，异于曩时。且宋人无罪，师出无名。加以大起徭役，营中都，建南京，缮治甲兵，调发军旅，赋役烦重，民人怨嗟，此人事之不修也。间者昼星见于牛斗，荧惑伏于翼轸。已岁自刑，害气在扬州，太白未出，进兵者败，此天时不顺也。舟师水涸，舳舻不继，而江湖岛渚之间，骑士驰射，不可驱逐，此地利不便也。"言甚激切。海陵怒，命戮于市，籍其家产，天下哀之。綦戬，宰婿也，海陵疑奏疏戬为之。辞曰："实不知也。"海陵犹杖戬。召禁中诸司局官至咸德门，谕以杀宰事。

明年，世宗即位于辽东。四年，诏赠资政大夫，复其田宅。章宗即位，诏访其子忠勇校尉、平定州酒监公史，擢尚药局都监。泰和初，诏定功臣谥，尚书省掾李秉钧上言："事有宜缓而急，若轻而重者，名教是也。伏见故赠资政大夫祁宰以忠言被诛，慕义之士，尽伤厥心。世宗即位，赠之以官，陛下录用其子，甚大惠也。虽武王封比干之墓，孔子誉夷、齐之仁，何以异此。而有司拘文，以职非三品不在议谥之例，臣窃疑之。若职至三品方得请谥，当时居高官、食厚禄者，不为无人，皆畏罪洪溉，曾不敢申一喙，画一策，以为社稷计。卒使立名死节之士，顾出于医卜之流，亦可以少愧矣。臣以谓非常之人，当以非常之礼待之。乞诏有司特赐谥以旌其忠，斯亦助名教之一端也。"制曰："可。"下太常，谥曰忠毅。

赞曰：异哉！海陵之为君也，舞智御下而不恤焉。君子仕于朝，动必以礼，然后免于耻。张通古、耶律安礼位不及张浩，进退始终，其贤远矣。浩无事不为，无役不从，为相最久，用之厚，遇之薄，岂亦自取之邪？海陵伐宋，浩、安礼位皆大臣，一以婉辞，一以密谏，贤于不谏而已。祁宰一医流，独能极谏，其后皆如所言。海陵戕之，足以成其百世之名耳。纳合椿年援引善类，有君子风。其死适在宋兵未举之前，然观其好营产殖，亦未必忘身徇国之士也。祁宰卓乎不可及也夫！（《金史·列传第二十一·祁宰》）

2. 高丽医者

初，有医者善治疾，本高丽人，不知其始自何而来，亦不著其姓名，居女直之完颜部。穆宗时，戚属有疾，此医者诊视之，穆宗谓医者曰："汝能使此人病愈，则吾遣人送汝归汝乡国。"医者曰："诺。"其人疾果愈，穆宗乃以初约归之。乙离骨岭仆散部胡石来勃堇居高丽、女直之两间，穆宗使族人叟阿招之，因使叟阿送医者，归之高丽境上。医者归至高丽，因谓高丽人，女直居黑水部者部族日强，兵益精悍，年谷屡稔。高丽王闻之，乃通使于女直。既而，胡石来来归，遂率乙离骨岭东诸部皆内附。（《金史·列传第七十三·外国下·高丽》）

二、元代御医

1. 爱薛

爱薛，西域弗林人。通西域诸部语，工星历、医药。初事定宗，直言敢谏。时世祖在藩邸，器之。中统四年，命掌西域星历、医药二司事，后改广惠司，仍命领之。世祖尝诏都城大作佛事，集教坊妓乐，及仪仗以迎导。爱薛奏曰："高丽新附，山东初定，江南未下，天下疲弊，此无益之费，甚无谓也。"帝嘉纳之。至元五年，从猎保定，日且久，乃从容于帝前语供给之民曰："得无妨尔耕乎？"帝为罢猎。

至元十三年，丞相伯颜平江南还，奸臣以飞语谗之，爱薛叩头谏，得解。寻奉诏使西北宗王阿鲁浑所。既还，拜平章政事，固辞。擢秘书监，领崇福使，迁翰林学士承旨，兼修国史。

大德元年，授平章政事。八年，京师地震，上弗豫。中宫召问："灾异殆下民所致耶？"对曰："天地示警，民何与焉？"成宗崩，内旨索星历秘文，爱薛厉色拒之。仁宗时，封秦国公。卒，追封太师、开府仪同三司、上柱国、拂林忠献王。子五人：也里牙，秦国公、崇福使；腆合，翰林学士承旨；黑厮，光禄卿；阔里吉思，同知泉府院事；鲁合，广惠司提举。（《元史·列传第二十一·爱薛》）

2. 许国祯

许国祯，元代著名医家，生卒年不详，绛州曲沃（今山西曲沃）人。其母韩氏，曾经侍奉过元世祖忽必烈的母亲庄圣太后，身份是一名宫廷食医。许国祯自幼聪慧，青年时代就博览经史，精于医术。曾经追随忽必烈一起出征，是元朝著名的宫廷医生，提点太医院事，赐给金符，后改授金虎符。曾官至礼部尚书，拜集贤大学士、光禄大夫。死后谥号忠宪，追赠金紫光禄大夫。许国桢之子许扆，深得忽必烈的赏识，赐名忽鲁火孙，从学于当时的名儒许衡，后官至礼部尚书、提点太医院等职，死后谥号僖简，追封赵国公。

许国桢是耿直之士。有一次，忽必烈的伯撒王妃患了眼疾，有医师误诊导致王妃失明，忽必烈大怒，想处死这位医师。许国桢从容进谏，说这位医师的罪固然当死，但是他之所以误诊，是因为他太恐惧了，如果杀了这位医师，以后谁还敢来做御医呢？忽必烈理解许国桢的用意，并称赞许国桢正直，可以做谏官。

还有一次，忽必烈饮用马乳过量，患了足疾，许国桢处方开药以后，忽必烈嫌药太苦，不愿意服用。许国桢趁此机会说出了"良药苦口利于病"的道理。不久忽必烈的足疾再次发作，召许国桢诊治，说很后悔当初不听许国桢的话，导致旧疾复发。许国桢趁机说道："良药苦口既知之矣，忠言逆耳愿留意焉。"忽必烈听后非常开心，赐了许国桢七宝马鞍。

许国桢联合几位同道一起编纂了《御药院方》，该书以宋、金、元三代御药院所制的成方为基础，皆为宫廷秘方。许氏等人校勘、修改这些成方的错误，补遗漏，到元至元四年（1267）刻版成书。该书共 11 卷，包括治风药、伤寒、气病、痰饮、补虚损、积热、泻痢、杂病、咽喉口齿、眼目、洗面药、疮肿折伤、妇人诸疾、小儿诸疾等，收载成方 1071 首，包括内、外、妇、儿、五官科及养生、美容等内容。该书是一本名副其实的宫廷秘方集，对研究当时的宫廷医学具有重要的参考价值。许国桢还著有《医学源流》，惜该书已亡佚。

3. 王宜之

王宜之，生卒年不详，久病成良医。元至元初年，在大都供职于太医院，官至医学提举。

4. 刘哈剌八都鲁

刘哈剌八都鲁，河东（今山西一带）人，本姓刘，家为业医，为元代御医，《元史》有传。元至元八年（1271），元世祖忽必烈驻跸白海，经人引荐，刘哈剌八都鲁被召见。忽必烈见他的眼睛有火光，很惊异，所以就让他留侍在自己身边，赐名哈剌斡脱赤。至元十七年（1280），升为太医院管勾。

哈剌八都鲁是一名孝子。有一次，昔里吉叛，宗王别里铁穆奉命往征，哈剌八都鲁对忽必烈说自己愿意做一名战士。忽必烈说："你是一名医生，不可用盔甲。"于是只赐给他环刀、弓矢、裘马等物。即将出征的时候，哈剌八都鲁听说自己的母亲病了，赶忙请假回去探亲。母亲知道他要远征的事情，就说："你去吧，我的病已经好了。"哈剌八都鲁忍着眼泪，随即辞别母亲，但是途中突然流出了很多鼻血，马行数里，鼻血都不能止住。

哈剌八都鲁擅长骑射，宗王很喜欢他。有一次，王妃有病，服用了哈剌八都鲁的药就痊愈了，宗王非常高兴，奏为其府长吏。战胜归来以后，忽必烈见哈剌八都鲁很瘦弱，就赏赐他御膳羊羫（按：羫音 zi，指切成大块的肉）。哈剌八都鲁拜受以后，把好的羊肉割下来藏在怀里。忽必烈问其原因，哈剌八都鲁回答说："我与母亲辞别，现在能够回朝，而母亲也能够康健，我想把您赐给我的东西送给我的母亲。"忽必烈非常赞赏哈剌八都鲁的行为，下令以后凡是赏赐哈剌八都鲁的时候，一定先要赏赐他的母亲。因为战功，哈剌八都鲁被授和林等处宣慰副使，得到了丰厚赏赐。

5. 任东卿

任东卿，生卒年不详，山西汾州府孝义人，为都元帅行军太医提领，也就是随军太医的领导。其父任志愈也是当时山西的名医，医术和医德皆名闻乡里。任东卿学医来自家传。元代蒲道源《闲居丛稿》记载："家传之妙，其道大行，贫者施以药，资以米。"元睿宗时期，任东卿跟随睿宗，史书记载，"凡汤药悉经其手，未尝一日离左右"。

6. 忽思慧

忽思慧，生卒年不详，一译和斯辉，蒙古族人（一说回族人），元代宫廷饮膳御医，精通蒙汉医学，主管元代宫中饮食调理、养生疗病等，是历史上著名的营养学家，著《饮膳正要》。《饮膳正要》是我国第一部营养学专著，反映了元代宫廷饮食及元代大都的饮食特点，发展了中国传统的食补理论。该书非常详细地记载了很多药膳方和食疗方，并根据日常饮食需要，制定了一套饮食养生的法则。

《饮膳正要》成书于元天历三年（1330），分三卷。卷一包括养生避忌、妊娠食忌、乳母食忌、饮酒避忌、聚珍异馔。卷二包括诸般汤煎、诸水、神仙服食、四时所宜、五味偏走、食疗诸病、服药食忌、食物利害、食物相反、食物中毒及禽兽变异等。卷三包括米谷品、兽品、禽品、鱼品、果菜品和料物性味等。

忽思慧在《饮膳正要》序言阐述了编写撰此书的目的："臣思慧自延佑年间选充饮膳之职，于兹有年，久叨天禄，退思无以补报，敢不竭尽忠诚，以答洪恩之万一。是以日有余闲，与赵国公臣普兰奚，将累朝亲侍进用奇珍异馔，汤膏煎造，及诸家本草，名医方术，并日所必用谷肉果菜，取其性味补益者，集成一书，名曰《饮膳正要》，分为三卷。本草有未收者，今即采摭附写。伏望陛下恕其狂妄，察其愚忠，以燕闲之际，鉴先圣之保摄，顺当时之气候，弃虚取实，期以获安，则圣寿跻于无疆，而四海咸蒙其德泽矣。"

忽思慧在《饮膳正要》中阐释养生之道时，注重饮食对于养生的重要性。认为保养之法，莫若守中。四时节慎饮食，起居有时，使五味调和五脏，五脏和平，则血气资荣，精神健爽，心志安定，诸邪自不能入，寒暑不能袭，人乃怡安。若滋味偏嗜，新陈不择，制造失度，俱可致病。若贪爽口而忘避忌，则疾病潜生，不悟百年之身而忘于一时之味，甚为可惜。孙思邈说，为医者，当先晓病源，知其所犯，以食疗治之，食疗不愈，然后命药。药食同源，许多病用食疗就可以治愈。

忽思慧重视养生的中和之道，指出安乐之道在乎保养，保养之道莫若守中，守中则无过与不及之病。春秋冬夏，四时阴阳，生病起于过用。故养生者既无过耗之弊，又能保守真元，不畏外邪。所以说善服药不若善保养，不善保养不若善服药。善摄生者薄滋味，省思虑，节嗜欲，戒喜怒，惜元气，简言语，轻得失，破忧阻，除妄想，远好恶，收视听，勤内固，不劳神，不劳形，神形既安，则病患不生。故善养生者先饥而食，食勿令饱；先渴而饮，饮勿令过；食欲数而少，不欲顿而多。

《饮膳正要》记载的茶包括：枸杞茶、玉磨茶、金字茶、范殿帅茶、紫笋雀舌茶、女须儿、西番茶、川茶、藤茶、孩儿茶、温桑茶、清茶、炒茶、香茶等。除了炒茶、清茶、香茶以外，其他茶叶一般都是味甘苦，微寒，无毒，可以祛痰热、止渴、利小便、消食、下气、清神。

元代，从帝王贵族到平民百姓都好饮酒。据史书记载，大都酒肆很多，每年因为酿酒所消耗的粮食数不胜数。饥荒时期元代统治者甚至下令禁止大都酿酒。

《饮膳正要》记载了元代大都人喜饮的养生酒：虎骨酒、枸杞酒、地黄酒、松节酒、茯苓酒、松根酒、羊羔酒、五加皮酒、腽肭脐酒、小黄米酒、葡萄酒、阿刺吉酒、速儿麻酒。虎骨酒主治骨节疼痛、风痪、冷痹痛；枸杞酒补虚弱，长肌肉，益精气，祛冷风，壮阳道；地黄酒疗虚弱，壮筋骨，通血脉，主治腹内痛；松节酒治疗冷风虚、骨弱、脚不能履地；茯苓酒主治虚劳，壮筋骨，延年益寿；松根酒治风，壮筋骨；羊羔酒有补益作用；五加皮酒主治骨弱不能行，久服能够壮筋骨，延年不老；腽肭脐酒补肾，壮腰膝，具有补益功效；小黄米酒性热，不能多饮，否则会导致昏沉、烦热多睡；葡萄酒能够益气调中，耐饥强志；阿刺吉酒味甘辣，大热，有大毒，主消冷坚积，祛寒气，用好酒蒸熬，取露成阿刺吉；速儿麻酒味微甘辣，主益气、止渴。

补酒可以养生，但不宜多饮。《饮膳正要》记载了饮用补酒的好处和多饮的弊端："酒，味苦甘辣，大热，有毒。主行药势，杀百邪，通血脉，厚肠胃，润肌肤，消忧愁。多饮损寿伤神，易人本性。"

《饮膳正要》记载的"食疗"粥有：羊骨粥、羊脊骨粥、猪肾粥、枸杞羊肾粥、山药粥、酸枣粥、生地黄粥、荜茇粥、良姜粥、吴茱萸粥、莲子粥、鸡头粥、桃仁粥、萝卜粥、马齿菜粥、小麦粥、荆芥粥、麻子粥等。

常吃的粥包括乞马粥、汤粥、粱米淡粥、河西米汤粥等。《饮膳正要》记载："乞马粥：补脾胃，益气力。羊肉（一脚子，卸成事件，熬成汤，滤净），粱米（二升，淘洗净）。上件，用精肉切碎乞马，先将米下汤内，次下乞马、米、葱、盐，熬成粥，或下圆米，或折米，或渴米皆可。汤粥：补脾胃，益肾气。羊肉（一脚子，卸成事件）。上件，熬成汤，滤净，次下粱米三升，作粥熟，下米、葱、盐，或下圆米、渴米、折米皆可。粱米淡粥：补中益气。粱米（二升）。上先将水滚过，澄清，滤净，次将米淘洗三五遍，熬成粥，或下圆米、渴米、折米皆可。河西米汤粥：补中益气。羊肉（一脚子，卸成事件），河西米（二升）。上熬成汤，滤净，下河西米，淘洗净，次下细乞马、米、葱、盐，同熬成粥，或不用乞马亦可。"

7. 常中

常中，生卒年不详，山西太原人，祖上业医。他的父亲曾经做过安西王府医药提举。常中天资聪明，家学源奥，擅长针药，效应神捷。且医德高尚，无论患者贵贱贫富，都同等看待，因而患者很多。尤擅眼科，曾任太医院御医十年，技术精湛，为人谦逊。

8. 韩麟

麟字国瑞，真定人。世祖召见便殿，示以西域药，麟奏对称旨，授尚医。帝春秋高体常不平，麟典领方药，累赐貂裘玉带，擢御药局副使。成宗即位，迁太医院副使，晋太使太医院，升二品，进嘉议大夫，金书太医院事。召麟读《资治通鉴》《大学衍义》，麟开陈义理，帝听之忘倦。御史中丞崔彧言事忤旨，麟乘间奏曰："台谏，天下耳目，使嗫口不敢言事，是自塞其耳目也。"帝悟，彧得无罪。帝问麟："今儒臣，孰与卿比？"对曰："集贤学士焦养直学为通儒，非臣所及。"遂召养直入侍左右。

帝晚年寝疾，麟言："治世莫如爱民，养身莫如寡欲。"帝嘉纳之。至大中，出为淮安路总管，不赴。皇庆元年，拜秘书卿。明年，进昭文馆大学士。延祐六年卒，年六十七。(《新元史·列传第四十八·韩麟》)

9. 李元

李元，字善长，滕州人。父浩，精于医术，窦默荐浩于世祖，以老不能就征，诏有司岁廪之，终其身。诏元至京师，赐宴万安阁，俾掌御药局，奏对称旨，赐白金五百两。

从北安王那木罕征西域，元以兵力不足，言于王曰："今深入敌国，兵不盈万，恐不任战事，请益府兵以备不虞。"王从之。王恩遇益厚，以王妃妹妻元。

至元七年，世祖以王守上都，署元为断事官。时馈不及，兵以剽掠自给。元谕富民，预输租赋，得万余石以赡军食。

至元十四年，诸王昔里吉叛，劫北安王于阿力麻里。元为昔里吉所拘，后脱走，至阿赤潭城，收余众，兼道东归。至瞻思谷水，又为叛王海都所获，挈之西行数千里，至垂水川，守卫愈严，六年不令他徙。

二十二年，海都言于笃哇："北安王留此瘠甚，傥病死，则构怨日深，不如还之。"元遂从北安王归，昼夜兼行，遇大军于马絮思水。明年，始达上都。六月，觐世祖于行在。世祖三招使前，询其来状，谓左右曰："此人万里归我，其忠孝虽蒙古人弗逮。"赐钱五千贯，貂裘、貂帽各一，锦帛三千匹，授奉训大夫、都总管府达鲁花赤。改顺德路总管，晋嘉议大夫。迁通议大夫、益都路部总管，又改般阳路。以年老致仕，卒于家，年八十四。

元，敦厚明敏，善于抚驭，所至有声，其忠信尤为远人所

服。追封东平郡公，谥忠穆。(《新元史·列传第七十·李元》)

三、明代御医

1. 戴思恭

戴思恭（1324—1405），字原礼，婺州浦江（今属浙江诸暨）人，以字行。受学于义乌朱丹溪。朱丹溪受师于金华许谦，得朱子之传，又学医于宋内侍钱塘罗知悌。罗知悌的学问得之荆山浮屠，浮屠是河间刘守真的弟子。朱丹溪为当时名医。朱丹溪爱惜戴思恭的才华，把自己的所有医术都传授给了戴思恭。

《明史》记载：洪武年间，戴思恭被征为御医，治病效果非常好，明太祖非常重视他。燕王朱棣患了瘕症，太祖遣戴思恭去给燕王治病。戴思恭发现其他医生所开的药方都很好，但却没有效果。于是就问燕王平时嗜好吃什么东西。燕王回答说："嗜生芹。"戴思恭说："那我知道了。"他给燕王开了一剂药，当天夜里燕王泄泻剧烈，所下之物都是细蝗。

晋王生病了，戴思恭给他治好了。后来病情复发，晋王就死去了。明太祖非常愤怒，逮捕了王府的医生。戴思恭很从容地对太祖说："我奉命前去给晋王治病，曾经对晋王说过：'现在即使治愈，但是已经病入膏肓，如果再次发作就没有治愈的机会了。'现在果然如此。"王府的医生因此被免死。

戴思恭的著作有《证治要诀》《证治类元》《类证用药》，以及订正朱丹溪《金匮钩玄》三卷等。

2. 徐彪

徐彪，生卒年不详，字文蔚，出身世医。少年的时候跟随祖父学习医学。徐彪的父亲是御医，他同父亲一起到北京，后来成为太医院御医、院使等。

徐彪被升为御医，是因为他曾经治疗过久病不起的代王和昌平侯杨洪的旧病，在御药房待了三年以后升为御医，三年以后又升为院判。徐彪经常随侍皇帝身边，有一次，明景帝问徐彪关于"药性迟速"的问题，徐彪回答说："药性犹如人性也。善者千日而不足，恶者一日而有余。"徐彪认为养生应该重视"固元气"。徐彪为人正直聪明，有时会对国家政策提出一些建议，也有被明景帝采纳的时候。

3. 钦谦

钦谦（？—1449），江苏吴县（今江苏苏州）人，太医院院判。为人刚直，恪守医道，宁可杀身成仁，也不为了仕途而讨好统治者。明宣宗朱瞻基曾经屡次召见他，让他呈献一些长生的秘药，但是钦谦都说不知道有长生之术。宣宗在明代帝王中，才智过人，非常自负，特立独行，刚愎自用。他平生喜欢斗蟋蟀，就下旨到全国各地采办，闹得老百姓家破人亡。清代蒲松龄《聊斋志异》里《促织》讲的就是这件事。民间把宣宗称作"促织天子"。宣宗爱好女色，经年恣纵，不惜"宠艳妃而废元后"。有很多术士为宣宗进献秘方。钦谦最后被宣宗皇帝问得没有办法，只好叩头说："臣以医受陛下官禄，先圣传医道者，无此等术，亦无此等书。陛下承祖宗洪业，宜兢兢保爱圣躬，臣死不敢奉诏。"明宣宗盛怒之下将其打入监牢。后来明宣宗悔悟，才把钦谦放出了监狱。

4. 蒋宗武

蒋宗武，生卒年不详，字季文，出身世医。明代天顺年间以医名被升为太医院御医、院使等职。蒋宗武医术高明，有一次明英宗患了眼疾，蒋宗武用药为其治好，得到了英宗的厚赏。蒋宗武认为养生重在寡欲，养气莫若省心。年老的时候，蒋宗武回归故乡，有百姓找他治病，他都尽心诊治，效果很好。

5. 盛寅

盛寅（1375—1441），字启东，江苏吴江人。年轻的时候学医于同郡的王宾，而王宾则学医于戴思恭。盛寅学习戴思恭的医术，开始认真研究《黄帝内经》及诸家方书，医名大震。《明史》记载，永乐初年，盛寅为医学正科，后授御医，再其后掌管太医院事务。

有一太监肚子胀，盛寅用药后很快痊愈。当时明成祖朱棣正在西苑演习骑射，这位太监在一旁伺候。明成祖远远地看见了，很惊讶地说："我以为你已经死了，怎么还活着？"太监把盛寅给他看病的经历详细地说了一遍，并且极度夸赞盛寅医术的高超。明成祖马上召盛寅入宫为自己诊脉。盛寅诊脉以后告诉成祖，根据脉象可以判断他患了风湿病，明成祖肯定了盛寅的诊断，并让盛寅给自己开药，结果疗效非常好，所以授予盛寅御医之职。

明仁宗还是东宫太子的时候，他的嫔妃张氏月经不来十月余，腹胀如鼓，所有的医生都诊断为妊娠。盛寅诊断患者脉沉弦紧无生气，认为张氏是患了血病，而不是怀孕，应该使用通利破血的药物，太子很生气。几天以后，张氏的病越来越严重，太子命令盛寅再到东宫为张氏诊病，盛寅坚持用破血之药，其他医生都感到很骇然。张氏自己知道不是妊娠，所以同意盛寅开药。盛寅使用了桃核承气汤和抵当汤。但是太子担心会导致堕胎，所以将盛寅囚禁起来以观其变。这个时候，盛寅的家人惶恐不安，大家也论说纷纭，甚至有人担心盛寅会被肢解，有人担心盛寅全家会被诛杀。张氏服药三日以后，果然下瘀血数斗，腹胀消失。

到明仁宗即位的时候，因为盛寅知道明仁宗寿命不长，而且知道明仁宗不喜欢自己，所以请求离开北京太医院，前往南京太医院。正如盛寅所预料的那样，明仁宗在位一年就去世了。明宣宗即位的时候，召盛寅回北京。明正统六年（1441），盛寅去世。盛寅的弟弟盛宏也精于医术，他们的子孙继承家业。

6. 刘文泰

刘文泰，江西上饶人。明弘治年间（1488—1505）任承德郎太医院院判。明弘治十六年（1503），刘文泰尊奉明孝宗旨意编撰《本草品汇精要》，这是明代官修本草著作。这个时候距离官修的最后一部本草书已经有300多年，有必要进行重修。圣谕言："本草旧本繁简不同，翰林院遣官二员，会同太医院删繁补缺，纂集成书，以便观览。"弘治十八年（1505），此书基本编撰完成。但是这年四月，孝宗皇帝因为患热病，刘文泰等误用热剂导致孝宗一病不起，于五月驾崩。刘文泰等人获罪下狱，后来被"免死遣戍"。此书编纂完成，恰逢明孝宗驾崩、刘文泰获罪，加之草药的彩图印刷技术不能解决，所以这本官修本草被藏于内府，未获刊行。

《本草品汇精要》是在宋·唐慎微《证类本草》的基础上改编而成，为中国古代最大的一部彩色本草图谱，新增图谱366幅，收图1358幅，皆为画工工笔彩绘。全书共42卷，把药物分为玉石、草、木、人、兽、虫鱼、果、米谷、菜等，每部分上、中、下三品，全书收药1815种，正文用朱墨分写。正文之前有精美的彩色图谱1358幅，是中国第一部大型彩绘图书。明孝宗亲自撰写序言，并仿照《永乐大典》装成36册，入楠木盒中保存。

该书内容涉及药物鉴定、炮制及药物理论、临床应用等各方面。各药名下，先朱书《神农本草经》，再以墨书《名医别录》，又分名、苗、地、时、收、用、质、色、味、性、气、臭、主、行、助、反、制、治等进行论述。该书分项精确、简明，读者可以系统地了解每一种药物。因为该书未公开刊行，所以在中国医药学史上并未曾有什么影响。清康熙三十九年（1700）在宫廷秘库中发现了《本草品汇精要》原本，之后进行了摹造。此原本现存于日本大阪武田氏杏雨书屋。

7. 薛铠

薛铠，字良武，江苏吴县（今江苏苏州）人，明弘治年间官太医院医士，后为院使。精于医书，熟谙医理，治疾多奇中，以儿科及外科见长。著有《保婴撮要》。其子薛己为明代名医。

8. 薛己

薛己（1487—1559），字新甫，号立斋，江苏吴县人，薛铠之子，自幼秉承家学，钻研医术，精通内、外、妇、儿等科，名震一时。明正德元年（1506）增补为太医院院士，正德九年被提拔为御医，正德十四年被授予南京太医院院判，嘉靖九年以奉政大夫、南京太医院院使的身份荣归故里。薛己著作有《内科摘要》《女科撮要》《外科枢要》《疠疡机要》《口齿类要》《正体类要》《本草约言》等，同时他还校订了陈自明的《妇人良方大全》、钱乙的《小儿药证直诀》、王纶的《明医杂著》及《外科精要》等医书数十种。

薛己以外科见长，其学术思想受张元素、钱乙、李杲等影响最大。薛氏结合自己的临证经验和前人的论述，立一家之言，将李东垣脾胃论和王冰、钱乙的肾命水火之说进行理论交互，重视先天、后天的辨证，治疗用药多用温补。

薛己重视脾胃，认为《黄帝内经》千言万语，旨在说明人有胃气则生，以及四时皆以胃气为本。这一思想秉承于李东垣脾胃之论。薛氏认为，人得土以养百骸，身失土以枯四肢，人以脾胃为本。薛氏在临证过程中重视脾气升降，认为脾气下陷，湿热下迫，可导致血崩。在论治头面部的疾病时指出，脾胃发病，元气不能上升，邪害空窍，故不利而不闻香臭者，宜养脾胃，使阳气上升，则鼻通矣，皆是强调脾气升阳的作用。如果因为脾胃虚损而导致血虚，薛氏认为脾可以统血，又是生血之源，所以主张用药以滋化源，可用六君子汤加减。

薛己临床用药，以钱乙的六味丸、崔氏的八味丸作为补肾水、命火的代表方。他认为，两尺各有阴阳，水火互相生化，当于二脏中分其阴阳虚实，求其属而平之。若左尺脉虚弱而细数者，是左肾之真阴不足也，用六味丸；右尺脉迟或沉细而数欲绝者，是命门之相火不足也，用八味丸。认为肾病不论热、寒，都是因为肾虚所导致。如果是无水，可以用六味丸滋肾水；如果是无火，可以用八味丸益火。不管是补水还是补火，都不可拘泥于寒剂，主张以温补为主。

薛己论述阴虚，重视肝、脾、肾，认为阴虚可以来自足厥阴肝经、足太阴脾经、足少阴肾经之虚。例如他在论述痨瘵时说："大抵此证属足三阴亏损，虚热无火之症，故昼发夜止，夜发昼止，不时而作，当用六味地黄丸为主，以补中益气汤调补脾胃。若脾胃先损者，当以补中益气为主，以六味地黄丸温存肝肾，多有得生者。"

明代医家黄承昊《折肱漫录》评述薛己："薛立斋之论阴虚，发前贤所未发。其谓阴虚，乃足三阴虚也。足三阴者，足太阴脾、足少阴肾、足厥阴肝也。而脾属土，尤为至阴而生血。故阴虚者，脾虚也。补阴宜自补脾。如大凡足三阴虚，多因饮食劳役，以致肾不能生肝，肝不能生火，而害脾不能滋化。但补脾土，则土生金，金生水，木得平而自相生矣。"可以看出，薛氏在足三阴虚中，肝、脾、肾三脏独重脾土，反映了他治病求本、滋化源和重视脾胃的学术思想。

9. 王琠

王琠（1497—?　），字邦贡，号意庵，生于安徽祁门县历溪村。祁门县是新安医学发祥地之一，据考证，祁门县在历朝太医院供职的御医有 21 人。安徽祁门县历溪村现保存有王氏宗祠，名"合一堂"，又名"五凤楼"。

王琠自幼致力于学习古人，精读古诗文，研读《素问》等书，深得医学奥旨，治病不拘泥于古方。明嘉靖年间，王琠游于北京城，嘉靖二十九年（1550）太子腿痛并逐渐加重，御医们不能治愈太子的病。有人举荐王琠，王琠入宫后，细心诊治，太子的病很快痊愈了，嘉靖皇帝非常高兴，授王琠太医院官，直圣济殿事，加授登仕郎。但王琠不慕荣华，告老还乡后，在家乡建"天人合一"祠堂。著有《医学碎金》《意庵医案》等书。《意庵医案》一书是王氏临床医案的整理记录。

10. 徐春甫

徐春甫（1520—1596），字汝元，号思鹤，又号东皋，安徽省祁门县人。出身书香门第，少时攻读儒学，体弱多病，遂学医于本地汪宦。勤求博览，以《黄帝内经》为学术基础，兼采百家，精通内、妇、儿诸科，名震四方。中年以后居住在北京，声名显赫。有一次，嘉靖皇帝的穆贵妃病情危重，宫中御医皆无良策，徐春甫经人推荐，前去给穆贵妃看病，将穆贵妃的病治愈，被封为太医院御医。

史书记载，徐春甫在北京的时候，求医者甚众。明隆庆二年（1568），徐春甫组织成立了中国医学史上也是世界医学史上第一个医学团体——"一体堂宅仁医会"，该会成员包括太医、各省名医、徐春甫的学生和老师等共计46人。医会有会规、箴会等规定，以"宅心仁慈"为宗旨，要求学会成员要秉承"精而益求其精"的精神，相互之间要"善相劝，过相规，患难相济"，不得谋取私利。

徐春甫除编著《古今医统大全》外，还有《医学未然金鉴》《螽斯广育》《妇科心镜》《痘治泄密》《医学入门捷径六书》《幼幼汇集》等多部著作。徐春甫在《古今医统大全》的"自序"中说："春甫家世业儒，恒读《素问》诸书，颇探索其医之赜隐。然而义理微茫，精渗错别，甲可乙否，莫之适从。所以惮浩繁者，撮拾残言，谓之快捷方式。致使本源根核，无所稽考。其不淆圣经而残民生者几希。予不自惭愚陋，以平素按《内经》治验，诸子折衷，及搜求历世圣贤之旨，合群书而不遗，析诸方而不紊，舍非取是，类聚条分，共厘百卷，目曰《古今医统》……庶几厌繁者有所归，趋简者无少失。一开卷而医之法制权衡始终本末，如视诸掌。其于养生，不无小补。若谓全书，曰非阙典，则犹俟于贤知者焉。"该书"参异同之说，祛乖戾之见，参之实识，验乎经效。未尽厥理者，则衍之以会其通；隐僻不断者，则伸之以见其旨。使议论有源，治疗有法"，从高标准、高要求出发，成为一本融古通今、博大精深的医学巨著，被明代学者王家屏称作"医宗之孔孟，方书之六经"。

11. 葛林

葛林，字茂林，浙江钱塘人。精通小儿科，名噪京师。明成化年间被请入京师做太医院官。葛林治疗天花很有经验。当时京城有一位汪姓的医生，他的儿子25岁，患了痘疮，汪氏自认为并无大碍。但是葛林却认为预后不好，1个月后会有大灾。这个年轻人患痘疮14天后痂落，汪氏认为疾病已经痊愈了，于是就设酒宴请，意思是责备葛林。葛林细细观察，发现这个年轻人的足底还有疮，认为痘疮并没有痊愈。后来，这个年轻人果然死去了。

有一次，少师的公子发惊眩，大家都认为他已经死了，所以就把他放到棺材中去了。葛林诊视以后，认为公子并没有死，让人把他从棺材里面抱出来。少师问："我的儿子已经不能说话了，怎么能用药救活呀？"葛林说："我也没有什么药可以治疗，所凭借的只是天上的云而已。有云表示就快要下雨了，阴气舒，阳郁就会消散。我现在用清利物煮水，放在你儿子的下面进行熏蒸，可能治愈。"葛林采用蒸汽疗法，公子的病果然治好了。傍晚的时候，公子已经可以在庭院中玩耍了。还有一次，皇太子突发疼痛，大家都很惶恐，急忙召唤葛林进行诊治，葛林只用了一剂中药就治好了皇太子的病。

史书记载，葛林貌清骨削，而双目炯然有神；看病的时候得其声色，洞若烛照；通过切脉而决死生，非常准确；善于应用方剂，其应若响。

12. 吴杰

吴杰，字士奇，江苏武进人。明弘治年间朝廷征集全国名医到北京考试，从中挑选医理、技术高明的医生留用京师，其他人则返回原籍。在这次考试中吴杰拔得头筹。吴杰为人谦虚，尊重同行，他向主考官建议：国家三四十年才征一次医，一旦遣还，诚流落可悯。吴杰表示愿意辞去御药房的职务，与其他医生一起进入太医院，使其他医生也可以留在太医院。

吴杰不仅医术高超，医德高尚，而且具备较为杰出的政治才华，后来他被升为太医院御医、太医院使等。有一次，明孝宗患了喉疾，情况很危险，吴杰用上清丸治愈。吴杰擅长诊脉，处方用药全凭脉理，是一位对经方和时方都能运用自如的医家。

13. 邵应节

明嘉靖皇帝朱厚熜笃信道教，好神仙方术，四处搜罗方士、秘方，以求长生不老。嘉靖皇帝礼遇道士邵应节等，邵氏曾官至礼部尚书。七宝美髯丹就是由邵应节所传。《本草纲目》记载了七宝美髯丹的药物组成、制作方法及服用方法：赤、白何首乌各一斤（米泔水浸三四日，瓷片刮去皮，用淘净黑豆二升，以砂锅木甑，铺豆及首乌，重重铺盖蒸之。豆熟取出，去豆曝干，换豆再蒸，如此九次，曝干，为末），赤、白茯苓各一斤（去皮研末，以水淘去筋膜及浮者，取沉者捻块，以人乳十碗浸匀，晒干，研末），牛膝八两（去苗，酒浸一日，同何首乌第七次蒸之，至第九次止，晒干），当归八两（酒浸，晒），枸杞子八两（酒浸，晒），菟丝子八两（酒浸生芽，研烂，晒），补骨脂四两（以黑芝麻炒香）。并忌铁器，石臼为末，炼蜜和丸，弹子大，一百五十丸。每日三丸，清晨温酒下，午时姜汤下，卧时盐汤下。其余并丸如梧桐子大，每日空心酒服一百丸，久服极验。

14. 许绅

许绅，北京人。最先在御药房工作，明嘉靖元年（1522）被升为御医，后又升为太医院院使。嘉靖二十年（1541）"壬寅宫变"的时候，以杨金英、邢翠莲为首的十余名宫女差一点用黄绫布把明世宗活活勒死在床上，许绅施以急救，并用峻剂下之，药下后三个时辰，明世宗能够作声，待到吐出紫血数升以后，就能够讲话了，之后继用药物数剂而痊愈。许绅因为救驾有功，被封为太子太保、礼部尚书，这是明朝医生官位最为显赫的一位。但是不久之后，许绅患病，原因是壬寅宫变的时候，许绅抢救明世宗非常惊恐，知道抢救不力就会招来杀身之祸，由于过度惊吓所以患病。

15. 俞桥

俞桥，浙江海宁人。少时专攻儒学，同时也学习医学。俞氏博览群书，得刘完素、张洁古、李东垣等未刊刻的书稿进行研习，遂得知识广博，思路开阔。明嘉靖年间，因为医名甚著，被征召为御医、太医院院判。俞氏治病多奇验，不仅医术高明，而且医德高尚。俞桥是太医院院判，但他憎恨仗势弄权的权贵，并且认为给这种人治病是一种耻辱。对贫穷老百姓，他总是尽心尽力地治疗。他的名气很大，很多知识分子都很敬重他。

16. 洪涛

洪涛，生卒年不详，江西弋阳人。年少的时候学习儒学，后来改学医学，以医名于世。他常常用医药去帮助穷困的百姓。后来升为太医院副使，在军队中服役。有一次，洪涛随军出征，军中大疫流行，他用苍术黄柏汤，以大锅熬制给士兵饮用，凡是饮用了这种药的士兵都痊愈了。有一个诸侯王患先天性唇裂，洪涛用药捣烂后进行外敷，结果其唇裂被治好了，和正常人没有差异，洪涛受到了嘉奖，被人称为"补唇先生"。

17. 姚应凤

姚应凤，生卒年不详，浙江钱塘人，做过太医院院判。父母早亡，家贫，跟随自己的姑母一起生活。姚氏13岁时入山采药，遇到一位老妪给他指点。之后，他到安徽休宁的齐云山拜访精通丹药的疡医老人，得其传。姚氏以治疗疡科疾病而名闻天下，对流注、发背、疮疡等症的治疗效果非常好。明崇祯年间，温州抚军喻思恂毒发背间，痛不可忍，请姚氏诊治。姚氏把患者的腐肉刮去，再外敷师传的丹药，过了两日，患者不再疼痛。

18. 宋北川

宋北川（1522—1567），又名博川，浙江鄞县（现宁波市鄞州区）人，明嘉靖年间太医。精于女科，擅长治疗经、带、胎、产等疾病，有《宋氏女科产后篇》传世。

19. 凌云

凌云，字汉章，归安人。为诸生，弃去。北游泰山，古庙前遇病人，气垂绝，云嗟叹久之。一道人忽曰："汝欲生之乎？"曰："然。"道人针其左股，立苏，曰："此人毒气内侵，非死也，毒散自生耳。"因授云针术，治疾无不效。

里人病嗽，绝食五日，众投以补剂，益甚。云曰："此寒湿积也，穴在顶，针之必晕绝，逾时始苏。"命四人分牵其发，使勿倾侧，乃针，果晕绝。家人皆哭，云言笑自如。顷之，气渐苏，复加补，始出针，呕积痰斗许，病即除。

有男子病后舌吐。云兄亦知医，谓云曰："此病后近女色太蚤也。舌者心之苗，肾水竭，不能制心火，病在阴虚。其穴在右股太阳，是当以阳攻阴。"云曰："然。"如其穴针之，舌吐如故。云曰："此知泻而不知补也。"补数剂，舌渐复故。

淮阳王病风三载，请于朝，召四方名医，治不效。云投以针，不三日，行步如故。

金华富家妇，少寡，得狂疾，至裸形野立。云视曰："是谓丧心。吾针其心，心正必知耻。蔽之帐中，慰以好言释其愧，可不发。"乃令二人坚持，用凉水喷面，针之果愈。

吴江妇临产，胎不下者三日，呼号求死。云针刺其心，针出，儿应手下。主人喜，问故。曰："此抱心生也。手针痛则舒。"取儿掌视之，有针痕。

孝宗闻云名，召至京，命太医官出铜人，蔽以衣而试之，所刺无不中，乃授御医。年七十七，卒于家。子孙传其术，海内称针法者，曰归安凌氏。（《明史·列传第一百八十七·方伎》）

四、清代御医

1. 朱纯嘏

朱纯嘏（1634—1718），字玉堂，江西新建人。幼习举子业，后学医术，精研痘疹一科，认为胎毒为时令之气入于命门所致。朱氏为防止天花蔓延，曾到内蒙古地区进行人工种痘。传世著作有《痘疹定论》，刊于1713年，共4卷。第一至第三卷论述痘疹证治，阐述了痘疹的病理、症状、诊断及治法等，介绍了人工种痘接种预防的历史和方法；第四卷论述麻疹证治。

朱纯嘏所传败毒散为治疗痘疹的名方。药物组成为：生地黄一钱五分，柴胡七分，牡丹皮七分，桔梗八分，薄荷五分，黄柏五分（蜜水炒），连翘八分（去心），黑参八分，牛蒡子八分（炒，研），甘草三分（生，去皮），金银花八分，天花粉八分，黄芩七分（酒炒），赤芍五分。主治：疹后口臭、口疮、唇烂，咽喉疼痛。功效：清胃利咽。用法：加煅石膏一钱，淡竹叶一钱，灯心草五十寸，同煎；或用生犀角磨汁，和药同服。

2. 徐大椿

徐大椿（1693—1771），又名大业，字灵胎，晚号洄溪老人。江苏吴江人。业医于清雍正、乾隆年间。徐氏出身于书香门第，祖父是康熙十八年（1679）鸿词科翰林，奉命编撰过

《明史》。父亲徐养浩，精于水利学。徐大椿自幼学儒及诸子百家，禀赋异于常人，通晓儒家、道家之言，对天文、地理、水利、音律等学问亦通晓。

《苏州府志》记载，徐大椿精研《易经》，好读黄、老与阴符家言。凡星经、地志、九宫、音律、刀剑、技击、勾卒等法，皆能通究，尤精于医。而立之年，因家人有疾而潜心研究医学，精研历代医著，颇有体悟，遂悬壶济世，往往能手到病除，效如桴鼓。

传世医著有《难经经释》《神农本草经百种录》《医学源流论》《伤寒类方》《兰台轨范》《医贯砭》《慎疾刍言》等。后人整理有《洄溪医案》传世。现在刊刻发行的有《徐氏医学全书六种》等。徐大椿曾经两度奉诏赴京做太医，深得乾隆皇帝嘉赏。

徐大椿一生精勤不倦，对医学精益求精，曾自言："终日遑遑，总没有一时闲荡。严冬雪夜，拥被驼绵，直读到鸡声三唱；到夏月蚊多，还要隔帐停灯映末光。只今日，目暗神衰，还不肯把笔儿轻放。"徐大椿强调"尊古学古"，推崇"古法"，主张"宗经法古"，但反对泥古不化。《医贯砭》一书，批判了明代医学家赵献可以六味、八味治病，废古人经方的做法，认为《医贯砭》"肆言辱詈，一字一句，索垢求瘢，有伤雅道"（《四库全书提要》）。徐大椿认为，《伤寒论》《神农本草经》不能改易："仲景《伤寒论》中诸方字金科玉律，不可增减一字，犹之录六经四书语，岂可擅自删改，将杜撰之语乱入耶？""伤寒传经之说，自《内经·热论》及仲景《伤寒论》诸书相传以来，数千年守之不变，浅学不能全窥，稍有所误，非杀人即寡效，然无有能出范围者。今乃敢肆然以为无传经、六经等法，且讥讪古圣以为支离多歧。此天理绝灭之谈，原无足辨，但恐世之崇信者，终无悟日，故又不能已于言也。"

徐大椿认为，《黄帝内经》《伤寒论》等经典著作后人只能高山仰止，景行行止，虽不能至，然心向往之，但如"能熟于《内经》及仲景诸书，细心体认，则虽其病万殊，其中条理井然，毫无疑似，出入变化，无有不效"。

徐大椿极力推崇古代圣人和经典，《医学源流论·方剂古今论》言："昔者，圣人之制方也，推药理之本原，识药性之专能，察气味之从逆，审脏腑之好恶，合君臣之配偶，而又探索病源，推求经络。其思远，其义精，味不过三四，而其用变化不穷。圣人之智，真与天地同体，非人之心思所能及也。上古至今，千圣相传，无敢失坠。至张仲景先生，复申明用法，设为问难，注明主治之症，其《伤寒论》《金匮要略》，集千圣之大成，以承先而启后，万世不能出其范围。此之谓古方，与《内经》并垂不朽。"认为古圣先贤之论思远义精，变化无穷，垂范后世。

徐大椿 79 岁高龄的时候，乾隆皇帝诏其进京，当时徐氏正卧病不起，让儿子陪着前往北京，到京后第三天就病死了。临终前书写墓室对联一副："满园灵草仙人药，一径青松处土坟。"

3. 觉罗伊桑阿

觉罗伊桑阿，乾隆中，以正骨起家，至钜富。其授徒法，削笔管为数段，包以纸，摩挲之，使其节节皆接合，如未断者然，乃如法接骨，皆奏效。故事，选上三旗士卒之明骨法者，每旗十人，隶上驷院，名蒙古医士。凡禁庭执事人有跌损者，命医治，限日报痊，逾期则惩治之。侍郎齐召南坠马，伤首，脑出。蒙古医士以牛脬蒙其首，其创立愈。时有秘方，能

立奏效，伊桑阿名最著。当时湖南有张朝魁者，亦以治伤科闻。（《清史稿·列传二百八十九·觉罗伊桑阿》）

4．黄元御

黄元御（约1705—1759），名玉璐，字元御，又字坤载，号研农，别号玉楸子。清代医学家，尊经派的代表人物，被后人誉为"一代宗师"。出身于官宦世家、书香门第，幼时受家学影响，遍览经籍文章，希望能够登科入仕，"以功名高天下"。

雍正二年（1724），甫近弱冠之年的黄元御考中邑庠生。雍正十二年（1734），30岁的黄元御，因用功过度，突然患了眼疾，左眼红涩，白睛如血，迫不得已延医就诊。而一些庸医却滥用黄连、大黄等苦寒之剂，导致脾阳大亏，多年内频繁出现中虚，最后左目完全失明。在科举时代，若五官不端正，则不允许入仕，黄元御没想到遭此劫难，仕进之路将被彻底断送。他在哀痛之余，发愤立志，"生不为名相济世，亦当为名医济人"，从此走上了弃儒从医的道路。他刻苦研读历代的中医典籍，并凭借深厚的文化底蕴，通过多年的努力奋斗，逐渐有成，开始以医技普济众生。在行医生涯中又不断地总结经验，医术不断精进，医名大增，有人将他和诸城的名医臧枚吉并称"南臧北黄"。

黄元御奉张仲景等四人为"医门四圣"。他认为除了"四圣"之外，历代名医持论多有偏差，所以导致误诊死人，其最根本原因是因为"四圣"之书错简零乱，并兼之历代传注谬误所致。因此他立志以毕生心血和精力，"考镜灵兰之秘，诅读仲景伤寒"，对"四圣"之书，从源到流，重新加以考订，以还其本来面目，使后代人遵循。

黄元御的代表性著作有《伤寒悬解》《素灵微蕴》《金匮悬

解》《四圣悬枢》《四圣心源》《长沙药解》《伤寒说意》《玉楸药解》《道德悬解》《周易悬象》（另有《素问悬解》《灵枢悬解》《难经悬解》三种著作未得刊行）。

黄元御医术高超，治病效如桴鼓。其所著医书 11 种在其去世后不久，由当时的四库全书编修周永年进献，并全数收录，当然民间也有刊本，特别是在江南诸省，凡是悬壶行医的人，没有人不知道黄元御的，被称为"医门大宗""一代之大医"。宣统年间《山东通志》、民国初年赵尔巽等《清史稿》皆为其立传，民国十二年（1923）昌邑学商各界捐资为其修整坟园，呈请入祀乡贤祠。并于悬城西南门外及墓地立碑志念。黄元御也终于完成心愿，如其先祖黄福一样，身登乡贤、垂范千秋，名列正史。

5. 祁坤

祁坤，字广生，号愧庵，浙江山阴（今绍兴）人。擅长外科，曾任太医院院判等职，以医名于世。祁坤认为当时的外科著作博而寡要，或者隐而不完备，所以潜心研究外科技术，任职太医院时，多有体会。撰写《外科大成》，成书于康熙四年（1665）。该书共 4 卷，卷一论痈疽等病证之诊断、用药与治则，卷二、卷三论人体各部外科病证的诊治与验案，卷四论述大毒、小疵以及小儿疮毒等证，书末附录有炼取诸药之法。这本书在外科辨证和治法方面详尽全面，对后世产生了较大影响。

6. 赵士英

赵士英（1678—1737），回族，北京牛街人，担任过清太医院院使。雍正元年（1723），当时的湖广总督杨宗仁生病，雍正皇帝派赵士英前往诊治，并在回复杨宗仁的奏折上批注"赵士英是朕深知的好大夫"。但是赵氏在太医院供职不到半年就被撤职。他著有《冈志》一书,是记载北京回族聚居地牛街地区情况的地方志。

7. 刘裕铎

刘裕铎(1686—1757),字铺仁,回族人,为清雍正、乾隆年间御医,在宫中当御医20多年。雍正年间担任太医院吏目、御医,乾隆年间升为右院判、院使。刘氏医术超迈,在雍正年间,深得雍正皇帝信任,为当时朝廷的"第一医官",雍正称他为"京中第一好医官"。乾隆年间,奉乾隆之命,他与吴谦共同担任《医宗金鉴》的总修官。

刘氏治病善用古方,但不拘泥于古方,能够随证化裁,选药精准。他除了为皇帝与皇室成员看病外,还经常为王公大臣治病。雍正四年(1726),刘氏被皇帝指派为河道总督齐苏勒治病。齐苏勒上奏雍正帝说,自己年逾六旬,素有残疾,现今岁伏秋间,两足软细,非人扶不行,且近日患心跳脾泻之症,日觉精力渐衰,恳请雍正皇帝允许自己回北京治病。雍正皇帝批示:差京中第一好医官来调理卿疾。刘氏前往诊治以后,齐苏勒病情很快好转。后齐苏勒又上奏雍正皇帝说:自医官刘裕铎用药调治以来,心跳之病已痊,自觉精力渐增,唯脾气尚未全瘳。

雍正七年(1729),刘氏奉旨为内大臣侯陈泰诊治,刘氏诊断侯氏之病"原系伤寒发斑之症",予以益气、化斑、温胆等汤,侯氏之病得以好转。

雍正八年(1730),刘氏奉旨为大臣诺敏、单福臣、孙可进等诊病,刘氏认为"已成痼疾,不能痊愈",结果雍正皇帝发怒,认为"从前原系阿其那(雍正八弟胤禩)、塞思黑(雍正九弟胤禟）等党羽，恩医至今，仍然包藏贼性，怙恶不悛，不唯毫无感戴之忱，久后怠玩推诿，陷害看视大臣，以泄其党恶愤怨之私也"。结果刘氏被革职，雍正皇帝还下旨："仍令刘裕铎调理。伊若尽心医治，病愈则已，倘数人中一有不虞，定将刘裕铎即行正法。"

雍正九年（1731），刘氏奉雍正帝谕旨前往新疆巴尔库尔军营效力以赎罪，这一待就是 5 年。直到乾隆即位，刘裕铎才得到了昭雪回京的机会。

刘氏医术高超，品行端方。现举其治病的几个医案如下：

乾隆某年端午节，乾隆皇帝感觉上腭干，太医院右院判、御医刘裕铎和太医院左院判、御医陈止敬，建议使用"孩儿茶一味，研末擦上，或噙化亦可，能上清口中浮热"。

乾隆五年（1740），刘裕铎和御医陈止敬、吴谦三人同为乾隆皇帝诊病，"敬谨调理，甚属勤劳……且奏效甚速"，乾隆皇帝大喜，升三人为五品食俸。从此以后，如果有御医不能治疗的疑难病证，乾隆皇帝都命令"添刘裕铎看治"。

刘氏还为意大利画家郎世宁、大学士张廷玉等治过病。乾隆十年（1745）夏季的一天，快 60 岁的郎世宁从上午一直作画到下午 3 点左右，突然晕倒在画室。刘裕铎奉旨前往郎世宁府邸为其诊病，当时的脉象是浮洪，患者汗出不止，刘裕铎认为是因为外感风寒，内受暑热所导致。开方：香薷二钱，羌活一钱，防风一钱，荆芥一钱，前胡一钱，薄荷一钱，川芎一钱，牛蒡子（炒，研）二钱，桔梗二钱，生甘草八分，生姜一片。诊病回朝后，刘裕铎向乾隆皇帝陈述了郎世宁的病情："脉细浮洪，由内受暑热、外感风凉，以致头疼身痛、发热恶寒、咽喉作痛、胸闷口渴，臣拟用疏风清暑调治。"郎世宁因为过度劳累，这次发病调养了 2 个月。其后刘裕铎又为郎世宁配制了金匮肾气丸进行调养。

8. 吴谦

吴谦（1689—1748），宇文吉，安徽歙县人，乾隆时任太医院右院判。吴谦身为太医院御医，常随侍乾隆皇帝左右，并因医术高明，经常得到乾隆皇帝的嘉奖。

乾隆四年（1739），乾隆皇帝命吴谦、刘裕铎为总修官，陈止敬担任经理提调官，编撰《医宗金鉴》，以正医学之本。由当时的亲王弘昼和大学士鄂尔泰督办。为了保证医书的质量，同时选派精通医学、兼通文理、有真知灼见的学者共同编纂，设纂修官总共 14 人，副纂修官 12 人。另外，还有誊录官、审校官等，总共有 70 多人参加了编写工作。在编撰的过程中，不仅仅选用了宫内所藏医书，还大量征集了天下家藏秘籍、世传良方和新旧医籍。《医宗金鉴》是清代御制钦定的一部综合性医书，也是吴谦的代表之作，全书共 90 卷，是我国综合性中医医书最完善简要的一种。

吴谦对历代医书"词奥难明，传写错误，或博而不精，或杂而不一"等问题，给予"改正注释，分别诸家是非"。他尊仲景学说，将《订正仲景全书·伤寒论注》17 卷、《订正仲景全书·金匮要略注》8 卷置于《医宗金鉴》之首。《订正仲景全书·伤寒论注》《订正仲景全书·金匮要略注》是吴谦考证乾隆以前研究《伤寒论》《金匮要略》的多家医学著述，对《伤寒论》和《金匮要略》原文加以注释，汇集诸家注释，并阐发己见而成。

《医宗金鉴》共计医书 15 种，包括《订正仲景全书·伤寒论注》《订正仲景全书·金匮要略注》《删补名医方论》《四诊心法要诀》《运气要诀》《伤寒心法要诀》《杂病心法要诀》《妇科心法要诀》《幼科杂病心法要诀》《幼科痘疹心法要诀》《外科心法要诀》《眼科心法要诀》《刺灸心法要诀》《正骨心法》《内治杂证法》。

《医宗金鉴》编撰完成，乾隆皇帝御赐每人《医宗金鉴》一部书和一具小型针灸铜人作为嘉奖。乾隆九年（1744）圣谕："《医宗金鉴》一书告成，和亲王大学士鄂尔泰暨本馆经理、总修、提调、纂修、校阅、收掌、誊录等官并该院官员人等，着各赏给一部。吴谦亦赏给一部。再各直省布政司，俱着发给一部，听其翻刻刷印颁行。"后来，《医宗金鉴》成为宫廷医学教科书。《医宗金鉴》从医学文献整理校订的角度充分体现了宫廷医学的成就和学术水准。

9. 花三格

花三格，清乾隆年间的御医，擅长外科病，担任过太医院左院判，参与编纂《医宗金鉴》，任纂修官。他医术精湛，曾为乾隆皇帝、内阁大臣等治过病。

有一次乾隆皇帝腰腹间起疙瘩，搔痒后连成一大片。花三格前去诊治，分析病因，认为"血分有热，微受风凉"。他给乾隆皇帝开了外用的洗药，用药包括黄柏、苦参、地肤子、鹤虱草、朴硝、防风、荆芥穗、蛇床子、土大黄、当归、杏仁、花椒等。之后又在洗药内增加生白矾。

乾隆十五年（1750），花三格给内阁学士董邦达治病。董氏患了脱疽，生在右手掌外侧，大如乌豆，逐渐腐黑，根深毒盛。花三格采用外敷碙砂散、灵药片进行治疗，黑腐被连根拔下，以后又外敷珠子散，以及贴黄连膏，治愈了董氏的脱疽症。

乾隆十六年（1751），花三格与御医武维杨为圆明园协理事务员外郎孙三格诊治。孙三格病便毒之症，生于少腹左侧腿缝间，溃烂日久，四面皆空。花三格等人采用了外用手法剪开溃烂，内服托里养荣等汤，兼上生肌等药，外贴拔毒膏，将其治愈。

10. 陈世官

陈世官，清乾隆年间太医院御医。陈氏为公主、阿哥、福晋、嫔妃、贵人等诊过病。

乾隆四十二年（1777），陈世官等人为循嫔诊治，患者表现为荣分期至，肚腹疼痛，脉息沉弦，陈氏诊断为气滞血热，采用调荣清热的方法。同年夏天，另一妃嫔生病，陈世官等人诊断为内有郁热，外伤暑湿，所以出现头痛满闷、脉息浮大等症。陈氏用香苏饮一剂，该妃嫔服药后暑气即解，又用清上饮清解上焦郁热而愈。

乾隆四十九年（1784），禄贵人病痿痹之证，症见四肢不能屈伸、周身疼痛、自汗恶风，陈世官等认为此病是因为气血双亏，不能荣养筋脉所致，采用内服养荣蠲痹汤、外用熨药调理的方法进行治疗。一个月以后，患者疼痛止，手臂屈伸，可以活动。

11. 张肇基

张肇基，清乾隆、嘉庆年间御医。乾隆四十九年（1784），禄贵人患气虚痰厥证，出现昏迷、不省人事，气弱神倦，脉细涩。张肇基与几位御医急用苏合丸姜汤调灌。禄贵人服药后神识渐清，但是还有气弱身软、时或昏迷、痰热犹盛的症状。张氏采用育神化痰汤调理，第二天用扶脾育神汤。10天以后，禄贵人各种症状都得到了好转，但是气血尚未充盛，张氏又用扶脾育神丸补养调理气血。

12. 沙惟一

沙惟一，清乾隆、嘉庆年间御医。乾隆皇帝临终前1个月，沙惟一与钱景两人，每天都为乾隆皇帝诊治。当时乾隆皇帝已经快90岁了，年老气虚。有一天，沙惟一等前往诊视，乾隆皇帝虽然圣脉安和，但是由于心气不足，出现夜间少寐，于是投以养阴育神汤以宁心安神，并加人参补气。

又一日，乾隆皇帝神气恍惚，梦寐不宁，沙惟一就用镇阴育神汤，里面加赤金一两作药引，借以达到引导镇阴育神之剂入心的功效，同时用参麦饮。乾隆皇帝临终前两天，又进服参麦饮，但终因年老气弱而逝。

13. 陈增

陈增，清乾隆年间太医院小方脉科大夫。乾隆三十六年（1771）春，十一阿哥次女（1岁）患内热受风，时令发疹之症，先服疏表透疹汤。第二天，陈增会同其他几位御医用前方加减，增强了清肺宣散透疹之力。到第四天，虽然疹形已经透出，但是里热很盛，所以用清热化疹汤进一步清营分之热邪。第五天，疹形已透，里热渐清，又采用清热温胆汤清热和胃。后用金银花一两，冲汤代茶饮，以作调理。

14. 高存谨

高存谨，清乾隆年间太医院小方脉科大夫。乾隆三十四年（1769），八阿哥长子（1岁）眼角下微红，经常作痒。高存谨诊病后，认为系肺胃有热，用柴胡清热汤。患儿服药后，眼角的红色渐渐退去。第二天，高存谨又用清金凉血汤，并开黄玉膏二钱以为外用。到第三天，患儿眼角红肿全退，脉息和平，精神起居都很好。

15. 刘芳远

刘芳远，清乾隆年间太医院痘疹科大夫。清宫对预防天花很重视，康熙皇帝在宫中推行人工种痘之术，种痘成为宫廷惯例。

乾隆某年三月，九公主惊恐发热，刘芳远等御医为九公主诊治，其脉象弦滑，好似有见喜（痘疹）之象，刘氏用透喜汤予以调理。之后，九公主喜痘应期发热，从右手腕及左腰下见点，颗粒分明、红活光润，饮食、精神都有好转。之后痘陆续出齐，九公主脉息和平，精神见佳。

16. 高永茂

高永茂，清嘉庆、道光年间太医院小方脉科大夫，擅长治疗天花。曾经诊治过嘉庆二十四年（1819）五阿哥的痘症、道光六年（1826）四公主的痘症、道光二十七年（1847）七阿哥的痘症等。

17. 花映墀

花映墀，清乾隆、嘉庆年间太医院御医，担任过嘉庆年间的太医院院使。嘉庆三年（1798），花映墀等人为晋贵人诊病。晋贵人患脓窠疮，两手起碎小脓疱，经常痒痛，游走不定。花映墀诊治后，认为是因为肺胃有热，外受风湿所致，采用外擦绣球丸，内服防风通圣丸进行调理。治疗半月左右，晋贵人各种症状都减轻。

18. 鲁维淳

鲁维淳，清乾隆、嘉庆年间太医院御医。嘉庆某年，鲁维淳等御医为嘉庆皇帝诊病。当时的嘉庆皇帝四肢微凉，右膊臂有时麻木，脉象沉滑。鲁维淳等认为是由于内有湿痰，外感寒气所致的痹证，采用蠲痹化痰、祛风通络的方法，给皇帝服用蠲痹化痰汤调理。3 天以后，嘉庆皇帝脉象渐缓，湿痰寒气得以驱逐。

19. 商景霨

商景霨，清乾隆、嘉庆年间太医院御医。嘉庆元年（1796），孝淑睿皇后受微凉，出现头痛发热，胸胁胀满。商景霨等御医诊病后以香苏和解饮予以调理。第二天，患者表凉已解。又兼荣分适至，胸腹胀满，下血较多，身肢倦软。商景霨等认为是因为血虚湿盛所导致，采用和肝调荣汤以及和肝归脾汤等进行治疗。

20. 钱松

钱松，字镜湖，浙江绍兴人。自幼学医，因父亲患病，他勤奋学医，终成为名医。清嘉庆年间，钱松担任太医院御医，后升任为太医院院使。钱氏擅长治疗痧胀，著有《痧胀名考》，记载了 36 种痧症，包括胎产前后、痘前痘后痧胀的辨证论治。他认为痧胀是古代的"干霍乱"，因为风湿火三气相搏，导致血热毒壅，痰凝火郁。治疗要随经调治，将毒气从表泄出。轻症的患者可以采用刮痧的方法，重症的患者采用放血疗法，不要妄用补法。痧胀多见于南方，在北方比较罕见，所以京城的医生容易误治。钱松还著有《脏腑正伏人明堂图》4 幅。

21. 张宗濂

张宗濂，清嘉庆、道光年间太医院御医，擅长妇产科和儿科。嘉庆二十一年（1816），2 岁的四阿哥因为内停乳食，外感风凉，出现身热腹泻。张宗濂诊病后，给予正气汤调理。服药以后，患儿身热微解，腹泻渐轻。张氏又以正气和胃汤调理。

22. 王九峰

王九峰（1753—？），字献廷，名明泾，江苏丹徒人。年少时喜欢研究医学，乾隆年间征召为御医。嘉庆十四年（1809），担任登仕郎之职。虽然为官，但是王氏一直仰慕古代名医，而淡泊仕途。留有《王九峰医案》传世。

23. 王世醕

王世醕，清道光年间太医院御医，疮疡科（外科）医生。道光十三年（1833），四公主患发颐，先由两位御医诊治。5 天以后，患者的右腮红肿明显，于是由王世醕与其他两位御医共同诊治。又过 5 天以后，患者没有外感症状了，只是右腮红晕高肿。此后由王世醕一人诊治，前后一月余，患者得以康复。

24. 张世良

张世良，清道光年间太医院御医，曾担任过太医院右院判。道光二十五年（1845），常贵人出现肝郁气滞夹饮之证，症见：胸膈满闷，手足瘛疭，两胁胀痛，脉息弦滑。张世良认为是由于气道壅遏所致，采用和肝调气饮和疏肝调气饮治疗，诸症都缓解。但患者还有饮滞未净，胃气不和，以致腹胀懒食、身酸体倦，所以再用和胃化饮汤调理。最后采用和胃代茶饮，培养胃气。

25. 栾泰

栾泰，北京大兴人，清道光、同治年间任职于太医院，在同治二年（1863）担任过太医院院使。

道光某年十月初一，栾泰为静贵妃诊病。静贵妃脉息沉缓，少腹微觉胀满，胸膈不快。栾泰认为是由于气血不和，荣分不畅所导致，用调荣顺气汤治疗。处方：当归尾二钱，川芎一钱，赤芍三钱，香附二钱（醋制），焦曲三钱，枳壳三钱（炒），山楂四钱（炒），青皮一钱五分（炒），砂仁八分，生甘草八分，引用生姜一片。之后又用调荣和胃饮、和血养荣汤、理气和中汤、和肝化滞汤等加减调理。

有一次，道光皇帝出现胸膈胀痛、口渴便秘、脉息沉滑等症状，栾泰、张世良等去为其诊治。四诊后认为，道光皇帝因为饮滞郁结，出现肝郁气滞停饮，用疏肝、通滞、清热、化饮、和胃等方法进行治疗。

道光二十八年（1848）十一月，四阿哥出现发热恶寒、头疼身痛、胸满咳嗽、内热口干、脉息浮数等症状。栾泰认为是因为外感风寒，肺热停饮，所以用羌防杏苏饮宣肺解表。两剂药服完以后，四阿哥"汗已透，表凉已解"，但是"肺胃饮滞未清，胸满作嗽"，于是又用了杏苏饮及清肺化滞汤加减治疗。服药以后，四阿哥"脉息平和，寐食如常，诸症俱好"，只是"肺中稍有饮热，有时微嗽"，栾泰为其开清肺代茶饮2剂，四阿哥的病得以痊愈。

26. 王允之

王允之，顺天府宛平人，清道光、咸丰、同治年间任职于太医院，道光二十六年（1846）是从九品吏目，同治二年（1863）升迁为八品吏目。同治六年（1867）五月，宫中一嫔妃患病，王允之诊治后认为是肝肺有热、停饮受凉所导致，并给患者治疗。

有一次同治皇帝患病，王允之为皇帝看病，诊得脉息弦软而虚。认为是身体虚弱，气不化饮所致。现在突然出现气道梗阻，有似厥闭的证象。身体太虚，病情比较重。王允之采用助气化饮汤：沙参五钱，麦冬五钱，伏龙肝五钱，枇杷叶二钱，白薇二钱，陈皮二钱，五味子四分，柏仁霜二钱，引用一捻金六分冲服。方中沙参、麦冬用量大，可强心益气。足见王允之辨证准确，用药有胆有识。

27. 薛福辰

薛福辰（1832—1890），字振美，号抚屏，江苏无锡人。薛福辰年少时机智过人，7岁时就能写文章。道光三十年（1850）时中秀才，到咸丰五年（1855）他参加了顺天乡试，考取了第二名。曾任工部员外郎。咸丰八年（1858），薛氏的父亲生病去世，他扶柩归乡。咸丰十年（1860），太平军攻破了无锡，他和母亲及弟弟为避乱定居在苏北的宝应县，之后又到李鸿章的府邸任职。后来他被提拔为候补知府，然后到山东补用。当时黄河缺口，到处都是灾情，山东巡抚丁宝桢知道他对水利有研究，请他去帮助治理黄河。他因治理黄河有功，调任候补道员，补山东济东泰武临道。

薛福辰研习医学书籍，精通各家学派。光绪六年（1880）时，慈禧太后突患重病，下旨遍征各个地方的名医，李鸿章等保荐薛福辰。当时他还任广东雷琼道及调授督粮道，但因奉旨到宫内诊病而没有能到任。当时宫廷内外都知道慈禧患的是"血蛊"病证，医生只是以治血蛊的方法进行治疗，因此很久都没能治愈。薛福辰从慈禧太后的脉象上看，也以血蛊论治，但是用药却以疏通补养之品为主，使慈禧之病痊愈，令当时名医叹服。他在宫中待了差不多两年时间，有名望的权贵都去找他看病，每天看病的人络绎不绝。光绪八年（1882）十二月，慈禧的病全好了，薛福辰因为治病有功，被封赏了头品顶戴，调补为直隶通永道。这年除夕，慈禧亲笔书写"职业修明"和"福"字匾赐予薛福辰。同时还赐玉钩带、紫蟒袍一副，赏赐长春宫、宴体元殿听戏。

薛福辰为官政绩卓著，深受民众爱戴。所著医学书籍有《医学发微》《临症一得》等，均未完稿，现仅存文章《素问运气图说》。

28. 薛宝田

薛宝田（1815—1885），字心农，江苏如皋人。薛氏出身世医之家，其曾祖父薛梅苑在乾隆年间曾治愈乾隆皇帝十额驸的病。他的父亲在北京行医，颇有医名。薛宝田年少时跟随父亲在北京读书。中年时，他在浙江担任醝尹（掌管盐产的小官），当地人经常请他看病。

光绪六年（1880），慈禧太后生病，征召全国各地名医，薛宝田被保荐给慈禧太后诊病，当时薛氏已经66岁。他与马培之、汪守正、程春藻、薛福辰、仲学辂等一同为慈禧太后会诊。当薛宝田为慈禧太后诊脉以后，认为太后之病是由于郁怒伤肝，思虑伤脾，五志化火，不能荣养冲任，以致胸中嘈杂，少寐，乏食，短精神，间或痰中带血，大便或溏或结。太后之脉左寸数，左关弦；右寸平，右关弱，两尺不旺。薛宝田建议慈禧太后省心节劳，如此则身体自会大安。薛宝田等人在皇宫内当值43天，共为慈禧太后诊脉15次，处方20余首。慈禧太后称赞薛宝田看脉立方很稳妥。薛宝田把这次为慈禧太后治病的经过、脉案等写成了《北行日记》一书，是研究宫廷医学的宝贵资料。

29. 费伯雄

费伯雄（1800—1879），字晋卿，号砚云子，江苏武进孟河镇人，是孟河四大名医之一。出身于世医之家，博学通儒，由儒而医，德艺双馨，誉满江南。《清史稿》称："清末江南诸医，以伯雄最著。"清道光年间，费伯雄两次应召入宫廷治病。在治疗皇太后肺痈和道光皇帝的失音症时，取得了非常满意的疗效。道光皇帝赏赐费伯雄匾额和联幅，称其是"活国手"。

30. 陈秉钧

陈秉钧（1840—1914），字莲舫，号庸叟，又号乐余老人，清末医家，浙江青浦县人。陈家世代业医，陈秉钧的祖父陈焘、父亲陈垣，皆为当地名医。陈秉钧自幼学习医学，无心于仕途。他刻苦攻读中医典籍，研究历代诸家之长，精研经方，通晓脉理，对内科、外科疾病的治疗多获奇效，人称"国手"。

他一生曾先后五次奉旨进宫，为皇室诊病。光绪二十四年（1898），因为戊戌变法失败，光绪皇帝抑郁成疾，病势逐渐加重。朝廷征召全国各地名医进京为光绪皇帝诊病。陈秉钧亦被保荐。因为他精通脉理，善于辨证，处方用药平和，所以在太医院会诊时，一般都是以陈氏的处方作为基础方进行加减。经过一段时间的调治，光绪皇帝病情好转。光绪皇帝特敕封陈秉钧为三品刑部荣禄大夫，任命做御医，主要负责御药房事务，并赐匾额"恩荣五诏"。

陈秉钧还为孝钦皇后、慈禧太后等治过病，效果都很好。光绪三十四年（1908）陈氏迁到上海开设诊所，人称"御医"。传世著作有《四诊歌诀》《丸散备要》《医案拾遗》《女科秘诀大全》《御医请脉详志》等。

31. 曹沧州

曹沧州（1849—1931），字智涵，名元恒，号沧州，江苏吴县（今江苏苏州）人。其祖父与父亲都精通医术。曹氏承继家学，精通《黄帝内经》《伤寒论》及清代叶天士、薛雪、吴瑭、王士雄等著作。临床治病辨证审慎，用药轻灵，处方用药味少而力专。擅长内、外科。光绪三十三年（1907），光绪皇帝病重，征召全国各地名医，曹沧州被召进京为光绪皇帝诊治。曹氏代表作有《戒烟有效无弊法》《霍乱救急便览》等。

32. 张仲元

张仲元（1863—1939），字午樵，河北乐亭县人。张氏幼年聪明好学，因家境清贫，随父亲张祥云在北京行医，并在父亲的指导下博览医学典籍。他通过自己的刻苦努力，年稍长，技艺精湛，年轻时即入太医院，是清代最后一位太医院院使，光绪、宣统年间就职于太医院。

张仲元多次为光绪皇帝和慈禧太后治病。刚开始进入太医院的几年，张仲元并不知名。有一次，慈禧太后患了左臂不能屈伸之病，经过多名御医治疗，都没有治愈。御医们束手无策，后经张仲元治疗，应手起效。张仲元因此医名大震，受到重视和提拔。

张仲元治病不仅善用药物，有时也采用药酒和饮食疗法。例如：光绪二十二年（1896）九月，慈禧太后出现耳鸣、眩晕、恶风、谷食不化、步履无力等症状。张仲元诊得脉象为左脉沉弦而细，右寸关沉滑，认为是由肾元素弱，脾不化水，郁遏阳气所致，采用理气化饮之法进行治疗，并用药酒方和饮食调理。

宣统元年（1909），张仲元被提拔为太医院院使，配花翎五品顶戴，兼上药房值宿供奉官。此间，他曾提出改革太医院制度，获得批准。后来改为花翎四品顶戴。1920年，张仲元迁任督办清察管理太医院事务大臣，为花翎三品顶戴。后闲居寓所如不及斋，1939年逝世。

33. 李崇光

李崇光，清末任职于太医院，担任左院判之职。李氏在光绪二十八年（1902）为慈禧太后看过病，宣统元年（1909）为隆裕太后看过病。

清代重视医学教育，在太医院内设培养医学人才的学校——太医院教习厅（之后更名为医学馆），学生们在学习医学知识的同时也学习算学、英语、理化、西医等课程。李崇光在此担任过教习。在教学内容上，他是一位保守主义者，认为"西医不可擅用，人才毋庸自储"。他反对学生们学习医学之外的其他课程。

34. 赵文魁

赵文魁（1873—1934），字友琴，浙江绍兴人。祖上三代御医，到赵文魁的时候已经在北京居住了九代，都以行医为业。他的祖父在太医院供职，父亲赵永宽是光绪前期的御医。赵文魁年少的时候就在父亲的指导下诵读中医经典。17岁的时候，他的父亲病故，赵文魁进入太医院。

光绪二十五年（1899），慈禧太后去东陵，突发高热，因为值班御医不在，只有赵文魁在，当时他只是"吏目"，被召为慈禧太后诊治。第二天，慈禧太后的热就退了，几天后痊愈。随后赵文魁破格晋升为御医。第二年，又被晋升为太医院院使，主要负责太医院事务。到了宣统年间，晋升为一品太医院院使，管理太医院事务，同时兼管御药房、御药库。

有一次慈禧太后出现鼻衄，赵文魁采用疏解清热的方法为其治愈；另一次采用和胃分利的方法，治愈了慈禧太后的下痢；还曾经采用清肝调胃的方法，治愈过慈禧太后的食后作呕；采用调气和胃的方法治愈过慈禧太后的痰食积滞。赵文魁为溥仪治愈中焦风热证，也曾为淑妃治疗过腹痛、肝热等病证。

清亡以后，赵文魁离开太医院。1924年，他在北京悬壶济世，诊所号"鹤伴吾庐"，患者络绎不绝。20世纪30年代初，北京猩红热流行，他出入患者家中诊治，不幸染疾早逝。他的儿子赵绍琴是北京中医学院（现北京中医药大学）教授，将赵文魁的治疗经验整理成《赵文魁医案选》和《文魁脉学》。

赵文魁身为御医，博采众家，法古而不拘泥于古人，在脉学、温病、杂病等多方面都有独到见解，在四诊中擅长脉诊。他认为病皆根于内而形诸外，症或有假，但是脉无假而可诊其本。如果能够在诊脉上下功夫，临床治病一定可以切中病机而不用担心误诊、误治，由此逐步形成了他辨脉求本的学术思想。赵文魁精于李时珍脉学，以表、里、虚、实、寒、热、气、血八纲统领 27 脉，并提出了浮、中、按、沉诊脉四法。

赵文魁擅长治疗温热病，认为温热病是由于内热久郁，再感温邪，内外邪气相合，所以出现高热、神昏，甚则谵语。对于高热患者，不能专用寒凉药物，因为寒可使血脉涩而不流，温药可消而去之。寒凉药用得太多会冰伏其邪，加重内郁，导致热邪不能出来，出现邪入营血的险症。

35. 韩一斋

韩一斋（1874—1953），名善长，晚年号梦新。少年时韩氏就在太医院医学馆学习医学，太医院院判李子余是他的老师。在太医院学习 4 年后，韩氏留在太医院当医生。清亡以后，韩氏在北京市府右街石板房胡同开设诊所，由于医术高超，患者很多，他在北京业医有 50 多年的时间，享有盛誉。

韩氏擅长治疗肝郁，对于肝气横逆犯脾胃致病，多采用疏肝理气的方法，善用青皮、陈皮、柴胡、郁金、香附、苏梗等。对于阴虚肝热患者，韩氏临证多采用清肝育阴的方法，女贞子、墨旱莲、生地黄、杭白芍、牡丹皮、阿胶珠等为常用之药。肝阳上亢患者，则采取平肝降逆的治疗方法，多采用代赭石、生牡蛎、旋覆花、白蒺藜、羚羊角、钩藤、炒僵蚕、紫贝齿、茯神、瓦楞子、磁石等药物。肝气郁久化热、肝火上炎病证，多采用泻肝清热的治疗方法，黄芩、芦荟、知母、栀子、青黛、夏枯草、龙胆草、连翘等是常用药。

韩氏认为治疗脏腑虚损，要重视脏腑之间相生相克的关系，综合分析，不要急功近利，顾此失彼，如果用药不当，反而对患者造成伤害。治疗疾病的时候医生应该详查患者的病情。如果是标本俱虚的虚证要用补法，标本皆实的实证要用泻法。当遇到标实但本虚，或者本实但标虚的时候，要舍本从标，或者舍标从本。

韩氏认为："凡降者必先升，但升者不使过高，降者宜求其缓。降其蕴邪，驱其滞热，升其不足，以补其正，斯为得之。"当采用升法治病的时候，要把握分寸，以适度为宜。对于久病或者虚弱患者，采用通降方法治疗，要注意缓和稳妥，不要用药太猛，以防伤及患者的正气。遇到久病、重病者，患者表现出邪实正虚，单纯采用攻法或者补法都比较困难，这个时候应详细审查患者的标本虚实，采用标本兼顾的方法。即临床治病一定要灵活，法无定法。

36. 力钧

力钧（1855—1925），字轩举，号医隐，福建省福州人。他幼年开始学医，光绪十六年（1890）到北京参加会试，没有考中，在北京琉璃厂买了十多种明版医书，并在天津、上海等地买了很多新版医书返回福建。光绪二十年（1894），礼部宣召力钧到北京为达官显贵诊病，医声很盛，很多人请他留在北京行医，但他以母亲生病为由，返回福州。

光绪二十九年（1903），力钧担任商部保惠司郎中，全家搬到北京，一边做官，一边行医，深得皇室贵胄的信赖。有一次慈禧太后生病，经过庆亲王奕劻的推荐，力钧到乐寿堂为慈禧太后诊脉开方，效果显著，慈禧见力钧长得慈眉善目，很是高兴，给了他很多奖赏，同时赐力钧加四品卿衔。

有一次，光绪皇帝诏力钧到涵元殿看病。吃了力钧的药，光绪病情有所好转。慈禧太后心中不满，对力钧说："力能回天，尚能不死？"力钧害怕惹火上身，称病在家，内监到他家来探视生病是真是假，力钧事先让人放血在痰盂中，让人以为他患了痨病，通过这个法子，才瞒过了内监。后来，力钧将他为光绪皇帝、慈禧太后及庆亲王等诊病的经历整理为《崇陵病案》一书。

37．袁鹤侪

袁鹤侪（1879—1958），名琴舫，字其铭。14岁时，父母因为患热病去世，所以袁氏就立志学医济世。1903年，他到京师大学堂医学馆学习中医，废寝忘食，勤奋刻苦，打下了坚实的医学基础。1906年，袁氏以优异的成绩考入清太医院，担任过慈禧太后随侍御医，同时兼任医学馆教习。

按照袁氏当时的年龄，本不足以供职于太医院，因为据《太医院晋秩纪实碑》的记载，除非因为蒙恩特赏御医之外，挨次递升到御医的人，一般都会年过五十了。所以当时袁氏进入太医院是被破格录用的。辛亥革命以后，袁氏担任过内城官医院内科医长。民国时期，为了抗争南京国民政府的"废止中医案"，袁氏联名请愿，奋力抗争。抗日战争时期，北京沦陷，袁氏隐居寓所，不为日寇治病，当局经常来刁难他。当无米下锅的时候，他则会静坐吟诵诗词歌赋，以此抒发爱国情怀。

1933年，施今墨请袁氏出任华北国医学院教授。对于治学，袁氏坚持实事求是的学习态度。他常告诫学生要严格要求自己，努力学习，身体力行。他认为学习中医，入门的时候可以选读陈修园的《医学实在易》《医学从众录》《伤寒论浅注》，吴鞠通的《温病条辨》，李时珍的《濒湖脉学》等书，为临床应用打下基础。如果要通达医理，就要精研《黄帝内经》《难经》《脉经》等经典，再逐渐学习《伤寒论》《金匮要略》《千金要方》《外台秘要》《神农本草经》《本草纲目》等书，以及金元四大家的医籍等。如此循序渐进地学习，才能全面、系统地掌握中医理论，进而深入临床运用所学，假以时日，就能做到灵活变通。

袁氏认为中医学术的发展要重视三点：①整理编辑古典医籍；②搜罗中医人才；③重视中医教育，筹办高等中医院校和医院等。对于中西医结合，袁氏认为，在医术方面，可以发展速成结合，这样可以收到速效；在学术方面，要从根本理论做起，这样才可以融会贯通。

袁氏重视研究中医理论，对于中医气化学说、天人相应等都有独到见解。他认为临床诊病一定要明白阴阳之理，这样才能获得满意的疗效。他精研《伤寒论》，如他对桂枝汤的加减有深刻认识："桂枝汤以桂、芍分治荣卫。卫出下焦，太阳火弱而卫虚者，则加桂；荣出中焦，脾阴不足而荣虚者，则倍芍；下焦阳衰而寒甚者，则加附子；中州阴虚而邪热者，则加大黄……方加减之妙也。"

袁氏对于内科杂病有丰富的实践经验，擅长治疗肝病、结石、瘰疬、疟疾等。对于结石，他开创了温通止痛、甘缓和中、开郁清肺、养血清热等方法，遵循先疏通、欲祛邪先扶正、欲利先清、欲降先升等治疗原则。对于瘰疬的治疗，他总结出养血疏肝、滋补肝肾、温补肾阳、清心养肺、益阴清热、益肺补心、健脾除湿、清胃滋脾、益气补肺和培土生金等方法，重视空气疗养的作用。

治疗疟疾，袁氏指出小柴胡汤加减是非常有用的方剂。他认为，疟疾患者出现寒热往来，要辨别寒热的多少，以此作为遣方用药的依据。当患者出现寒热多少相等，诊脉左弦、右关脉虚的时候，用小柴胡汤效果最好。当患者恶寒重时，可加柴胡、青皮、酒黄芩。服药的方法采用一剂分为3次服，在疟疾发作之前服用。如果患者热多寒少，这个时候可以重用黄芩而减少柴胡的用量。但是如果患者不头痛而腹胀，可以加炒白术、草果、茯苓等。患者出现腹胀，是由于湿邪所致，所以用茯苓、白术等祛湿。但是如果患者是但热不寒的温疟，就不可以用小柴胡汤加减。对于经闭患者，袁氏主张通经的时候一定要注意开源，要固护患者的脾胃。总之，袁氏诊病，兢兢业业，详察病情，谨慎用药，法古而有创新，药味看似平淡却有出奇制胜的功效。对于疑难杂症的治疗，很有建树。

袁氏的代表作有《伤寒方义辑粹》《温病概要》《温病条辨选注》《医术经谈》《袁氏医案》《中医诊疗原则》《瘰疬概要》等，他还参与过修订、重刊《医统正脉》等一大批中医古籍的工作。袁氏素负盛名，新中国成立后，毛泽东、周恩来、刘少奇、朱德等党和国家领导人多次接见过他。

第四节　御医群体的学术思想与诊疗特点

一、四诊难参，尤重脉诊

封建禁宫，法度森严，帝后、妃嫔所患疾病，无论病因还是病证，多有隐晦难言之词，多数情况下御医亦不敢或不便细问病情，常凭三指脉诊探其症结所在。若要通过望诊、问诊辅助辨证，须经患者恩准，否则可能招致祸端。鉴于此，清太医院医家均重视脉诊，并以之作为主要的辨证手段和立法、用药的依据。从乾隆朝开始，绝大多数清宫医案均有较为详细的脉象记录，脉案的书写格式亦为：先阐脉象，次论病机、症状，最后立法、拟方。这种以脉象统领理、法、方、药的脉案书写特点，即是清太医院医家重视脉诊，以脉诊病、凭脉用药之明证。这从薛宝田的《北行日记》中亦可看出。

御医薛宝田为慈禧太后请脉的场景，与《德宗请脉记》所载杜钟骏为光绪帝请脉的场景，如出一辙。慈禧太后唯露出寸、关、尺三部，对御医脉诊技能的要求，和光绪帝相比，有过之而无不及。诊脉完毕，御医须详明左右寸、关、尺三部脉象及所候之病因病机、病变脏腑，以此指导治法、方药，以及饮食、生活起居等注意事项。可见，脉诊是御医为皇室患者辨证诊病的主要手段，也是指导御医拟定治法、处方用药的主要依据。这客观上对御医脉诊技巧、以脉测证、以脉诊病的准确性提出了更高的要求，也促使御医在继承前人脉学成就的基础上，进一步探索、总结、精研脉学，以确保脉诊的准确性。

事实上，清太医院医家确具极高的诊脉水平，其杰出代表首推末任院使赵文魁。赵文魁以《黄帝内经》《难经》《脉经》《濒湖脉学》等脉学知识为基础，结合为晚清皇室成员、王公大臣请脉诊病的经验，形成了独特的脉诊理论，著成《文魁脉学》一书。

二、学宗仲景，辨从六经

六经辨证是以太阳、阳明、少阳、太阴、少阴、厥阴六经划分疾病传变的规律，并依此判断病位的深浅、病情的轻重、邪正的盛衰，指导处方用药。因《伤寒论》乃中医经典、方书之祖，其中方药疗效较好，故为御医所推崇，亦是清朝太医院医学教育的必修课程。清太医院医家不仅将六经辨证应用于对外感风寒的诊疗，诊疗外感风热、暑热及内伤杂病，亦常采用六经辨证。

御医们以六经辨证诊疗内伤杂病在光绪帝脉案中体现得尤为明显。因先天亏虚、政治失意，光绪三十四年（1908），光绪帝反复遗精、腹泻、腰胯疼痛、头痛、眩晕等，症状复杂，病情较重。众御医依据于六经理论，或从厥阴论治，或从少阳论治，或从太阳、少阳论治，或从厥阴、少阳论治，或从太阳、少阴论治，或从少阴、少阳论治，等等。虽收效甚微，但充分体现了清太医院医家在诊疗内科杂病中对六经辨证的灵活应用。

清太医院医家使用经方亦多，除小柴胡汤、桂枝汤、柴胡桂枝汤外，诸如三拗汤、麻杏石甘汤、四逆散、五苓散、真武汤、苓桂术甘汤、三承气汤、白虎汤、实脾饮等，均为常用之方。

三、法遵太素，理依藏象

脏腑辨证是以《素问》中的藏象学说为基础，结合脏腑的生理功能和病理特点，通过四诊合参，辨别脏腑阴阳、气血、寒热、虚实的变化，指导对疾病的治疗。古人将脏腑理论和五行理论相结合，注重脏腑间的生克制化关系和病理传变特点。《素问·玉机真脏论》曰："五脏相通，移皆有次，五脏有病，则各传其所胜"，表明了五脏的生理变化和病理传变具有一定的规律可循;《素问·五运行大论》曰："气有余，则制已所胜而侮所不胜；其不及，则己所不胜侮而乘之，己所胜轻而侮之",点明了脏腑间病理传变的特点;《金匮要略》所载"见肝之病,知肝传脾,当先实脾"之论,是以脏腑理论指导临床诊疗之实例。

脏腑辨证亦是清太医院医家临证所采用的最主要、最常用的辨证方法。御医们根据五脏六腑的生理特性和病理传变规律,结合患者的体质特点,将疾病证候归因于相应的脏腑,以此指导处方用药。御医们运用脏腑辨证较为灵活,同一患者,相同病证,随着病情的进展,证候的演变,御医临证所辨病变脏腑亦各不相同,这在连续性诊疗医案中体现得尤为明显。

同为湿热内扰,辨证脏腑各异

医案1:(同治六年二月)二月二十四日,冯钰请得玫妃脉息滑数。昨服清热化饮汤,表邪已解。惟肝肺湿热仍盛,以致胸腹胀满,肢体麻木,二便结燥。此由湿热凝滞,气不宣通所致。今用清热化滞汤,晚服一贴调理。

枳实三钱　川连一钱五分　黄芩二钱　赤苓三钱　槟榔三钱　川军一钱五分　泽泻二钱　甘草八分　牵牛一钱五分　引用荷梗一尺

本日,玫妃:疏风止嗽丸三钱一服,灯心五钱,竹叶五钱,薄荷五钱,芦根五钱,三仙饮二分。

医案2:(同治六年二月)二月二十五日,冯铨请得玫妃脉息沉弦。昨服清热化滞汤,大便已行,肠胃壅滞尚有未净。以致口渴,夜间少寐,胸腹微胀,胃热不和。今用清胃化滞汤,晚服一贴调理。

苍术一钱五分　陈皮一钱五分　厚朴一钱五分　黄连八分　半夏一钱五分　川军二钱　甘草八分　引用生姜三片

医案3:(同治六年二月)二月二十六日,冯钰请得玫妃脉息弦滑。惟肝脾阴虚不眠，心下堵满，饮食少思，气滞牵引作痛。今用益气理脾汤，晚服一贴调理。

醋柴胡一钱 白术二钱 当归二钱 白芍二钱 缩砂一钱 陈皮一钱五分 茯苓三钱 远志二钱 枣仁三钱 甘草八分 引用生姜三片、红枣二钱

医案4:（同治六年二月）二月三十日，冯钰请得玫妃脉息沉滑。表邪已解，里热尚盛。以致咽干口燥，瘾疹渐出，二便不利，左胁作痛。此由肝肺壅滞，热伤血分所致。今用清咽化滞汤，晚服一贴调理。

荆芥一钱五分 防风一钱五分 连翘一钱五分 炒栀一钱五分 黄芩一钱 元参二钱 麦冬三钱 桔梗一钱 薄荷八分 川连八分 木香八分 川军二钱 引用竹叶一钱

医案5:（同治六年）三月初二日，冯钰请得玫妃脉息弦滑。服药以来，症势渐减。惟正气未复，以致心跳头晕，气短神倦，夜间少眠，饮食少思。今用益气育神汤，晚服一贴调理。

沙参三钱 茯神三钱 麦冬二钱 白芍一钱五分 枣仁三钱 当归一钱五分 远志一钱五分 桔梗一钱五分 甘草八分 川芎一钱五分 白术一钱五分 引用灯心二束

按语：玫妃素有饮热内停，本月二十三日外感风寒，现发热恶寒、胸满咳嗽等症。服用清热化饮汤后，湿热尚盛。医案1将胸腹胀满、肢体麻木、二便结燥之症，辨证为"肝肺湿热"；医案2将口渴、夜间少寐、胸腹微胀之症，辨证为"肠胃壅滞"；医案3将不眠、心下堵满、饮食少思、气滞牵引作痛之症，辨证为"肝脾阴虚"；医案4将咽干口燥、瘾疹渐出、二便不利、左胁作痛之症，辨证为"肝肺壅滞"。该四则医案，虽玫妃均为"湿热内盛"，然病变脏腑各异。经治疗，诸症减轻，医

案 5 治以益气育神汤，益气养阴，扶正祛邪。

四、首辨气血，兼分虚实

气血津液是构成人体、维持人体正常生命活动的基本物质，也是维持脏腑功能活动的物质基础。气血津液分属五脏六腑，其生成、运行有赖于脏腑正常的生理功能，又是脏腑功能活动的产物。气血津液病变和脏腑病变相互影响，密切相关。气血津液辨证是运用脏腑学说中的气血津液理论，阐述气、血、津液病变，分析错综复杂的证候，指导处方用药。气血津液辨证亦是清太医院医家常用的辨证方法之一，在清宫医案中多处出现。御医们常将脏腑辨证和气血津液辨证相结合，以气虚、气逆、气陷、气滞辨证者有之，以血虚、血瘀、血热、血寒辨证者有之，以气血亏虚、气滞血瘀、气虚血瘀辨证者有之，以痰湿、水饮、湿热、饮热、痰热辨证者有之，以血虚痰阻、气滞湿阻、血瘀热滞、痰气互结者有之，等等。气血津液辨证在光绪年间御医力钧诊疗医案中体现得尤为明显。

力钧善以气血立论而重调补气血，其诊疗慈禧太后、光绪帝脉案，常强调"中气仍滞""血仍未充""血气未充""血气调和"等，治以"甘温补中""温中益气""益气理脾""理脾和肝""行血固本""行血益气"等法。

五、遣方和缓，用药轻平

性味平和、功效和缓是清太医院医家处方用药的一大特点。大寒大热、功效峻猛之剂多被称为"虎狼之药"，皇室患者常责令御医们慎用甚至弃用。御医所用方药的平和稳妥，表现为方药量轻、味少、药效平和稳妥。

首先，量轻。清太医院医家的方药用量，少至几分，一至二分者有之；多至三钱、四钱，药量超过五钱者甚少，滋补之品药量亦是如此，如人参常用剂量为五分、六分。辛辣、苦寒、峻猛之品，多避而不用。若需用之，或药量较轻；或经过炮制，以制性存用；或制成丸剂、散剂、膏剂等成药，以缓其效；或以代茶饮等缓慢调理。力求性味平和、药效稳妥。即便遇有急病、重症，御医们亦常投用功效平和之剂。疗效欠佳时，方施以峻猛之品，且中病即止，病证稍有减轻，即易为平和之味取而代之，力减方药的毒副作用，以防损伤正气。

其次，味少方精。清太医院医家所立方药，无论是汤剂，还是成药，组方严谨，药味较少。据《清宫配方集成》所载，清太医院医家广用小方，治疗范围包括内、外、妇、儿诸科，仅四味以内配方就多达190余首，其中单味药物配方24首，二味药物配方44首，三味药物配方53首，四味方药配方75首，占到清宫配方总用量的15%以上。清太医院医家所用汤剂，组方亦是精简，药物多在十味左右，少则四五味，多则十二三味不等。

但是，方药平和、味少量轻并不意味着清太医院医家不注重实效。相反，若平和之剂疗效欠佳，经帝后等患者应允，御医们亦敢投用峻猛之剂，以期获效，这在清朝各朝医案中均有体现。

六、急重难症，必投峻剂

虽然慢病调理是中医的传统优势，但清太医院医家绝非仅为"慢郎中"，临证诊疗必期速效。平和之剂不能奏效时，御医们亦会投用峻猛之品；若遇急症、重症，御医们亦必须有速效之方，方能承命。

清太医院医家临证必期速效的诊疗特点，与皇室患者崇尚实效的要求密不可分。如光绪三十四年（1908）三月初十日起居注曰："气体不能胜药力之故，立一稳妥之方，使服一剂诸病即能痊愈。"御医用药若无疗效，甚至不能快速奏效，皇室患者便会对参与诊疗的御医责备有加。如康熙四十九年（1710）十月，正黄旗内大臣公颇尔盆因痔漏复发，"串至左右臀，内通大肠，透破秽臭，稀脓日流碗许"，加之其人年迈，以致元气大虚、溏泄、恶心口渴、不思饮食。虽御医孙之鼎、段世臣、李德聪等采用金线重楼末兼扶元益胃汤竭力调治，康熙帝之朱批仍斥责御医"庸医误人，以致如此"。御医的精神压力可以想见。因此，帝后、妃嫔之疾，御医必当竭力救治，若平和之剂不能收到良效，必会使用诸如黄连、黄芩等大苦大寒，细辛、附子等辛辣有毒，或大黄、芒硝，甚至甘遂、大戟等猛攻之品，以获效验。

七、非独补肾，尤重肝脾

古有"至若饮食佳品，五味神尽在都门"之语，高度概括了宫廷物质生活的充裕和优越。然而在中国几千年的历史长河中，贵为九五之尊的皇帝，长寿者寥寥数人，屈指可数，相反，短命者甚多。有人对秦汉以来中国历史上 300 位皇帝的寿命进行了统计，结果显示，六十岁以上者共有 55 位，八十岁以上者仅有 5 位，五十岁以下者则多达 188 位。皇帝物质生活充裕，却为何如此短命？究其因，除了政治斗争外，民间皆传此因皇帝长期恣情纵欲而致肾亏，故野史有"皇帝都肾亏"之语。

封建社会，等级森严，宫廷更是如此，《宫词》"含情欲说宫中事，鹦鹉前头不敢言"，即是对宫廷等级森严，人人惶恐自危的真实写照。后宫"佳丽三千，得宠一人"，妃嫔们在争风吃醋、争宠斗艳中，情志不遂、肝气郁结者居多，《后宫词》"三千宫女胭脂面，几个春来无泪痕？"形象描述了众多妃嫔们的黯然忧伤，故又有"妃嫔宫女多肝病"一说。可见，世人有关宫廷患者多有"肝肾不足""肾虚肝郁"之论，亦不足为奇。

然而，翻开清宫医案稍加阅览，便不难发现，清太医院医家所拟方药，并非以调补肝肾为主，而以调理肝脾之方最多。光绪帝、慈禧太后脉案便是典型案例。光绪帝虽长期腰胯腿膝酸痛、遗精、头晕，然厌恶御医论其肾亏。众多医家为之请脉，多强调先后天不足、肝气郁结，立方用药亦多以肝脾肾三脏同治。慈禧太后晚年长期乏力、口黏、纳差、大便不调，张仲元、李德源等御医所拟方药，多主以健脾和胃，稍佐疏肝养肝之味，并未强调年迈而肾虚、时务而致肝郁。

分别梳理不同医家之脉案，亦不难发现，重视调理脾胃或调治肝脾，乃众多医家临证诊疗的一大特点。如康熙、雍正年间御医刘声芳主以脾胃论治，善于健脾益气、和胃祛湿之品中，佐用归、芍、香附等养肝疏肝之味。乾隆年间御医陈世官善于从肝论治，其治疗月经不调、心脾积热、阴分内热等证，均不离肝。嘉庆年间御医张自兴强调治病求本，临证常以归脾汤、八珍汤、参苓白术散等灵活化裁，健脾益气，祛湿和中。光绪年间御医陈秉钧临证多从肝脾胃三脏阐释慈禧太后诸症之病机，强调健脾和胃，养肝和肝；治疗光绪帝头晕、耳鸣、遗精、腰膝疼痛等症，化繁为简，强调疏肝潜阳、补脾固肾为治。光绪年间御医力钧诊疗慈禧太后、光绪帝之疾，亦多从肝脾胃论治，强调"病在肝气不舒，胃气不健""脾胃虚弱""肝脾不调"等，常用参、芪、白术、柴胡、香附、归、芍、陈皮、藿梗、半夏、焦三仙等药，均为调理肝脾胃之品。

清太医院医家多在疾病后期调理脾胃，顾护胃气，以防正虚邪恋，或复感新邪。嘉庆年间御医张自兴便是其中代表。其常拟用代茶饮、成药培补脾胃，顾护胃气。如疗二阿哥福晋"肝阴不足、脾软之症"，经过调治，"惟禀赋脾软、荣血微欠充盈"，其强调"暂止汤药，宜缓胃气"，施以调脾养荣丸健脾和胃，培补气血；治疗玉贵人血虚拘挛、时有抽搐一案，诸症减轻后，强调"病久耗伤气血，胃气过虚""真气已亏，汤剂不能运化"，拟用参莲代茶饮、加味参莲饮等固护胃气，益气养血。张自兴还曾于嘉庆八年（1803）为华妃拟食疗方当归羊肉汤方，温补中焦，补养气血。光绪年间御医力钧亦是如此，其注重药饵合用，健脾益气，补虚培元，强调"滋补周身之液全藉胃肠""必藉饮食补养以为生血之源""补养仍借饮食""生血全借饮食补养"等。诸如鸡汤、牛奶、葡萄酒、清淡蔬菜等，均为力钧调补脾胃之物。

八、临终救急，惯用生脉

生脉饮又名生脉散，由人参、麦冬、五味子组成，具有益气养阴、生津敛汗之功效。该方出自《医学启源》。《医学启源》卷之下十二载："麦门冬，气寒，味微苦甘，治肺中（伏）火，（脉）气欲绝。加五味子、人参（二）味，为生脉散，补肺中元气不足，须用之。"《内外伤辨惑论》一书亦载有该方，并曰："圣人立法，夏月宜补者，补天真元气，非补热火也，夏食寒者是也。故以人参之甘补气，麦门冬苦寒泄热、补水之源，五味子之酸清肃燥金，名曰生脉散。"《丹溪心法》一书以"生脉汤"

名之，《兰台轨范》称之为"生脉饮"。

纵观清太医院医家的临终救治医案，不难发现，御医对所有患者的临终救治用药，几乎都用生脉饮，或以生脉饮原方救治，或以生脉饮加味。顺治、康熙、雍正三朝由于存世医案较少，三位帝王及后宫妃嫔的临终救治医案均无记载，其临终救治是否以生脉饮为基础方剂，亦无从得知。乾隆朝始有将生脉饮用于临终救治的医案记载。然而，御医抢救乾隆皇帝用药，并非只用生脉饮，而是以参麦饮送服理中丸。盖因乾隆帝过于年迈，临终前阳气耗散，阴阳离决，故益气养阴须兼助阳。除乾隆帝外，乾隆朝其他患者的临终救治多选用生脉饮。如乾隆二十二年（1757）十二月十三日，定贵人因病久气血亏尽，真元将散，御医沙履谦投用生脉饮竭力救治。乾隆朝以后，历代帝后、妃嫔临终前，真元将脱之时，御医们几乎均以生脉饮原方救治。如道光朝大阿哥福晋痨瘵一症，日久耗伤气阴，复感暑邪，气阴脱散，临终前御医张永清等给予生脉饮救治。慈禧太后临终前，气短痰壅，势将脱败，御医张仲元、戴家瑜急以生脉饮尽力救治。同治帝临终前因气不运痰，厥闭脱败，御医李德立、庄守和急用生脉饮竭力救治。光绪帝驾崩前，御医张仲元、全顺等亦以生脉饮原方救治。

需要指出的是，生脉饮在清宫诊疗中不仅仅用于患者的临终救治。患者病情较重时，御医们亦多以该方化裁，或该方与其他方药联合使用。如乾隆朝总管王进忠患脾肺两亏、湿痰流注，病程久延，"形气羸瘦，脉息虚细"，御医王凤翔、花三格等为之拟生脉保元汤，加外用桑木灸法、贴拔毒膏调治。嘉庆朝玉贵人因血虚过重，胃气渐耗，"饮食艰难，舌强不语"，御医王泽溥、李承缮为之拟生脉饮调服。嘉庆朝大阿哥因病后阴分耗伤，现抽搐喘汗、烦躁不寐等症，御医张永清、张新等为之拟生脉饮调治。

生脉饮之所以在危重疾病的诊疗中广泛应用，与其功用密不可分。方中人参甘凉，功能补益元气，生津安神；麦冬甘凉，养阴生津；五味子酸温，生津敛汗。三药相合，具有较强的益气养阴、生津敛汗功效，可使气阴复生，脉气得充，故有"生脉"之名。《医方集解·生脉散保肺复脉见暑门》论该方曰："人有将死脉绝者，服此能复生之，其功甚大。"其实，仅以该方治疗元气耗伤、阴阳离决之证，效果甚微，然若在正气脱败之前，及时用之，应具有较好的养阴回阳、收敛固脱之效。现代药理研究表明，生脉饮具有较好的保护心肌、改善心功能、增强心肌收缩力、升血压、改善调节免疫力、抗自由基等作用，可用于治疗心衰、低血压、休克、神经衰弱等多种疾病。

九、常服药饵，以期延寿

历代帝王贵为九五之尊，号称"万岁"，享不尽人间的荣华富贵，为求长寿，注重养生保健乃情理之事。养生保健的方法多种多样，不同帝王、后妃所采用的方法亦各不相同，甚至有些方法正确，有些方法错误。但是，通过养生保健以追求长寿乃历代帝王的共同夙愿。就清朝康、雍、乾三位帝王而言，康熙、乾隆所用的养生保健之法较为科学，而雍正帝除服用健体保健药物外，所倚重的服用丹药养生则较为荒唐，这也导致了雍正帝的早逝。

康熙帝年近古稀，这在封建帝王中已属不易。康熙帝平时较少服药，因其认识到，人的年老、齿枯发白，都是遵循自然规律的，"如天地循环之理，如昼如夜"，不相信所谓的灵丹妙药。康熙帝主张"恒劳而知逸"（《庭训格言》），曰："若安于逸，则不惟不知逸，而遇劳即不能堪矣。"《清史稿·圣祖本纪三》载："朕自幼读书，寻求治理……府库帑金，非出师赈饥，未敢妄费……少时即知声色之当戒，佞幸之宜远，幸得粗致谧安。今春颇苦头晕，形渐羸瘦。行围塞外，水土较佳，体气稍健，每日骑射，亦不疲乏……死者人之常理：要当于明爽之时，举平生心事一为吐露，方为快耳。"可见，生活节俭、力戒声色、骑射健体、心胸豁达，乃康熙帝所秉持的养生方法。

雍正帝对丹药有着独特的情节和爱好，平生广纳知医之道士为其炼丹，认为"金丹"能令人长生不老，服用丹药"有益而无害"。长期服用丹药导致雍正帝体内铅、汞等有害物质堆积过多，因此而丧命。除丹药外，雍正帝对其他药物养生保健，亦极为重视，清宫医案载有雍正帝多次下旨询问龟龄集、龟龄酒的修合、使用情况。如："雍正八年（1730）六月初五日，张尔泰奉旨：你们药房及乾清宫、懋勤殿、雍和宫或有龟龄集药，或有龟龄集方，查来朕览。钦此……雍和宫有龟龄集药两样，一样是有人参的，一样是无人参的，外有方一张，本日晚一并呈览。又奉旨：雍和宫原有龟龄酒，不知有无，若有，着取来，钦此。""雍正十一年（1733）七月初八日，总管李英传旨：着药房修合龟龄集，有用之处照常用，少了随即修合，钦此……"

乾隆帝终年89岁，为中国历代帝皇年岁最高者，被称为"古稀天子"，这与其生活规律、习武强身、陶冶情操、汤泉沐浴、喜食补益之品有关。乾隆帝在位期间，始终保持着早睡早起的起居习惯；经常外出打猎，呼吸新鲜空气；还与群臣比试射箭、切磋武功；曾六次巡游江南，五次西巡五台山，三次东巡泰山，每次巡游时间都达数月。

乾隆皇帝非常喜欢赋诗，每天必作数首。他常把写好的诗传给大臣们评阅，每遇到引用典故之处，便会让大臣做出解释。乾隆帝习书作画，对音律也很有兴趣，其每年祭灶时，常自击鼓板，吟唱《访贤曲》。通过诗、乐、书、画，乾隆帝既陶冶了情操，还锻炼了体力和脑力。

服用药饵是乾隆帝养生保健的重要方法。其常服补益药物龟龄集、松龄太平春酒、八珍膏等，其中最主要的当属龟龄集和松龄太平酒。以龟龄作方名，取长寿之意，正如《抱朴子·论仙》所言"谓生必死，而龟鹤长存焉"，《抱朴子·对俗》亦曰"知龟之遐寿，故效其道，引以增年"。乾隆帝亦十分关心龟龄集的修合、使用、配方等情况，每次对制备龟龄集的处方和相关事宜都亲自过问，其常命总管："药房的龟龄集查查还有多少。"此外，乾隆帝亦常服具有补益气血的八珍膏、温中补气的理中丸等补益之品，如清宫医案载："乾隆四十一年（1776）二月十九日起，至八月十四日，合上用八珍糕四次，用过二等人参八钱。""五十二年（1787）十二月初九日起，至五十三年（1788）十二月初三日，合上用八珍糕九次，用过四等人参四两五钱。""乾隆五十三年（1788）二月初八日起，至十月十八日，合上用温中理气丸四料，用过四等人参四两。"等等。

应皇室养生保健的需求，结合患者的体质和生理特点、季节变化等因素，清太医院医家拟定了诸多具有养生保健功用的成药。长期服用这些成药，无病时可保健延年、未病先防，有病时可调理脏腑气血、既病防变。

调理用药在清宫医案中随处可见。御医们常在疾病初起、病证较轻，或疾病后期、正虚邪恋时，拟调补汤剂、成药或代茶饮调理脏腑，扶正祛邪，促使病愈。御医们所拟诸多调理方药中，以疏肝和中、清热祛湿和补益类最多，这与宫廷患者特殊的生活环境有关。皇室之间明争暗斗、尔虞我诈，多有情志不遂、气滞不疏。尊贵之体活动较少，且平素多食肥甘，嗜服补益之剂。日久易生肝脾不调、脾胃失和、痰湿内生、郁而化热等变。故清太医院医家所拟调理方药，亦以疏肝和胃、健脾祛湿、清热化饮类居多。

清太医院医家重视使用调补脾胃之剂。御医们根据帝后、妃嫔等患者多食肥甘，形体活动较少，日久脾胃损伤，形盛气弱的体质特点，或在疾病后期，正虚邪恋，损伤脾胃的疾病特点，拟有八珍膏、八珍散、十全大补膏、参苓白术丸、健脾丸、大健脾丸、经验健脾丸、五食丸、加味保和丸、和胃保安丸、调中畅脾膏等方调理脾胃。诸多方药均以健脾益气、和胃调中为主治。灵活选用，既可调理后天不足、脾胃失调之体质，又可治疗纳差、腹胀、腹泻、神疲肢倦等中焦湿蕴、脾胃失调、气机升降失宜之病证。如《清太医院秘录医方配本》载健脾丸一方，由人参、白术各三两，陈皮、神曲、山楂、麦芽各二两，枳实一两组成，可治"男子女人脾胃失调，饮食不节，倒饱失宜，致伤脾胃，胸膈气短，精神倦怠。春秋口淡无味，夏日犹寒，冬则愈甚。饮食不甘，脾胃大损。每服不拘多少，食远米汤送下。"《慈禧光绪医方选议》所收录的健脾阳和膏一方，由四君子汤增用焦三仙、草豆蔻、木香等组成，凡脾阳不足，中焦失运者，有病无病皆可服之。御医们亦善于疾病后期顾护脾胃。如嘉庆年间御医王文彬、陈嘉善疗二阿哥侧福晋饮停受凉，余邪未净，施用加味保和丸常服调理，和胃健脾；陈嘉善疗二阿哥下二格格肝脾两亏后期，治以大健脾丸缓缓调理；御医陈昌龄、郝进喜拟理脾化饮丸，调理二阿哥福晋脾胃虚弱、湿邪内蕴之轻证。等等。

"妃嫔、宫女多肝病。"针对宫廷患者多有情志不遂、郁怒伤肝、忧思伤脾的体质特点，御医们拟有保和丸、越鞠保和丸、和肝养胃丸、和肝养荣丸、木香顺气丸、木香导滞丸、和中六郁丸等疏肝理气、和胃健脾之品。《清宫医案研究》载有较多御医拟疏肝理气之方调理机体的脉案。如嘉庆年间御医沙惟一、商景霖拟缓肝养荣丸，调理华妃肝郁不舒，荣血不足；御医宋桂、郝进喜拟和肝养荣丸，调理二阿哥大侧室福晋肝阴不足。至于越鞠丸、越鞠保和丸等，更是太医院医家的常用之品，凡有情志不遂者，有无症状，皆可长期服用。

御医们还根据季节、时令的变化，拟定诸多预防保健成药，以防外邪侵袭机体。如暑湿天气拟有益元散、香薷丸、避瘟丹、避瘟散等清热消暑，防四时不正之气；天气转凉、燥邪伤肺，拟有二冬膏、加味二冬膏、梨膏等养阴润燥，枇杷膏、加味枇杷膏润肺化痰。据《清代宫廷医学与医学文物》所载，清太医院医家拟有"避暑香珠"一方，盛暑时带在身上，可避暑，防时行山岚瘴气。《太医院配方》载有避瘟丹一方，"凡遇四气不正，瘟疫流行，宜常焚烧，不致传染；岁末多烧，可以避邪，可以避瘟；空室久无人住，积湿容易侵入，预制此烧之，可以避害"。每年暑热季节，清朝皇室还命太医院御医在故宫乾清门，圆明园大宫门、贤良门等处，每天早上都要设"香薷汤"消暑一次，以防外感暑邪。

御医们还根据患者的生理特点拟定调理方药，如妊娠时，可常服胶艾安荣丸、胎产金丹以养胎安胎，新生儿可以福寿丹开口、清解胎毒等。

美容养颜、延年益寿医方是皇室帝后的必用之品。御医们拟有益寿膏、启脾益寿膏、延龄益寿膏、寿桃丸等延年益寿，正容膏、正颜丹等美容养颜，以供帝后、妃嫔长期服用。据《慈禧光绪医方选议》所载，慈禧太后所用医方，包括长寿医方、长发医方、补益医方三类二十多张，光绪帝保健医方亦包括长寿医方、种子医方、补益医方、令发易长及令发不落医方、洗头医方等二十余张。帝后对养生之重视，由此可窥一斑。

十、生活调摄，未病先防

清太医院医家注重生活调摄，饮食、情志和起居调摄是御医们重要的调理机体之法。

清太医院医家在较多治案中注有"相宜慎重调理"之语。这种辅用饮食、起居调摄，以佐助方药调治疾病之法，在御医们调治慢性疾病，或在疾病恢复期治案中，出现甚多。如康熙四十六年（1707）七月，御医张睿、刘声芳治疗武英殿赫世亨寒暑内伤脾胃之证，诸症减轻后，议"暂止药缓其胃气……仍用饮食调理"。道光五年（1825）八月，御医苏钰、张新、郝进喜等治疗孝慎成皇后气滞饮停、外感风凉之证，诸症减轻后，强调"宜止汤药，相应避风，饮食调理"。咸丰十一年（1861）十一月，御医李万清疗懿嫔（即慈禧太后）肝脾不调，以越鞠保和丸早晚各服二钱，并嘱"调饮食，避风凉，缓缓调理"。光绪年间，御医力钧、施焕、陈秉钧等均曾奏请光绪帝食用诸如鸡汁、牛羊蒸汁、莲子羹、葡萄酒等血肉有情之品调补脏腑。

清太医院医家还重视调节情志，强调静心藏神，凝神敛思，怡养真气，以利于调身护形，扶正祛邪。此乃《黄帝内经》"恬淡虚无，真气从之""阴气者，静则神藏，躁则消亡"之论在清宫诊疗中的具体应用。如光绪八年（1882）十一月十七日，御医薛福辰、汪守正、马文植等疗慈禧太后气血亏虚、肢体瘦弱，强调"当调养心脾，更宜静摄，息虑凝神，兼调饮食"。情志调节在光绪帝脉案中出现最多。戊戌变法失败之后，光绪帝被囚禁于中南海瀛台，忍受囹圄之辱，其情志不遂日益加重，病情亦更加错综复杂。御医们采用药物、饮食调治光绪帝诸症的同时，每每强调"更宜节劳静养"。如光绪三十四年（1908）七月初三日，御医施焕为光绪帝请脉后，指出："种种不足之象，若专以草木药品，恐难奏效，伏祈皇上怡情开爽，再加以血肉有情之品，量为调摄，或可徐见功效耳。"

十一、剂型多样，因病施用

清太医院医生诊疗用药，剂型丰富多样，既有汤剂、饮剂、代茶饮等水煎剂型（代茶饮亦可经沸水冲泡而成），又有丸剂、散剂、丹剂、膏剂等成药，以及贴剂、珠剂等剂型。《清宫配方集成》一书收录清宫配方1294首，包括丸剂504首、膏剂183首、散剂181首、丹剂109首、酒露剂30首、锭剂15首、饼剂6首、膏剂4首、未归类者262首。单就丸剂而言，又可细分为蜜丸、水丸、药汁丸、粥丸、枣肉丸、酒醋丸、蜡丸、药膏丸等诸多剂型。清宫方药剂型多样之程度，可见一斑。

关于方药剂型的选用，《本草经集注》载："……疾有宜服丸者，宜服散者，宜服汤者，宜服酒者，宜服膏煎者，亦兼参用，察病之源，以为其制耳。"清太医院医家临证诊疗，每每根据患者病情缓急、病证轻重的不同，灵活选用方药剂型，或汤剂、饮剂、成药单独使用，或不同剂型联合使用。清宫医案中，同一患者同日使用多剂汤药者有之，汤剂、代茶饮合用者有之，水煎剂送服丸药、散剂等成药者有之，内服、外用方药结合使用者有之，汤剂、代茶饮、成药交替使用者亦有之。如此既能增强疗效，又可照顾兼症，标本兼治。

代茶饮，又称药茶、茶剂，备受清太医院医家推崇。代茶饮方在清宫医案中信手可得，清太医院医家以之广疗外感、内伤诸疾，治疗范围涉及心、肺、肝、脾、肾等各个脏系。以光绪帝和慈禧太后为例：光绪帝脉案所用代茶饮方多达130余首，分别具有疏风解表、健脾祛湿、益肾固涩、疏肝和胃、润肺清肺等功效；慈禧太后所用代茶饮方亦达六十多首，分别具有解表疏风、清热祛湿、养阴生津、清肺止咳、疏肝明目、健脾和胃、祛湿化痰、滋阴清肠等功效。

清太医院医家所拟诸多代茶饮方，主治分类甚细。例如，仅清热类代茶饮即有清热代茶饮、清解代茶饮、清热化滞代茶饮、生津代茶饮、益阴代茶饮、清热化湿代茶饮、清热化痰代茶饮、清热理气代茶饮、清心解热代茶饮、清热和胃代茶饮、清肺代茶饮、柔肝清热代茶饮、和胃清热代茶饮，等等。需要指出的是，御医们所拟代茶饮方，是在中医理论指导下，根据不同患者病情、体质特点的不同而灵活选药组方的，用药具有一定的"随意性"。因此，清太医院医家所拟代茶饮方，即便方名相同，方药组成亦多不相同。如以"清热代茶饮"命名的代茶饮方在清宫医案中出现20余次，然每次所用方药之组成、主治各有不同。如御医钟龄为丽皇贵妃所拟"清热代茶饮"，由桔梗一钱、黄芩一钱、花粉二钱、竹茹二钱、麦冬二钱、陈皮一钱、灯心一束组成，功能清肺胃余热；李德立为同治朝大公主所拟"清热代茶饮"，由麦冬三钱、桔梗二钱、银花三钱、知母二钱、豆根三钱、竹叶一钱五分组成，功能清胃肠余热，疗咽干、牙根肿疼；张仲元、佟文斌为光绪帝所拟

"清热代茶饮"，由焦三仙各二钱、生地黄三钱、麦冬三钱、竹茹二钱、白菊花二钱、甘草梢一钱组成，功能清肝经余热。等等。

在清太医院医家所拟代茶饮中，仙药茶是最为常用的一种，乾隆朝的惇妃、循嫔，嘉庆朝的华妃，道光朝的孝慎成皇后、孝全成皇后，咸丰朝的丽皇贵妃、吉嫔，同治朝的福嫔，以及历朝的多位格格、阿哥，都曾服用过该药。据记载，仙药茶由六安茶一斤、石菖蒲二两、鲜苏叶二两、陈皮丝二两、鲜姜丝二两组成。方中六安茶清热消暑、生津止渴；苏叶解表散风，兼行气宽中、消痰利肺、和血、温中、止痛、定喘（《本草纲目》）；陈皮味辛能散，味苦能泄，其气温平，善于通达而止呕、止咳，居"调气健脾药物之首功"（李东垣）；生姜"通神明，去秽恶，散风寒，止呕吐，除泄泻，散郁结，畅脾胃，疗痰嗽，制半夏，和百药"（《药性解》）；石菖蒲安神解郁，化痰通窍，《重庆堂随笔》谓之舒心气、畅心神、怡心情、益心志，妙药也。清解药用之，赖以祛痰秽之浊而卫宫城；滋养药用之，借以宣心思之结而通神明。全方合用，"专治四时令序皆有不正之气，感冒风寒，停食积滞，胸膈饱满，呕吐恶心，头眩头痛，腹痛腰酸，憎寒壮热，手足战栗，咽嗌不利，百节酸痛，或口中发苦，鼻孔燥干，皆治之"。

因代茶饮方药平和，服用方便，有病之时可治病除疾，无病之时可预防保健，且适合长期服用、缓慢调治，为皇室贵人乐于接受的疗疾健体之法，慈禧太后便是其中代表。汪守正、庄守和、李德昌、张仲元、姚宝生等多位御医均曾为慈禧太后拟代茶饮方，如除湿代茶饮、清肝和胃化湿代茶饮、清解化湿代茶饮、调中清热代茶饮、化湿调中代茶饮、清热代茶饮、清热化湿代茶饮、加味三仙代茶饮等。

十二、服法用法，灵活切用

恰当的服药方法有助于提高方药的临床疗效，反之，服药方法不当，则会影响疗效。清太医院医家临证用药，往往根据患者体质、疾病性质的不同，病变部位、病变脏腑的差异，灵活选择方药的服用时间和服用频次，力争做到方药与脏腑的生理特点、疾病性质、四时环境的有机统一，以达到最大的治疗疾病或调理机体的作用。

服药时间方面，清太医院医家用药，有早服、午服、晚服之不同。其中以晚服，或午、晚服最多，而早服，或早、午服，或一日三服者较少。这与外感、肝郁、饮湿或湿热内停治案较多有关。一般来说，外感疾病，方药多晚服或午、晚服；肝肾阴虚者，多以六味地黄丸早服；气血不足、肝胃不和、肝脾不调者，多午服或午、晚服；饮湿、湿热、气滞、热痛或筋脉闭阻者，多午、晚服药或晚服；新病、急证，服药不拘于时；安神定志药宜夜卧时服用；等等。

清太医院医家还根据疾病性质、病变脏器的不同，在服药频次方面深有讲究。所用方药，或日一服，或日二服，或日三服，或顿服，或频服。一般来说，新感或病情较轻者，多以汤剂日一服。久病、轻病，多以丸剂日二至三服，缓慢调治。如防风通圣丸疗内热，越鞠保和丸疗肝胃不和，参苏理肺丸疗肺脾气虚，藿香正气丸疗湿浊蕴脾等，均为每日早、晚二服或早、午、晚三服。若病情复杂，症状较重，或疾病反复难愈者，多以汤剂每日二次服用。膏剂、锭剂等外用药物，日敷一次为主。若疾病渐愈，或预防疾病，多以代茶饮频服。

十三、医籍盈累，医方齐备

清宫医籍可谓汗牛充栋。据记载，清太医院、御药房等各处都藏有中医典籍。众多医学典籍中，既有《备全总效方》《千金要方》《千金翼方》《圣济总录》《太平惠民和剂局方》等方剂类医籍，又有《神农本草经》《植物名实图考》《重订医方药性合编》《增补雷公炮制》等药学典籍；既有《东垣十书》《景岳全书》《寿世保元》《医门法律》《古今医鉴》《证治准绳》《医宗必读》《医宗金鉴》等综合性医书，又有《外科大成》《眼科秘真》《小儿药证直诀》等专科医著。乾隆初年，清太医院编纂的《医宗金鉴》一书，收集了上自春秋战国、下至明清时期历代医书精要，书中所载诸如香苏饮、杏苏饮、五味消毒饮、和肝理脾丸等方剂，都是清太医院医家临证经验的结晶。

清太医院医家广用经方、时方、验方，上至秦汉、下至宋明，乃至清朝时期的诸多有效方剂在清宫诊疗中都有着广泛的应用。清宫配方多达 1300 余首，御医临证所拟的非固定药物组成的方剂数量更是不胜枚举。清宫配方档将方药组成较为固定的方剂分为风痰、痰嗽、伤寒、暑湿、燥火、脾胃、眼目、疮科、妇科、小儿、补益、泻痢、咽喉口齿、气滞、痰症、杂治等十六门类，治疗范围涉及肺、脾、心、肝、肾等各个脏系疾病，以及内科、外科、妇科、儿科、眼科、五官科等诸多科别。这些配方既有对前世有效医方的继承，又有众多医家临床经验的总结，且均已在清宫药膳房修合成丹剂、丸剂、散剂、膏剂、锭剂、饼剂等成药。单单《慈禧光绪医方选议》一书便载有慈禧、光绪所用医方近 400 首，其中慈禧太后所用医方包括长寿医方、补益医方、长发香发医方、治眼病医方、治耳病医方、治鼻病医方、治牙病医方、治头面医方、治咽喉医方、止嗽化痰理肺医方、治肝病医方、治脾胃病医方等三十大类，光绪皇帝所用医方包括长寿医方、种子医方、补益医方、治头痛医方、治眩晕医方、治眼病医方、治鼻病医方、治牙病医方、治咳嗽医方、治心经病医方、治脾胃病医方、治肝病医方、治遗精医方等30类。清太医院医家所用方药，数量之多，种类之齐全，可以想见。

康熙、雍正等多位皇帝还曾要求大臣、御医献方。如康熙四十六年（1707）二月康熙帝朱批："治疗朕之咳嗽、吐痰之硫黄药制作的如何？朕每年逢大寒季节仍有咳嗽症，今又复发，用西洋大夫裕吴实之冰糖达摩方，但朕服后未见效；再若有好药方，问后具奏下房。"雍正八年（1730）十一月，"太医院御医臣秦世禄恭进经验二方：神灵膏，治湿痰流注疮疡；银粉膏，治疣子拔毒。屡试屡验，谨录二方恭呈圣览"。雍正年间御医林祖成、钱斗保进献保应膏，钟元辅进献贴脐方，刘沧州进献金锁思仙丹、八宝丹二方，"总管李英交来乌须药方一张"，等等。御药房所收藏的众多进献方药，经年积月，逐渐形成配方簿，如光绪十一年（1885）呈进的《同仁堂丸散膏丹配方》、光绪十七年（1891）呈进的《同仁堂配方治方》，都是由众大臣、御医进献方药整理而成。

据统计，清宫配方中，补益方157首，风痰方82首，痰嗽方68首，伤寒方38首，暑湿方35首，燥火方35首，脾胃方122首，气滞方61首，瘟疫方9首，妇科方140首，儿科方85，疮疡方159首，伤科方75首，眼科方54首，口吃方50首，耳鼻方21首，咽喉方16首，肛肠方13首，美容方13首，杂治方66首。

清宫外治医方多达760余首。《清宫外治医方精华》一书将外治医方分为散剂、丹剂、丸剂、药膏、膏药、煎剂、锭剂、油剂、酒剂等剂型。外治医方的使用方法包括直接接触和非直接接触，直接接触方式包括外敷、薄贴、涂抹、熏洗、熨熨、漱口、刷牙、擦牙、吹喉、吹鼻、点眼、塞耳、滴耳等，非直接接触方式包括鼻闻吸、烟熏等。此外，该书还分别介绍了外治医方的组成、制法、功用、主治，并以按语形式对方药的功效、在相关医案中的治疗作用等做了进一步阐述。

十四、药材丰富，道地质优

清太医院医家诊疗用药，主要来源于太医院生药库。生药库所贮存的药材，来源包括从各省征召、地方官员进贡、从民间药店（主要是同仁堂）购买和外国使节馈赠。但是，讲求药材的道地、外观好、质量优是清太医院医家诊疗用药的共同特点。

道光朝以前，清政府对医药的管理，实行"岁解药材本色并折色钱粮"制度，各省须每年定额向朝廷缴纳道地药材，这从根本上保障了清宫医疗用药的质量和数量。从道光朝开始，各省不再解纳药材本色，改为折色，清廷医疗所用药材亦由内务府根据需要随时采买，然同样重视道地药材及药材的质量和外观。如康熙十三年（1674），浙江布政使陈秉直造报各府额解本折药材数目文册中，列举了当年浙江交纳的药材本色，包括杭州府的白芍、白术，台州府的乌药、猪牙皂等；乾隆五十九年（1794）十二月初十日，广西巡抚姚芬贡金果榄九匣、三七九匣、肉桂五匣、千年健三匣、山羊血九匣、石羊胆九匣等。再如根茎类药材地黄、白芍等要枝条粗壮，肉桂须肉厚油足，种子类药材砂仁、蔻仁则须种仁饱满等。凡不符合规格者，均不能在宫廷使用。御药房还常用诸如鲜姜、鲜藿香、鲜紫苏、鲜竹叶、鲜荷花等新鲜植物作为药引，如有需用，则现去采集。清朝皇室有时还采用行政手段获取急需的道地药材，如光绪三十四年（1908）七月十五日，清廷分别致电直隶、四川、云贵等省督抚，令急速把川续断、丹皮、芡实、北沙参、广皮、桑寄生、杭白菊、茯苓、枸杞等药材呈进宫中。为确保药材的数量和质量，清廷制定了一整套严格的规定：各省道地药材，每年必须按规定向皇宫进献，朝廷并派驻专员监督。如辽宁、吉林等地出产的人参，成为地方向清廷进献的专贡品，需经户部许可方能采摘，否则，私自采摘者将以法论处。

清太医院医家在诊疗中还使用了较多的名贵药材，诸如鹿茸、虎骨、马宝、羚羊角、犀角、牛黄、藏红花、冬虫夏草、熊胆、麝香等，均在其列。据清代徐珂《清稗类钞》记载，嘉庆十九年（1814）宫内查检旧贮西洋药物及花露的武英殿露房，发现除药露、药膏外，尚存有"狗宝、鳖宝、蜘蛛宝、狮子宝、蛇牙、蛇睛等物。其蜘蛛宝黑如药丸，巨若小胡桃，其蛛当不细矣！"

除了药材道地质优外，清太医院医家偶会使用西洋药品。如康熙初年，康熙帝本人偶感疟疾，西洋传教士洪若翰、刘应等呈进"金鸡纳"，挽救了康熙帝的性命。通过地方官员进贡、外国使节馈赠等渠道，西洋药品也大量流入清宫。西药较好的临床疗效，使得康熙帝对西药采取了接纳的态度，从而形成了中国历史上所谓的"第一次西洋医学传入时期"。

十五、弃用针灸，规避风险

针灸历史悠久，临床使用具有简、便、廉、验的特点。早在《黄帝内经》便有以针灸除疾的记载。《素问·血气形志》曰："形乐志苦，病生于脉，治之以灸刺；形乐志乐，病生于肉，治之以针石；形苦志乐，病生于筋，治之以熨引……形数惊恐，经络不通，病生于不仁，治之以按摩、醪药……"《素问·异法方宜论》载有"脏寒生满病，其治宜灸焫"之论。晋代皇甫谧所著《帝王世纪》一书，亦有"百病之理得以有类，尝百药而制九针，以拯夭枉焉"之载。早在唐代，针灸就已成为宫廷医学教育的专科之一，这种局面一直延续到清嘉庆年间。明代杨继洲所著《针灸大成》一书，承《黄帝内经》《难经》针灸之论，总结明代以前针灸学术成果，收载诸多针灸歌赋，归纳整理历代针灸手法，考定腧穴名称和位置，记载各种病证的配穴处方和治疗验案等，把针灸学的发展推向顶峰。清太医院左院判吴谦、御医刘裕铎主编的《医宗金鉴》一书，亦设有"刺灸心法要诀"章节，专门介绍针灸学的内容。

皇室患者位尊体贵，加之封建礼教、习俗等诸多约束，清太医院医家使用针灸治病者甚少，但道光二年（1822）以前的文献中，亦载有个别皇室患者接受针灸治疗的案例，康熙帝便是其中代表。如康熙二十三年（1684），统领佟佳至贵州后左腿酸痛，药物调治未愈，康熙帝下谕："此病若行针灸，庶几痊可，着大内针灸之人去针治。"据《康熙起居注》记载，康熙二十六年（1687）四月，康熙帝情志不舒，服用汤药的同时，欲以艾灸配合治疗；同年冬天，因孝庄文皇后病逝，康熙帝悲伤、操劳成疾，直至康熙二十七年（1688）四月，仍然食欲不佳、视物不清，亦欲接受艾灸调治。康熙二十八年（1689），康熙帝曾曰："诸疾时作，不离针灸。"

清代中叶以后，国势渐衰，危机四起，从乾隆后期开始，农民起义不断，甚至在嘉庆八年（1803）清廷出现"禁门之变"。因此，出于清朝皇室自身安全的考虑，道光二年（1822），道光帝一反历代太医院设置针灸专科之常例，不顾针灸具有确切疗效之明证，下旨废除针灸一科："针灸一法，由来已久，然以针刺火灸，究非奉君之所宜，太医院针灸一科，著永远停止。"

第八章 民国之后的燕京中医——绝地求生，薪火相传

民国时期，包括西医西药在内的西方科学、文化、技术全面持续地传入我国，加之政局多变，军阀混战，中西文化的冲突，工商业与城市的发展，传统的农耕经济受到破坏，农民涌向城市，思想相对自由，各种学说蜂起并相互争辩，中国社会发生着数千年来未有之巨变。在此环境中，中医既受到来自西方医学的专业冲击，也受到来自曾受过西方科学教育的国人的怀疑、质疑，乃至否定，更先后遭遇北洋政府、南京政府的不公正待遇。此外，中医还受到来自内部的怀疑乃至否定。如何在新的环境下认识和发展中医，成为当时中医面临的巨大挑战。

在中医学面临生死存亡之际，北平中医的先辈们对北洋、南京及日伪政府的反动中医政策进行了不屈不挠的斗争，在"废止""消灭"中医的重压下挺直了脊梁，成了捍卫中医药文化的中流砥柱。逆境中创办中医药学院，困难中创办中医刊物……使中医药免于被废止。他们在疫病流行之际，不惧被烈性传染病传染的危险，深入疫区消灭了疫情。他们对北洋政府及南京政府进行过几十次抗议斗争。他们与日伪的斗争惨烈而悲壮，为捍卫中医文化的尊严，孔伯华毅然停办华北国医学院，杨浩如停办医院，汪石清停办诊所……这段时期，中医虽然发

展缓慢，但他们是医疗服务的主力军，担负着北平地区80%以上的医疗任务。应该说民国时期的北平中医发展史既是广大中医药界人士与疾病作斗争的历史，也是与阻碍中医发展势力作斗争的历史。这时期中医界人士对中医药事业发展的思考，对现代中医教育的实践，以及兴办中医教育的多项举措，都取得了巨大的成就，为北京乃至全国中医教育的发展都留下了浓墨重彩的一笔。

第一节　绝地求生的中医教育

时至20世纪30年代，以萧龙友、孔伯华、施今墨为代表的北平名医，深虑医术之贫乏，"慨乎中国医学之寝微，先哲伟业之将堕"，深感"非振兴中医，决不足以自存"，决心艰苦奋斗，开办中医学校。其中，有两所在古都北平的中医院校建立——北平国医学院和华北国医学院，给将被废止的中医赋予了勃勃生机。

1. 北平国医学院

北平国医学院成立于1929年，是民国时期北平地区开办的两所私立高等中医药学校之一。北平是名医比较集中的地区，著名中医萧龙友、孔伯华、施今墨等均是热心的中医教育家，在反对"废止国医案"，振兴中医药的一片呼声之中，萧龙友、孔伯华、施今墨三人应北平地区广大中医从业人员及爱好者之需求，共同商讨而成功地开办了北平国医学院。该学院实行多层次办学，因人施教，招收的学生分研究班、医科班、预科班3种班次。学制4年，学员毕业后跟师学习1年。1944年该学院因不愿被日伪政府接管而停办。该学院的开办打破了民国时期北平没有高等中医学府的局面，在全国产生了较大的影响。学院历时 15 年，培养出了大批优秀中医药人才，积累了丰富的中医药教学经验和管理经验，为中医药的发展做出了应有的贡献。北平国医学院的开办在北平是一种创举，虽然以前北平地区有私立中医药学校，但其规模和性质方面都难与北平国医学院相提并论。该学院在学制、教师、课程、管理等方面堪称是一所正规化的中医高等教育机构。学院早期的许多学生成了后来华北国医学院及新中国成立后开办的中医药学校的骨干。而今健在的北平国医学院学生已进入了现代北京乃至全国最有名望的中医耆老之列，追古思今，这些老人话当年时感慨万千，他们作为历史的见证人倾吐了当年的亲身经历，追忆了为学到中医药知识艰苦求索的蹉跎岁月，畅谈了学有所成的喜悦。

北平国医学院在艰难中创业，发展过程中亦历经危难。当时，由于西医教育兴起，教育行政部门重视西医院校，对于国医学院根本不予以承认，妄称中医学"不属于科学范围，故未编入大学学系"。以孔伯华为首的中医界人士多次呼吁，要求"最高教育机关将国医学术加入大学学系中，与西医学术放在相等的位置，以保国粹"，但均无济于事。因此，国医学院四年学习毕业后尚不能正式行医，必须经政府考试取得开业执照后才能行医。虽然如此艰辛，由于师生的共同努力，终于坚持下来，并有所发展。1937 年孔伯华为《北平国医学院同学录》题词时说："承同人推选为本院院长……幸同人热心赞助，各生亦自知竞进，七年以来，幸能存在，五衷窃慰，国医从此或可少存一线之生机也。"

北平国医学院开办初期，招生人员甚多，1934 年是北平国医学院的鼎盛时期，新生入学达 130 人，导致课室不敷使用，学院另租辘轳把胡同某房开办了北平国医学院第一分院。1935

年为了扩大中医药的影响，更大规模地培养中医药人才，聘请李宝臣为新院董事，联合天津医药界增设天津分院为第二分院，故北平国医学院实跨平津两地，两分院发展艰难，但也一直延续至1944年停办。

"七七"事变以后，伪政府开始干预北平国医学院的教学事务，要学院开放教学，扩大对日方的中医药交流，受到学院师生们的抵制。日伪当局心尤不甘，他们假冒伪善，软硬兼施，威胁利诱达数年之久，仅校址就被迫三迁，蓄意扰乱教学秩序。这时候办学费用严重不足，学校到了最为困难的时期。孔伯华回忆说："弟财力不足，所需费用皆由萧龙友并余自任，彼时政权不闻问，遂又办董事会以济之。伯华既奔走业务，又办教育，所收费用除养家外，皆尽力于是。"在极其困难的条件下，北平国医学院的师生员工们怀着对中医药事业的热爱，对学业的执着追求，仍坚持教书、学习。

1940年后日伪当局扰乱学校秩序事件逐渐增多，欲接管北平国医学院，学院开办日趋艰难。学院并没有屈服于日伪当政的压制，直至1944年"抗日战争"胜利前夕，孔伯华毅然将北平国医学院停办，表现出高尚的民族气节。孔伯华后来回忆此段经历说："日本侵领北平，欲收医学院为'国立'，余以兢营十五年之学业，不欲委之外人，遂自行停办，以待时机。"

北平国医学院采用集体教学方式，汲取西医院校办学的经验，取中西医学教育之长，开创了新型的中医高等教育学府，在北平地区是空前的，这无疑是一个伟大的创举。其办学经验，突出中医特色的教学方法，尤其是理论与实际相结合，重临床技能培养的教学方法值得称颂。

总之，北平国医学院是民国时期北平地区首创的中医高等学府，从学制、教师、课程、管理等方面称得上是一所民办的正规化中医高等教育机构。在中医高等教育史上占有重要的地位。学院在中医药濒于灭亡之时，顶着"消灭、废止中医"的重压开办了中医高等学校，并在艰难环境中持续发展，表现了"贫贱不能移"的气节，学院的教职员工们为保存国粹而不遗余力的治学态度永远值得后人学习。玉可碎不能改其白，竹可焚不可移其节，萧龙友、孔伯华在日本帝国主义的威逼、利诱下，他们的爱国信念丝毫不为所动，关键时刻，毅然将学院停办也不为侵略者服务，表现了"威武不能屈"的爱国精神。"天地有正气，杂然赋流形，下者为河岳，上者为日星，于人曰浩然，沛乎塞苍冥。"中国的历史上将永远留下萧龙友、孔伯华的名字，他们在中医药发展史上写上了光辉灿烂的一页。

2. 华北国医学院

华北国医学院创立于1931年，是民国时期北平地区的一所中医院校，创立于最需要发展中医药教育的时期。学院开办时间达18年之久，是民国时期北平开办时间最长的中医院校，学院为北平地区培养了一大批中医药人才，积累了丰富的中医药教学经验，许多现代的中医药院校部分地延续了华北国医学院的教学模式和方法。华北国医学院对北平中医药学的发展特别是中医药教育的发展做出了较大的贡献，研究它的发展历程，对新时期的中医药学教育、中医药人才的培养有很大的帮助。北平国医学院是在反击"废止国医案"胜利的基础上开办的，华北国医学院则是有识之士为振兴中医而创办的学校。1929年后北平中医药界人士对余云岫等提出的四个废止中医案极为愤慨，他们以多种不同形式表达了对反动提案的抗议。许多有识之士认识到要振兴中医药，必须兴办中医药教育，这种认识后来成了多数中医从业者的共识。1930年孔伯华、萧龙友、施今墨等在北平地区享有崇高声望的中医开办了民国时期第一个中医高等学校——北平国医学院，给中医药办学提供了成功的经验。由于对中西医结合办学的认识不同，对办学方针的认识不同，于是施今墨又组织有关人员开办了另外一所高等中医药学校——华北国医学院。该校更注重中西医结合办学，聘请了不少西医教授来校授课，中西医课时比例约为7∶3。该学院每年招收一期，学制4年，考生必须具有高中或同等学力，考生主要来自北平、天津、察哈尔等地，还招收了部分女学员。该学院办学的主要特色是提倡中西医汇通，重视医德教育，注重理论与实践相结合。该学院聘请了北平知名的中医、西医的专家任教，后期还有北平国医学院、华北国医学院毕业生任教。1944年以后，"北平国医学院"被迫停办，"华北国医学院"成了北平唯一的中医高等学府，继续为北平中医药界人士培养人才。1950年2月，该学院被卫生部接管。该学院为社会培养了大批优秀的中医药人才，充实了当时北平的医疗队伍，许多毕业生成为当时及新中国成立后中医药教育、医疗、研究机构的骨干，学院从成功创建到教学转型，延续达18年之久，是民国时期北平开办时间最长的中医院校。

华北国医学院创办一年后，因校舍不敷应用，迁至宣武门内大麻线胡同8号，同年秋天成立附属诊所，为学院学生临床实习基地。虽然学院已在中央国医馆备案，但中央国医馆备案不负担学院的任何费用，除创建时期外，学院的各项支出大部分靠学院的学费支持。学院创办不久，经费已入不敷出，施今墨常自己出诊或带学生出诊，以诊金资助学院开支。

学院人员深切地认识到中医的传统教育方法落后的门户之

见严重限制着中医药学的发展，"兴学培养人才，是振兴中医的根本措施"，发展现代的中医药教育是社会发展的需要。1940年由华北国医学院主办的《中国医药月刊》发表评论说："每种学术之进步与衰落，皆视其教育之如何，中医有数千年之历史，何至今日萎靡不振者，亦即乏团体之研究不重视教故也。盖以中医学术数千年来已忧私传密授之制，每有发见决不公开，专以自利为前提，不顾学术之发展，因之九传七，七传五，而四而三，以致历史虽久，今人反不如古人，若干年后恐更将不如今人矣！"

施今墨在《华北国医学院第二届毕业纪念刊·序言》中说："中医之生命，不在外人，不在官府，而在学术也，学术成否，当然在乎学校……这种振兴中医药学的坚强信念激励着学院的师生员工们在极其困难的情况下使学院工作坚持了下来，他们安贫乐道，齐心协力为办好学院而奋斗。20世纪30年代的北平地区战乱不断，农村连年饥荒，一些学生被迫退学，其中第二期学员在1936年毕业时只剩下26人，女生6人只剩1人，但大部分的学生仍继续完成了学业。"

1937年秋，第7期学生毕业，第8期学生入学后，施今墨因在中央国医馆任职，并身兼多职，加之诊务繁忙，故不克兼顾院务，遂公推黄傅霖（济国）任院长。由于学员人数逐年增加，遂于1940年迁至宣武门外西砖胡同36号。20世纪40年代后期施今墨复任院长，直至1949年2月。

1946～1949年，受国内战争及时局的影响，教务几乎停滞，招收学生数量大为减少。1949年2月，华北国医学院又组织了教务会，于道济为教务长，马继兴、张作舟为教务委员会委员，学院院长施今墨为新的教务会发了聘书。此后施今墨任

名誉院长，不再担任院长职务，推举杨医亚为院长，董德懋为
副院长。学院通过北大医学院教授、共产党地下工作者孟昭威
引荐，请了许多名教授来讲课，还向社会聘请名医授课，并扩
大招生。但这种繁荣现象没能持续多久，很快就又陷入停滞状
态之中。

新中国成立后，原华北国医学院的校友和一些热心中医事
业的同道，杨医亚、董德懋、于道济、马继兴、马毅青、张作
舟等开始商议振兴华北国医学院的有关事宜。学院招收了一批
学生，以上人员又积极与政府协商，由孟昭威与卫生部联系，
希望由政府接办。1950 年 2 月，卫生部接管学院，直接负责的
是医政处鲍敬桓。校址从宣武区西砖胡同迁入西市马大街 56
号，改名为"北平中医进修学校"，该校办学任务是提高开业中
医师的水平。至此，华北国医学院完成了历史使命。

3. 北平医学讲习会

北平医学讲习会创立于 1939 年，是伪政权时期北平地区卫
生局支持开办的一所业余医学夜校。讲习会教学虽不甚正规，
学制也比较短，仅为一年，又为讲座形式的教学，但由于日伪
当局及卫生部门把它当作发展北平地区医学，进而达到奴化、
统治市民的一种手段，因而得到了官方的支持。讲习会开办发
展顺利，开办地点则是古代皇家禁区——天安门外朝房。讲习
会招收了大量的生员，普及面广，在北平地区产生了一定的影
响。讲习所虽中西医学均教，但北平市卫生局规定：执业中医
师必须轮流到讲习会听课。讲习会为当时北平名中医汪逢春借
助于日伪政府支持的有利条件而开办的，仉即吾、赵树屏、张
菊人等一大批当时知名中医任教对中医药学的发展产生了一定
的积极作用。

北平医学讲习所虽为当时北平地区四大名医之一汪逢春主办，向学生讲授了大量的中医药理论知识，但当时大部分中医已认识到学习西医学是中医自身发展的必要，据《中国医药月刊》载："最近我们听到国医公会的讲习班，卫生当局已给添入西医的基本课程了，国医界已有一般的同道，向新的途中走去。"随着日伪卫生局参与的程度加大，讲习会西医课程逐渐增多。有人说课程设置以西医为主，实际是中西医并重。

第二节　鞠躬尽瘁创教育、呕心沥血育后学的中医人

北平国医学院、华北国医学院以及北平医学讲习会的创办，离不开当时北平名医的倡导和支持，其中当时的京城四大名医——施今墨、萧龙友、孔伯华和汪逢春可谓功劳最大，另外还有一批名医担任授课老师，在艰难的时局下为发展中医教育、培养中医人才呕心沥血，这些在危亡之际挽救中医的名医们，值得后人永远纪念！

（一）声名显赫的京城四大名医

1. 萧龙友

萧龙友，本名方骏，字龙友，别号"息翁"，新中国成立后改号为"不息翁"。祖籍四川省三台县，1870 年 2 月 13 日出生于四川雅安。1960 年 10 月 20 日病故，享年 90 岁。

萧龙友自幼严受父教，每天诵习诗书，对中国的历史、文学、语言知识打下了牢固的基础。弱冠之后，赴成都入尊经书院读词章科，这期间他博览群书，中医书籍也多有涉猎。1892 年，川中霍乱流行，萧龙友同陈蕴生用中草药进行救治，使很

多患者转危为安，于是声誉鹊起，这也是他以医药服务于人民的开始。27 岁（1897 年）时萧龙友考中丁酉科拔贡，遂即进入北京充任八旗教习。后被分发山东，先后任淄川、济阳两县知县。萧龙友到山东时正值变法维新之始，行新政，废科举，省会设立高等学堂。萧龙友为之制定章程，并担任教师。1914 年萧龙友奉命调入京，历任财政、农商两部秘书及府院参事、农商部有奖实业债券局总办等职，并由执政府内务部聘为顾问。他在从官之间也不忘研究医学，当时所译西医书籍亦多浏览，并在闲暇时行医治病，颇受患者欢迎。因为他有较高的中医学理论水平和丰富的行医经验，内务部及主管卫生机关多次聘请他担任考试中医士襄校委员，并因而取得医师资格。1928 年中华民国政府南迁后，萧龙友毅然弃官行医，正式开业，自署为"医隐"，号为"息翁"。1930 年萧龙友与孔伯华共同创办了北平国医学院。

1949 年，萧龙友应邀作为代表参加由叶剑英市长主持召开的北京市人民代表大会。1950 年出任北京市中医师考试委员会委员。同年 1 月，中央卫生部召开第一次全国卫生会议，萧龙友被聘为华北区特邀代表。1951 年被中央人民政府聘任为中央文史研究馆馆员。1954 年后历任全国人民代表大会第一届代表、第二届代表，并提案设立中医学院。国家参照他的提案，于1956 年在全国创办了第一批四所中医学院。1960 年 10 月 20 日，萧龙友在北京中央人民医院（现北京大学人民医院）病逝。

萧龙友是北京"四大名医"之一，他的一生为发展中医事业做出了很大的贡献，在人民心目中享有很高的威望，曾有"北方萧龙友，南方陆渊雷"之说。他开创了中医进入西医院和用中药治病的先例，致力于发展中医教育事业，无门户之见，提倡中西医结合，萧龙友的一生亲历了中医由衰落走向进步的过程，中医药的蒸蒸日上是无数中医界老前辈们努力的结果，萧龙友就是其中的代表。

2. 孔伯华

孔伯华，名繁棣，以字行，别号不龟手庐主人，山东省曲阜人。孔伯华善于运用石膏，故人们又称其为"石膏孔"。他生于1885年6月11日，卒于1955年11月23日，享年71岁。

孔伯华祖父孔宪高是清朝进士，精于文学，兼通医理。孔伯华少时随祖父宦游，秉承家学，刻苦钻研，不慕荣利。孔伯华14岁时，因母病医药无效，就定下不求科考举子业而专攻医学、志在济人的决心。16岁时，他随家移居易州，求教于当地名医蔡秋堂、梁纯仁，受益匪浅。

1908年孔伯华在易州正式行医。1910年受京师之邀来到北京，在外城官医院（北京市宣武中医医院旧址）任医官职务。1917～1918年他两次在晋绥及廊坊一带参加防疫工作，成绩显著，事后主持编写《八种传染病证治析疑》一书十卷。此后不久，他即辞却医官，在京悬壶应诊，投无不效，名噪京师。1929年孔伯华作为临时主席，率领由全国中医及中医药团体联合起来的"联合赴京请愿团"前往南京请愿，要求政府取消废止中医的政策。国民党当局鉴于形势，被迫收回成命，并同意成立国医馆。1930年，孔伯华与萧龙友合力创办了北平国医学院，并亲任院长。新中国成立后，孔伯华一直从事医疗及中央领导人的医疗保健工作，并在卫生部工作。1955年3月10日，孔伯华病倒于出诊途中，11月23日与世长辞。

1929年2月国民党政府召开中央第一次卫生委员会议。通过了"废止旧医以扫除医事卫生之障碍"的提案，当政随即做出决议"取缔中医"。这立即激起了全国人民和中医药界的极大公愤。孔伯华联合全国中医同仁，成立了全国医药团体联合会，组织"联合赴京请愿团"，并任临时主席，率领全团前往南京请愿。当局慑于他在国内外的声望，且知众怒难犯不得不撤销此令，并同意成立国医馆。至此，中医获得了些微的合法保障，从而挽救了危在旦夕的中医学。经过此番激烈斗争，孔伯华深深地感到，当务之急是培养中医人才，壮大中医队伍，提高中医疗效，确保人民健康。1930年，孔伯华与萧龙友合力创办了北平国医学院（院址在西单北白庙胡同），萧龙友为董事长，孔伯华为院长。该学院办了15年，共毕业11班。第12、13班未至毕业，孔伯华很痛心地发给了学业肄业证书，叮嘱如肯自学，愿协助之，以完成学业。学院先后共毕业学员七百余人，分布在全国各地，他们在医药卫生工作岗位上为人民服务，多成为骨干人才。后人称誉孔伯华云："医道通今古，桃李满天下。"

　　新中国成立后，孔伯华历任中国人民政治协商会议第一、第二届全国委员会委员，中华人民共和国卫生部顾问，医学科学研究委员会委员，中华医学会中西医学术交流委员会副主任委员，北京中医学会顾问等职，并负责国家领导人的医疗保健工作。由于工作踏实，建树极多，国家领导给予了他极大的荣誉。1952年在西郊玉泉山孔伯华受到毛泽东亲自接见，还多次受到周恩来的接见。孔伯华去世，党中央深切关怀，成立了孔伯华治丧委员会，国家领导人彭真同志等主祭。当日，周恩来亲临吊唁，对家属慰勉备至。孔伯华一生忙于治病救人，无暇著述，至其晚年开始整理经验，可惜年事已高，在未能完成愿望的情况下就离开人世。早年参与著作《八种传染病证治析疑》，晚年有《时斋医话》《脏腑发挥》《诊断经验》《中风说》

《疾疢说》等，生前均未能付梓，由后人整理为《孔伯华医集》出版。1982年5月26日，北京中医学会和《北京中医》杂志在北京中医医院召开著名老中医孔伯华的经验介绍座谈会。同年9月，由市卫生局、北京中医学会大力支持，成立"孔伯华学术经验整理小组"，并委托中华全国中医学会北京分会和《北京中医》杂志编辑部组织孔伯华先生的门人和后裔对其学术特点和医疗经验进行整理。这是新中国成立以来，政府及学术团体贯彻中医政策，重视老中医经验的第一次会议，同时也是对孔伯华学术成就及医德医风的最好纪念与缅怀。

在临床及学术方面，孔伯华有很深的造诣，擅长治疗温病。对《黄帝内经》病机十九条关于火与热的论述有独特的发挥，他推崇金代刘河间"寒能胜热、辛凉解表"及朱丹溪"阳常有余，阴常不足"的学术思想。孔伯华重视脾胃的功能，认为"脾象土而主肉，藏意而恶湿，寄在中央，养于四旁"，是"万病丛生之源"，而"胃气乃人生之根本"。孔伯华强调重视肝脾关系，认为脾湿与肝热是湿热病的主要病理基础，在认识上形成了"湿热彰盛"的湿热病学说。临证擅治外感温热时病，孔伯华认为"夫外感温热病者，必先赖于体内之郁热伏气而后感之于天地疠气淫邪而成"。他提出了"郁热伏气轻""郁热伏气盛""邪为湿固"三类证治方法。长于使用鲜药，取其轻清效捷，湿热为病时用之，热病津亏时用之，杂病痰浊时亦用之，所用鲜药，如鲜菖蒲、鲜薄荷等，取其芳香透达，轻灵通窍。临证尤擅使用石膏，他指出，"石膏是清凉退热、解肌透表之专药，一般皆谓其味辛凉，实则石膏是咸而兼涩；一般皆认为其性大寒，实则石膏之性是凉而微寒。凡内伤、外感、病确属热，投无不宜"。他认为，"石膏一药，遇热证即放胆用之，起死回生，功同金液"。因而有"石膏孔"之美誉。在治疗杂病方面，注重辨证，他常说："医司人命，生死攸关，必须若同而异者明之，似是而非者辨之，愈辨愈明，才能使病无遁形，药不虚发。"

3. 汪逢春

汪逢春，原名朝甲，字凤椿，悬壶北京时改用"逢春"。汪逢春江苏吴县人，1884 年 6 月 13 日生于江苏省吴县（今苏州市），1949 年 7 月 19 日在北京去世，享年 65 岁。他出生于望族之家，其先世皆以儒为业。汪逢春行六，自幼随诸兄学举子业，兼从吴中名医艾步蟾习轩岐之术，他聪明过人，力学不倦，《黄帝内经》《难经》《伤寒论》一经指点，即能通晓其义，很为艾老所喜。光绪末年（1906）自苏州进京，为应试之计，但科举制度已经废除，后供职于当时的法部，为七品小京官。汪逢春拜法部主事当时著名的御医力钧（字轩举）为师，由于他勤奋又加上机智善悟，尽得其传。1911 年后，他辞去法部职务，专门以医为业，在北京前门外西河沿五斗斋应诊。后其诊所迁居西河沿江苏会馆，取其斋为泊庐，取读泊明志，不求闻达利禄之意。1929 年担任北京中医考试委员。1938 年，北京成立国医职业分会，他被选为会长。1939 年 1 月创办《北京中医》月刊，自任主编，后因经费不足，仅 8 期即被迫停刊。1941 年编著《泊庐医案》。1942 年在北京天安门两厢（午外朝房）创办"北平医学讲习会""中药讲习所"，除自己担任一部分课程外，还聘请很多当时的名老中医如瞿文楼、杨叔澄、赵树屏等任教。并设有中医临床讨论会、诊所。之后一直在京应诊。1949 年 9 月 19 日上午 8 时许，于坐禅时逝世于佛堂中，享年 66 岁。

1938 年初秋，北京中医界所有的私人结社性质研究中医学术的团体联合成立国医职业分会，汪逢春任会长。为阐扬国医文化，研讨学术兴革，他们在 1939 年 1 月创办《北京医药月刊》，汪逢春任主编，赵树屏为编辑主任，每月 1 期。为此刊撰稿的大多是当时的名家，集数十年经验和研究心得，各抒己见，发为议论，互相观摩，各会员之擅长与心得之秘藉此公之于世。《北京医药月刊》使当时的中医骨干的学术经验和医学思想以文章形式得以流传，使他们的姓名、住址、特长、著作等医史资料得以保存。汪逢春作为主编，还经常为期刊撰写文章。可惜由于资金问题，此刊只出版了 8 期就停刊了。但这 8 期给后人留下了丰富的文史资料，成为中医研究的宝贵财富。后来的《北京中医》就是在《北京医药月刊》的基础上办成的。汪逢春作为主编，他的贡献是不可估量的。作为中医史上很重要的人物，汪逢春最大的影响就是创办了《北京医药月刊》。

1939 年在汪逢春的号召之下成立了讲习所，"以为同任业余求知之机关"，定名为"北平国医讲习所"。除亲自任课外，还聘请了瞿文楼等名宿任教。汪逢春主要讲授诊断学、外因病论、方药论、新生理学、内因病论、医案论。汪逢春讲授了"中医痰饮论"，介绍了痰饮的中医分类、证候、病理与治法等，是现存较为完整的医学讲习会讲义，其论经验丰富，条理清楚，取舍之际，颇见功力。学生们不仅学会了精深的医术，汪逢春的道德情操，对学生也产生了深刻的影响。他认为，行医者应该树立求实精神，不可追求虚饰。他把自己的书斋命名为"泊庐"，以此来表达淡泊明志、不求闻达利禄的情操。汪逢春的弟子中，有不少人后来成了中医界栋梁之才。其中，赵绍琴为当代名医，李鼎铭、秦厚生等亦为知名医家。

汪逢春精究医学，博览群籍，虚怀深求，治病注重整体观念，强调辨证施治，在京悬壶，门庭若市，妇孺皆知其名。他一生忙于诊务，无暇著述，仅见有《中医病理学》《今冬风温之我见》《猩红热与痧疹之分辨》《为本市小儿专家谨陈刍言》等文章，收载于其弟子谢子衡等手辑《泊庐医案》中，这些文章可以反映汪逢春的学术思想和医疗经验。新中国成立后国家号召拯救名老中医经验，他的弟子在各种刊物上发表了关于他的文章，也可以作为研究和继承汪逢春学术思想的依据。

汪逢春擅长治疗时令病及胃肠病。他治疗湿温，在化湿清热的同时，结合宣透、疏郁、淡渗、缓泻等方法分解病势，尤擅以辛香宣透、芳香清解之法取效。临证强调脉、舌、色、症互参，依据脉、舌、色、症辨识湿、热之邪的轻重和所在部位，长于三焦辨证并指导临床用药。著名温病学家赵绍琴教授曾师从汪逢春，将其治疗湿温的经验总结为芳香宣化、芳香疏解、芳香化浊、轻扬宣解、宣肃疏化、轻宣清化、辛开苦降、宣化通腑、轻通胃肠泄化余邪、甘润和中泄化余邪十法，分上、中、下三焦证治。他认为，脾胃乃气血化生之源，五脏之精气皆赖脾胃运化、转输，皆需脾胃化生后天水谷精微的补充，若脾胃化源乏竭则灾害至矣。即使其他杂病治疗，也常喜于方中酌加各种曲类，如范志曲、霞天曲、沉香曲等，以振奋胃气，增加食欲，使化源足气血充，体质增强。

汪逢春辞世已经七十余年，经过半个多世纪的历史沧桑，汪逢春为中医事业做出的贡献和他的道德风范，依然熠熠生辉，令后人追怀景仰。

4. 施今墨

施今墨，字奖生，原名施毓黔，祖籍浙江萧山，中国农工民主党员，1881年3月28日生于贵州贵阳，1969年8月22日在北京病逝，享年88岁。

施今墨幼年时，母亲多病，为尽孝道而学医，13岁随舅父李可亭学习中医。1902年他考入山西大学堂（今山西大学）学习，后而转入山西法政学堂，1906年因成绩优秀被保送至京师法政学堂。其间加入了中国同盟会，投身国民革命。辛亥革命成功后，施今墨以山西代表身份参加了临时大总统就职典礼，而后留在陆军部协助黄兴拟定陆军军法。黄兴病故后，施今墨应邀出任湖南教育厅厅长。1917年他应顺直水利督办熊希龄的邀请，出任北京香山慈幼院副院长。袁世凯窃取革命成果，施今墨深感失望，又目睹军阀混战，遂决定，既不能彻底革除社会弊端，也要尽力为民众减轻痛苦，1921年他弃政从医并将毓黔更名为"今墨"，矢志医学革新而为墨绳。1929年施今墨亲自组织华北中医请愿团，赴宁抗议政府《取缔中医法案》。1930年施今墨同萧龙友、孔伯华等创办北平国医学院，任副院长。当年他应邀赴陕西为杨虎城将军治病。1931年施今墨出任中央国医馆副馆长，主持学术整理事宜。1932年施今墨筹办了华北国医学院，并任院长。1935年，他与汪逢春、萧龙友、孔伯华四人作为北平中医考试的主考官，负责试题命题与阅卷，嗣后就有了"北京四大名医"之称。1936年创办《北平文医半月刊》，并亲自担任主编，弘扬中国文化，发展中医。1941年任上海复兴中医专科学校董事长。

新中国成立后，施今墨加入了中国农工民主党，后被推选为全国政治协商会议第二届、第三届、第四届委员，并任中华医学会副会长、北京医院中医顾问等职。同时负责为许多中央领导同志做保健工作，并做出了巨大的贡献，受到毛泽东、周恩来等领导的多次接见。1969年，施今墨因病于北京逝世，享年88岁。按照施今墨生前的遗嘱，将他的遗体进行病理解剖，供医学研究，并火化处理。1971年他的骨灰安放在八宝山革命烈士公墓。

施今墨是我国近代著名的中医临床家、教育家、改革家，是北京四大名医之一，他是近现代中医发展史上的一位重要的人物，他的贡献影响着中医发展的一个时期。兹就其重要的成就做以简单介绍：

（1）兴办中医教育　鉴于民国时期的那场浩劫，施今墨认为，中医要发展，人才是关键。而要有高质量的中医人才，就必须办学，只有培养更多的中医高级人才，中医才会在人们心中产生影响，中医事业才会有长足的发展。他以编教材、开学校、办医院为振兴中医三位一体的大事，并身体力行，先与孔伯华等合办北平国医学院，后又自筹创办华北国医学院，还创办过中医学校、中医讲习所和中医研究所等。并亲自任华北国医学院院长。华北国医学院招收高中毕业或同等学力者，学制4年。任教老师均为当时医界名宿，如姜泗长、赵锡武、赵炳南等；讲授中西医课程，开设外语和基础实验，保证教学质量，造就高级中医人才。其门徒学生遍及华北各地。自1932年起，至1949年止，招生16班次，毕业学生达636人。其中佼佼者，如祝谌予、哈荔田、董德懋、李介鸣等，均是当代中医学界之栋梁。其办学经验也为近代中医教育提供了成功的经验。新中国成立后，他也念念不忘中医的教育事业。1954年4月周恩来接见他时，他向周恩来提出建议：成立中医科学研究院、中医医院、中医医学院，开展中西医结合事业，提高中医地位。后来中国成立了中国中医研究院以及四所中医学院。新中国让施今墨振兴中医的心愿得以实现，施今墨的贡献也使中医有了新的天地。

施今墨是中西医结合的先驱者和倡导者，他一生致力于中医的发展。他热爱中医学，但不讳中医之短，不嫉西医之长，大力提倡革新中医。他主张中医与西医并存，最早提倡互相结合，取长补短。提出"学术无国界而各有所长"；"诊断以西法为精密，处方以中药为完善"；"无论中医西医，其理论正确，治疗有效者，皆信任之；反之，摒弃不可用也"。他还明确指出："吾以为中医之改进方法，舍借用西医之生理、病理以互相佐证，实无别途。"早在 20 世纪 20 年代，就提出"中医现代化，中药工业化"的口号。他把这一思想也贯彻到办学方针之中。在华北国医学院的课程设置上，以中医理论为主，设立《黄帝内经》《伤寒论》《金匮要略》《难经》《温病条辨》等课程；以西医理论为辅，设立了生理、病理、解剖、药理等课程。在临床上，他提倡中西医病名统一，且率先使用西医病名诊断书写脉案，用现代科学实验印证治疗效果，指导临床方药。施今墨注重实践，在带学生实习时，吸收了西医的检查和化验手段。他还经常和西医专家姜泗长等共磋医疗方法，不断地探索中西医结合的治疗新途径，使中医乘现代科技之舟，奋力发展！

（2）树临床大家风范 施今墨一生行医，以"理真术效"自勉。以张仲景、叶天士之学为中心，旁及孙东宿、张石顽各家，不拘伤寒、温热之门户，能够融会贯通。他很重视气血阴阳调和，发展了八纲辨证的思想。临床证治始终贯穿李东垣升清阳、降浊阴，顾护脾胃的理论方法，自创肠胃病治疗十法。对外感热病，恒以清解并举、表里兼治为法则；治内伤杂病，多用复方多法，以专病专方为常规。处方用药，每两两并书，或同物分部而施，或同类相聚而用，或性味合化而治，或相反相成而佐，总以气血升降、四气五味为要旨，后世称为"施氏对药"。

另外施今墨常常把自己的验方贡献给祖国，使得中医在治疗现代诸病时，有法可寻，有方可用。在一次中医中药展览会上，施今墨献出了治胃溃疡、十二指肠溃疡、高血压、神经衰弱、肝硬化、肝脾肿大、气管炎等十大验方。以后十大验方中的"高血压速降丸""神经衰弱丸""感冒丹""气管炎丸"被制成中成药，畅销海内外。1959 年在全国政协大会上做了"关于抗老强身的科学根据、社会基础和医药方案"的发言，并献出5 则抗老验方。后来，他又献出了上百个验方，均被国家收藏。另外在他的遗嘱里，他要求家人把他的遗体交给医院做病理解剖，至此他把自己所有的东西都奉献给了他喜欢的医学事业。

施今墨一生因忙于治病救人而很少写作，早年除了在自创的《北平文医半月刊》上撰写一些文章之外，很少著述。20 世纪 50 年代末至 60 年代初，在周恩来的关怀下，施今墨将毕生积累的经验总结整理，编撰成《施今墨医案验方合编》一书，希望该书能为后世学医服务，同时也为人们健康造福。临终前他还一再叮嘱其子女们：我虽今后不能再看病，而我的这些经验对人民是有用的，一定要整理出来，让它继续为人民服务。根据其遗愿，由祝谌予、程济生、施如瑜（施今墨之女）、施小墨（原名施如雪，施今墨之子）修编的《施今墨临床经验集》一书于 1982 年由人民卫生出版社出版；吕景山编写的《施今墨药对临床经验集》一书于 1982 年由山西人民出版社出版。

施今墨不仅是一位著名的中医专家，而且是一位中医改革家和中医教育家，他为我国中医事业的发展做出了巨大的贡献，他勇于创新和不断钻研的科学态度、他对学生诲人不倦和对患者认真负责的高尚医德，都是永远值得后人学习的楷模。

（二）走出紫禁城的御医教授

1. 韩一斋

韩一斋，名善长，字一斋，晚号梦新，北京市人。他生于1874年，卒于1953年，享年79岁。

韩一斋少年考入太医院医学馆学习，并拜太医院院判（副院长）李子余为师。四年毕业后，供职于太医院，任恩粮（官职）兼受寿药房"值宿供奉官"。辛亥革命后，韩一斋于府右街石板房胡同寓所悬壶济世，每日求诊者盈门，胡同内车水马龙，门庭若市，在京城行医，50余年颇负盛名。

韩一斋的传人之一赵绍琴说他"在京行医五十余年，每日患者盈门，活人无算。韩一斋熟读中医经典，博览群籍，对《临证指南》《叶案存真》《本事方释义》等书最有心得。韩一斋擅治内科诸症，对于肝郁、虚损、血证等尤有独到之处"。其传人刘奉五、赵绍琴、梁仪韵、郗霈龄、吴静芳皆北京一代名医。

韩一斋的学术思想体现在治病重视肝郁，虚损治分五脏，治血证倡降逆化瘀，治呕吐重升降，升降补泻、兼顾并筹五个方面。

因肝为藏血之脏，体阴而用阳，其在志为怒，怒易伤肝，故一般情志不遂，多导致肝郁。郁或从阳化，或从阴化，两者不同，治宜区别。他认为，若从阳化，则表现为肝的作用方面有肝气、肝火、肝阳之不同。

肝气横逆，易于克脾犯胃。症见胸胁刺痛、嗳噫不舒、烦躁不宁、不欲饮食、脉象弦急，治宜疏肝理气，药用柴胡、香附、苏梗、青陈皮、郁金等。肝气郁结，脾土受克，又有夹湿、夹食、夹痰之别。夹湿则宜宣郁化湿，夹食则宜开郁消食，夹痰则宜行气化痰。

肝气郁久化火，火性上炎，见面红且热、头晕耳鸣、口苦且渴、恶心泛呕、脉弦实有力，甚则舌绛、便结溲赤，用泄肝折热法，药用龙胆草、黄芩、夏枯草、芦荟、青黛、知母、山栀、连翘等。肝阳上犯清窍，久则上实下虚，头晕、耳鸣，甚则络脉不和，四肢麻木，胸腹满胀而呕逆、心跳、烦急、渴思凉饮、夜寐不安，脉象多为弦劲有力。若遇抑郁暴怒，则能形成薄厥（即肝厥）。治以平肝镇逆，他常用紫贝齿、瓦楞子、代赭石、生牡蛎、旋覆花、白蒺藜、羚羊角、钩藤、炒蚕砂、炒僵蚕、灵磁石、茯神等。

若肝郁从阴化（则表现为肝体方面），出现阴虚肝热之证，如心烦、失眠、阵阵躁急、口渴思凉、舌红且干、脉象弦急细数。治以清肝育阴，药用生地黄、杭芍、女贞子、旱莲草、沙蒺藜、牡丹皮、阿胶珠等。

郁热化火伤阴，络脉失濡，还可见血虚风动证，如四肢因而瘛，脉多弦小细数。亟予养血柔肝，息风宁络。药用阿胶、沙苑子、钩藤、木瓜、白木耳、枸杞子、生牡蛎、炙鳖甲等。若因恼怒过甚，每由抽搐而致肝厥。

韩一斋治疗虚证必先分阴阳、别五脏、论气血，结合母子生克，顾及脾肾二脏。阳虚多见外寒，总以维护阳气入手；阴虚每见内热，治用益水制火法。他认为，治虚必须从五脏气血阴阳分论。心藏神，为君主之脏，主血、言语、喜笑，包络代君行令，内藏相火。心阴不足，证见心烦躁急、夜寐不宁、梦多心惊、口干且苦、小溲短红，治疗每用养心阴法，药用丹参、元参、麦冬、阿胶等；心阳不足则怔忡健忘，动则心悸气短、脉来虚弱无力，用益心阳方法，药用人参、黄芪、当归、桂枝、茯苓、菖蒲等。

肝为藏血之脏，主血、目、筋、怒，内寄胆火。肝阴不足则善怒烦急、脉多弦细、时或作抽、面青多暗，用育阴养血法，药用杭芍、生地黄、茺蔚子、女贞子、阿胶之类；肝阳不足则目无所见、耳无所闻、如人将捕之状，用补肝益阳法，药用山茱萸肉、枸杞子、楮实子等。

脾藏意与智，主味、肌肉与四肢。病则诸湿肿满、痞闷噫气、痰饮吐泻、湿郁发黄、身重好卧、饮食不化，甚则欲呕。若脾阴不足，口干渴饮、食欲差、舌干红而无液，治以甘寒扶脾法，药以生山药、生杭芍、生薏米、白扁豆、莲子肉等为主；脾阳不足时，面色萎黄四肢不温、食欲不振、胸中满闷、大便溏薄、脉多细濡，治疗每用益气运脾法，药用人参、茯苓、苍术、白术、升麻、藿香、陈皮之属。

肺藏魄，统一身之元气，主嗅、哭及皮毛。病则诸痿喘呕，诸气膹郁、咳嗽短气、肺胀胸满、洒淅寒热。肺阴不足，虚火灼金，干咳少痰、带有血丝、午后烦热、盗汗消瘦、皮毛焦枯，治用补肺育阴法，药用百合、阿胶、北沙参、麦冬、天冬等；肺阳虚则短气汗出、痰白且稀、脉象濡软、皮肤畏寒，用益气纳肾法，药用人参、黄芪、升麻、蛤蚧、五味子、益智仁等。

肾藏精与志，为天一之源，主耳、骨及二阴。病则骨痿腰痛、大便闭或泄利、足胕肿寒、消渴引饮、头眩咽痛。肾阴不足，五心烦热、舌绛口干、脉细弦数、大便干结、夜寐不宁，用滋阴益水法，药用熟地黄、潼蒺藜、枸杞子、杜仲、桑寄生、金樱子、补骨脂、川续断、黑桑椹等；阳不足则命火衰，火不生土故不饮食、腰痛脚冷、滑精阳痿、五更泄泻、两足无力，用温养肾阳法，药如熟附子、肉桂、巴戟天、锁阳、山萸肉等。

韩一斋主张治虚证一定要分五脏、别阴阳、辨气血、论升降，并结合脏腑生克关系全面分析。在治疗过程中，他总以稳妥轻灵为务，切不可急速求功，用药过猛，顾此失彼，反而有害。

韩一斋关于血证的经验是，凡血证暴吐势猛、稠黏结块者多属于热，清稀零星、过劳即发者多属于虚；血色深紫光滑者多热，黑暗浊晦或色淡质稀者多属不足；面唇红赤、舌绛且干、脉多细数者属热，面黄唇淡、肢冷不温、脉迟缓虚软者为虚。气随血行，血随气运，周流不息，以奉周身。若气虚则血无以固，热郁气迫则血妄行。他认为，血证之见大实大热者甚少，苟若属实，吐衄日久，未有不伤气血，何以能言实证。故他又谓"治血症以降逆为本，不可独持苦寒泄热，恐其邪热不净，留阻为瘀，此乃寒则涩而不流，温则消而去之之理"。常用药物，如苏子、降香、沉香、旋覆花、生代赭石、炙牡蛎、杏仁、川贝母等。

凡热盛迫血妄行者，韩一斋主张以釜底抽薪，先折其热，俟热去势缓，其血自止。如血虚且热者，以甘寒滋养为主，切不可一味苦寒泄热，恐其留瘀。药用生地黄、赤白芍、牡丹皮、茅根、石斛、麦冬之类。

若气不固摄，随血而脱者，以脾气大虚无权统摄故也，多见于老年气弱，或久病正气大虚之人。急当甘温益气，补正固脱，以防厥变，重用人参、黄芪、附子之品，以固其正。

若肝肾阴伤，虚热过炽，溲血、便血者，脉多细弦、两足力弱、舌红口干、阵阵烦躁，当以滋养肝肾法为治。药用生地黄、熟地黄、杭芍、阿胶、山药、薏米、芡实、龟甲、桑寄生、杜仲、黑桑椹之类。

韩一斋认为，治血症亦重化瘀，恐其离经之血，留而不去，阻于络脉，发为疼痛，甚则影响营卫，时发寒热，久则成为骨蒸，所以治血证必当化瘀。他常用醋制花蕊石、三七、桃仁、红花、牛膝、醋炒大黄、姜黄、蒲黄、炒五灵脂等药。

血证常由血热妄行、脾失统摄、肝肾不足、阴虚热灼等所引起。韩一斋治疗血证主张降逆以缓其急，化瘀以防其留邪。

胃气以和降为贵，上逆则为呕吐。韩一斋说："胃主纳食，脾主运化，胃降脾升，是其常也。若降力不及，或升之有余，皆能导致呕吐发作。"他认为："所以呕吐发作，皆属升降不能平衡，一为升力有余，一为降力不及，不论属虚、属寒、属火、属痰，以及气、血、食、滞等而致呕吐发作，皆不外升降不平之理。呕吐本于胃气不和，胃者水谷之海，三焦为水谷之道路，上焦如雾，中焦中沤，下焦如渎，若因客邪留恋，影响三焦通路，升降失和故发呕吐。"他指出："临证时先审病因，若六淫外邪，以解外邪为主，表闭者疏表、内热者清热、湿郁阻中者分化其湿郁、暑邪秽浊者芳香定呕以开其窍，皆以解除六淫之邪以利升降调和故也。"

他还认为，凡虚实夹杂，必须首先审清其重、轻、主、次，再议用药，不可舍本求末，治此失彼。久病体弱，中土不足或夹七情郁结，或夹六淫邪气，以及举凡食、痰气、水等而致吐者，治之必须考虑全面。若纯为中土阳虚，气不固摄，升之太过，而致呕吐者，多见于老年或大病后、面色淡黄、形体消瘦、气短声怯、四肢不温、自觉疲乏无力、喜暖恶寒、食后中脘胀满、呕吐无声势缓，甚则漾吐完谷痰水、脉见虚弱沉迟，久则导致反胃。用温阳和中法，药用人参、干姜、丁香、川椒、白术、吴茱萸、高良姜、熟附片。呕吐之属于中土阴虚者，多见病后阴伤之人。面多黑浊、形体消瘦、口干咽燥、心烦气急、不思饮食、便结溲黄、脉多细数，用甘寒育阴、增液养胃为治。药用沙参、麦冬、石斛、生地黄、玉竹、冰糖、粳米等。

有因七情郁结、木郁化热、灼及胃阴，以致胃失和降导致呕吐者，韩一斋每肝胃同治，用竹茹、川连、陈皮、黄芩、法半夏、吴茱萸、砂仁等。若呕吐日久，下元不足，肾虚命门火衰，脾胃无能化气，朝食暮吐、完谷不腐、四肢逆冷、脉多沉迟，他认为非温养命火不能止吐。药用附子、肉桂、干姜、硫黄、吴茱萸、荜茇等。

韩一斋治疗呕吐，在辨证论治基础上，着重升降，以脾升胃降，脏藏腑通，虚补实泻，寒热分调，疗效显著。

韩一斋认为，治病必须详审病情。凡标本皆虚者则当补，标本皆实者宜当泻。有标实而本虚，或本实而标虚，有舍本从标，有舍标从本。他说："凡降者必先升，但升者不使过高，降者宜求其缓。降其蕴邪，驱其滞热，升其不足，以补其正，斯为得之。"治病欲想降（攻），必先考虑升（补）。用升法宜当求其适合，不可升之太过，使其虚热上越而致跌仆晕厥。久病或虚弱者使用通降法时，尤宜缓和稳妥，不可过急过猛，恐其病去正伤也。所用通降之法，是指内有蕴热停滞，故当祛之；所云升其不足者，指正虚清阳不能上升，故当补。他曾谓："若久病正气大虚，当需用补，但内蕴积滞，攻补两难，必须审察标本虚实，采用兼顾并筹之法，灵活运用，多能取效。"重病每因邪实正虚，攻补不易，他人束手，韩一斋灵活运用此法，收效甚捷。

2. 瞿文楼

瞿文楼，名书源，自号困勉卢主人，河北新城县人，生于1891年，卒于1957年，享年66岁。

瞿文楼出身于世医之家，父亲瞿子安是光绪三十年（1904）前后太医院御医。他幼承家学，后考入太医院医学馆。经过四年的学习，精读《黄帝内经》《难经》《伤寒论》《金匮要略》《温病学》《大方脉》《小方脉》、妇人科、痘疹科、外科、针灸、推拿等课程。瞿文楼于光绪三十四年（1908）以一等一名的成绩毕业，后任太医院肄业生、恩粮（有薪金的实习医师）、医士、八品史目（相当于住院医师）。辛亥革命以后，瞿文楼在北京南池子官豆腐房13号行医开业。1933年后，瞿文楼曾分别被聘为北平国医学院、华北国医学院教授，讲授儿科学等课程。他为京都名老中医之一。

1934年，萧龙友与孔伯华、瞿文楼等创办北平国医学院，历时15年，共培养学生700多名。名医赵绍琴师从瞿文楼，1930～1936年给赵绍琴讲授中医基础理论与临床，并批改论文等。其传人有赵绍琴、周慕新、栾志红、金子文、李焯、吴静芳、于梅君、王秋侠、王鸿士、郭乃贤、袁崇光、金世元等。瞿文楼行医40余年，诊病周详，辨色看舌尤为精细。对温病有精深研究，并结合临床提出独特见解。瞿文楼认为，治温病强调宣扬气机，虽病在卫、气、营、血不同阶段，治法有异，均以引邪外出为要，不可专事一派寒凉，以致气机闭塞。治疮疡外症，每用调和气血，不专恃用凉法。他还认为，寒则涩而不流，温则消而祛之。他对眼疾治疗有独特见解和经验。

瞿文楼尚著有《痢疾论》《温病论述》《瞿氏医案》《中医诊断》等学术著作。新中国成立后，瞿文楼曾担任北京中医学院、北京中医学会、北京市第二门诊部顾问。

他常说："治病求本，详论细参，辨色看舌，务在精细。"他还说："治病不辨标本，不分层次，粗论病机且草草拟方，何以言疗效，必误病杀人。"并结合自己的临床经验，反复讲述治病求本的道理。他说："今之医家，不审标本，不论八纲，用补药为病家之所喜，每每错补误温，病者无怨。如每见火证必凉，并言热者寒之。不知火之初起，最忌寒凉。火郁当发，以导引为贵。疮疡外症，每用调和气血，后期再以活瘀通络，不留后患，切不可早用凉法，以寒则涩而不流，温则消而祛之。"他的这些学术思想，对后世的临床有很大的影响。

瞿文楼说："温病热疾，切不可专事寒凉。虽卫、气、营、血阶段不同，方法各异，但必须引邪外透，透邪外出，气机开畅，热郁开，肺气宣，热自减。若不治邪，专事寒凉，气机闭遏，何以透热于外，又如何转气。轻则重，重则不治矣。"此论验之临床，正是叶天士"在卫汗之可也""到气才能清气""入营犹可透热转气"的含义。瞿文楼的这种观点，贯穿于他的整个临床实践之中。进而对现代名医赵绍琴在温病中提出的"透热转气"新观点影响颇大。

瞿文楼认为，凡郁皆当开。气血痰饮食湿，均可致郁，郁久化火，都是热证，岂可一派寒凉，并言"治热以寒"，遏阻气机，病焉有不复加重之理？瞿文楼之论，源于《黄帝内经》《难经》，出于自己多年实践，用之于临床，每多效验。瞿文楼又认为，火之初起，最忌攻泄。火郁当发，以导引为贵。疮疡外症，每用调和气血，后期再以活瘀通络，不留后患，切不可早用凉法，以寒则涩而不流，温则消而祛之。

3. 袁鹤侪

袁鹤侪，名琴航，字其铭，河北雄县人，生于1879年3月，卒于1958年10月21日，享年79岁。其父名琥，为前清昌平学正官。1885～1893年他随父居于昌平学正官署，习读经史诗文。14岁时，父母不幸染热病，两月间相继去世。袁鹤侪因生活所迫，学业未竟，颠沛流离，又身患重病，幸得亲邻资助，始得康复。他思双亲病故之情，感身染重疾之苦，遂以不知医为恨事，故立志学医以济世活人。然其时年少，家境贫寒，学无门径，只得自谋生路，以书为师。自学之初，茫然不知由何起始，只好将父母生前服用之药方带在身边，四处询求，以明究竟。此后，听人说，父母所患之热病，属伤寒之类，于是到处奔走，索寻有关伤寒之医书。每借到一部医书，攻读尚嫌不足，还用蝇头小楷抄录于粗绵纸上。为了维持生活，保证自学，袁鹤侪曾去富有人家教家馆，一边任教，一边习医。

当时正值废科举而兴学堂之际，袁鹤侪于1903年考入京师大学堂医学馆，开始了正规系统的学习。在老师的指导下，他废寝忘食，孜孜以求，潜研经典，博览诸家，对中医学理论的源流、沿革、发展及诸家学说的形成有了深刻的认识。同时，他也受到西方医学及其他自然科学的影响，开阔了思路，增长了见识，打下了深厚的医学基础。1906年，他以优异的成绩毕业于医学馆，出而问世，以擅治伤寒、精于《黄帝内经》《难经》而初露锋芒。同年，袁鹤侪以名列前茅的成绩考入清太医院，时年27岁。他曾供职清太医院御医兼医学馆教习，慈禧随侍御医。辛亥革命后，他任内城官医院内科医长。

1933年，袁鹤侪应施今墨之请，任华北国医学院教授，

1935～1949 年悬壶京门。新中国成立后，他历任全国政协委员、北京市政协委员、中苏友好协会理事、中华医学会常务理事、中国科学普及协会理事、北京中医学会耆宿顾问、北京市中医进修学校教授以及协和医院、北京医院中医顾问等职。

袁鹤侪致力于中医事业 50 余年，对《黄帝内经》《难经》《伤寒论》《温病条辨》皆有精研，在中医学术及临证实践上颇多建树，对中医事业的发展及中医教育等方面有重要贡献。著有《太医院伤寒论讲草》《伤寒方义辑粹》《温病概要》《温病条辨选注》《中医诊疗原则》《医术经谈》《袁氏医案》等，并在 20 世纪 20 年代，由他主持、组织，北京中医学社同人集资，修订、重刊了《医统正脉》等一批古典医籍。

袁鹤侪一生清贫简朴，历尽坎坷，时局变迁，几经波折，虽受到了种种磨难，但他并未因此而意志消沉，反增献身医学的斗志。深谙贫寒人家的疾苦，求医之难，学医问世之后，他从不骄矜。对自己终始粗茶淡饭，对患者则一视同仁，以济世活人为宗旨，对贫苦患者或送之以诊，或资之以药，有的还资助吃住路费。

对国民党当局发动"废止中医案"，他十分愤慨，毅然联名请愿，振臂高呼，与反动势力抗争。抗日战争期间，他隐居寓所，不愿为日寇就诊，而几经当局刁难。每当无米就炊之时，他即静坐吟诵古人诗词歌赋，用于振奋精神，抒发爱国情怀。

他十分重视中医理论的研究，尤其注重"气化之说"，对"天人相应"也有独到的见解。在临证实践方面，以擅治伤寒，长于温病著称。立足于临证，着眼于遣方用药，总结出许多宝贵的经验。对于内科杂病，他也积累了丰富的实践经验，特别是治疗痨瘵、疟疾、肝病、结石诸病，尤为见长。

在培育中医人才，开展中医教育方面，袁鹤侪付出了很大心血。袁鹤侪早年在清朝太医院医学馆担任教习，辛亥革命后，任中医学社社长，1933年任华北国医学院教授。新中国成立后，他以古稀高龄，投身于新中国的中医教育事业，应聘担任北京市中医进修学校教授。多年致力于伤寒、温病的教学工作，还曾多次为西医专家讲授中医理论、做学术报告，受到称赞。在他的培养教育下，瞿文楼、佟阔泉、陈西源等一批京都名医脱颖而出。及至晚年，在中医建设和中西医结合问题上，袁鹤侪发表了至今看来仍有参考价值的意见。他主张中医建设首先抓好三个环节：一是整编古典医籍，二是搜集中医人材，三是筹办高等中医院校及医院。对中西医结合则应分两步：于医术上，可谋速成结合；在学术上则从根本理论上做起，乃是长期艰巨的工作。前者可收速效，后者可达融会贯通。二者结合，方可奏效。这些建议当时均被政府采纳并贯彻实施。

袁鹤侪在中医方面建树卓著，素享盛誉，曾多次受到毛泽东、周恩来、刘少奇、朱德等党和国家领导人的亲切接见。1957年，他积劳成疾，卧病在床。周恩来曾派专人前往探视，林伯渠、李德全等亲临床榻慰问。

袁鹤侪历经清末、中华民国和新中国三个不同的历史时期，执教于太医院医学馆、华北国医学院和北京市中医进修学校。他曾为侍奉清朝宫廷的御医，又是服务百姓的名医。其独特的阅历，广博的见识，丰富的经验，对中医事业的执着追求，使其治学独具特色。

袁鹤侪治学，态度严谨，对后学循循善诱，诲人不倦；对自己严格刻苦，身体力行。他常说，初学入门，可以选读诸如《伤寒论浅注》《金匮浅注》《医学从众录》《医学实在易》《温病条辨》及《濒湖脉学》《本草备要》等书，如此在医理上虽未深通，而在临床应用上，苟能灵活运用，亦颇小道可观。然欲达到精通医理，则相去尚远。仍须溯本求源，从根本做起。要认真研讨《黄帝内经》《难经》《脉经》等经典。此后，宜进一步学习《伤寒论》《金匮要略》《千金翼方》《外台秘要》《神农本草经》《本草纲目》等，参以金元四大家及各种医籍。这样才能较全面、系统地掌握中医理论。此须假以时日，方能得其精髓，明其灵活变通之妙。

　　他临证诊病，一丝不苟。详察病情，究其要害，制方严谨，用药精当，师古而有创新，药味平淡而有出奇制胜之妙，对许多疑难大症，颇多建树。及至先生晚年，德高望重，工作甚忙，求诊者众多，依然审慎为之，不论患者地位高低，亲疏远近，同样认真诊治。常见他因一味药的取舍，或用量的增减而斟酌再三。凡遇疑难重症，诊病之余，必沉思良久，甚至深夜查阅文献者，亦为常事，足见其审慎求实的科学态度。

　　袁鹤侪积数十年之经验，对温病、痨瘵、疟疾、妇科诸门，皆有精研。如早在20世纪30年代，他根据临证实践，著有《痨瘵概要》，阐明其病因、病机，并归纳出清心养肺、益肺补心、养血疏肝、滋补肝肾、益阴清热、温补肾阳、健脾除湿、培土生金、清胃滋脾、益气补肺等治疗法则，每法均列有临证验方、药物化裁等具体内容。在抗痨药未产生的当时，据此而治愈者众多，起到了积极治疗的作用。至今看来，其遣方用药，加减化裁，独具匠心，仍有重要的实用价值。又如治疗结石症，创立了开郁清肺、甘缓和中、养血清热、温通止痛等法。提出了欲降先升、欲利先清、欲排石先疏通、欲祛邪先扶正等治疗原则，治愈了国内外肾结石、胆结石患者多例，使免于手术而得以康复。再如治疟，虽宗经旨，但加减变通之中亦有新意。论小柴胡汤之临床应用时云："此方治疟，最为有效……依我之治验，为如下加减法：若寒多者，加柴胡至 9 ~ 12g，青皮 9 ~ 12g，余同前。惟柴胡加多，则可照西药之服法，一剂三服，如下午 5 点发病者，则晨时第一服，11 时第二服，下午2 ~ 3 时第三服，余依此类推。热多寒少者，重用黄芩而减柴胡；又有不头痛而腹胀者，则于方内加白术 9 ~ 12g，草果 6g，茯苓 9g……若但热无寒之温疟，则此方不适用矣。"

袁鹤侪善于取历代各家之精华，乐于学习同道之长处，从不闭门自守，自恃门户之见，而是不论派别，兼收并蓄，融各家之说于一炉，参以己见，使之更臻于完备。虽他精研伤寒，但对温病亦颇有见地，在其遗著中可以看到，在剖析伤寒之时，他将诸流派之长皆收纳其中。在论述温病时，他将仲景立法之意及诸家之说融注于内。见解不同之处，还两存其说，以启后学深究其理；偶遇创新之见，则附录于后以博其识。袁鹤侪立论持乎，不以偏见取舍，足见其求实的态度。

他与京都名医萧龙友为挚友，其间相互敬重，互相切磋，传为医坛佳话。他也十分敬重赵树屏、秦伯未等名家的学识，赵、秦二位亦十分感佩他精湛之学术。每相与论及医学，流连忘返者，屡见不鲜。袁鹤侪与施今墨、张菊人诸医家为近邻，彼此间学术交往乃为常事。他与中医皮科专家赵炳南长期协作，默契配合；外有病需调治于内者，赵炳南举荐给他，内有病而又见于外者，他介绍给赵炳南。如此互相敬重，相互配合，数十年如一日。

袁鹤侪不放过任何学习机会，即便是零金碎玉，点滴经验，也视为珍宝而收录。他对于晚辈，同样十分器重。对其咨询及

学术上的见解，总是认真思索之后，再论是非。每遇学生有卓
见之时，他不仅热情勉励，而且乐于取其长而增己见。诸如某
翁之验案，某人之效方，某公之见解之类，在他的随记中，常
可见到。其谦虚好学的精神贯彻于其医学生涯之始终。袁鹤侪
曾将其书斋命名为"知不足轩"。

（三）曹氏按摩体系的创始者

曹锡珍

曹锡珍，字聘忱，北京市人，祖籍河北省昌黎县。他生于
1898 年，卒于 1978 年，享年 80 岁。曹锡珍于 1916～1924 年
在昌黎故乡拜前清御医孙仲选为师，学习中医学理论，推拿、
按摩手法，1925～1927 年在天津师从吴卫尔学习西医，而后
悬壶于京津两地为民疗疾。1934～1938 年曹锡珍应施今墨之
邀出任北平华北国医学院董事，按摩教授。新中国成立后曹锡
珍积极响应政府中医政策号召，于 1954 年参加北京医院按摩科
筹建工作。次年曹锡珍调入北京平安医院从事中医按摩工作。
1956 年曹锡珍加入中国农工民主党，同年被公推为北京中医学
会副理事长，1958 始在北京宣武医院按摩科工作至终年。

曹锡珍早年在北京西四义达里胡同挂牌应诊。刚过而立之
年，他已是门前车水马龙誉满京城的大夫。国民党统治时期，
歧视、摧残中医的活动达到高潮，1929 年反动政府竟要正式通
过取消中医的议案，中医地位岌岌可危。对此，曹锡珍会同施
今墨先生及医务界同仁呼吁各界人士支持中医界斗争，与此同
时成立中医工会，组织请愿团到南京抗议，坚决要求政府收回
错误决定。

20 世纪 30 年代初，曹锡珍认识到要以科学的方法整理和

发展中医按摩学，必须开办学校、培养人才。1934年应施今墨至诚邀请到华北国医学院任教，讲授中医按摩学。他教学严谨，启发学生在继承传统中医治疗方法的同时，要勇于创新。他要求学生德艺双修，既教学生医术，又教学生做人，深受学生爱戴和敬仰。在当时反动政府极端摧残中医的严峻形势下，曹锡珍能够毅然站出来进入国医学院讲授中医按摩学，不仅表现了非凡的勇气和对中医事业的挚爱，而且对发展中医、培养人才、弘扬中医事业做出了贡献。

新中国成立以后，我国的体育事业蓬勃发展，但是在运动医学领域里，仍然是一块空白，运动员经常受伤，而队医推拿大夫少之又少。当时，曹锡珍应卫生部及国家体育运动委员会邀请，在全国率先举办国家运动队推拿医生学习班。为国家队和各省市运动队培养了一大批运动医学推拿医生。

"桃李不言，下自成蹊。"而今，许多当年的培训班学员都已成为运动领域的医学专家、教授，如北京体育学院杨锡让教授，国家体委陆启贵、张家栋等。此后，在北京又多次举办了上述内容的学习培训班，不但有力地保障了运动队的发展，以及运动员的身体健康，提高了运动员身体素质和运动水平，还为后来曹氏经学按摩手法和学术思想、学术流派的形成，奠定了深刻的理论和实践基础。他的教学成绩卓著，被后人誉为一位辛勤忘我的中医伤科教育家。

曹锡珍不仅致力于临床和教学工作，而且还勤于著书立说，先后出版了《外伤中医按摩疗法》《防治按摩》《中医按摩疗法》等专著，其中《外伤中医按摩疗法》一书在海外发行，并受到好评。《中国医学百科全书推拿分卷》中特载曹氏按摩为中国按摩流派之一，为继承和发扬中医学、运动医学按摩学科做出了很大的贡献。为促进按摩事业光大发扬，后继不乏，20世纪60年代，曹锡珍在京举办按摩讲习班总七次；为京畿诸医院、工矿、部队、学校乃至外省市，培训之专业技术人员甚众。曹锡珍毕生收徒四人，对学生循循善诱，诲人不倦，倡导启发，临床见习，每遇疑难病，当即提示生徒进行讨论，允畅所欲言，尽情辩论。其四徒至今乃各单位之骨干。

昔逢曹锡珍临诊，就诊者车水马龙，远及诸外省县。曹锡珍辄热情相待，勤勤恳恳，任劳任怨，治愈者无算，颇受病者信赖。除繁忙工作外，他常为中央领导人之保健尽力。国家名誉主席宋庆龄曾设家宴招待他。

曹锡珍在继承前人经验的基础上，经其60余年临证实践经验的积累，逐渐形成了以经穴按摩为代表的"曹氏按摩学派体系"。

曹氏"经穴按摩"是以脏腑经络学说为理论指导，在总结前人古代按摩八法、治筋八法、整形八法、运动八法等经验基础上，融贯了脏腑、经络、卫气营血、八纲等辨证方法，结合临床内外科某种疾病所出现的一些有规律的症候群，按望、闻、问、切、点压经穴（摸）五诊手段，经过对症状的归类分析，明确辨证，并切中中病脏腑经络之虚实的诊断。

曹氏"经穴按摩"治疗，常采用补、泻、和三大法则。按其经络起始，终止走行的顺逆予以规范循经。推拿点穴的治疗方法，操作中常以"推经络、点穴位"为法，并强调"治疗以治经为主，宁失穴而勿失经"的原则。因此在调治病证运用"经穴按摩"手法时，多在调理中病之经络，施以顺经推按为补，逆经推按为泻，轻柔推按为平补平泻的和法；对阴经之病多补少泻，阳经之病多泻少补；对虚证多以补法，实证多以泻法。在点穴轻重手法的操作上亦以轻力为补，重力为泻，针对虚证（阴型）施以柔术，针对实证（阳型）施以刚术，即结合病证虚实来决定柔刚之术的理论。

曹氏按摩基础手法是以经络中的督脉和膀胱经为基础。曹锡珍认为，人体是一个有机的整体，五脏六腑、四肢百骸、五官九窍、皮肉筋骨等脏腑组织均内外相连，相互为用，而这种联系恰由经络的沟通、脏腑的协调和气血的运行来完成。即督脉为诸阳之海，具有调节全身阴阳经气的作用。足太阳膀胱经所属背部的俞穴是位于经络上气血通行的点站，是五脏六腑在体表的反应点。因此曹锡珍在治疗中选定背部的督脉和足太阳膀胱经作为经穴按摩的主要经脉。督脉与膀胱经中的俞穴一般都可以通过经络传导直通内脏。如肺俞穴通于肺脏，心俞穴通于心脏，肝俞穴通于肝脏等。在背部施行按摩及在有关的俞穴上给以轻重不同的点穴刺激手法，既能达到调节脏腑功能的作用，又能调节经络气血的功能活动，舒经活络，以保证人体增强抗病能力的同时，也有利于体内脏腑机能的恢复，推陈出新，达到治病的目的。

（1）内科按摩基础手法　该法之范畴包括内科、妇科、儿科、神经科之疾患。其疾病之发生，多由脏腑器官、经络、神经之失调而致矣。西医学认为，人的脊柱内包藏有中枢神经，可调节内脏的活动。中医学之督脉乃诸阳之海，而足太阳膀胱所属背部之俞穴，乃五脏六腑在体表之反应点。以病在腹（内）先治其背（外），阴病治阳之论，选背部督脉及足太阳膀胱计五条经线为施术部位。此五线即正中线始大椎终长强；二、三线起大杼止白环俞；四、五线由附分至秩边。旋即在此五线施以摩、拨、捏、啄、拍五手法，各三五遍，以图刺激经脉穴位及中枢神经，起到调整中枢神经兴奋和抑制之作用，调动五脏六腑功能，以稳定平衡阴阳而疾自祛矣。本手法应用范围：大凡人体各脏腑经络之虚实寒热疼痛者，若头痛、神经衰弱、脑外伤后综合征、感冒、咳嗽、哮喘；胃下垂、胃肠功能紊乱、腹胀、泄泻、便秘；小儿疳积、遗尿、月经不调及痛经等急慢性病证，皆先做此手法以调理脏腑阴阳之相对平衡，后辨证择主穴及其他按摩手法。

（2）外科按摩基础手法　该法旨在用"病在上者下治，病在下者上求；病在左先治其右，病在右先治其左"之法则，以中医整体观念、辨证法及循行于人体上下、贯通全身之经络为指导，兼采西学之神经系统左右交叉之特点，结合外科范畴病种之共同需要，遴选金门、申脉、昆仑、跗阳、复溜、三阴交、公孙、承山、承筋等具有代表性及特殊作用之经穴以按摩之，无不效之。

（四）积劳成疾的慎斋传人

方伯屏

方伯屏，名金城，字伯屏，男，山东省掖县人。1891年生于掖县西北郊村，1948年在北京去世，享年57岁。

他幼年随父母在家务农，因家道中落，贫困无奈，随姑丈流落京师，时值晚清末世。初在东四南同和饭店当学徒工，工余之时他好学不倦。当时太医院的几位御医经常到同和饭店用餐，由于他勤奋好学，受到太医院医官赵云卿的垂青，特许为门弟子。其间还得到淡镜人（淡老师法明代医学周慎斋派）的教导，并且以师侍之，尽得其传。方伯屏后参加了赵云卿在山老胡同主办的中医哲理医学讲习班，两年毕业，因结业时成绩优良，赵云卿遂正式收他为弟子，并赐名伯屏（与赵老师之子赵树屏排字在一起）。

方伯屏习医有成，经当时京师警厅卫生处考试合格后即悬壶行医，前后历经 30 春秋。当时中医界之坎坷，他从医亦备尝艰辛。但由于他坚好钻研，40 岁时，在北京已经有很大的名声。后来他受施今墨和孔伯华的邀请，在华北国医学院以及北平国医学院讲授《伤寒论》。由于他医事益繁，诊务教学几无所暇，遂积劳成疾，不幸于 1948 年秋因患肝病而逝世，享年 57 岁。

作为一位医生，方伯屏始终都是以治病救人为己任，他以高超的医术为无数人解除了病患，在当时有很高的知名度，被人称为十大名医之一。他的诊所天天都是门庭若市，但是他从不让一个前来看病的患者落空，所以常常看病到深夜。有时有重病患者要出诊他也不推诿，不论风寒酷暑，为广大患者解除痛苦。

方伯屏很重视医德，经常称颂《千金要方》的"大医精诚"，并且引以为座右铭。他常说："医者服膺与此，不得稍有疏忽。"他每日必读伤寒论仲景原序，询之则谓其仰慕仲景先师的懿范，虽然论叙之作，或不出于仲景之手，于历史无可追究，且其宗权观念与当代历史背景有关，但是序中悲天可怜人之情，力戒焦躁，谓医不可粗心，"按寸不及尺，握手不及足""短期未知决诊，九候曾无仿佛？"的教诲是不得不令人警惕的。在旧社会中，他行医虽收入微薄，但如遇见贫困则一概免费施诊，至家道稍可自给时，自配"万灵百效膏"与"七味保婴散"（一种治疗小儿消导积滞的方药）向广大病患施送。

他将珍藏的明代周慎斋《医家秘奥》一书，于 1930 年刊印发行于世，并为之作序。这为研究和继承周慎斋学派的学术经验提供了宝贵的资料，使得该学派得以继续传承下去。不仅如此，他还致力于中医教育，先后在北平国医学院和华北国医学院任教。他的弟子有很多都是医学界的名流，他的两个儿子亦为一代名医。

（五）针药并用、博学多才的儒医

高凤桐

高凤桐，字云麟，北京市人，生于1887年，卒于1962年，享年75岁。

高凤桐自幼勤奋好学，博览历代医家著作，早年从师吴希之、焦茂斋、杨浩如等名医学习内科、针灸。他曾认真研读了《素问》《灵枢经》《难经》《针灸甲乙经》《金匮要略》《神农本草经》等以及历代名著《东垣十书》《丹溪心法》《儒门事亲》《东医宝鉴》《景岳全书》《傅青主女科》《医宗金鉴》《时疫论》《针灸大成》等经典著作，尤对叶天士学派的著作研究较深，且善于取各家之长，融会贯通，补己之短。高凤桐早年曾在北京外城官医院工作多年，曾任北平国医学院教授和北平中医考试委员等职；新中国成立后历任北京市中医门诊部主任，北京市高级卫生人员考试委员会委员，北京中医学会内科委员会委员、针灸委员会主任委员、学术组顾问，中华医学总会中西医学术交流委员会委员，北京医学院顾问，中医研究院针灸研究所副所长等职；当选为北京市第一届人民代表大会代表、第三届中国人民政治协商会议全国委员会委员。

高凤桐一生勤俭朴素，医德高尚。他对患者体贴入微、关怀备至。只针不药可效者，则不用药物，用药亦廉平精简，竭力减轻病家经济负担。他出诊不论寒暑昼夜，不避风雨冰霜，但有求诊者，立即前往，不计报酬，如此数十年如一日。

他不仅学识渊博，且学术思想也颇活跃，在他半个多世纪的医学生涯中，逐渐形成了一套完整的、与实践密切结合的针药并用的理论，对内科、妇科积累了丰富的临床经验。高凤桐治学有方，诲人不倦。他热心培养学生，对学生言传身教，要求严格，传授经验，毫不保留，为中医针灸人才的培养做出了可贵的贡献。高凤桐博学多才，在医事之余，又兼通书法绘画。他编写的《针灸中药经验证治》、参与编写的《针灸学简编》等书，对他的学术思想和临床经验做了基本的总结。

辨证是治疗的前提，只有辨证清晰准确，才可言立法选药（穴）精当，不管何证何病，处方选穴前，他或按八纲辨证，或按脏腑经络辨证、六经辨证、三焦辨证、病因辨证等，定把阴阳、表里、虚实、寒热、脏腑、经络、病因等情况搞清楚。他常说："治病的关键在于认证，抓住病机，熟悉药性、穴性，方能应手奏效。"他在辨证方面积累了丰富的经验，对四诊的掌握，善于抓住重点，尤对望诊的应用很有心得。

高凤桐注重因人施治，强调"医者医人"，善于根据患者的具体情况做患者的思想工作，指导患者的衣食起居，既善于针药治疗，又重视心理因素、精神状态在疾病治疗、转归中的作用。治疗时他尤其注意季节、气候特点。如高凤桐认为，秋季外感，系因燥气所伤，但燥气为水火消耗之气，极易损伤津液，此时治疗应以润为主，忌用汗利之法，其中若因入秋凉爽，西风肃杀而得者，针刺尺泽、列缺，用泻法理肺，配合谷用补法宣肺透表；药物则用沙参、麦冬、玉竹滋阴润燥，用苏叶、杏仁、浙贝母、淡豆豉宣肺解表，用桔梗、生甘草清肺解毒治咽喉干痛。若因秋季久晴无雨秋阳暴暖而得者，则针刺尺泽、列缺用泻法、配太溪用补法，能滋阴润燥而理肺；前方中去苏叶、淡豆豉、桔梗，加入桑叶、枇杷叶、花粉等凉润之品。

　　高凤桐精通经络理论，悉心研究穴性，对穴位与阴阳、表里、气血、脏腑之间的关系有深刻的认识，再配以恰当讲究的手法，疏经通络，调整气血，补虚泻实，无不得心应手。他提倡理法方穴，用穴如用药，在中医理论的指导下，先确定病位、病性及病因，并确立治疗大法，然后根据穴位的性质、作用、经络脏腑的关系，按汗、吐、下、和、温、清、消、补八法辨证求经配穴，随症灵活施治。如治月经不调，以针三阴交、关元为主，调冲任以安血之宅，补脾胃以资生血之源；属血热者去关元，加曲池、血海、支沟，血海用泻法调血活血，曲池调血中之气，支沟清中焦之热；属血虚者去关元，加阴陵泉以健脾养血。又如表闭发热针大椎、外关用泻法，通阳解表为之汗法等。高凤桐选穴位、定手法有严格的理论指导，因此，他常能一穴多用，穴位配伍严谨而绝妙，用穴虽少，但疗效很好。每次治疗仅取 2 ～ 3 穴，且以一侧四肢穴为主。如用肩髃、曲池治一切郁热气结、脘闷躁烦、呃逆纳差等症；足三里、通里治失眠；隐白、三阴交治崩漏等皆有显著疗效。最常用的穴位有 40 ～ 50 个，特别对肩髃、曲池、合谷、足三里、阴陵泉、阳陵泉、三阴交、绝骨、太溪等穴的应用积累了丰富的经验，只是相互配合、手法不同，就能治疗多种病证。高凤桐的针刺手法，是以提插补泻为主，配合呼吸、迎随、深浅、轻重四法，但在临床应用时，则应根据不同病证、不同穴位（主要是穴位所在的部位），施以不同的手法。如四肢穴多用提插补泻配合迎随法；背部腹部穴位，往往是几种补泻手法配合应用；头部和四肢末端之浅表穴位，则用呼吸补泻，如鼻衄针上星吸气泻之，崩漏针隐白呼气补之，往往立即见效。另外，针刺时，他强调左右手的配合，要求进针均匀而有力，刚柔并举，主张以心通经行气，以意治病，强调针灸医生要练气功，主张候气、催气，一般进针后，重则觉如磐石，轻则浮如羽毛。一般患者每次留针1小时左右。

　　高凤桐精通中医药及针灸，何时宜药，何时宜针，何时针药并用，何时先针后药，何时先药后针，临证运用十分精当。如中风之闭、脱二证，本当一实一虚，治法截然不同，但该病多为先闭而后脱，凡见面红目赤，烦躁不安，脉弦或沉滞，应急按闭证施治，虽有时亦可见两手撒开、二便失禁部分脱证之象，但也应本着先开窍后予固脱之法，先用圆利针补人中，泄风府、合谷、涌泉以提插强刺之，若体质强壮者可用三棱针刺十二井穴放血。在一般情况下，针后病人多知痛回避，此时应迅速投以清开、化痰、开窍之药。若经上述治疗患者毫无反应，宜再审脉象，凡脉沉细或虚大而不规则，面部肌肉松弛无神者，应按脱证施治，予以回阳固脱，其最捷便而有效的方法是用隔姜灸关元、气海各15～20壮。无论闭证或脱证的治疗，皆应先针灸随后用药，尤其针灸见效就在当时，故不可墨守成法，必须随时审察体征、脉象，灵活施治。总之，对暴病急症或神经精神系统疾患，且身体壮实者，多以针灸为主；若重笃危症，或身体过度衰弱者，则以药物治疗为主；对一般慢性病则多针药并重；这样每每收单一方法所不及的效果。高凤桐治疗温病，如麻疹、流感、肺炎、痢疾等，先用针点刺清开，再用叶天士学派之法选用药，往往得心应手，效果十分显著。在杂病的治疗上，重在调理脾胃，对哮喘、胃脘痛、腹泻、再生障碍性贫血、癫痫、半身不遂、脱发症、月经不调、痛经、崩漏等针药并施，皆有较单用针灸或药物为好的效果。高凤桐曾用针刺内关、阳陵泉、足三里（用泻法），配服琥珀抱龙九，治愈数例小儿癫痫。常闻患者反映，病患多年屡治无效，经高凤桐针药并施，多有较好的效果。

　　病因为本，症状为标，正气为本，邪气为标；邪之所凑，其气必虚。正气不足是疾病发生的根本原因。倘若忽视内因正气，只知祛邪易致失误。高凤桐治病，祛邪扶正，常审察患者体质之强弱，病情的轻重缓急，祛邪与扶正兼顾，常能祛邪又不伤正。他不只看症状，还重视察究病因，虽然症状相同，但病因不同者，他处方用药也不相同，"治慢性病要妥要稳"，慢性病虽有久病体虚之说，但不是必虚，若见体壮力强者，则多考虑久病伤阴之论，治疗时除照顾到这方面外，主要是调理脾胃，此时针足三里或用人参、党参之品，除补脾胃之气外，还有助他药之功的作用。高凤桐主张治病不可过于求功，从根治末，虽慢亦非不好，认准后贵在守方，针或药都有后效。脾为后天之本，胃为卫之本，故察病必先察脾胃强弱，治病必先照顾脾胃盛衰，四时脾旺不受邪，五脏无论何脏之虚皆与脾胃有直接或间接的关系。高凤桐无论治时疫外伤还是治内伤杂病，都常从调理脾胃入手。如治痿证，遵古人"独取阳明"之说，用药、行针皆强调调理脾胃。其中热伤津液成痿者，取环跳、阳陵泉、足三里、解溪益筋调胃疏络，辅以通经养阴扶正穴位和药物；湿热成痿者，针中脘、气海、阴陵泉、脾俞、胃俞以补中气，调脾胃以化湿，再辅以清热化湿、活血通络、补气调中的穴位和药物。高凤桐调理脾胃的用药中，常用谷芽、麦芽各30g，谓之轻药重投；或用正方之汤药送服保和丸等，往往收到较好的效果。

高凤桐用药一般皆为经济易得之常用药，善于轻缓祛病而无峻猛克伐之弊，如山药、扁豆、薏苡仁、佛手、荷叶、荷梗、六一散等常在正方中占一定的位置，而那些过腻、过峻、过猛之品，如大黄、芒硝、麻黄、熟地黄、附子、肉桂等品，非十分必要，则很少应用，但用时一定对证量足。其中大黄、芒硝虽峻猛，但伤人速而浅，唯熟地黄、麦冬、五味子等太腻不活，用之不当，往往伤人深而重，一贯主张慎用。高凤桐常用药物120 余味，固定成方用法较活，主张用药处方多遵古人之法，而不拘泥于原方原药。高凤桐对某些中药的用法也有独到之处，如用石膏治阳明内蒸之热，虽言能解肌，无汗时用之定佐以宣通之品，如葛根之类。石膏的用量少则 10 ～ 12g，治杂病用于清火也有较好的效果；而治大热、大渴引饮、面红目赤者，一般石膏用量在 120 ～ 240g，但应先煮水，用此水再煎药。凡治伤风外感者，必佐以鲜石斛 15g 生津而保阴。娑罗子是胃痛的和剂、寒热虚实皆可用，并可治冠心病。甘草虽属平淡之品，但也应对证而取，中满者用之更满。夏季用香薷，犹如冬季用麻黄，凡夏季恶寒者非香薷不能解，它较藿香力猛，不能四季皆用，主要用于夏季等。

（六）针术精湛疗各科

牛泽华

牛泽华，北京著名针灸专家，河北省涞水县人，生于 1897年，卒于 1964 年，享年 67 岁。牛泽华师承其舅父郑文甫，1935 年来京挂牌行医。他曾受施今墨之请，受聘华北国医学院针灸教授。

1955 年，牛泽华参与北京中医学会针灸门诊部的创建工作，并定期应诊。他后到北京市西城区护国寺中医门诊部工作，曾任北京中医学会针灸委员会委员。

牛泽华一生专攻针灸，擅治内科、外科、妇科、儿科各科，常用"放血疗法"和"水罐方法"治病。

（七）先学生、后教授的名医

胡荫培

胡荫培，字少衡，生于 1912 年，卒于 1987 年，享年 75 岁，河北省清苑县人。其祖父胡子卿为中医世家，擅长儿科、妇科。光绪初期在保定享有盛名。其父胡鉴衡自幼受岐黄之术熏陶，青年时则继承父业，民国初年祖父辞世，其父离开保定到北京开业。

胡荫培从 12 岁开始即向父亲学习医理，18 岁高中毕业于崇实中学，后考入华北国医学院研究生班。1938 年毕业后，在宣武门外商横街诊所跟随师名医施今墨先生侍诊进修中医内科，并经常陪同施今墨前往天津、张家口、太原、南京等地出诊，医治疑难病证。

1935 年经北平市卫生局考试，胡荫培取得针灸医师开业执照，从此在东四十二条 22 号挂牌行医。以家传针灸并施门弟子问世，有"毫发金针"之誉称，在当时针灸界与王乐亭齐名，享有"南王（乐亭）""北胡（荫培）"的盛名。除了忙于诊务外，他还兼华北国医学院临床实习教授之职，主讲施今墨医案。1945 年被选为北平中医公会理事，1946 年施今墨外出近一年之久，在此期间，由胡荫培代理华北国医学院院长之职。

新中国成立初期，胡荫培任北京中医学会理事，1951 年参加北京中医学会诊部半日工作。1957 年调入北京市中医进修学校担任针灸教师。1958 年结束私人开业，全天参加工作，由北京市卫生局聘请到积水潭医院针灸科担任科主任职务。

胡荫培行医 50 余年，技术精湛，博学医理，医德高尚，除内科、妇科、儿科外，又长针术，手法娴巧，不拘泥于古法，有所创新，治疗得心应手，独树一帜，在京津、华北苏浙均享有较高声誉。

他先后担任过华北国医学院讲师、教授、代理院长，北京国医公会理事，北京中医学会理事，卫生局中医门诊部顾问，北京市中医进修学校教师，北京积水潭医院针灸科主任，北京国际针灸研究生班临床导师、中医教授，北京市中医学会针灸分会顾问，卫生部医学科学委员会委员，东城区政协常务委员。

1957 年通过院党委确认，胡荫培收陆续华为徒，1959 年积水潭医院党委复请胡荫培带徒两名（陆续华、王慕琴），他欣然同意，并详细制定了培养计划，谆谆教导，使他们逐渐成长为医疗、教学、科研工作的骨干力量。所传授门人有：潘春秀、胡春生、王木琴、陆续华、胡春林、钮韵锋、胡益萍、胡函等。发表的文章有《胡荫培临床经验》《胡荫培医案选编》，被收录入《北京市老中医经验汇编》一书中。另外还有《瘫疾疾病论治》《中风病的辨证施治》《环跳穴的应用》《头疼的辨证论治》《后溪穴治疗腰痛》等 30 余篇论著，为发展中医事业做出了很大贡献。

（八）医史并精的皇族后裔

金书田

金书田，字耆康，男，满族，北京市人。他生于 1884 年，卒于 1971 年，享年 87 岁。

金书田为清皇族爱新觉罗后裔，幼年家道中落，于北京幼师学堂毕业后，移居后海广化寺中深研岐黄，施诊济世。1928年金书田任北平国医馆医学股主任，1930 年任北平国医学院董事兼内科讲师，讲授温病。新中国成立后，金书田历任北京市卫生局、北京中医学会及北京市中医进修学校顾问，并当选为北京市人民代表。他曾与蒙医活佛座谈医事，交流学术于雍和宫。对文学经史亦研究有素，常为门人背讲《左传》，法学家张友渔副市长曾多次访谈。

金书田经验丰富，在治疗温病上尤有独到之处，如对麻疹应透表，不可辛温，也不可恣用寒凉，到现在仍有指导意义。

金书田与萧龙友、杨浩如、张菊人、左季云、汪逢春、韩一斋、刘松云等于 20 世纪 30 年代创立北平国医学院，擅长温病，曾讲授《中医诊断学》，培养了大批高级中医人才。其传人邵道斋、索延昌、谢海洲均为国内知名的中医专家。

麻疹是儿科常见的传染病，其发病是由肺胃蕴热、感受时邪所致。肺主皮毛，胃主肌肉，故肺胃蕴热而感时邪，则周身发疹而色赤。脉象以浮数紧者为顺证，沉弱微细为难治，盖麻疹喜见阳脉而恶阴脉也，小儿患此手纹必紫。

金书田认为治疗此病宜辛凉解表，而活血、滋阴之品尤不可缺。总之宜以《黄帝内经》"风淫于内，治以辛凉，佐以苦甘"为法。用药上，解表之品，如豆豉、苦梗、薄荷、荆芥穗、菊花、桑叶、牛蒡子、鲜芦根、葛根、芫荽等；清凉之品，如金银花、生栀子、条芩、瓜蒌、鲜竹茹、鲜竹叶、知母、连翘、天花粉、生石膏等（在疹出三四日内、烦躁不止者可加生石膏三四钱，但不可重用石膏，否则疹必遏伏）；活血之品，如板蓝根、牡丹皮、鲜茅根、紫草、赤芍等；滋阴之品，如大生地、麦冬（莲心）、玄参、沙参等。总之，麻疹虽属温热病，不能用辛温药，但也不可恣用苦寒，恐寒遏疹陷；饮食上应注意忌食寒凉，恐妨碍消化而伤胃；起居上慎避风寒，恐生变证，也不致遗留久咳而难愈。

四时不正之气，烈风、淫雨、亢旱皆能致疫，气候反常，风、寒、暑、湿、燥、火六淫之邪皆能致病，但亦须视人体之强弱、抵抗力如何来判断。

金书田曾说，早年地广人稀，而当今时人众，气候偏湿，加之繁劳私欲，阴虚多于阳虚，故而病温者多，病伤寒者少。昔日纪晓岚曾出使新疆，其诗记道"万家烟火暖云蒸，消尽天山太古冰"名句。当今之时，痨病阴虚者众，阳虚者寡，因而治虚痨不可拘泥于小建中汤，治此症当参朱丹溪之法及明代汪绮石《理虚元鉴》之论。再有治中风一病，不可拘泥于小续命汤，今时患其中外风者少，而类中于痰、火、阴虚者多，治此病当参考尤在泾《金匮翼》所论。

疟疾一证，本在伤寒少阳经，半表半里、寒热往来为伤寒正疟，宜用小柴胡汤治之，此绝非暑疟、温疟、瘴疟等类之疟也。杨栗山云："今之世温病多而伤寒少，岂有今世之疟疾伤寒疟多而伤暑疟、温疟少之理乎。"

痢疾为病总不离乎湿热，谚云："痢无补法"，唐容川论之最详，要之不见痢久脾虚下陷，万不可早用补药耳。霍乱之流多属湿热凝结，或贪凉过度之故，分辨此证之阴阳，要看其口润、吐泻无酸腐、小便清长者多属阴，为寒霍乱。其口燥、吐泻有酸腐、小便短赤者属阳，为热霍乱。若寒热不分，不知热深厥深，假寒真热之理，动辄桂附，则必贻害于人，徐灵胎谓：

"寒霍乱千不得一者也。"治此证当参照郭佑陶著《痧胀玉衡》和王孟英之《霍乱论》。

（九）山东刘氏正骨流派传人

刘道信

刘道信，字义臣，山东省邹平县人。他生于 1872 年，卒于 1968 年，享年 96 岁。

邹平刘氏世传正骨流派，起源于家族先祖，自明朝开始即世传少林武技和正骨医术，传至刘道信已有数代。刘道信自幼随其父刘兑峰、叔刘仙峰日课武技，夜学正骨。稍长就塾读，幼时耳闻目睹父、叔研讨家传正骨抄本，颇受熏陶。1908 年，刘道信来北京在"会友镖局"供职，后受聘于"瑞蚨祥绸缎庄"守护西交民巷库房，兼疗跌打损伤及教授武术，1940 年经批准他挂牌行医，专治跌打损伤。1941 年刘道信受"四大名医"之一孔伯华邀请应聘为"北平国医学院"正骨课教授，1947 年被卫生局聘为正骨科考试委员。

新中国成立后，1956 年刘道信为中国中医研究院筹备处特聘医师，在广安门医院工作，1960 年刘道信调到中国中医研究院广安门医院骨科，与杜自明、高云彬等名医共同工作。1961 年被聘为中华医学会顾问。

刘道信为山东邹平刘氏正骨流派的代表人物。刘氏正骨流派从明朝开始，是在少林派伤科的基础上发展起来的。他以跌打损伤和疮疡为主要治疗范围，手法讲求刚劲猛快，并以按穴治伤、指功点穴、按穴加减用药，尤擅长上肢骨折的整复，对错骨缝有独到的辨证论治方法，对运动伤筋、舞台损伤的治疗也有很好的疗效。对于内伤杂证，以自制丸、散、膏、丹（如

"正骨紫金丹""跌打丸""麝香接骨膏""接骨散""金刀铁扇散""红衣洗药"等）内服或外用药配合应用。

刘道信的技术高超，在骨伤科界享有盛誉，亲传弟子崔萃贤、鹿焕文、田纪钩继承刘氏传统，博采众长，将刘氏骨伤科技术流派学术思想予以推广。

"手摸心会，有的放矢，灵活轻巧，对症而施"是刘道信正骨治法的主要学术思想。刘氏传统的治疗手法分为捏、提、按、拨、点、颤、鼓、拿、压、挤、牵、揉、推、端、续、整等16种。这些治疗手法可单独用或混合使用，随症灵活变通运用。

他对接骨，注重功能及外形，不苛求断端解剖对位，强调排除折处上关节、下关节错骨缝及复位后纵向推碰和骨折肢体的适度活动。他对无明显移位的撕裂性骨折、缘枝骨折、四肢末梢的粉碎性骨折等，不用固定方法治疗，减少因长期捆扎固定而造成变形、引起关节强直以及肌肉萎缩等现象，由于不捆绑患部可以经常施以按摩或熏洗，使各组织都能照常进行物质代谢，为损伤处的机能恢复提供了有利的先决条件，缩短骨折愈合时间，这是他学术思想的又一方面。

（十）熔伤寒温病于一炉的传染病大家

罗止园

罗止园，名文杰，字止园，男，山东省德县人。生于1879年，卒于1953年，享年74岁。罗止园之叔罗立宣乃山东德县名医，罗止园幼年从叔习医，1907年在北京中医官考试合格，被录取为北洋陆军第五镇军医。1926年他退隐后定居北京，以行医为业，专务中医，1938年曾任华北国医学院教授。

新中国成立后，罗止园曾参与组织北京市中医学会。1939年著《止园医话》；1943年著《止园医话续集》，备录50余年临证医案及治疗心得。罗止园倡"新中医论"。他不拘旧说，每多新见。他研究伤寒有素，尝谓中医伤寒系广义之伤寒，当合治伤寒、温病于一炉，证以实例，济以新理，遂撰《新伤寒证治庸言》四卷。另著有《肺痨病自疗法》《麻疹须知》《恫瘝集》《实验药物学》等，遗稿有《结核证治发凡》《骨结核实验谈》等，在传染病防治方面具有较高的造诣。

（十一）忧国忧民大笑而逝的爱国名医

王石清

王石清，男，北京市清河镇人。生于1884年，卒于1945年，享年61岁。

王石清早年在清河师范学院任教，业余喜读中医书籍，如《灵枢经》《素问》《伤寒论》《金匮要略》等，王石清聪明颖慧，不独博闻强记，尤擅领会前人底蕴，因而日有所得，如是者数年，其学乃成，然不为时人所知。一日乡间有一急症，患者目瞪项强，欲吐不能，昏聩不语，遍体色青，六脉已无，危在顷刻。诸医束手，王石清闻之速至，一望即知是痧症。忆及陈修园《痧症奇书》内记载有治疗之法，他断然采取其法，召农民急取旱烟油少许，用沸水淬服，并用冷水拍打头顶，约一刻钟，呕吐很多黄绿水（吐法），少顷而苏。于是王石清名噪乡里，求医者接踵而至，故不得不弃教从医，悬壶于清河镇。当时抗日将领宋哲元将军的部队驻扎在清河镇，官兵经常请王石清治病，由于疗效显著，部队欲重金招聘他，但被王石清婉言拒绝。后迁至城内设医馆于地安门外桥北路西，慕名求医者盈门。

"七七事变"后，日本侵略我中华，北平沦陷，当时王石清心情忧伤，忧国忧民，积劳成疾，有日本人及汉奸求医者均被其婉言托词，拒而不治，此即扁鹊所谓六不治也。但贫苦人求医者，则免收诊费或赠药。日本投降的消息传来后，王石清欣喜异常，过于激动，竟大笑而逝。

王石清中年至京，慕名求医者盈门，宋哲元将军、秦德纯市长、张自忠将军、赵登禹将军等曾赠送匾额，悬于门外，盛况空前，门庭若市，名赫京城。

为了提高当时中医医术水平，他与萧龙友、汪逢春、赵树屏、安干青等在天安门内朝房主办"医学讲习会"讲授医理，深受学员称誉，著有"中风总论"。王石清大夫以寿世为怀，凡是求诊者，不分贫富，昼夜不拒，是以积劳成疾。

王石清的长子王少清继承了他的医术，王少清也曾是北京的名医，为北京铁路医院的主治大夫。王石清的弟子李鸿祥为北京医科大学教授、国家教育委员会职称评审委员会委员、中国中医药学术研究促进会常务理事，已是北京知名中医专家。

王石清医道专长内科，时逢"七七事变"后，北京沦陷，瘟疫、伤寒、天花、霍乱流行甚烈，而肺炎、猩红热、白喉、肺结核等病亦甚猖獗。当时严禁上述患者就医，一经发现，或焚化，或用白石灰掩埋。王石清不顾个人安危，每遇是症，驱车往救，经治者，不敢留有手迹，但投药多效。并且自备"时疫丹"免费供患者急用。王石清对温热病、时疫病以及疑难急症，颇有心得。他重用生石膏而退热，重用姜附而回阳。王石清治则乃遵经义，寒者热之，热者寒之，微者逆之，甚者从之……逆者正之，从者反之，而热因寒用，寒因热用，塞因塞用，通因通用，必伏其所主，而先其所因……他在临床细心辨察，必观其脉证，问犯何逆，随证治之。

所以临证时应心细，详细辨察，不可人云亦云，证不同则治法迥异。如闭证应开，曾用"十香反生丹"治愈气郁内格之急症；脱证宜固，曾用"独参汤"医治虚痨咯血而得救。劳者温之，采用"獭肝散"而拟"月华丸"加减以治肺痨（肺结核），每获痊愈。客者除之，仿用葛根汤而加局方至宝丹以治疫痉（脑膜炎），取效甚捷。坚者削之，用大黄䗪虫丸和鳖甲煎丸加减而治痃症积聚（肝脾肿大），乃化瘀行血而软坚，取效颇佳。损者益之，用大黄䗪虫丸和薯蓣丸而治血枯经闭即干血痨（子宫结核），行瘀而不伤正，乃遵金匮"缓中补虚"之义也，曾获显效。

彼时瘟疫流行，因患病的人颇多，无胆识者，甚感棘手。唯王石清独创用麻杏石甘汤加减，成为治疗白喉（猩红热）、肺风（肺炎）、白喉的要方。

王石清每于临床则思求经旨，探其病源，审其病因，四诊合参而辨证。投药则更审慎，方必有从，药必有据，遵古不泥，经时并用。他曾说："夫投药对症，则砒霜尤称良剂，不合其病，则参芪亦足杀人。盖医道贵乎机变，非可胶柱而鼓瑟也。"

（十二）一生致力中医教育的大师

于道济

于道济，男，辽宁沈阳市人，生于1895年，卒于1976年，享年81岁。

1927年于道济在沈阳同善堂学习，1931年来北京个人开业，拜徐右丞为师，侍诊深造。他因受名师指导，医技进步很快，

疗效大增，受到患者赞许，名声大噪，新中国成立前任北京国
医公会副会长，20世纪40年代担任华北国医学院教务长。

于道济在1950年任北京市中医进修学校教育主任，1954
年任中医研究院门诊部业务主任、编辑审查室主任，1956年任
北京中医学院教务长兼附属医院院长，擅长治疗妇科病。

于道济一生致力于中医学教育，对培养后继人才忧心忡忡，
曾与秦伯未、任应秋、陈慎吾、李重人等四位老中医给国务院
写信阐述关于对中医发展、中医教育的见解，引起中央的重视，
并在全国范围内讨论，这就是中医学史上有名的"五老上书"。
曾任"九三学社"中央委员，北京中医学会副主席、理事长，
中华医学会理事、北京分会副会长，北京市第二届、第三届、
第四届、第五届人民代表大会代表。

（十三）寒温一统的治疫名家

张菊人

张菊人，男，名汉卿，字菊人，江苏省淮安县人，生于
1883年，卒于1960年，享年77岁。张菊人与京城名医杨浩如
在淮安同出一师。1910年，张菊人从祖籍来京行医，曾在外城
官医院任内科中医医官。担任过北平中医资格考试主考官。他
与名医萧龙友、孔伯华创办"北平国医学院"，出任董事和教
授，擅长治疗温热病。

在中华国民政府欲要废弃中医之际，张菊人被北平中医界
人士推为代表，并亲去南京请愿。新中国成立后，张菊人在北
京市第二门诊部任顾问。1956年受聘于北京中医医院并在内
科门诊应诊。曾出席在北京召开的第一次全国政治协商会议。
1956年受聘于北京中医医院，任副院长，并担任北京中医学会

顾问。

民国六年（1917）晋绥地区及廊坊一带，瘟疫流行，疫情严重，张菊人与孔伯华、赵云卿等奔赴疫区防治瘟疫，以免瘟疫蔓延。张菊人与孔伯华、杨浩如、陈企董、曹巽轩、陈伯雄、赵云卿等共同编写《八种传染病证治析疑》一书，共十卷，成为治疗各种传染病的规范。

民国时期，国民党政府对中医采取废医存药压制政策。"皮之不存，毛将焉附？"若中医废除，中药何用？当时全国中医药界同仁联合起来抗议，张菊人和北京名老中医不畏强暴，远涉千里去南京请愿，向国民党政府进行质问。在中医界同仁共同努力下，国民党政府只得收回成命，使中医事业未遭迫害，得以生存。

为了培养中医后继人才，张菊人和名医萧龙友、孔伯华共同创办"北平国医学院"；出任董事和教授。他严谨的治学精神，以及对中医理论的独特见解，深得学生们的敬佩，为培养后学倾注了大量的心血。

张菊人晚年不顾年近八旬的高龄，在完成门诊和带徒弟等任务外，将毕生行医经验和医案汇集起来，写出《菊人医话》一书，给后人留下宝贵的精神财富。其主要学术思想如下：

（1）结合风土、时序、人事论治外感病证　张菊人擅治温病，在长期的医疗实践中发现，风土、四时、气候、人事对病证的影响极大，因此提出在治疗外感病证时，应以当地"风土、时序、人事"三者作为考虑治疗的基础。无论前人所立成方如何神效，所发理论如何精湛，只可作为临证参考，可师其意，变通应用，不可受其束缚。认为北方外感多兼"热郁于中"，北方地高气燥，入冬以后，又多用炉火，室内一般比较温暖，出外又有皮棉保护，造成了寒固于外、热郁于中的条件，故真正伤寒绝少，而外感内热的感冒则多见。

当春阳上升的时候，人体如果感受风邪，卫外受病，就会头痛头昏，恶寒鼻塞，或者咳嗽，症状像感冒，实际上是由于气分早有伏热，因而发热口渴、尿黄等症都随之而起。大凡人感受外邪之后，正气必病，病则失其正常机能，腠理若骤然闭塞，体内产生的阳热之气不能正常散发体外，郁遏于体内，自然发生内热。在这种内热外邪交迫之下，各部机能皆受影响，病势易于转剧。故凡温热病在感邪之后，每每发生迅速变化。医者这时切不可犹豫不决，致误病机。

对于外感的治疗，吴鞠通对初起之恶风寒者用桂枝汤，不恶风寒者用辛凉平剂银翘散。但是银翘散方中用了辛温之芥穗和开提之桔梗，这样用药恐会使气分的内热与卫外的风邪相结合，鼓荡风热，导致病情变化很快。古人所谓"治上焦如羽，非轻不举"，就是指卫外方感之寒，并无内蕴伏热而言的。若卫外之邪已盛，又有内蕴伏热，再强用这句古语治病，就太不恰当了。何况常言说："无火不伤风。"换句话说，就是伤风者无不并发内热。所以银翘散方对风温初感内热轻微的病或可奏效，但总觉缺乏防止内热作祟之品。假若用于内热已生而尚未显著的时候，反有扇动内热之嫌。吴鞠通方似宜于江南，殊不适于黄河以北。

所以治卫外之邪（风热），必用辛凉使其透达，才能由外而解；内蕴之热必用清化，才能自内而解。这种表里分治的目的，在于不使外邪与内热相结合。故师吴鞠通意，变通加减其方为加减银翘汤：薄荷、杏仁、银花、连翘、黄芩、知母、竹叶、瓜蒌皮。方中薄荷辛凉，能清卫外之邪；杏仁开肺气，兼佐薄荷借得微汗，使邪从汗解；银花入肺清热解毒；连翘入心以清心泄火，兼能辛香透达；黄芩、知母清内热；竹叶清心利小便，其性轻清；瓜蒌皮宣中利膈，涤郁热。

（2）据四时之变而治伤风 凡元气稍薄之人，腠理容易松弛，最易感受四时流行之气，一触即发，发则咳嗽流涕，鼻塞声重头昏，或恶风或发热，小便或清或黄，大便或利或炽，舌有苔而不厚，脉浮而兼缓滑。依症状来看，既不是伤寒，也不是病温，这就是一般所谓"伤风症"。伤风本是一种普通病证，也是一种外感轻浅的病。当初起的时候，如果能够依着四时的不同而给以妥帖处理，必能一药而愈。按北京地近高原，人们都处于"寒固于外，热郁于中"的环境里，一旦风邪感于外，伏热应于中，临证者尤当遵守"风淫于内，治以辛凉"这个大纲。这是治伤风的第一要义。

（3）"逆传心包"之防微杜渐 "逆传心包"这四个字，是说温邪未能外解而逆传于心包。如果初见舌尖或舌边呈现绛色，即当注意防范逆传心包。这种现象就是邪欲侵营的表现，赶快于清解方中，加入清营之品（元参、麦冬之类），以杜其入营，才不会有气营两燔之患。倘若见不及此，任其营热日甚，等到发现口渴、脉数，再不知用白虎；或见舌苔厚腻，又不敢通降；或见舌苔黄厚，脉已沉实，更不予攻下，必致胃液日伤，营热愈炽。如第一日见舌尖与舌边色绛，不知用养阴清解以救胃家邪滞，而邪无出路，势必上逆，次日必见满舌皆绛、反而无苔、口反不渴、人迎脉盛、谵言妄语等病象。这时如能不顾其他，急其所急，救营开窍防其内闭，希望津回，舌苔后现，尚有更生之望；若舌津终不回转，光如镜面，势濒险逆，因而内闭外脱者有之；在体质不壮实之人，营热下行与肝结合，酿成两厥阴同病，发现抽掣不回而死者亦有之。

所以当清者便为之清，当下者便为之下，不容坐失病机。温热病证具有舌尖与舌边色绛，而只知清解，不知清营，任其滋蔓为害，无异纵敌殃民，恐会贻误病情。而张菊人在"加减银翘汤"方中，酌去开提气血的桔梗，原为防止肺胃热势上升；加枳壳、蒌皮，意在去胸中垢腻而防胃家阻塞。立方主旨，即在防范逆传心包；以免预后不良，也就是未雨绸缪的意思。

张菊人常根据"阴常不足，阳常有余"论治内伤病。关于人的体质盛衰，前人说："阳常不足，阴常有余"，又说："阴常不足，阳常有余"，这都是针对当时一般状况来说的，并不是见解互异。以近代人的体格来说，多半是阴常不足，阳常有余，如风、痨、鼓、膈四大症中，三症与内火直接相关。

第三节　深藏不露的民间中医高手

（一）从宫廷到民间的太医

1. 佟阔泉

佟阔泉，字成海，男，满族，生于1890年，卒于1962年，享年72岁。他出身于御医家庭，其父佟文斌（字质夫）为清太医院御医。少年随其父亲学习，成年后就读于清太医院学馆，学成后初随其父抄录药方，后入太医院任御医，因其有便利条件，能经常与诸御医一起切磋交流又有其父面授亲传，采纳诸家之长，形成了自己的医疗特点。1912年宣统皇帝被逐出故宫后佟阔泉曾经短期至天津为溥仪等任随从医生，后回京城悬壶。伪满政权成立后佟阔泉又被任命为御医，直至伪满垮台，才返回故里，悬壶京门。新中国成立后，佟阔泉曾在北京第三医院、北京积水潭医院工作，任北京积水潭医院中医科主任，并被聘为北京中医学会顾问，为新中国成立后仍能较长时间从事中医工作的少数御医之一。

佟阔泉从事中医内科杂病、中医妇科及中医儿科临床、科研、教学工作50余年，尤其擅长对内科、妇科、儿科等疑难杂症之治疗，他强调从肝而治，常用疏肝、调肝、清肝、平肝、镇肝、和肝、化肝、柔肝、养肝等治法，屡见卓效。此外在治疗温病方面亦有其特色，同时，他积极倡导中医要学习西医知识，西医要学些中医知识，促使中西医结合。他带头在西医学中医班上授课，为中西医相互结合交流做出努力。

在中医教育方面，佟阔泉还主张中医要带徒弟，才能使中医的宝贵经验得以继承。他在积水潭医院工作期间，为了使中医事业后继有人，亲自挑选林珠为徒。经他数年精心言传身教，临证随诊指导传授，林珠成为他的唯一亲传弟子。

佟阔泉不仅在医术上给我们留下宝贵经验，而且在医德医风方面也给我们树立了良好的榜样。每遇抢救危重患者，必废寝忘食，每每工作到深夜始得休息，深受群众及同行的赞誉。在临终前将他多年保存的近百种古籍线装医书捐给医院，其中包括《神农本草经》《伤寒论》《东医宝鉴》《医宗金鉴》等珍本，为中医事业的发展做出了积极的贡献。

佟阔泉精通医理，以擅长妇科及内科杂病著称。尤善调肝，在临证治肝中，疏肝、调肝、平肝、和肝、清肝、镇肝、柔肝、养肝、化肝为其常法。他认为，从临床实践观察，许多病中都夹有气滞，气滞则血瘀，气血不畅，病由而生。其曰："肝为内科万病之贼，肝和则其气生发为诸脏生化，若肝失疏泄就会导致气机紊乱，脏腑功能失调，故有万病不离于郁，诸郁皆属于肝之说。然不独本经自病，并能累及他脏，导致许多疾病的产生。因肝赖肾阴以涵养，依脾土以培养，依肺金以制其太过，反之肝亢久延反伤肾阴，横逆反克脾土，过盛而侮于肺金，木火刑金。而且易乘浮游相火之威上冲以致心肾不交。又肝主调血，脾主血信，可妨扰经期，出现经期不准、闭经、崩漏等变化。"因此，他根据气升当降、气逆当调的理气施治要诀，常以平肝、调肝以恢复肝脏的疏泄功能为主，再结合病证特点加以治疗。对妇科崩漏和月经不调等疾患，运用调肝之法，每见速效。

佟阔泉不仅强调治肝、善于治肝，而且善于博采众家之长，对各家学说精通博深，尤其对金元四大家的辨证精华和施治特点深有所悟，推崇刘河间、张子和等的"寒凉攻下"之观点。张子和是刘河间的主要继承人，其主要论点是"病由邪生，攻邪已病"，并提出攻邪用汗、吐、下三法。这也是在刘河间"六气皆从火化""寒凉制热""攻里通下"的基础上发展而来的。佟阔泉对此观点非常赞同，而且在临床应用非常广泛，尤其在治疗温热病、小儿多种疾病中更为多见。如一患者在妊娠期间患急性黄疸型肝炎，他根据"有故无殒亦无殒"的原则，在治疗时突出清利，大胆使用大黄一药，取其攻下，以宣通气机，疏肝利胆，清除湿热，推陈致新，使病情很快得到缓解。

佟阔泉认为，疾尤洪水猛兽，其来势本猖獗，而医者所操之术，兵来将挡，水来土屯，不可因循姑息，必决胜负于转瞬之间。若不大力扼杀，则必以败者自居矣。养痈遗患，养虎自伤，咎由自取，贻害众生者矣。故每立方，敢于投大剂量，而每奏效，此其术也，形成了与"用药轻灵"迥别的又一风格。

2. 赵文魁

赵文魁，字友琴，男，汉族，北京市人，1873 年生于北京，卒于 1934 年，享年 61 岁。祖上业医，三代御医，至赵文魁时已居住北京九代，皆以医为业。从其祖父起即入太医院供职，其父赵永宽为光绪前期御医。赵文魁幼承庭训，少年时代即在其父赵永宽的指导下诵读《黄帝内经》《难经》《伤寒论》《金匮要略》等中医经典著作。17 岁时，父亲不幸病故，遂承家学，继父业而进入太医院。由于基础好，加之学习刻苦，所以历次例试名列前茅，故能脱颖而出，十余年间由肄业生，先升为恩粮，后晋升为医士，继而升为吏目。当时常随值班御医入宫诊病，对所诊病情、脉象及理、法、方、药尤为留意，受益良多。他曾从诊于十余位御医。光绪末期，某年春，适逢慈禧去东陵打围，突发高烧，值班御医朱元臣因故未能到班，只有吏目之衔的赵文魁在其左右，随即应召而进诊，不日而获良效。遂后他被破格晋升为御医。次年他又被晋升为太医院院使，主管太医院事务。至宣统年间，他再晋升为头品花翎顶戴太医院院使，兼管御药房、药库。

1924 年太医院解散后赵文魁即悬壶京门，堂号"鹤伴吾庐"。其行医医疗风格大不相同，每日患者盈门，面对疑难重症甚多的普通百姓，赵文魁方乃如鱼得水，尽展其技，一反宫中平妥之风，而用重剂、峻剂取效者甚多。

赵文魁一生对《黄帝内经》《难经》《伤寒论》皆有精研，尤其擅长内科温病，对脉学也颇有研究。他对外感之辨证论治颇有体会，他认为，"凡遇发热，宜先究内伤、外感。外感也需分伤寒与温病。伤寒纯是外邪侵表，故当解表而透其汗；温病是热邪从口鼻吸受而来，只可清疏，不需解表"。他还有新感伏邪之说，一为外而内、一为内而外："外而内者，宜疏为主；内而外者，只宜清之，切不可见温即凉，恐邪无出路反而遏阻。"

他还指出：“寒凉外袭，温邪上犯，伏邪内发，关键在于脉舌关。”临证理法方药条理清晰，君臣佐使主次分明。赵文魁尤其注重药物的性味归经，故处方用药，不论用经方，还是时方，皆在药性上认真推敲，用药精当、药少力专。20世纪30年代初，京都痧疹（即猩红热）猖獗。赵文魁日夜应诊，出入于病家之中，阐述禁用辛温发表之论，主张以重剂石膏辛凉清解，致使卫生局发一禁令，凡治疗猩红热的处方中犯有麻、桂、羌、独等辛温发表药者，一律拒绝付药，这对于避免误治起了很大作用。他本来体质甚佳，然日夜过劳，竟身染疫病，以致早逝。其子赵绍琴，将其治疗温病、杂病之医案遗稿整理成《赵文魁医案选》一书，于1990年3月出版发行。该书不仅收载了赵文魁大量的临证验案，而且结合临床实际，对温病学理论进行了阐发。

昔日皇宫森严，诊病焉得草率，况所诊者常为帝王后妃，察色尚且不易。赵文魁身为御医，出入宫内，诊脉论疾，多以脉诊论病定夺，故于脉学一道，致力最深，渐成独诣。他认为，“临证之要，务求其本，审证求因，察舌观色，重在脉象，病状万千，终当以脉定夺”，相关学术思想由其子赵绍琴整理成《文魁脉学》，方毅为该书题名，溥杰作序。他将《濒湖脉学》之27种脉象进行了重新分类，提出了“诊脉八纲”的崭新学术观点，发展了脉学理论。

赵文魁治杂病，推崇张子和。他认为，病由邪生，治当攻邪已病，邪不去则病不愈而正不复，邪祛正复。子和攻邪，善用汗、吐、下三法，认为凡化痰祛饮，活瘀散结，行气开郁，消癥磨积，皆在攻邪之列。赵文魁尤其擅长治疗痰饮证，凡顽痰固结。变生诸证，多以王隐君礞石滚痰丸治之。若水饮停蓄，悬饮胁痛，太阳水肿，脉证俱实者，常以控涎丹、十枣汤逐之。他主张治饮之法有二：一则宗仲景"病痰饮者，当以温药和之"之旨，以苓桂术甘汤温化水饮，使阳气布则水饮不生，发汗利小便使水湿排除，此常法，人皆知之痰饮初起或轻者则效；二则，果若水饮泛滥，充塞肌肤之间、空腔之内，非攻逐无以祛其饮，当用控涎丹、十枣汤之峻药攻逐。况水饮久苦，多与热合，而成热饮，饮属有形，热乃无形，无形之热每与有形之饮壅结互阻而成热饮。热饮者，面色多是黑浊，脉象弦数而按之有力，舌红苔黄腻。此虽为饮邪，却不可泥"当以温药和之"而投苓桂术甘，必以攻逐水饮为先，兼以泄热和肝。他曾自制控涎丹，遇有热饮，免费施送，所愈患者甚多。

　　按律制，由吏目晋升为御医，必须当御医有空额时才能选优递补，一般非年老阅历深广者很难晋为御医。而赵文魁为御医时年仅30余。宣统继位后，赵文魁又晋升为太医院院使，主持太医院事务，癸亥年，奉旨受赐头品花翎顶戴，总管太医院，兼管御药房御药库事务。考清200余年间，各朝钦定太医院院使品级最高不过正四品。光绪年间，院使庄宁和受赐二品花翎，已属殊恩。领头品花翎顶戴衔者唯赵文魁一人而已，从中可窥其医术及成就之一斑。宣统出宫后，赵文魁悬壶京都，家居北池子，除前清王公大臣和王府遗老遗少时常邀诊外，赵文魁主要为一般市民诊病，每日患者盈门，如有重病不能前来者，他即前往诊视。赵文魁以治病救人为己任，不问贫富，一视同仁。他常自己配制成药，如玉枢丹、通关散、控涎丹、西瓜霜等，以备不时之需，并常常以之施送患者，分文不取，深受病家称赞，其学识及事迹在当时京城百姓中广为传颂。

3. 冯济卿

冯济卿，名怀宽，字济卿，男，北京市人。生于1874年，卒于1964年，享年91岁。他幼入私塾，熟读四书五经。稍长酷爱中医，入太医院医学馆学习，潜心研读《黄帝内经》《难经》《伤寒论》等医学典籍，成绩优异，学有所成。他学识渊博，造诣颇深，精于方药，每见神效。于清末光绪之际供职于太医院，先为太医院九品医士，寿药房值宿供奉官，后升为吏目。中华民国初期，他在崇文门外东河槽2号寓所悬壶济世，为民众疗疾。新中国成立后，被聘为北京市第二中医门诊部顾问。

冯济卿治学严谨，深谙中医理论，并且有独到发挥。他开方规律，证因脉治齐全，在医院开方均加小注，注明解决何证，所开处方全部得以保留。他从医60余年，临证经验丰富，一生积累医案甚多，著述颇丰。撰有《医论宜言》《难经浅说》《临证疏义》三卷，约20万字，理论有据，各尽其宜，取法应验，论治简明。后经门人整理成《冯济卿论集粹》存世。他一生所收门人众多，培养了大批中医人才，如齐少农、常松坡、何相臣、李世明等，他们均为中医临床教学骨干。1959年在区卫生局的主持下，正式收王开明为其继承弟子，后来又收王旭斋、杜启增、于书庄等弟子。

在学术方面，冯济卿精于妇科，对经、带、产、胎有独到的见解，治疗月经不调等妇科病，疗效颇佳。在治疗妇科疾病时，冯济卿很重视脾胃方面的调理，他认为，脾为生化之源，心统诸经之血，心脾平则经候正常。若七情内伤，外感六淫之邪，均可使脾胃受伤，心火妄动导致气血不和，影响"任"通"冲"盛的正常生理功能，从而导致疾病的发生。在月经方面，他取法《素问·阴阳别论》，云："二阳之病发心脾，有不得隐曲，女子不月。"他认为，脾胃为后天之本，生化之源，冲脉又隶属于阳明，故妇人谷气盛则血满，经候如期，胎孕正常。若脾胃失调，生化之源不足，则可产生月经、胎产方面的疾病。他说："妇人患经水淋漓不断者，皆由心脾不和所致。盖心主血，脾统血，七情过伤者动五志之火，心火下陷则伤脾，脾伤气虚不能摄血归源，太冲脉亦为之不利，于是经水淋漓不断。"在带下病方面，他认为，"人之带脉受病，则不能约束精微，是以下陷白物，此皆肝郁脾虚所致。肝郁则气滞，脾土受伤，湿气下陷，脾精不守，不能化荣血为经水，反变成白滑之物由肛门直下，欲禁而不可得也。""怒气伤肝，脾阳受损，运化失职，湿滞中焦，郁久化热，热则流通，湿热合邪，带脉不固，导致带下。"在治疗方面，他也重视应用当归、黄芪、党参等扶脾益血之品。

此外冯济卿亦擅长内科、儿科杂病，对肝、肾、脾、胃以及湿热，小儿惊风，腹泻等，用药有独到之处，每每药到病除。

冯济卿一生淡泊名利，行医以来，只开处方从不售药，他医德高尚，无论贵贱贫富，诊病一视同仁。遇见贫困患者，免费施诊。若有贫苦病家请求出诊，无车马即步行前往诊病，亦不收诊费，备受患者欢迎。

（二）达儒明医的肝病大家

关月波

关月波，北京市人，生于 1873 年，卒于 1940 年，享年 67 岁，是清末、中华民国初期北京的著名中医。

关月波青年时期精通古文及儒学，曾创办私塾，自任教师并自学中医成材。关月波在北京行医 40 余年，擅长内科、外科、妇科、儿科及针灸科，尤以内科及妇科为长。他除治疗些常见病证外，对肝硬化腹水的治疗有独到的疗效。对天花、麻疹、猩红热等时疫急症也颇有疗效，他自制的"瘟疫灵丹"等药为治疗时疫急症时加药引子服用。

关月波为人耿直，治病不分贫贱富贵高下，他自创"乐道堂"为群众治病，救治了大量的时疫急症及肝硬化腹水等危重患者。因关月波有独特的辨治方法，故对一些疑难症的治疗手到病除。当时，天花、麻疹、猩红热等烈性传染病流行，求治者满堂，关月波最繁忙时由他的五个助手协助抄方仍应接不暇，于是他自家研制"瘟疫灵丹"以应急需时给患者加药引子服用。由于关月波医术精湛，医德高尚，被人们尊称为"儒医"。在人们所赠大量的匾额中有一幅赞誉道："儒乃达儒，医是明医"，这是对关月波医生形象的精辟概括。

其子关幼波，在其严格的教诲下，不但继承了他的学术思想和临床经验，而且还有所创新，是我国著名中医专家。

（三）拒绝当御医的外科名医

哈锐川

哈锐川，名成惠，字锐川，回族，河北省河间人，生于1891 年，卒于 1949 年，享年 58 岁。民国时期的北京名医。

哈锐川幼年时期家境清寒，父哈文瑞喜爱医道，博览医籍，对中医内科颇有体会。哈锐川 13 岁时，在其父的指导下，学习中医基础知识，熟读雷公的《药性赋》、汪仞庵的《汤头歌诀》、崔嘉言的《崔氏脉诀》等，有些内容当时虽不太理解，但已能背诵如流。16 岁时，哈锐川拜丁庆三为师。丁庆三系清末民初悬壶崇文门外小市口的外科名医，设有德善医室。未及数载，丁庆三将毕生临床心得及炼丹配药技术倾囊传授。哈锐川起初打算在丁庆三门下学徒期满后，再求学内科，但在得到业师真传，临床又用之颇验后，遂决心不再改弦易辙，而专攻疡科。随后丁庆三因年事已高，遂把德善医室诊务及传徒受业事宜全部委托于他。此间，哈锐川实际上已完全独立承担了医室的繁重诊务。

　　1917 年，丁庆三病逝后，哈锐川悬壶于王府井大街南口路西。自哈锐川医馆开业以来，求治者日益增多，门庭若市，为满足更多的劳苦大众诊治疾病，后将诊所迁到八面槽大街 23 号。由于疗效卓著，哈锐川的声望日高，诊所医务逐年兴盛，遂于 1934 年再将医馆扩大，兴建楼房一幢。哈锐川终日诊务繁重，积劳成疾，1945 年目睹日寇投降，兴奋过度而患中风。卧床五载，仍念及中医事业之兴衰。哈锐川在旧社会奔波一生，仰慕新中国诞生，心情十分激动，但因久病缠身，不能为振兴中医事业效力，深感遗憾。

　　哈锐川自业医以来数十年，终日繁忙，求诊者若市。他废寝忘食，热情接待患者，除应门诊外，每日午后忙于市区出诊，有时夜晚被请到天津等地，翌晨即返京应诊。疮疡疾病患者中，劳动民众居多，而富贵患者亦有之。他作为一名医生，接触了社会的各个阶层，有穷苦百姓，也有达官贵人、社会名流，如谢霈、傅增湘、萧龙友、萧丙炎（溥仪的老师）等均过从甚密。患者及家属为表示感激之情，常赠送匾额等以示谢意，在哈锐川宽敞的诊室中名家书画琳琅满目，可见其医术威望之高。记得中华民国初期，清廷逊位，宣统退居紫禁城宫中，因患疡疾，哈锐川经内府萧丙炎推荐入宫，诊治病愈后，宣统多次挽留其为御医，哈锐川因感民众患者甚多，立志为群众蠲疾，而婉谢优厚待遇。其对劳苦大众视若亲人，规定每日留十个门诊牌专为贫者免费医病。对肿疡需刀针或烙法治疗者，术前他必详询患者是否进食，以防意外。若遇贫穷无力进餐者，他必馈饭金，待温饱返回，才行手术治疗。哈锐川还常备西洋参面，对赤贫患者体弱而须进行手术者，术前常免费冲服，对衣食无着患者，甚至解囊相助。

哈锐川指出，临证治疗外科疡疾时，必须重视对阴证、阳证的辨识。对于痈疽疮疡阳证，治当调理气血；对于痈疽疮疡阴证，治当滋补肝肾。另外，哈锐川还根据多年来治疗疮疡皮肤疾病的临床经验，发展完善了中医外科的治疗措施。如：①在手法上，广泛采用刀针烙割及结扎等多种方式；②在剂型上分薄贴、掺药、丹、散、软膏、油、酒、水调剂及熏、熨、洗各剂，根据不同的病证，灵活运用；③在药物的使用上，膏药不仅从药性上分有追风、散结、拔毒、回阳等之别，尚有大、中、小及薄厚之异。软膏除使用凡士林为基质外，尚有古法之香油、樟丹、松香、白蜡熬炼之黑色琥珀软膏，亦有鸡油、白蜡之生发膏，其所用清热解毒之芙蓉叶软膏，流传至今，仍广泛应用于临床。

（四）擅治外科的回族名医

丁德恩

丁德恩，一名庆三，尊称为丁三巴（巴的意思为爷），回族，北京市人。生于1854年，卒于1917年，享年63岁。丁德恩少年时期在德胜门外马甸牧羊、读书，成人后在崇文门外某羊肉案掌案。他崇尚医道，素喜疡科，研读《外科正宗》成通，能自制白降丹等药，义务为附近的回民治病。后他在北羊市口开设"德善医室"以行医为业，人称小楼丁家外科，搭背、疖肿毒痈、疔毒恶疮、缠腰火丹等经他治疗几次即可痊愈。丁德恩门人有哈锐川、赵炳南、余光甲、仉伯贤等。有北京史志资料云："道光、咸丰以来京师行医者，土人绝少，多为回族人主之，外科尤甚。"丁德恩即其中佼佼者。丁德恩在北京花市大街北羊市口的一座小木楼内开设德善医室时，就医者络绎而至。北市羊口内花市头条、二条、三条、四条胡同，历来手工业颇为发达。回民不乏从事手工艺者，尤其是玉器行，附近青山居茶馆又为玉器市，各省商家云集，其中亦有求医疗疾者。丁德恩医名很快即传扬京外数省，收入渐丰。

丁德恩对贫苦患者不收医药费，甚或资助之。若有疮疡需手术治疗，而又无钱糊口者，多救济其饭费，饱腹后再行手术。他有一件马褂，若有人困难急需资助，而手头一时钱紧，就命人将此衣送至关帝庙街天兴当铺，将当来的钱助人。自己留下当票，日后赎出，如此，不计其数，当铺之人均识此衣物。

光绪末年某日清晨，他在街上见到一个衣衫褴褛、面黄肌瘦的小男孩，在烧饼炉旁以余热取暖，询问此孩为孤儿，已几天未得饱食，遂领至医室给其饮食。谈话间觉得此小孩颇有才气，便留在家中收为门人，尽心传授，此小孩即是赵炳南。

丁德恩为人和蔼可亲，乐善好施，为人多恭敬之，尊称为丁三巴。人称"小楼丁家外科"的德善医室小木楼现今仍存，老年人说起丁三巴仍津津乐道。

（五）北京中医学会创始人之一

徐右丞

徐右丞，名树弼，字右丞。湖南省长沙人。他生于 1864 年，卒于 1956 年，享年 92 岁。徐右丞出生于中医世家，幼承家学，刻苦研究岐黄，精通医术。早年曾追随孙中山、黄兴，奔走革命，并被聘为大元帅府医药顾问。中华民国初期来京，经政府考试，考取中医第一名。徐右丞开业初期于城南半截胡同，后迁至绒线胡同，"七七事变"后迁至安福胡同。

徐右丞终生致力于中医，学识渊博，医术高明。不少人师从徐右丞学医，北京中医学会理事、中医学院教务长于道济和公安医院中医科主任王大鹏，早年均曾以师礼事徐右丞。弟子于道济、谢海洲均为当代国内知名的中医专家。徐右丞还是北京中医学会的创始人之一。当时，同道们为表示对徐右丞的敬重，特将第一号会员证发给徐右丞。他还被聘为中医学会顾问、文史馆馆员等。徐右丞为发展我国传统的中医学术做出了卓越的贡献。

徐右丞善治肿瘤及杂病，处方多以温病方为主，亦兼用伤寒方，既用汤方，又用成药，内服外用兼施。如有时治疗皮肤病、关节病时，常一剂二煎内服，再煎多加水外洗熏汤。处方以简单著称，因证而宜，功效显著，自成一体，深受患者欢迎和信任。

徐右丞在治疗肿瘤时，采用辨证施治，分虚实、辨部位、分早晚，攻补兼施。实证者清热解毒，化腐消痈。如大黄牡丹皮汤、仙方活命饮、黄连解毒汤等；虚证者扶正益气补阳，养血滋阴，佐以化结软坚，常用阳和汤、消瘰丸、龟鹿二仙胶、三胶肾气丸等扶助正气，助养生机，一俟病情由阴转阳再行化腐消痈。

徐右丞在治疗中善用成药，如化癥回生丹、龙马自来丹、一粒止痛丹、西黄丸、醒消丸、蟾酥锭、梅花点舌丹等，虽均为一般成药，但由于与汤药配合恰当，常能得心应手，药到病除。据其次女徐兴立大夫谈，经徐右丞诊治恢复健康的患者，还有个别患者存活至今，或终因其他病而殁。

徐右丞在治疗肺癌时，常选千金苇茎汤，重用鲜苇茎（当时称活水芦根）。子宫肌瘤以《温病条辨》的化癥回生丹为主化裁应用，汤丸并进。他所处汤方，常选取平易简单的药味，在治疗肿瘤时，常配合血竭、乳没等品以活血化瘀，攻坚消肿，且大量应用黄芪、党参、当归、枸杞子等以培补气血阴阳，增强自身抵抗力，祛邪与扶正兼施。

徐右丞治疗肺痈时，除注重理肺肃肺、解毒消炎外，还着重调理脾胃、注重后天之本。恢复期常以香砂六君子汤收功。治冠心病着重解郁通达，化瘀行气，扶正培本。除常应用瓜蒌薤白剂外，还常用菖蒲郁金汤开窍解郁，行气化痰，并善用通达之品如枳壳、桔梗、茜草、红花、牛膝之属，后期应用生脉散、玉屏风散等方巩固。在治疗缠腰龙（带状疱疹）时，除用汤剂清热凉血、养血散风、活血通络、解毒消炎外，且喜用成药"紫金锭"研磨成粉后加入少量麝香、冰片外敷，既可消肿防止蔓延，又可减少溃破泛滥。治石淋（泌尿系结石）时喜用《温病条辨》方，常用蓇葖（又名接骨草）、王不留行、李根白皮、椿樗根皮等品。在治疗牛皮癣、白癜风时，散风除湿，活血解毒，且多配用外洗药与内服方兼用，以收相得益彰之效。

徐右丞治疗妇科病，以四物汤为主加减变化。如治阴虚血脱型，用圣愈汤（即四物汤加人参、黄芪）；治产后气虚血亏型，用双和饮（即四物汤加黄芪、肉桂、炙甘草）；治气血俱虚型，用人参养荣汤（即四物汤去川芎，加五味异功散和黄芪、肉桂、远志、五味子）；治肝虚发热证的虚热型，用地骨皮饮（即四物汤加地骨皮、牡丹皮），或用六利汤（即四物汤加黄芪、地骨皮），或用荆芩四物汤，或用芩术四物汤，或用奇效四物汤（即四物汤加阿胶、艾叶、黄芩）；治肝虚火旺的实热型，或用芩连四物汤，或用知柏四物汤；治肝虚血海虚寒型，或用胶艾四物汤，或用艾附四物汤；肝虚宫冷型，用艾附暖宫丸；肝虚火衰型，用桂附四物汤；气郁型，用逍遥散；血滞型，用桃红四物汤，化滞去瘀。姜芩四物汤用于热盛血滞，芎归汤可逐瘀生新，少腹逐瘀汤治寒凝血瘀。至于表证，徐右丞常用桂枝四物汤、麻黄四物汤、柴胡四物汤；里证用玉烛散（即四物汤加调胃承气汤）。总之，徐右丞以桂枝四物汤为妇科之总方和调经之通剂。

（六）不知医者，不为杨家子弟

杨浩如

杨浩如，名德九，字浩如，男，江苏淮阴县孔庙巷人。生于 1881 年，卒于 1940 年，享年 59 岁。

杨浩如出身中医世家，少年时代，家境清贫，除学习文史经世之学外，还学习中医典籍，与京城名医张菊人在淮安同出一师。杨家祖训："不知医者，不为杨家子弟。"他曾拜当地同族名医杨世寿为师，勤奋学习中医经典，边学边用，理论与实践相结合，达到精通的地步。青年时代，杨浩如在山东曾辅佐杨士骧（巡抚）建立中医学堂。1910 年杨浩如来京后，任外城官医院医长。

为了能够更多地为人治病，杨浩如断然辞去外城官医院医长的职务创立了北京第一家私立中医院——"养浩庐中医院"，"养浩庐中医院"最初设在西单，后迁至西四北石老娘胡同路北。有住院病床40余张，工作人员30余人。李云亭任外科大夫，王乐亭任针灸科大夫。在他病重期间，诊务由其弟子徐绍伟与张仲元代理，直到1940年病逝。1948年应群众的要求，张仲元又在西四南兵马司沙井胡同将"养浩庐中医院"恢复，1950年迁至前门外东兴隆街，直到张仲元参加北京市积水潭医院工作后，这所中医院才结束诊务。

1917年，晋绥地区以及廊坊一带瘟疫流行，甚为猖獗，疫情严重，杨浩如与孔伯华、赵云卿等奔赴疫区防治瘟疫以防疫情蔓延，杨浩如在廊坊地区防治鼠疫，回来后著有《廊坊防疫录》，并与孔伯华，曹巽轩、赵云卿等共同编写《八种传染病证治析疑》一书，共10卷，成为治疗各种传染病的规范。

1929年汪精卫提出废除中医中药，激起全国中医界的公愤。他挺身而出，联合各界代表抗议反动当局非法取缔中医，并给反动政府写信发电报抗议，推荐孔伯华为全国代表赴上海参加中医药联合会议，以资抗争；杨浩如为北京地区代表与南京焦易堂代表遥相呼应向政府提出严正抗议，据理力争，为中医中药事业的复兴做出了贡献。当时北平反动政府社会局局长雷嗣尚患病，请他诊治，遭到杨浩如拒绝以示抗议。经过一场激烈斗争，汪精卫不得不俯首认输。

抗日战争开始后，杨浩如百感交集，他看到的是社会的黑暗，人民的苦难；他想到的是祖国的光明，中医事业的前途，他崇高的愿望眼睁睁地被当时的黑暗社会吞没了。此后，杨浩如即停止了诊务，5 个月后含恨离开了人间。当时受过他诊疗的群众，听到他逝世的消息，无不感到悲痛。

　　杨浩如在京受业弟子甚多，有赵树屏、金子文、张仲元、王恩普、高凤桐、徐绍伟、张伯言等，其中赵树屏、张仲元、高凤桐等也是北京著名的中医专家。

第九章　新中国成立之后的燕京中医——蓬勃发展，再造辉煌

中华人民共和国成立后，在党和政府正确的中医政策指导下，中医教育作为中医事业和教育事业的重要组成部分也得到了较大发展。教育形式也从新中国成立前的以民办教育和师承教育为主发展为以国家举办的学院式教育为主，民办教育、成人教育、继续教育为辅，本专科、研究生、中等教育等多层次办学，以及学历教育与岗位教育、留学生教育等类型并存的局面，而且经过20世纪90年代的多次调整，在学校布局和专业设置方面也更为合理，基本形成了较为完善的现代中医教育体制，为中医事业发展奠定了人才培养基础。

第一节　北京中医药大学

一、北京中医药大学简介

1956年2月，中华人民共和国卫生部向党中央报送"关于改进中医工作的报告"。周恩来总理在听取汇报时做出了首先在东南西北成立4所中医学院的决定。中央卫生部党组在1956年3月20日提出的《1955年卫生工作基本总结及1956年的工作方针任务》中，按照周总理的指示，准备在北京、上海、广州、

成都筹备 4 所中医学院，以培养高级中医药人才。同年 3 月底，北京市公共卫生局接到卫生部筹办北京中医学院的指示后，深感任务的艰巨，加之以前北京没有办中医学院的经验，曾申请缓办，但未获批准。由于当时中医学院的招生工作已经开始，因此北京市公共卫生局积极进行筹备，委托北京市中医进修学校组成筹备处，负责筹备北京中医学院的建院工作。

1956 年 9 月，北京中医学院正式开学，首届招收学生 120 人，学制六年。创办初期，北京中医学院规模很小，教室是借用北京市中医进修学校在北门仓 1 号的校舍，开学时只有方鸣谦、刘渡舟、栾志仁三位教师，开学后又调来任应秋、赵绍琴等。由于学院的教学条件较差，学生的意见很大。鉴于当时学院存在的种种问题，各方面对北京中医学院是否继续办下去意见分歧很大，有的主张停办，有的主张南迁。后经周恩来决定北京中医学院由中央接管，重选新校舍办学。

1957 年 7 ～ 12 月，中央先后从江苏、四川、云南、沈阳、北京等地调进 58 名中西医教师来支援北京中医学院。1958 年初北京中医学院从北京市中医进修学校迁走，搬至海运仓 3 号（原农学院校址，现东直门医院所在地）。

1956 年 9 月，北京中医学院成立时归北京市领导。1956 年 11 月，国务院决定北京中医学院改归卫生部领导。1986 年国家中医药管理局成立后，北京中医学院改由国家中医药管理局领导。2000 年 7 月，北京中医药大学归国家教育部领导。1960 年北京中医学院曾与中医科学院（原中医研究院）合署办公，1962 年两单位分开。1971 年中央指示，北京中医学院同中医科学院合并，对内一个班子，对外两块牌子，即中医科学院、北京中医学院，并实行统一军管。1977 年 11 月为加快高等中医教育事业的发展，卫生部决定将中医科学院和北京中医学院分开，恢复北京中医学院。1978 年经卫生部批准，北京中医学院与中医科学院从体制上正式分开。

1993 年 12 月，经国家教委批准，北京中医学院更名为北京中医药大学。

2000 年 7 月，北京中医药大学与北京针灸骨伤学院合并，组建新的北京中医药大学。

二、北京中医药大学及其附属医院的元老

1. 陈慎吾

陈慎吾，字祖望，号绳武，福建闽侯人，1897 年出生于天津，卒于 1972 年，享年 75 岁。陈慎吾出身于书香门第，其伯父陈宝琛为清末大儒，其父陈嵘亦为儒家饱学之士。陈慎吾幼承庭训，攻读经史子集，以儒而通医。后因族人患病误于庸医之手，乃发奋专攻岐黄。他在姑父、同仁堂族长乐铎的支持下，在京悬壶。为了更好地研讨中医经典及仲景学说，他于 1930 年拜河南儒医朱壶山老先生为师，尽得其传。

1935～1938 年，陈慎吾与胡希恕一道在西城区灵境胡同成立"国医著者联合诊所"。他精于《黄帝内经》又擅用经方，疗效斐然。1936 年鉴于中医事业日渐衰弱、后继乏人，陈慎吾遂于临床之余，致力中医教育，白日临诊，夜晚课徒。1938 年陈慎吾由朱壶山推荐，执教于孔伯华主办之北平国医学院，讲授内经、伤寒等课程。又因其胞姐与施今墨有同寅之谊，故与孔伯华、施今墨过往甚密，从中受益匪浅。至 1940 年，由于日伪政府的迫害，北平国医学院停办，陈慎吾遂在家中授徒。抗战胜利后，他在国民党政府的高压政策下，仍尽全力，将

带徒传艺变为集体授课，并于 1948 年创办了"北平中医研究所"。由于学生人数日增，乃改为分班授课。1949 年改称"北京中医研究所"，并在门头沟及丰台成立分所。同时他还于1950～1952 年，在中央卫生研究院中医研究所、1952～1954年在华北中医实验所做肝病研究。在党和政府的大力支持和他的不懈努力与精心治理下，北京中医研究所不断地增添教学设备，增设课程内容，敦聘当时著名医家来所授课，初步形成了具有一定规模的名家集体讲学授课的模式。1954～1956 年，北京中医研究院建院，他还参加了该院内科研究所工作。1956年，经北京市人民政府批准，在"北京中医研究院"基础上成立"私立汇通中医讲习所"，同年，陈慎吾调入新建的北京中医学院，担任伤寒教研组组长、院务委员会委员等职。他为了集中精力更好更多地培养高级中医人才，于 1958 年毅然将自己十多年苦心经营的私立汇通中医讲习所交北京市中医进修学校接办，全力以赴投身教学工作，先后担任西医学习中医班、本科班、留学生班、进修班的伤寒教学任务。1962 年，他与秦伯未、李重人、于道济、任应秋一起，联名给卫生部写了书面报告，对当时中医学院的教学工作提出了看法与建议，强调一定要加强中医基础理论的研究，保证教学质量的不断提高。1966 年后，这个报告被康生等定性为"反党纲领"，成了闻名全国的"五老上书"事件，陈慎吾受到了残酷的迫害，身心俱残，终于 1972年含冤病逝。

陈慎吾生前曾任中国人民政治协商会议第三届、第四届全国委员会委员，系农工民主党党员。

陈慎吾是著名的临床大家，他崇尚仲景学说并以之指导临床，如擅用桂枝汤、麻黄汤、白虎汤、承气汤、小柴胡汤、柴胡桂枝汤、桂枝加葛根汤诸方剂以治因外邪引起的各种急性热病；在治疗内科杂病时，用桂枝甘草汤、苓桂术甘汤、炙甘草汤、瓜蒌薤白汤等剂疗心疾。治疗肝病，以柴胡剂为主，把柴胡剂作为一味药来应用；他遵循保胃气的法则，常用理中汤、泻心汤、旋覆代赭汤诸方剂治疗不同类型的脾胃病；喜用小青龙汤、射干麻黄汤、麻杏石甘汤、葶苈大枣泻肺汤、麦门冬汤诸方剂以治肺病；惯用八味丸、四逆辈以治肾阳不足之证；长用"桂枝汤、当归芍药散、桂枝茯苓丸、桃核承气汤、抵当汤（或丸）、四逆散、半夏厚朴汤、温经汤、芎归胶艾汤"等方辨治妇科疾患；治小儿病，往往因小儿为稚阳之体，易虚易实，寒证热证瞬息万变，临床多见热实之证，最易伤阴，在用药之时，又切忌滋腻之品，以免徒伤胃气之故，在方中加芍药一味以调和阴液，但若虚寒证，干姜、附子亦在所不禁。由陈大启、孙志洁撰写的《仲景学说实践家——陈慎吾》一文，收载于《名老中医之路》专集，《陈慎吾老师对柴胡剂之运用》发表在《北京中医》1987 年第 1 期。

1956 年，陈慎吾著成《〈伤寒论〉讲义》和《〈金匮要略〉讲义》，1963 年再成《经方证治及方剂分类表》，并有 1 套《伤寒论》授课录音资料留给后学，真实地记录了这位中医教育家的毕生心得。

陈慎吾终生致力于中医教育事业。在北平国医学院任教的基础上，于新中国成立后，开始试办小型中医学习班。在 1950 年 12 月北京市卫生局组织的中医师考试中，应试 30 人，录取 20 人，另有三人获暂准执业的批示。由是，讲习班人数由数十人到 200 余人。1956 年，北京市人民政府批准正式成立私立汇通中医讲习所，他敦聘余无言、于道济、耿鉴庭、谢海洲、赵绍琴、马继兴、许公岩、马秉乾、穆伯涛等专家担任教学，并亲自讲授《伤寒论》《金匮要略》两门课程，还不定期地邀请中医专家陈邦贤、施今墨、李振三、王伯岳、陈苏生等做专题报告。至 1958 年讲习所并入北京市中医进修学校，共培养学生千余人，毕业生遍布全国各地。

陈慎吾调入北京中医学院后，一心想着中医事业的兴旺发达，一心盼着中医事业后继有人，将个人之名利地位置之度外。1962 年，当他看到本科学生基础课学得不够，基本功不牢，如此下去，实难担当发展中医之重任时，心急如焚，即与秦伯未、李重人、于道济、任应秋四位学者一起，拟订《对修订中医学院教学计划的几点意见》，并上书卫生部，强调中医基础理论的研究和保证教学质量不断提高的意义，提出了代表老一辈中医学者共同心愿的"要先继承好，才能有提高"的口号，迸发出饱含数十年中医教育经验的心声，为近现代中医教育事业的发展，做出了突出贡献。

2. 董建华

董建华，男，上海青浦县人，生于 1918 年，卒于 2001 年 1 月 26 日。教授，博士生导师。其曾祖父董杏园，是一位颇有成就的中医眼科医生，但学术憾未留传。其外祖父张锡虞是位秀才出身的儒医，高超的医术激发了董建华学医的志向。因其父董宝麒素来体弱多病，希望董建华继承祖业，在受了 5 年的启蒙教育之后，其父便送他进私塾学习古文。1929 年董宝麒病故，其母让其拜秀才邹谱生、贡生赵雪炎为师，苦学了 3 年古文。1932 年初至 1934 年底，董建华又进中学读了 3 年新书，均为以后从师学医打下了必要的知识基础。

1935 年 2 月，年仅 16 岁的董建华，根据其父的安排，到上海著名中医严二陵门下学医。学习中老师常以孙思邈、李时珍的动人事迹教育勉励董建华，不要辜负父亲的遗愿。在老师的指导下，董建华先后刻苦攻读了《黄帝内经》《难经》《神农本草经》《本草纲目》《伤寒论》《金匮要略》《巢氏病源》《千金要方》《千金翼方》《景岳全书》《温疫论》《热论》《时病论》《温病条辨》《医学心悟》《丹溪心法》和《脾胃论》等几十种中医书籍，经过 7 个冬春，逐步掌握了老师的学术特点。

1942 年，董建华拜别老师回到青浦县开业，至 1955 年的 14 年间，边实践边学习，其间他还参加了秦伯未举办的中医函授学校。1955 年 3 月，党和人民政府又送他到江苏省中医师资进修学校深造 1 年。1957 年 3 月，董建华在南京中医学院加入了中国共产党，同年 7 月调入北京中医学院，任温病教研组组长。1963 年任北京中医学院内科教研组主任，兼附属医院内科主任，主任医师。1978 年任北京中医学院教授、附属医院副院长，兼中医研究生班副主任。

董建华是中医内科学家、中医教育家。他积 50 余年的丰富经验，参编或主编《伤寒论释义》《温病学讲义》《董建华医案选》《温热病论治》《临证治验》《实用中医心理学》《中医内科学》《中医内科急症医案辑要》《中国现代名医医案精华》等十余部医学论著；发表论文 70 余篇；是两项国家"七五"攻关重点科研课题负责人，他治疗胃脘痛及热病的经验已编成电脑专家系统。董建华擅长内科、妇科、儿科及疑难杂症的诊断和治疗，尤精于外感热病和脾胃病的辨证论治。治疗外感热病，辨证精当，用药以轻精灵通、宣畅气机见长。他总结出辨热、辨汗、辨神昏谵语、辨痉厥的临证要点。融伤寒温病于一体，把外感热病分为三期二十候进行证治规范化临床研究。在治疗胃病方面，董建华根据现代生活环境特点，提出胃病的基本病机为"滞"，病变演进由气及血，遂制定一整套治疗方案和系列成药。一般胃病初起以气滞为主，治宜理气，拟方胃苏饮加味；进则气滞血瘀兼有，治以理气活血，拟方胃痛宁；久病以血瘀为主，治以活血化瘀，拟方化瘀煎。治疗时留意胃与肝、脾、肺及寒热、食滞、湿浊间的关系，随证加减灵活变通。他认为胃腑宜通，但不胜攻伐，用药须理气而不破气，温而不燥，活血而不动血，调血而不伤络。胃病多实，不宜滥补，以防壅土而滞胃气。

此外董建华在治疗冠心病、咳喘、高血压、脱发、不孕症、糖尿病等方面亦有独到之处，如自拟芪党益心汤、二黄纳气汤、四草汤等，均获得很好的临床疗效。董建华培养了多批中医硕士及博士研究生、西医学习中医人才以及外国留学生、进修生。

从董建华的学术职务和所受到的奖励可看出他的成就，特别是影响。1978年董建华当选为中华医学会理事，1979年当选为中华全国中医学会首届常务理事。1980年被聘为国家科委中医专业组成员。1981年任卫生部医学科学委员会委员、学术委员会委员，全国内科学会委员、常委和主任委员。曾任北京中医学院顾问，院务委员会副主任委员，院学位评定委员会副主任，国家科学发明奖特邀评审员，中国医学科学院中国协和医科大学第三届学术委员会委员及中国残疾人福利基金会名誉理事。1994年当选为中国工程院院士。

董建华1957年加入中国共产党，多次当选为学院、市及全国先进工作者，并获得"五一劳动奖章"。曾出席第27届世界卫生大会并做了发言。历任全国政协第五届委员，全国人民代表大会第六届、第七届常务委员会委员，科教文卫委员会委员。

多年来，董建华在全国人大和政协会议上多次提出议案，为办好中医事不懈努力。他曾多次出访瑞士、日本、意大利、喀麦隆、印度、菲律宾等国，为中医学术的国际交流做出了积极的贡献。

3. 方鸣谦

方鸣谦，男，汉族，山东掖县人。生于 1920 年，卒于 1987 年，享年 67 岁。教授，北京中医学院院务委员会委员、学术委员会委员、内科教研组与外科教研组组长兼外科主任。方鸣谦 8 岁时随其父方伯屏来北京，涉猎金石书画，曾拜名画家胡佩衡学画，拜周希丁学习篆刻，曾入北京造型美术学校专攻书法绘画。

方鸣谦中医学术受业于其父，不但熟谙中医经典理论，而且，对其父所推崇的《薛立斋医案全集》，孙德润所著的《医学汇海》二部临床医著领会颇深，且奉为临证指南，20 岁时即以第一名的成绩考取中医师资格。后十余年一直侍诊于其父左右，并深入研习中医临床各科理论。1948 年其父去世后，始悬壶于世。

新中国成立后，方鸣谦曾入北京市中医进修学校学习西医。1954 年在北京市第二中医门诊部工作。1956 年受聘于北京中医学院，是卫生部最早调集创建北京中医学院的五位教师之一，曾讲授过《黄帝内经》《伤寒论》等中医基础课。

方鸣谦学术方面受李东垣、薛立斋的影响较大，临证时非常重视脾胃功能，对中气不足的虚损患者，擅长以补中益气汤培补中气，增强脾胃功能，以达到"健脾胃以安五脏"之目的，曾有《补中益气汤临床功效数十种》的论著。如方鸣谦曾治疗一血尿久治不愈的女性患者，前医大都以导赤或八正之类方药治之，数月未见功效。方鸣谦查色按脉后诊为气虚血淋，投补中益气汤加茜草根、血余炭、地榆炭，数剂后功效大显，调治月余，霍然病愈。另外，方氏还以治疗原因不明的低热见长，他认为："此证验之中医属虚损者多，关于低烧非直折的方法所能平抑，用甘温缓补之剂确能除其热而补其虚，所谓甘温除大热者矣。"他尚提出："以滋阴之法，所谓滋水配火也是退热的主要方策。在投方遣药中，常以补中益气汤与六味地黄汤合用，确有实效。"

他临床重视下病上取、上病下求，在实际的临床中，常常会遇到真实假虚或假实真虚的情况。因此，方鸣谦认为，单纯的对症下药，常会犯虚虚实实之误，不唯无益，而且有害。也就是说，"药不对证，妄死者多，药如对证，即覆杯可愈"。方鸣谦强调在严谨以求的情况下，对于证情要识其端委，得其虚实，然后再对证下药，自然能应诊获效。他总结自己多年的临证经验，逐步形成了"上病下取，下病上求"的辨证治疗思想。

上病下取，如方鸣谦治疗一咳喘重症，当在高龄，胸闷痰滞，脉豁然大，形若充盈，实系虚候，此多由下元有亏，肾不纳气，如徒为对症下药，径投豁痰理气，是未谙病本，必致羸困而亡。此当用大剂量的参归熟地以培益肝肾，引气下纳，治疗喘病。又如因脾胃之虚而病眩晕，一味地用清热降痰平肝之方剂，忽于培益中气，是昧于根本的治疗，其最终将必因证情逐重而难愈，此时要用滋水清离、和调中州的办法，每可取得良效，即是抓住证情的根本、辨证的要害。

下病上求，如暑湿大行的季节，病发痿废，艰于履行，徒以下焦不强，尽予滋补，必加重了清肃失职，脉络迟缓的证候，其结果也是无由取效，应改用清燥汤施治，使病豁然得愈。又如，腿脚肿疡，溃疡流水，弥漫浸淫，有的发于湿热下注，也有的是因风湿热邪，应用流气饮取效。若只求诸局部，则又是霄壤之差了。

4. 哈玉民

哈玉民，男，回族，河北省河间人。生于 1918 年，卒于1960 年，享年 42 岁。北京市中医进修学校校长、北京中医学会副会长、北京中医研究院学术委员会委员。

哈玉民 1918 年 6 月出生于北京中医名门，父亲哈锐川是当时北京市有名的皮外科专家。受其熏陶，他幼承家学，熟读四书五经，矢志岐黄。为了深造，20 世纪 30 年代初哈玉民毅然考入施今墨创办的华北国医学院学习，同时坚持随父临诊。1937 年哈玉民毕业之后，悬壶应世。由于功力深厚，疗效显著，开业后诊务十分繁忙，声誉遍传京师。

新中国成立后，哈玉民以中医界代表身份出席了全国第一届卫生工作会议，并担任北京中医学会副会长之职。1951 年哈玉民积极筹建北京市中医进修学校，并出任校长。1956 年 4 月，受中央卫生部委托，在京筹建北京中医学院。在一无教材、二无校舍、三缺师资的困难条件下，哈玉民以忘我的精神多方奔走，积极努力，终于在同年 9 月，以北京市中医进修学校为基地，接纳了北京中医学院首届新生，并按期正式开课，为创建北京中医学院立下了汗马功劳。

哈玉民是著名的中医教育家，皮科、外科专家，也是新中国成立初期的社会活动家，除担任北京市中医进修学校校长、北京中医学会副会长、北京中医研究院学术委员会委员、中华医学会理事外，还担任北京市政协委员、北京市红十字会委员等职。1960 年 6 月 16 日，哈玉民因过度辛劳而病逝，终年

42 岁。

新中国成立后，北京从旧中国连年战火的废墟上获得新生，成为首都，旧社会留下的疮痍使她面临着疾病流行的威胁。为此哈玉民在北京市举办预防医学学习班，组织全市中医师学习有关防治急性传染病的西医学知识，对于调动中医卫生人员运用中西医两种方法、两种手段，控制首都传染病的流行，保障人民健康，顺利进行社会主义新北京的建设，起到了积极的作用，因此他受到了北京市卫生局张文奇局长的表彰。

1950 年 3 月，哈玉民与北京名医赵树屏、董德懋、魏龙骧等积极地筹建北京中医学会。当时适值解放初期，百废待兴，学会办公及开展学术活动没有会址，他毅然将诊所提供给学会使用。在此期间，为了加强中医同道们的团结，及时报道中医工作开展情况、交流学术而创办了《北京中医》杂志。限于当时的条件，哈玉民集征稿、审稿、校对、付印等工作于一身，常常是夜以继日忘我地工作。

1951 年哈玉民积极筹建北京市中医进修学校并出任校长，从而开始了他的中医教育生涯。由于国民党政府推行废止中医的反动政策，我国中医教育十分落后，新中国成立前除了少数民办中医院校外，中医的培养多年来以师徒相承、言传口授的方式进行，多数中医药卫生人员没有经过系统的理论学习，他们虽然积累了比较丰富的临床经验，但理论水平亟待提高。鉴于这种情况，北京市中医进修学校开办了中医进修班，对本市中医进行系统的理论培训，收到了良好的效果。在这个学校进修过的中医，现在已有不少人成为主任医师、教授或国内外知名的学者，在本市医疗、教学、科研方面发挥骨干作用。此外学校还培养了中医专科学生，为本市输送了一批批中医专业人才。1956年4月，中央卫生部决定在京成立北京中医学院，委托正在北京市中医进修学校任职的哈玉民筹建。在一无教材、二无校舍、三缺师资的困难条件下，他以忘我的精神多方奔走、积极努力，终于在同年9月，以北京市中医进修学校为基地，接纳了北京中医学院首届新同学，并按期正式开课，为创建北京中医学院做出了突出贡献。

在任职北京市中医进修学校期间，哈玉民不但组织编写了各科的大量教材、讲义，各种学习参考资料、工具书，还顺利地完成了各个班次的教学任务。同时还主编了一批有影响的中医书籍，先后编写出版了《中医内科常见病的证治便览》《中医针灸常见病证治便览》《辨证论治纲要》等书。为了配合教学，他亲自研制了电动的辨证论治分析器，成为中医辨证论治系统电子计算机程序的雏形，为此曾获得中央卫生部的嘉奖。为了提高针灸学的教学质量，哈玉民亲自指导研制了与人体等同大的石膏模型，并请了针灸学专家审查经络循行和穴位。早在20世纪50年代初期，哈玉民就提出，"中药必须实行剂型改革，才能有利于中医事业的发展"。他亲自设计并建立了中药制剂室，试制了一些合剂，如过敏煎剂等，只是由于开办北京中医学院教室不够应用，才不得不停止制剂室的工作。

哈玉民还组织筹办了北京市第一届西医离职学习中医班，当时他身患肝硬化，大量呕血，但他完全不顾自己的身体，血止后立即投入工作，相继举办了西医学习中医针灸班、中医研究班、中医师资班等。

哈玉民一生追求变革，虽生于中医世家，尊崇传统但不拘泥于传统。在对待中医与西医的关系问题上，哈玉民青年时期受施今墨老师影响，一向持开明态度，主张西为中用，组织校友学术研究会，聘请西医专家开展学术讲座。他认为只有这样，才能发展中医、提高中医。因此他在与西医同道共事中，能推心置腹，精诚团结，互相学习，取长补短。哈玉民治疗皮外科疾病十分讲究外治疗法，经验颇为丰富，除坚持使用传统剂型如薄贴、掺药、散、软膏、药油、酒剂等，取得良好疗效外，还打破传统，西为中用，使用凡士林配制中药软膏，既保持良好疗效，又方便了使用。

哈玉民认为，皮科、外科的疾病虽然是局部的病变，但必须首先着眼于整体，局部的病变也要审视脏腑的虚实、气血的盛衰、津液的盈亏以及病证的轻重顺逆等。他是在整体观念指导下应用消、托、补三大法的。一般补法常常施用于疮疡后期，以助扶正，收敛疮口。然哈玉民则有时亦施用于早期，不拘于文献的记载，如黄芪为补气升阳、托毒生肌之药，疮家常用于内托阴疽，认为在痈疽初起时则不宜用。曾有位患有蛇头疔的患者，右手拇指肿痛三天，局部皮色未变，尚无波动，疼痛剧烈，彻夜不眠，虽服止痛片亦不止痛。经他治疗，除局部外敷以拔毒药膏外，内服药则为一味黄芪，煎水代茶饮。第二天患者面带笑容来复诊，原来是疼痛大减，当夜即能入睡。总之哈玉民治疗皮科、外科疾病是采取治病"必求其本"的原则。

5. 李介鸣

李介鸣，字伯鹏，笔名墨荫，湖南省新宇人。1916年生于江西南昌市，1992年在北京逝世，享年76岁。他自幼学习四书五经，后又读过几年中学。14岁时举家迁至天津英租界，恰与溥仪御医彭笠僧为邻，父亲希望他长大后有一技之长，遂拜其为师，从此走上学医之路。后彭师随溥仪去东北长春，他因爱国之心驱使，不愿为伪满洲国效力，便婉言谢绝同行。嗣后，拜北京四大名医之一施今墨为师，在其门下侍诊学习。同时，研习中医经典古籍，数载寒窗，博采众长，尽得真传。

1935 年李介鸣取得北平行医执照，奉施师之命与师兄祝谌予等四人组成中医联合诊所开创中医联合应诊之先河，施师亲题"天助人助，自助互助"八个字以示勉励。新中国成立后，他于 1951 年在卫生部从事中医管理工作。1956 年调至北京中医学院，参与创建中医教学工作，兼任金匮教研室教师。1957 年因向卫生部提出对中医工作的改进意见，被人断章取义而打成右派，贬至图书馆工作。在逆境中，他以惊人的毅力及其渊博的知识收购了大量的善本医书，为学院图书馆创建工作做出了巨大贡献。1961 年调到北京中医学院附属医院内科，从事临床带教工作。当时李介鸣虽被管制，但因其医术高明，求诊者甚众，深受学生以及患者的尊敬和爱戴。1970 年李介鸣被派往中国医学科学院从事西医学习中医教学工作。1974 年李介鸣又被调至中国医学科学院阜成门外医院中医科从事教学及临床研究工作，并曾任该院中医科主任。1992 年 7 月 23 日，李介鸣因心脏病突发逝世，享年 75 岁。

李介鸣是当代著名的中医心脏病专家，同时也是中医教育的先行者，曾任北京中医学院名誉教授，中华全国中医学会第一届理事会理事，中医内科学顾问委员会委员，中西医结合研究会名誉理事，中国人民政治协商会议北京市委员会第六、七届常委会委员，中国农工民主党北京市委员会顾问。1990 年李介鸣被国家人事部、卫生部、中医药管理局确定为首批全国老中医药专家学术经验继承工作的指导老师之一。他的一生为中医做出了巨大的贡献。

在临床方面，李介鸣教授是著名中医心脏病专家，自 20 世纪 70 年代以后，李介鸣主要致力于心血管疾病的临床研究工作。他根据心血管疾病的特点，首先提出了"气血"当列为心脏病总纲的独特观点，并以此理论为基础，在辨证治疗冠心病、高血压、肺心病、风心病等多种疾病上，总结出一套有规律的辨证与辨病相结合的治疗方法，并取得较好疗效。

另外，李介鸣擅长治疗脾胃病，重视脾胃为后天之本，气血生化之源以及脾胃与气机升降关系，并根据多年的临床实践经验总结出治疗脾胃病十二字原则——"升降结合、燥润合用、气血并调"，其中补脾理气法为其临证最善用的法则之一，临床效果较好。

在其长期的从医生涯中，先后发表《施今墨学术思想与临床简介》《胸痹的治疗》《心肌炎的治疗》等几十篇学术论文。参与全国第一例冠脉搭桥术的术后中医治疗工作。李介鸣设计并承担的"附子一号"对缓慢型心律失常的临床研究工作获卫生部二等甲级成果奖。在他去世以后，他的门人范爱平等根据他的临床经验以及发表的文章，整理出版《李介鸣临证验案精选》，由学苑出版社出版。

6. 刘渡舟

刘渡舟，原名刘荣先，男，汉族。1917 年出生于辽宁营口，2001 年 2 月 3 日卒于北京，享年 84 岁。刘渡舟自幼体弱多病，父母常请中医为之治疗，因此他感受到中医药的神奇疗效，遂逐渐产生了学医的念头。父亲刘万春虽以经商为业，但略通医道，经常为邻里亲朋诊治疾病。刘渡舟 16 岁那年，父亲为其择业，刘渡舟特向父亲表达了他学医的志向。在父亲的支持下，他拜当地名医王志远为师学习中医，从此开始了他的医学生涯。

刘渡舟随王师的学医过程可分为两个阶段。第一阶段是用一年多的时间专于中医基础理论的学习，这一阶段刘渡舟在德育堂跟随王志远系统地学习了中医四大经典等中医基础书籍。第二阶段是在大连市"志远药房"随师侍诊抄方，学习中医临床诊疗技能和临床课程。刘渡舟白日侍诊，入夜苦读，寒来暑往，四年后学业大进，特受老师的赏识。

然而，带刘渡舟走进中医殿堂的还有另外一位启蒙老师谢泗泉。谢泗泉知识渊博，除精通医学外，又善于书画诗文，是当时辽宁乃至东北的著名人士，伪满时期溥仪曾欲将其延为御医，谢泗泉坚持不就。当时他在大连市开设"寿民药房"，名震四方。1937年，刘渡舟经介绍投入谢泗泉门下继续学习中医临床，打下了坚实的临床基础，以优异的成绩出师。

1938年，学成出师的刘渡舟来到大连"志远药房"，正式挂牌行医。为盼他树立高尚医德，掌握精湛医术，将一个个患者从疾病的苦海中解救出来，他的父亲在他就业之始特为他更名为"渡舟"。由于他功底深厚，待人诚恳，又是名师真传，赢得了患者的信赖，医名噪起，每日求治者甚众。

然而刘渡舟并不因此而感到满足，他认为，学医永无止境，要想做个名医、良医，必须向更多医林高手学习，到更广阔的天空去摔打、锤炼。于是在1945年，胸怀大志的刘渡舟携眷由大连迁居北平，以实现其远大的抱负。1946年，刘渡舟参加了由国民政府考试院在全国范围内举办的"中医师特种考试"，并以优异的成绩通过，取得了行医资格，成为众多应试者中佼佼者。1947年始，刘渡舟遂在城内钱粮胡同南花园挂牌行医。其间，刘渡舟曾受华北国医学院之聘，为学生讲授中药学。1950年，刘渡舟考入卫生部中医进修学校，系统学习了西医学知识，毕业后到天坛华北人民医院中医科工作，次年调入永定门联合诊所、南苑大红门联合诊所从事中医临床工作并兼任所长。1956 年，刘渡舟调入北京中医学院从事教学、医疗相结合的工作，历任伤寒教研室主任、古典医著教研室主任、金匮教研室主任、《北京中医药大学学报》主编、北京中医药大学学术委员会委员等职。刘渡舟曾连续当选为第五届、第六届、第七届全国人民代表大会代表，兼任国务院学位委员会特约成员、中华中医药学会常务理事、仲景学说专业委员会主任委员、北京中医药研究促进会名誉会长、中国农工民主党中央委员、北京市委副主任委员。1983 年被评为全国卫生系统先进工作者、北京市教育系统先进工作者，1985 年又被评为北京市劳动模范。

刘渡舟致力于中医教学、医疗、科研工作半个多世纪，上溯岐黄之道，下逮诸家之说，力倡仲景之学，博采众长，学验俱丰，逐步形成了独特的学术思想和医疗风格。他非常重视《伤寒论》的六经辨证，对六经的实质有独到的见解，认为六经是经络、脏腑、气化的统体。六经辨证不但用于外感病，而且广泛用于临床各科疾病。刘渡舟精研金元四大家之说，对后来崛起的温病学派叶天士、吴鞠通、薛生白、王孟英的著作亦颇有研究，其中治火、治湿和养阴之法，为他临床所常用。临证时刘渡舟十分强调抓主症，他认为主症是纲，抓住了主症就是抓住了疾病的纲领，纲举则目张。刘渡舟治疗疾病，胆大心细，高屋建瓴，圆机活法，知守善变，不落窠臼。推崇经方，不薄时方，并提出"古今接轨"的新论点。主张方证相对，有证有方，在诊治许多疑难重症时，每能出奇制胜，化险为夷。刘渡舟善治内科、妇科、儿科疾病，尤对肝病、心脏病、肾病、脾胃病、痿证、痹证、眩晕、失眠等病有独到的经验，用药以精当灵验著称。在其长期的临床实践中，创制出许多行之有效的方剂，为中医的临床发展做出了杰出的贡献。

　　刘渡舟是一位出色的中医教育家。1956 年党和政府决定兴办高等中医教育伊始，刘渡舟即成为新中国的第一批中医教师。当年他走进刚刚成立的北京中医学院，成为该校最早的教师队伍中的一员，主要从事中医经典课程的教学，后专门从事《伤寒论》的教学与研究工作。1978 年刘渡舟晋升为教授，1990 年享受国务院政府特殊津贴。中医实行研究生教育以来，他即为我国首批的硕士生导师和博士生导师。几十年来，刘渡舟为国家培养了硕士、博士研究生近 40 人，这些研究生都已成为中医界的骨干力量。

　　刘渡舟一生还致力于中医学术交流，曾数次东渡日本讲学，并赴新加坡、澳大利亚等国以及中国香港、中国台湾等地进行学术交流活动，弘扬中医药学，令国内外中医学者赞叹不已。特别是在 1997 年秋，刘渡舟不顾 80 岁高龄，拖着病躯应邀赴中国台湾讲学，至为轰动，盛况空前。为表达对刘渡舟的敬仰之情，中国台湾中医界特为他塑铜像一尊，并将他一生大部分所写论著，由海峡两岸弟子撰次整理后在台湾以繁体字版出版，名为《刘渡舟医学全集》。与此同时，刘渡舟还接收来自日本、比利时、泰国、美国的学生，为中医在世界的传播做出了贡献。党和人民对刘渡舟在中医教育事业中所做出的成绩给予了高度评价，1983 年他被评为全国卫生系统先进工作者，1984 年被评为北京市教育系统先进工作者，1985 年又被评为北京市劳动模范。

　　刘渡舟在教学、临证之余，笔耕不辍，著述颇丰，曾在全国各中医刊物上发表学术论文逾百篇，出版著作 20 多部，其中《伤寒论校注》一书，是自宋代治平年以后一千年来又一次由中央政府组织校注的《伤寒论》，是目前学习和研究《伤寒论》的最佳版本，此项成果荣获 1992 年度国家科技进步二等奖。《伤寒论十四讲》和《伤寒论通俗讲话》在日本翻译出版，名为《中国伤寒论解说》。

刘渡舟不但医术精湛，而且医德高尚，诊病不分贫富贵贱，皆以仁心相待，从不挟术而矜名索利，以治病救人为己任，深为病家所称道。

7. 刘寿山

刘寿山，名泉，字寿山，北京市人，他生于 1901 年，卒于 1980 年，享年 79 岁。他自幼随舅父学习针灸，19 岁拜文佩亭为师，文佩亭受学于桂香王，均在"上驷院"任职，供奉于清廷。门第注重武术锻炼，刘寿山本以武术为健身之道，功夫较深，故年近八旬而身轻健步。刘寿山继承文佩亭的整骨经验，尽得口传心授，加之自身刻苦钻研，勤奋好学，博采众长，历近 60 年的实践，积累了丰富的骨伤科临床经验。后在北京东城区、朝阳区一带开业行医。

1959 年刘寿山受聘于北京中医学院，任东直门医院骨科副主任、主任，以发扬传统医学，培养骨伤科人才为己任，毫无保留地将自己毕生临床经验传授于后人。

刘寿山在继承前人经验的基础上，把骨伤科治疗手法归纳为接骨八法、上髎八法、治筋八法和舒筋八法。刘寿山丰富了中医骨伤科的治疗手法，更重要的是在手法治疗疾病的理论与技巧方面积累了丰富而独到的经验。

在辨证与辨病相结合进行内外施治过程中，他还结合骨折伤筋后的病程发展规律，分为三期辨证施治。内外用药时即以此为理论指导，根据体质的不同，病期的不同，进行详细辨证、立法、处方，外用或内服。所用方以经方为主，结合实践经验临证进行加减化裁，进而形成诸多验方，经整理逐步形成了骨折伤筋脱位初期以活血化瘀为主，中期以接骨续筋、舒筋、温经通络为主，后期以补肝肾、壮筋骨、温通经络为主的辨证施治用药规律。

刘寿山自幼习武，尤其注重内功，对内家拳、八卦拳有较深的造诣。在此基础上，他综合师授予自己的经验摸索出一套系统、完整而又简便实用的练功术势。这套术势，对医者能起到健身与增强手法治疗疾病的作用，对患者是进行治疗与调养不可缺少的一种措施，也是医患协作、调动患者积极性主动配合治疗的手段，在临床上收到了较好的效果。

刘寿山治学严谨，医德高尚，对学习严格要求，技术精益求精，声系京城，以精湛的技术、高尚的医德和全心全意为人民服务的精神，赢得了广大群众的信赖和尊敬。根据他的临证经验，北京中医学院整理出版了《简明中医伤科学》，由北京中医学院附属医院奚达、王育学整理，人民卫生出版社出版了《刘寿山正骨经验》，后经东直门医院奚达、孙树椿、马德水、孙呈祥、武春发、康瑞廷等学生进行了修订再版。此外，还摄制了"舒筋八法"影片。因刘寿山独特的正骨手法和学术思想，被《中医骨伤科各家学说》作为现代骨伤科流派的代表性医家进行介绍。

8. 马龙伯

马龙伯，河北省安次县人，生于1904年，卒于1983年，享年79岁。

马龙伯早年师承孔伯华先生，对中医学理论、古典文献和解决临床疑难病证具有很深的造诣，尤其擅长妇科。新中国成立后，曾任北京中医学院东直门医院妇科教研组副主任、主任、教授，妇科主任、主任医师，院学术委员会顾问，中医学院学术委员会委员，中华全国中医学会委员，北京市人大代表。

马龙伯著述较多，如早年《马龙伯妇科医案选》被收入《老中医经验汇编》中，"崩漏证治漫谈"被收入《名老中医医话》中，并编写了《中医妇科讲义》（研究生教材）等7部著作。发表文章如"八纲管窥"（《上海中医药杂志》1962年第4期）、"卵巢囊肿医案三则"（《新医药学杂志》1975年第10期）等10余篇，具有很高的学术价值。

马龙伯认为，关于妇科病，总体来说不外经、带、胎、产和妇人杂病（包括乳疾、前阴诸病）。诊治必须辨证与辨病相结合，才能进一步明确疾病的本质。"证"是病因作用于机体之后所引起的病理生理变化，进而产生的临床表现。至于辨病，如说一个月经过多持续不断的人，要辨其是器质性的病变，还是功能性的变化；一个痛经者，她是瘀滞阻碍，还是血虚，还要考虑是否是膜样痛经。诸如此类，必须辨明，才能有助于做出正确的诊治。

辨证最关键的是分清寒、热、虚、实。四者既明，自能对病情了如指掌，有是证即用是法，用是法即投是方，投是方即遣是药，这就是规律。中医是客观的认证，"证"反映着疾病的性质和生理机能的强弱，以及病气的盛衰。关于疾病的性质，是唯寒唯热，当然也包括虚实；关于生理机能的强弱和病气的盛衰，是唯虚唯实，当然也包括寒热。但每一证的临床表现，它不是完全单纯的，而往往是错综复杂的，必须从错综复杂的证候当中，抓住要领，才能进一步掌握病的实质。如寒证，必须弄清是实寒还是虚寒，是气寒还是血寒，是脾寒还是肾寒，抑或胞寒、寒湿、寒痰等。更有一种真假虚实的现象，亦不可不知，如"大实有羸状，误补益疾；至虚有盛候，反泻含冤"，可以说这是治疗规律中的关键。

中医学认为，促使人体之发育成长者，全赖肾气，肾气是随着年龄的增长而逐渐旺盛起来的，肾气旺盛而促进天癸的成熟，天癸达到了成熟，由于它的刺激作用，女子才能任通冲盛而有月经。月经是青春期已经开始的一种标志，所以在月经到来之前的阶段，正是肾气逐渐旺盛的发育阶段，因此，对这一阶段的治疗，要照顾到足少阴肾。天癸即行，意谓月经周期已经开始建立，有了生殖能力，这是身体逐渐壮盛的成长阶段，按照"四时之化始于木，四时之始在于春"的道理，在这成长阶段的治疗，皆应从足厥阴肝木加以考虑。到了月经断绝以后，说明已进入了衰退阶段，要依赖后天水谷以维持其健康，脾为后天之本，所以在绝经之后的这一阶段，一切治疗全要照顾到足太阴脾。

脾为后天之本，生化之源。在生理功能上胃主受纳，腐熟水谷；脾主运化，输布精微。这说明脾胃在人体的作用是消化水谷，运送精微。中医学认为，血者水谷之精气也，调和五脏，洒陈六腑，表现在女性机体，上为乳汁，下为月经。另外血和脏腑的关系，除濡养脏腑各器官外，血液本身是主于心，藏于肝，统于脾，如果脾不统血，肝不藏血，则血妄行。主要表现是月经大下不止，或淋漓不断，或发紫癜，或发衄血。脾气以升为顺，胃气以降为和，脾虚则水湿不化，胃弱则纳少运迟，这都能妨害化源，影响营血。对具有"以血为本"特点的女性机体，不论是生理活动，或是病理变化，都关系密切。所以调理脾胃，成为妇科病的一种治疗规律。至于调理之法，必须根据病证脉息，采取虚者补之、积者消之、寒者温之、热者清之的法则，辨证求因，审因论治。即使病气尚未伤及脾胃，在用药治疗当中，亦必须注意到照顾脾胃，不能过用滋腻，切勿滥施攻伐，避免损伤脾胃正气，有妨食欲，阻碍消化吸收，而影响治疗效果。对于妇科有形之块病——癥瘕，邪气盛而正未衰者，消积软坚乃为正治；但精气夺而邪未溃者，往往养正辟邪而积自除，养正之道，亦无非调补脾胃。

以上诸条，马龙伯认为是妇科病总的治疗规律，但在临床运用时要灵活掌握，既不能通盘托出，亦不能顾此失彼，必须依据临床表现的客观存在，再结合经、带、胎、产的治疗规律，做到"有的放矢"。

9. 秦伯未

秦伯未，名之济，字伯未，号谦斋。1901 年出生于上海市上海县陈行镇的世医名家，卒于 1970 年，享年 69 岁。其祖父秦迪桥为晚清名医，工诗词、古文，精于临证，驰誉医林；其父秦锡棋承家学，为清末迄民国时期的儒医。秦伯未天资颖悟，自幼学习勤奋，少年时熟读儒家典籍及中医药启蒙著作，雅好诗词、书法、国画与金石。1918 年就读于上海中医专门学校，为该校第二届毕业生中之高才生，也是该校创办人——江南大名医丁甘仁的得意弟子。在学习阶段，秦伯未刻苦钻研，于中医经典医籍致意尤深，并善于提问和归纳学习心得，阐发个人学术见解，成绩优良。他在上海中医专门学校毕业后即悬壶问世，诊余博览群书，勤于著述，青年时期即有编著刊行。1928 年，秦伯未与王一仁、章次公、严苍山等共同创办中国医学院，秦伯未掌管教务，讲授黄帝内经、中医内科等课程，并在上海多所中医院校兼课，为培养中医后继人才倾注了心血。

1932 年，秦伯未在沪创立"中医指导社"，自任社长，主编《中医指导丛书》，指导社会青年学习中医。1938 年，他创办中医疗养院（实际上是我国早期的中医医院），为在校学生提供中医临床实习基地。同年，还创办了《中医疗养专刊》。

新中国成立后，秦伯未积极拥护党的中医政策，于 1951 年出任上海第十一人民医院中医科主任。1955 年，秦伯未奉调进京，应聘担任卫生部中医顾问。1956 年 9 月，北京中医学院成立，他受聘任该院教授。其后又被选任中华医学会副会长。

秦伯未在 50 余年的业医生涯中，对中医学术执着追求，为发展中医事业做出了应有的贡献。在民国时期，中医遭受歧视和排斥，余云岫等提出"消灭中医"，中医药面临被取缔的厄运。秦伯未与谢观、陈存仁、张赞臣等曾在上海组织抗议废止中医的全国性大会，积极参加上海国医公会活动，为中医事业竭尽心力。新中国成立初期，为促进中医事业的迅速发展，1952 年他出席了华东及上海市中医代表会议，提出了不少建设性意见，包括创立中医高等院校，整理、总结名老中医学术经验，西医医院设立中医科，以及中西医取长补短、合作共事等。1966 ～ 1970 年，他虽遭到迫害，身心受到摧残，但对弘扬中医事业矢志不渝，一直忘我地工作。1976 年后，有关部门为他举行了平反昭雪和追悼大会，复刊后的《健康报》也发表文章纪念。

秦伯未在研习中医过程中深切感到，中医医籍浩若烟海，流派众多，传统学医，师承面授，各承家技，虽有所长，总难免局限，而开校办学，则可集思广益，兼收博览，是发展中医学术、加速培养人才的好途径，遂致力于中医教育工作。在教学实践和指导临床实习的同时，他组织编写了各种适合当时使用的中医教材，编辑出版医籍精华，并创办了中医学社等。1928 年他与杭州王一仁、苏州王慎轩等创办"上海中国医学院"，亲自编著多种讲义，并授课及指导实习。当时编印出版的《国医讲义》（6 种）、《实用中医学》（12 种），大都是秦伯未通过中医教学实践反复修订的教案，切合临床实际，至今仍具有重要的参考价值。

秦伯未于 1930 年又创办"中医指导社"，为社会上的中医人员和爱好者学习中医提供指导。该社面向全国及海外侨胞，社员先后达千余人。该社编印各种书籍和刊物以传授中医知识，交流学术见解及临床经验，解答有关问题等。主要内容有《中医基本学说》《群经大旨（内经、金匮、伤寒论）》《各种研究法》《病理讲座》等。这种办学形式实为中医函授刊授教育之先河。

新中国成立后，秦伯未便以极大的热情投入到中医教育事业中。1954 年他奉调任卫生部中医顾问。1955 年，在中医研究院举办的全国第一届西学中班执教，为国家培养了首批高级中西医结合人才。1959 年以后，一直在北京中医学院从事医学教研工作，他讲课深入浅出，旁征博引，讲理透彻，条理清晰，深得学生们的好评。他对于门下弟子也采取上大课、布置作业、写医论、随师临诊、整理医案、总结病历等多种方法，使理论与实践密切结合，同时提高了业务与写作水平。秦伯未先后参加了 1960 年、1962 年全国高等中医院校系列教材第一版、第二版的编审工作，为总编审之一。

他刻苦钻研，勤于著书立说，几十年如一日，每晨 6 时许起床，即伏案写作，对其学术专著进行不断的充实加工；并将前一天临诊体验及阅览心得，写成短文或医话。他业医 50 余年，论著 60 余部，论文数百篇。在青壮年时期，精读、深研《黄帝内经》，先后编撰、刊行《读内经记》（1928 年）、《内经类证》（1929 年）、《群经大旨（内经）》（1932 年）、《内经病机十九条之研究》（1932 年）、《秦氏内经学》（1934 年）等书。由于他在黄帝内经学术方面的诸多建树和广泛影响，故在 20 世纪 30 年代以后，被医界誉为"秦内经"。其他主要著作有《清代名医医案精华》《清代名医医话精华》《内经知要浅解》《秦老医学讲稿》等，这些著作大多几次再版，深受读者喜爱。他既继承前人余绪，又发掘古义，昭示后人；既有独出之理论见解，又有实践心得，为丰富中医学术宝库做出了贡献。

秦伯未于 1953 年和 1960 年曾先后赴苏联、蒙古两国会诊、讲学。后又与中国医学科学院协和医院及皮肤性病研究所合作，用中西医结合治疗白血病及脊髓痨等疑难病证获得良效。除此之外，他常应全国各地之邀，参加会诊、讲学及各种学术活动，足迹遍及大江南北、长城内外。

秦伯未一生为中医事业的发展，勤勤恳恳，呕心沥血。曾任卫生部中医顾问，中华医学会副会长，国家科委中医中药专业组成员，国家药典委员会委员，第二届、第三届、第四届全国政协委员。为中医药事业倾注了大量心血，受到后人的尊敬和赞扬。

10. 任应秋

任应秋，字鸿宾，男，汉族，四川江津县人。生于 1914 年6 月，卒于 1984 年 10 月，享年 70 岁。中国农工民主党党员，北京中医药大学教授、博士研究生导师。

他的出生地江津县油溪镇，在重庆西南，长江北岸。那里水陆交通方便，文化并不闭塞，小康之家都很重视子女的学习。

任应秋的家庭是个"书香门第"，他的祖父对他的学习督导很严。任应秋四岁初过，他祖父就请来一位秀才给他启蒙。几年后，他升入江津县国学专修馆。专修馆主要开设"国学"课，同时也开设一些西方的科学文化课。当时"国学"课，主要是讲中国传统的"经学""史学""诸子"和"小学"等。每逢寒暑假和课余时间，他经常向当时著名的今文经学家廖季平先生请教有关经学和小学等的问题，受到不少教益。十几年的苦读，在经学、史学、中国古代哲学和小学等方面打下了较为坚实的基础。

任应秋17岁从专修馆毕业，开始向当地著名的经方家刘有余先生学习中医，在辨证、选方、用药等方面，颇得真传。任应秋具有较深厚的文化修养和古文阅读能力，因此反复研究了《黄帝内经·素问》《黄帝内经·灵枢》《伤寒论》《金匮要略》《难经》《脉经》和《本草纲目》等古典医籍，对《黄帝内经》着力尤甚。

1933年任应秋离开四川到了上海，考进上海中国医学院，专攻中医学，时年23岁。这时期，他经常为沪上名医丁仲英、谢利恒、曹颖甫、陆渊雷、蒋文芳和郭柏良侍诊，同时把精力投入钻研古典医籍中去。但因日寇侵华，未及卒业，旋回四川，一面业医，一面执教于高级中学。新中国成立后，先执教于重庆市中医学校兼教务主任，后于1957年调北京中医学院任教。

1966～1976年，他数十年间所集之数万册线装书所剩无几，数万张学术卡片一扫而光。在极其严峻的情况下，他坚信研究中医学术无错，中医发展的春天一定会到来，一直默默地为发展中医学术而构思筹划。因此，值1976年中医工作走向正常发展之日，他就制定了宏大的科研规划。为了把"四人帮"

耽误的时间抢回来，他夜以继日地奋笔疾书，在短短的几年内，撰写了《内经十讲》《中医基础六讲》《医学流派溯洄论》和《中医各家学说》等近百万言，校点了金代张元素的绝版书《医学启源》。

任应秋既是当代著名的中医理论家，又是一位著名的中医教育家，他在普及中医理论、发展中医学术和中医教育事业方面殚精竭虑、贡献卓著。

任应秋执教北京中医学院后，集前贤及自身学术研究及医疗实践之经验，认为，欲造就大批高级中医人才，必须师百家之长，于是精研数年于1959年撰写了《各家学说医案选》。首先在北京中医学院作为本科教材使用，受到普遍欢迎，后经卫生部批准，各家学说正式列为高等中医院校本科必修课程，由他主编了第一版统编教材《宋元明各家学说及医案选》。1964年他对该书进行了全面修订，增写总论，从中医学理论体系的形成到各家学说的演变与发展，做了系统的分析，首次提出在中医学发展史上存在着以刘完素为代表的河间学派、张元素为代表的易水学派、宗法张仲景的伤寒学派和明清时期发展起来的温热学派等四大学术流派。将前书更名为《中医各家学说讲义》，是为二版统编教材，作为中医院校高年级本科生的提高课程收到了良好的教学效果。

1980年，任应秋历经20余年潜心研究，对中医学术流派有了更深刻的认识，提出在中医学发展史上存在着七个医学流派，即医经学派、经方学派、河间学派、易水学派、伤寒学派、温病学派、汇通学派。得出历史上医学流派的产生并非起于金元，而当断于先秦，指出医学流派的判定，当以师承授受与学术争鸣为依据。这些全新的观点在中医学界引起了极大反响，在他主编的第三版《中医各家学说》中，以七大医学流派为主线，包括基础理论临床各家学说在内，共系统地介绍了上迄战国，下逮中华民国共 11 个朝代，105 位医学家。全书 60 余万言，可谓集诸家精华之大成者。是书出版后，日本汉医学界立即全文翻译，其影响之大，可以想见。1984 年 6 月，他在病中再次主持了第四版《中医各家学说》的编审工作。

任应秋强调学好中医必须突破古代语言文字关，并在"五老上书"中明确建议本科《医古文》课程的学时数为 234 学时。在他的不断倡导和关怀下，中华全国中医药学会医古文研究会于 1981 年 5 月正式成立，从而开创了医古文教学、科研工作的新局面。任应秋认为，"丰富的中医文献是构成中国医药学这个伟大宝库的主要内容之一"，发挥中医文献的作用，是发扬中医的基础工作，他率先倡导，大声疾呼"中医文献亟待整理"，并身体力行，曾先后点校了《医学起源》、宋本《伤寒论》，整理《中医书籍提要》等，由于他具有深厚的古汉语、校勘、训诂能力，因此，无论点校、整理，一事一字，必求其是。如对《医学起源》的点校，他参考了《黄帝内经·灵枢》《黄帝内经·素问》《中藏经》《儒门事亲》等 10 余部书籍，分析其源流，考核其真伪，辨别其讹误，订正改补勘定 1200 余条。除有文字、音韵、训诂、校勘外，还有版本依据，对于原书做了一次正本清源的工作。1982 年主编了大型工具书《黄帝内经章句索引》，继而又开始主编全国合作的《中医名著精华》和大型类书《中医十大经典类编》。

任应秋一生笃嗜经典，不独是研究《黄帝内经》的专家，对《伤寒论》《金匮要略》也极有研究。早在 20 世纪 50 年代就著有《伤寒论语译》《金匮要略语译》问世，有力推动了全国经典著作的学习和普及。为了促进中日两国人民的友好往来和医学学术交流，他应日本东洋医学研究会之邀，于 1980 年东渡日本，以"中医学基础理论六讲"为题，进行学术交流，在日本引起很大反响。他的日本之行，还促成了 1981 年第一届中日张仲景学术研讨会在北京召开。1982 年，在张仲景故里南阳市召开了全国首次张仲景学说讨论会，全国研究仲景学说的专家、教授和三百名代表云集南阳，日本两个学术代表团应邀赴会，任应秋为大会主持者之一，盛会空前，在国内外产生了深远的影响。

任应秋先后发表学术论文 300 余篇，出版著作 36 部。从事中医教育 30 余年，受诲其门下者数以千计，从授课于重庆市中医进修学校，到 20 世纪 50 年代后期在北京中医学院执教于中医教学研究生班，从一届又一届本科中医药毕业生走上工作岗位，到各家学说、内经、医学史、医古文四个专业研究生的成长，都倾注了他的全部心血。他生前任全国政治协商委员会委员，农工民主党中央委员会委员，国家科学技术委员会中医专业组成员，国务院学位委员会医学科学评议组成员，卫生部学术委员会委员，中华全国中医学会副会长，医学百科全书中医基础理论分卷主编，北京中医学院中医系主任兼各家学说教研室主任，北京中医学院院务委员会委员、学位委员会主任、学术委员会副主任等职，同时还是国内中医界为数不多的能够指导两个专业博士研究生的中医教授。

11. 许公岩

许公岩，男，河南省开封市人。1903 年出生于开封市，1994 年在北京去世，享年 91 岁。他自幼酷爱中医学，从他最初接触中医，就对中医这一瑰宝，怀有浓厚兴趣。他学习中医既无家传又无师承，全凭坚韧不拔的顽强毅力和不屈不挠的刻苦精神自学成才。他于 1922 年毕业于河南省立第一高中文科班，同年应河南省中医会考合格，取得中医开业执照，开始在开封独立行医。后来他辗转到洛阳、西安、开封以及北京等地行医。他于 1948 年来京行医，1952 年在北京中医学院任教，并于 1956 年北京中医医院成立时参加该院工作，任主任医师。

许公岩自幼钻研中医药学，从医 60 多年，积累了丰富的临床经验，在各方面均有很深的造诣。

在学术方面，许公岩擅长内科、妇科以及儿科杂病的治疗，尤其精于呼吸系统疾病的研治。对咳、痰、喘病潜心研究 30 余年，积累了丰富的辨治经验，对治疗呼吸系统咳嗽、痰、喘方面的疾病有独到之处，自成一家。他对湿证也有独到的见解，能灵活运用，解决了不少临床疑难杂症。他在心脑血管病、面神经麻痹、慢性口腔溃疡等内科常见病的诊治方面均有较深造诣。他同科研人员合作，将其辨证施治经验编成计算机软件，通过鉴定并向各省市移植推广，在临床应用中取得了理想的效果。

在教书育人方面，20 世纪 50 年代起许公岩还担任前三届北京中医学会预备会员学习班及历届西医学习中医班的教学工作，对学员进行理论面授与临床指导。他还在临床中培养了很多中医研究生和进修生，都亲自讲解并在门诊口传心授个人的临床经验，培养了一大批医学专家和优秀的医务工作者，他的弟子已是桃李满天下。

在著作方面，许公岩在临床之余，坚持总结经验并且发表出来，以便将自己的经验毫无保留地传授给后人。他十分注重对张仲景学说的研究，撰写了《伤寒论讲义》《伤寒论直解》《金匮要略讲义和注释》《金匮要略直解》等，在仲景学术思想研究方面有很深造诣。另外，他还编写了《中医的舌诊、脉诊》

一书，并撰有《湿证论治》《试论郁证》《颜面神经麻痹》《呼吸病的中医辨证论治》《口腔溃疡》《甘草在临床的应用》等论文，发表在《中医杂志》等全国性刊物上以及《北京市老中医经验选编》第一册、第二册上。其中《甘草在临床的应用》在1987年第一届"自然医学国际会议"上交流，受到了中外人士的高度重视和一致好评。

12. 余无言

余无言，原名余愚，字择明，男，汉族，江苏阜宁益林镇人。他生于1900年，卒于1963年9月，享年63岁。中国中医研究院编审室主审员，北京中医学院教授。

余无言幼时在淮安高等小学就读，肄业后跟随其父（名余奉仙，字涤臣，清末与兴化赵海仙、淮安张子平并称"苏北三大名医"，善诊治疫证，著有《医方经验汇编》）攻读经典医籍，选读各家名著，刻苦钻研，勤于探索，务求得其要领，自此术业精进，1918年开始应诊于乡里。鉴于当时西医学已传入中国，并受时贤张锡纯的影响，他于1920年去上海，先向俞凤宾博士学习西医内科，复向德医维都富尔学习西医外科。后他曾在旧陆军某部任军医官两年。1926年回益林开办医院。1929年余无言第二次赴沪定居，先与《医界春秋》（当时较有影响的中医学术刊物）主编张赞臣合组诊所，并与之共同创办《世界医报》，在当时国民政府采取限制、消灭中医政策的形势下，站出来维护中医的合法权益，推进中医教育，并以改进中医为夙志，在一些中医刊物发表论述颇多。

1934年余无言应聘任旧中央国医馆名誉理事兼编审委员，受命起草"外科病名式"。20世纪30年代开始他先后就教于上海中国医学院、中国医学专修馆、苏州国医研究院等中医院校，主讲伤寒论、金匮要略、中医外科等课目。1938 年余无言与张赞臣另立上海中医专科学校,延请中医界前辈陈无咎、张百熙担任校长,张赞臣任总务长,时逸人掌管教务,并担任讲学工作。在办校主教的数年中,即便是"了熟胸臆"之科目,余无言亦必认真备课,启发学生进行讨论,鼓励课后多读书、多临证。他经常告诫自己的学生和子女:作为一个医生,不管侧重于教学、科研还是临床,"在学术上不可一日无长进",应持之以恒地学习,不停顿,不间断,循序渐进,久久为功;另外,余无言从未缺过课,即使风雨交加,途水及胫,亦必撑盖而至,故深受学生的敬爱。

1943 年余无言开办上海大同疗养院。1954 年冬他出席了华东及上海市中医代表会议,会议期间向大会秘书处提出改进中医工作的四则议案。1956 年春,他受中国中医研究院之聘赴北京工作,与于道济共同主持中医研究院编审室,曾参与"九种教材"的编写和审订,并为卫生部委托主办的第一届西医学习中医研究班主讲过部分课程。1958 年余无言调往北京中医学院任教,参加部分临床及编审、教学工作和高干保健会诊。

余无言治学,不仅于医,诸子百家,类皆涉猎。他生平喜好吟咏,酷嗜庄子学说和古史研究,且均有一定的造诣。他是一位把毕生精力献给传统医学的中医学家和中医教育家。

余无言是 20 世纪著名的中医学家和中医教育家,中西医汇通的重要倡导者。他在研究中医学术,维护中医的合法地位和发展中医的教育事业方面都做出了卓越的贡献。

13. 赵绍琴

赵绍琴,男,汉族。1918 年 12 月 4 日生于北京,2001 年 1 月 30 日凌晨 6 时在北京逝世,享年 83 岁。赵绍琴出生于三代御医之家，其曾祖父、祖父和父亲均在清太医院供职为御医。其父文魁公曾任清末太医院院使（正院长），领衔头品双眼花翎顶戴，中华民国初年出任北京中医学社名誉社长。赵绍琴自幼熟读医学典籍，得家学传授，后又拜师于太医院御医韩一斋、瞿文楼和北京四大名医之一的汪逢春，于 1934 年继承父业悬壶北京。在此期间，赵绍琴边应诊，边跟随三位先生临床学习，尽得三家名医之真传。1950 年赵绍琴参加了卫生部举办的中医进修学校，系统地学习了西医学知识。1956 年北京中医学院成立，赵绍琴受聘执教，主讲本草学，成为北京中医学院的首批教师。1958 年以后，赵绍琴长期在北京中医学院附属东直门医院负责中医内科的教学、医疗和科研工作。1977 年调任北京中医学院基础部温病教研室主任。1979 年以后以培养硕士研究生为主，先后培养中医温病专业硕士研究生 20 余名。

赵绍琴为温病大家，他把温病辨治的卫气营血理论运用于临床，提出了脉诊可分浮、中、按、沉四部以对应于卫、气、营、血，内伤杂病多从营血论治，特别对肾病的诊治，提出了不同以往的很多新观点，做出了重大的贡献。

赵绍琴的诊治之余，著述颇多，先后亲自执笔发表有《谈谈我对"在卫汗之"的认识》《治疗湿热病的体会》《慢性肾炎非单纯肾虚论》等论文 40 余篇，并出版有《温病纵横》《文魁脉学》《赵绍琴临证 400 法》《赵绍琴临证验案精选》《赵绍琴临床经验集》《赵绍琴内科学》等学术专著，为中医学的发展做出了巨大贡献。

赵绍琴为北京中医药大学终身教授，并曾经担任中华中医药学会内科分会顾问，中国医学基金会理事，中国东方文化研究会顾问，第七届、第八届全国政协委员。1990 年国家确认其为国家级名老中医，自此赵绍琴以年逾古稀的高龄在临床带教，将自己宝贵的学术经验毫无保留地传给了他的弟子。弟子彭建中、杨连柱等人均已成为中医界的后起之秀。

第二节　中国中医科学院

一、中国中医科学院简介

中国中医科学院，原名中国中医研究院，1954年6月，毛泽东提出："要即时成立中医研究机构，罗致好的中医进行研究，派好的西医学习中医，共同参加研究工作。"根据中央领导同志的指示，中共中央宣传部、卫生部共同组成中医问题工作组，对中医的基本情况和主要问题进行了深入的调查研究，1954年10月向中共中央提出了《关于改进中医工作问题的报告》。在改进意见里，把成立中医研究院作为一项关键措施。

1954年10月中医研究院筹建处正式成立，从1954年10月至1955年，筹备处先后接收了原卫生部直属的针灸疗法实验所、北京市中医进修学校、中央卫生研究院中国医药研究所、华北中医研究所、重庆市立第七医院外科痔瘘小组以及华北人民医院筹备处等单位。1955年12月19日，中医研究院在北京成立，并隆重举行了开院典礼。

中医研究院的成立，标志着新中国成立后中医药学有了专门的研究机构。同时中医研究院也承担着医疗与教学的任务，可以说是集医疗、教学、科研为一体的综合性研究机构。自1955年中医研究院成立之后其隶属关系一直是直属于国家卫生部。1985年10月，中医研究院更名为中国中医研究院。1986年国家中医药管理局成立，中国中医研究院的隶属关系随即变更为直属于国家中医药管理局。

中医研究院成立之初，院址设在广安门内北线阁。研究院下设院直机关、内科研究所、外科研究所、针灸研究所、针刺疗法研究所、中药研究所、医史研究室、附属医院等机构（除附属医院在海淀区西苑外，余均在广安门内北线阁）。1962年院直机关、中药研究所、医史研究室、中医杂志社等陆续由广安门内北线阁迁入东直门大院新址。外科研究所、针灸研究所仍在广安门，内科研究所迁至附属医院。

在中医研究院发展的历史上曾经与北京中医学院进行过两次合并。一次是在1960年与北京中医学院合署办公，1962年两单位分开；另一次是在1971年与北京中医学院合并，1978年卫生部决定两单位从管理体制上分开。

1984年3月由国家计委、教育部、卫生部指定中医研究院负责筹备北京针灸学院。1986年3月北京针灸学院正式成立并于9月份开学，由中国中医科学院（原中医研究院）代管。1987年北京针灸学院更名为北京针灸骨伤学院。1996年9月3日国家中医药管理局决定中国中医研究院与北京针灸骨伤学院组成一个党政领导班子，实行党委领导下的院长负责制。2000年北京针灸骨伤学院从中国中医研究院分出，并入北京中医药大学。

二、中国中医科学院及其附属医院的元老

1. 陈邦贤

陈邦贤，字冶愚、也愚，晚年自号红杏老人，男，汉族，江苏镇江市人，生于1889年，卒于1976年，享年87岁。陈邦贤出生于知识分子家庭。他6岁开始读书，13岁即开始攻读中医学。曾拜江苏丹徒名医李冠仙（如眉老人）为师，受其影响，

陈邦贤自幼便对中医学之悠久历史有了较深的了解。1907 年，陈邦贤赴江苏省简易师范学习，毕业之后，仍不断地攻读中医学，并开始接触、学习普通生理卫生等西医学著作。为了学有所树，陈邦贤欲往医学讲习所深造，终因家道清贫，力有未逮。因此特地致信丁福保，恳请函授，学习中西医学及医学史。自1910 年始，陈邦贤得到丁福保热情不倦的教导。此期，迫于生计，陈邦贤先后在镇江卫生医院任中医内科医员，在扬州江苏省立第五师范学校及省立第八中学任校医、生理卫生教员、舍监等职。

20 世纪 30 年代，陈邦贤仍在无锡中学、栖霞乡村师范、江苏省立师范学校任校医、生理卫生教员及栖霞医院院长。1934年兼任江苏省立医政学院卫生教育科中医特别训练班医学史与疾病史教授。1939 ～ 1943 年，陈邦贤任教育部医学教育委员会编辑，中医教育专门委员会专任委员兼秘书。1944 ～ 1949 年，陈邦贤调至国立编译馆任自然组编审，1945 ～ 1952 年兼任国立江苏医学院（今南京医学院）医学史教授。

中华人民共和国建立后，陈邦贤以无比兴奋的心情，积极地参加新中国的医疗卫生事业。除继续兼任江苏医学院医学史教授外，先后担任镇江市卫生科科长、市人民代表、政协委员、《苏南卫生》总编、第二医士学校校长。在繁忙的工作中，陈邦贤仍然坚持不懈地兼顾着医学史的教学与研究工作。1954 年，陈邦贤奉命调京，在中央卫生研究院中国医药研究所医史研究室从事中国医学史研究工作。1955 年，转卫生部中医研究院医史研究室任副主任。20 世纪 60 年代中后期，虽然在1966 ～ 1976 年期间遭到很大的冲击，但他从来没有停止过医史研究及医学实践活动。1976 年 2 月 5 日，陈邦贤因患急性肺炎治疗无效而逝世，终年 87 岁。

陈邦贤的一生可说是为了研究中国医学史艰苦卓绝奋斗的一生。不仅因为他的生活艰苦，环境恶劣，更重要的是他作为中国医学通史研究的开拓者，从事的是一项前无古人的开创性工作。他不但开拓了中国医学通史的研究，而且提出了发展中国医学史的努力方向。他的工作涉及医史科研的各个方面，如医史研究的方法、意义、价值，医药学的起源，医学史的分期，中医学术的发展及其变迁的理由，以及关于医学史及医史学的定义和任务。这些工作中有些观点尽管还是值得进一步研究的，但是都同样具有开拓性意义。

1912 年，陈邦贤开始着手编撰第一部《中国医学史》，1936 年写成第二部《中国医学史》，1956 年完成第三部《中国医学史》，其间 44 年，这三部《中国医学史》的出版倾注了陈邦贤大半生的精力，它不仅反映了陈邦贤本人生活的历史背景及他的学术水平，而且事实上陈邦贤作为这一学科的创始人，他的 3 部代表作也反映了我国医学史研究从无到有，逐渐发展起来的三个阶段。

该书系统地阐述了历代医学发展的状况，力图探索其发展演变的过程，开创了用编年史体裁撰写中国医学通史的新篇章，成为我国历史上第一部摆脱了传记形式的医学史著作，开创中国医学史研究之先河。此书所确立的我国医学史编写体例，至今仍被国内外各医学家所遵循沿用。

第二版《中国医学史》在第一版的基础上增加了一些内容，尤其是充实了现代医学的内容，年代的分期更为概括，只分上古、中古、近世与现代 4 个时期来阐述，并将文言文改成了白话文。第三版《中国医学史》试图从社会经济、政治体制、文化思想背景几方面来阐述各时期的医学兴衰及演变，力图用辩证唯物主义及历史唯物主义的观点、立场和方法来分析研究中国医学发展的历史。其治学方法基本上仍然与前两本书相同，时代的分期基本上恢复第一部《中国医学史》的面貌，增加了"太平天国及辛亥革命后的医学"与"中华人民共和国的医学"两章。

陈邦贤既是我国医学通史研究的开拓者，也是创建医史研究会的先驱者，又是呼吁建立医史研究机构和在医学院校设立医史教学的早期倡导者之一。陈邦贤一生著述甚多，除三部《中国医学史》外，尚著有《二十六史医学史料汇编》《十三经医学史料汇编》《中外医事年表》《医学史纲要》和《中国医学人名志》等，在国内外的影响很大。1920年他的第一部《中国医学史》付梓出版时，被人称为"空前的杰作"。1936年的第二部《中国医学史》被列入商务印书馆《中国文化史丛书》，出版后受到国内外的充分注意。日本的山本成之助博士将此书译成日文，于1941年在日本东京出版。

1945年，戚铭远在《中华医学杂志》上撰稿，对陈邦贤的业绩予以热情的肯定。他说："1920年丹徒陈邦贤最先刊行《中国医学史》一书，详述秦汉以下医官掌故，医药制度，并以著名医家及行世书目，各按时代，鳞次排比，诚为中国第一部比较名实相符之医史专著。"他还指出："吾国研究医史之组织，当以1914年陈邦贤氏发起之医史研究会为滥觞。该会宗旨，在研究历朝医事之沿革及其所以进化之理由，确定医史唯一之资料，编辑中国医学史。"可见陈邦贤所做的努力和贡献，其影响是非常广泛而深远的，他的学术地位早在20世纪40年代即为医学界所承认。

在国际科学史、医学史界，陈邦贤也是具有影响的重要人物。如英国研究中国科技史的著名学者李约瑟博士，在其著作中对陈邦贤的医史研究给予相当高的评价。他每次访问中国，都要专程拜访陈邦贤，交流医史研究情况。20 世纪 50 年代以来，随着《中国医学史》之修订，其更广泛地流传于国内外许多图书馆。即使近年来，国内外学者之医史论著、临床报道或实验研究论文，有很多仍直接引用陈邦贤著作中的资料和论点。

在学术上，陈邦贤是很有影响的一代宗师，在生活中，他具有仁者的人格风范。他为人治病从不收诊金，对求诊者有求必应，且细致耐心地诊治，几十年如一日。陈邦贤平素待人仁厚宽容。他的一生中，无论生活、工作的环境多么恶劣，也一直毫无怨言。陈邦贤一生为中国医史研究与普及而奋斗，他克勤克俭，坚韧不拔，作为一位研究者，他学而不厌；作为一名教育家，他诲人不倦，为后学留下了丰富的学术遗产。

2. 杜自明

杜自明，四川省成都市人，生于 1877 年，卒于 1961 年，享年 84 岁。中医研究院内外科研究所骨科主任，研究员。

杜自明自幼随父习武，宗少林派武术，18 岁从军。其疗筋伤手法与伤科秘方均得自家传，他常为乡里推拿、按摩治疗筋伤骨折，深受患者爱戴。1902 年始正式行医。新中国成立后，杜自明曾受聘为成渝铁路工地的特约医生。1953 年参加成都铁路医院工作，并被聘为四川医学院特约医生，后又当选为成都市人民代表和成都市人民委员会委员。1955 年，杜自明作为四川著名正骨专家被正式聘请到京，出任中医研究院内外科研究所骨科主任。中医研究院为继承和发扬杜自明的宝贵经验，在广安门医院设立了骨伤科并为杜自明配备了 3 名西医医生，拜他为师，继承和整理他的学术经验。

杜自明从事中医骨伤科工作 60 年，坚持从临床实际出发，形成了其独到疗筋伤的手法。他认为，跌打损伤应以手法治疗和药物治疗为主，还应注重合适的武功锻炼，以恢复肢体和关节的功能。无论全身各个关节附近由跌打引起的筋伤，还是职业损伤，都能获得满意的疗效。应该指出的是，杜自明所新讲之"练功"，包括医生和患者双方。前者要求医生本人坚持练功，增强体质，加强手法的锻炼，为临床施治奠定良好基础；后者是指患者应积极配合医生，有目的、有规律地进行功能锻炼，以增强御病能力，加快康复，最大可能地避免肢体功能障碍的发生。

杜自明临证以手扪之，息悉伤情之轻重缓急，手法所施，痛止肿消，气血通畅。他治疗职业劳损也很有特长，其患者有很多都是从事舞蹈和体育事业的，他曾被请去为芭蕾舞蹈学员指导练功以防损伤。杜自明对先天性小儿斜视及马蹄内翻畸形的治疗手法独到，效果明显，弥补了西医必须等到一定年岁方能手术矫正的不足，发挥了中西医各自之长，收到满意的效果。

杜自明效法《医宗金鉴》上的摸、接、端、提、推、拿、按、摩正骨八法，结合祖传手法，形成了自己正骨手法特色。他非常注重整体与局部的结合，认为骨折当然要固定，但全身也需要运动治疗。对于局部，施于手法，摸者，即要用手细心摸所伤之处（骨折断或筋错位），而后再依法而治。接者，使已断之骨陷者复起，突者捺平，碎者合拢等。总之，杜自明对正骨八法的每一法都有自己的独到体会与见解。验之临证则使断骨可续、错筋可复，局部症状得以有效的缓解和消除。对于整体，适于功能锻炼，利用此法，可促进血液循环，增强物质代谢，加速骨折愈合，使局部治疗与整体治疗得以兼顾。

杜自明一生治病无数，在他多年的临床治疗的病案中，对于各个关节的急性/慢性扭伤、退行性骨关节病、新鲜闭合性骨折和迟延愈合，甚至骨不连都有显著疗效。广安门医院整骨科深受广大群众的信任和欢迎，与杜自明精湛的技艺和显著的疗效是分不开的。

重视预防工作是杜自明一生行医的又一特点。他认为，剧烈运动后汗湿未干，此时肌腠不密，毛孔未合，如用冷水冲洗，寒湿易侵入人体而发病。除此之外，大量运动后也不宜立即休息，而应稍做轻缓活动。待气匀布于全身，再作休息，使身体气血渐归平静，以防内伤。这些防病于未然之理念，应予发扬。

杜自明从医60余载，对理筋、正骨、脱臼复位、畸形矫正积累了大量的临床经验。他口传身授，在其徒弟们的密切合作下，系统而全面地整理了他的经验，汇编成《杜自明正骨经验》一书，为广大骨科医务工作者留下了一笔珍贵的财富。

杜自明教授后人更是毫无保留，尽心尽意，为国家培养了多名中西医兼备的骨科人才。杜自明1959年当选为全国政协委员。在京工作期间，杜自明虽年近八旬，但依然壮心不已，对中医事业的前景充满信心，全身心地投入到正骨工作，并毫无保留地将多年积累的正骨经验传给下一代，深受中医同道和患者的好评。

3. 方药中

方药中，原名方衡，男，重庆人，1921年10月出生于重庆，1995年3月3日逝世于北京，享年74岁。他出生于中医世家，是一位学贯中西的医学大师，同时也是一位著名的教育学家。任中国中医研究院教授，博士生导师。

方药中祖父是位中医，父亲曾随之学医并深知医理，谋生之余，就教授方药中诵读《医学三字经》《医学实在易》以及《药性赋》《汤头歌诀》等医书。这些通俗读物便成为他的启蒙老师，使他自幼就对中医产生了浓厚的兴趣。19 岁时从师于清代著名医家陈修园的后裔、被誉为"京都四大名医"之一的陈逊斋门下。在跟师四年间，他系统地学习了中医基础理论。在其师的影响下，对伤寒、温病有了很好的掌握。并且以伤寒、金匮、内经为中心博览了大量的中医古迹，奠定了扎实的中医理论基础。1944 年，方药中取得了中医师资格，在重庆开设"方药中诊所"，开业行医。当时，重庆连年流行霍乱、天花等，离诊所不远的江边带的贫民区更是传染流行的疫区。年轻的方药中，怀着一颗"医乃仁术"之心，在毫无防护的情况下，不计报酬，不怕传染，参加救治。他运用中医有关伤寒、温病的理法方药大胆施治，居然活人不少。就是这样，他在治疗烈性传染病中迈出了行医生活坚实的第一步，不但站稳了脚跟，还小有名气。中华人民共和国建立后不久，方药中参加了西南卫生部中医科工作。1952 年，国家规定选拔部分优秀青年中医到北京系统学习西医。方药中进入北京医学院医疗系系统学习了 5 年西医。毕业后即任中医研究院西苑医院内科消化系主治医师，1958～1961 年在中医研究院广安门医院中医研究班从事教学及临床工作三年。之后一直在中医研究院西苑医院内科工作。

方药中是一位杰出的中医理论家、一代名医，同时他还是一位有远见卓识的中医教育学家。历任中国中医研究院教授，卫生部药典委员会委员，国务院科学技术进步评审委员会委员，中华全国中医学会常务理事。他在中医理论及临床研究、中医教育方面都有很大的贡献。

在中医教育方面，从 20 世纪 50 年代的西学中教育到 20 世纪 70 年代的中医研究生教育，他都做出了巨大的贡献。20 世纪 50 年代在西医学习中医的高潮中，他以极大的热忱投入了教学工作。除了在两年制的本院举办的西医学习中医班主讲《黄帝内经》、内科、方剂以及《伤寒论》《金匮要略》的部分专题之外，还承担了北京其他 10 个单位的西学中班教学工作。20 世纪 70 年代末，他参与创建并长期主持全国中医研究班、中医研究院（今中国中医科学院）研究生部的工作，成为中医研究生教育的奠基人。作为中医首批硕士和博士研究生指导教师，先后直接为国家培养了 40 多名硕士和博士研究生。经他培养的中医或中西医高级人才，许多早已成为不同学科的带头人和著名医学专家。

在著述方面，方药中勤于笔耕，几十年间，先后出版了多种专著，在国内外发表 140 多篇学术论文，共约 400 万字。为了宣扬中医学术，他走遍中华大地并多次出国讲学，受到国内外学者的尊重和赞誉，1990 年获得"阿尔伯特·爱因斯坦世界科学奖"荣誉证书，表彰他对人类健康所做的有益工作。方药中的主要著作有《医学三字经浅说》《中医基础理论通俗讲话》《辨证论治研究七讲》《素问运气七篇讲解》《松柏医话》《辨证论治七步临床运用验案一百例》等，代表作为《医学承启集》。

在理论探讨方面，方药中善于独立思考，从不人云亦云，对中医理论的诸多重大问题，如整体观、气化学说、脏象学说、病因病机学说、阴阳五行学说以及伤寒学说、温病学说，伤寒与温病学派之争，均做了系统整理，并提出了新的观点。他发表了《论中医理论体系的基本内涵及其产生的物质基础》一文，首次全面地、系统地、明确地阐述了中医学理论体系的基本内涵。他认为，中医学的指导思想是整体恒动观；中医学的理论基础是气化论；中医学对人体生理和病理生理的认识是脏象论；中医学对病因和发病的认识是正邪论；中医学对病机的认识是求属论；中医学对疾病诊断和治疗的主要方法和特色是辨证论治；中医学的说理工具是阴阳五行学说；中医理论体系产生的物质基础是"候之所始，道之所生"，即中医理论产生于古人对气候、物候、病候的实际观测和经验总结。这8个方面，有机地构成了中医学的理论体系并一直有效地指导着中医的临床。

方药中也很重视临床，他常说，中医的生命就是临床，脱离临床中医就失去其存在的意义。自从医之日起，方药中即遵师嘱，沉潜于方药之中，一直从事中医内科的诊治和研究工作。20世纪40年代，在嘉陵江畔，他以救治霍乱、天花起步。20世纪50年代，初入中医研究院大门，即以治疗大叶性肺炎、肝硬化腹水取得成功。20世纪60年代，在西北高原救治浮肿干瘦病，在山东治疗血丝虫病。20世纪70年代，为了研究治疗布氏杆菌病，他到过山西、甘肃和新疆。20世纪70～80年代之后，他致力于慢性肝病、慢性肾病及若干疑难病证的临床研究。他创制的肝病、肾病系列方，疗效卓著。总结他多年来对"慢性肾衰"这一疑难危重症的诊治经验。作为国家"七五"攻关课题，他所提出的"方药中对慢性肾衰的诊治体系"，经过院内外107例的住院病例验证，不但疗效居国内领先，而且确具有先进性和可行性。

方药中是中医的绝对拥护者，他对中医有很深的感情，几十年来，在不利于中医事业的言行面前，他从不容忍，总是挺身而出，据理以争。早在20世纪40年代，初出茅庐的方药中就在杂志上撰文，辩论中医学中的阴阳问题。20 世纪 50 年代，当有人否定中医理论时，他立即发表了《反对抛开中医理论体系进行中医工作》，予以批驳。在 1966～1976 年，有人攻击、否定阴阳五行学说，中医界亦流行存阴阳、废五行之说，他奋笔疾书，接连发表了《论阴阳五行学说在中医学中的地位问题》《评五行学说在中医学中的地位》《论中医学中的整体观》等，坚持宣扬和阐发中医理论。当有人借"中医现代化"否定中医时，他立即著文予以回击。

半个多世纪的时间里，方药中以其过人的智慧和胆识在中医这片沃土上，一直勤奋的耕耘着，默默地奉献着，用其巨人的手笔书写一代中医大家的风范。他为中医付出了一生，中医发展史上也会刻上其光辉的一页。

4. 郭士魁

郭士魁，北京人，1915 年生于北京，卒于 1981 年，享年 66 岁。1978 年加入中国共产党，毕生致力于中医中药防治冠心病的研究。

1930 年始郭士魁曾在"仁和堂药店""太和堂药店"学徒，随老中药师学药多年，对中药药理、药材真伪鉴别和炮制有丰富的经验和体会。后又随名中医赵树屏学医，转而就学于萧龙友、汪逢春等主办的北平国医学院、北平医学讲习会。1941 年毕业后在北京业医。

1951 年，郭士魁被选送至北京市中医进修学校，较系统地学习了解剖学、生理学、病理学、细菌学、诊断学等西医基础课程，结业后，他留在学校门诊部工作。1953 年调至中医研究院筹备处。1955 年中医研究院成立后，他在内科研究所、外科研究所工作。曾跟名医冉雪峰学习。1961 年调到中医研究院西苑医院筹建成立心血管病研究室，后任心血管病研究室主任、副研究员。

1981 年，郭士魁在《山东中医学院学报》第 4 期"在研究防治冠心病的道路上"一文中说："我行医四十余年，大体分为两个阶段：前半生（在旧社会和解放初）是奠基阶段，什么内、外、妇、儿各科的病都看，什么采药、制药、抓药的活都干。这个过程给我后半生从事专科研究打下了一定的基础。我从事冠心病的研究是五十年代中期参加中医研究院工作之后。那时我刚四十岁，在跟随冉雪峰老师临证的过程中，侧重看一些心血管病患者，其中包括冠心病。实践使我深深感到'心绞痛''心肌梗塞'这一类病对老年人乃至青中年人的生命威胁极大。我亲耳听到、亲眼看到死于此病者多是生产的主力、国家的栋梁，这促使我去研究冠心病。从一九五九年冬至今整整二十一年，我在防治冠心病的研究中大体经历了四个时期：探索中医对冠心病的认识、寻找有效方药、进行实践检验、说明疗效机理。"

郭士魁从事中医药工作 50 余年，在医疗、科研、教学等方面都做出了卓越的贡献。他带领西苑医院心血管病研究室全科同志，努力从事临床实践，并积极开展科研工作，团结中西医，曾与中国医学科学院阜外医院、北京中医学院、北京制药工业研究所、北京同仁堂药厂、中国科学院等多家单位广泛协作开展临床及基础研究。20 世纪 60 年代初就研究并取得了应用活血化瘀方法治疗冠心病及运用芳香温通药物速效缓解心绞痛等科研成果，对中医药治疗冠心病是一个很大的突破，在国内外产生了深远的影响。活血化瘀及芳香温通的治法后一直应用，进一步证实了它的效果和价值，得到了广泛的认可，并且不断地深入研究开发出许多新药。以他为首创制的"冠心Ⅱ号""宽胸丸""宽胸气雾剂"等多项科研成果，获得1978年"全国医药卫生科学大会奖""卫生部科研成果奖"。他被《人民日报》赞为"为冠心病人造福"的人。

郭士魁发表的学术论文、论著有"关于高血压病中医分型探讨""中西医综合治疗高血压病的近期疗效评价""冠状动脉粥样硬化性心脏病治疗规律探讨""理肝化滞法治愈真性红细胞增多症""宽胸气雾剂中心绞痛发作速效作用的观察"及《郭士魁医案》《杂病论治》《心血管常见症候的中医病机和治疗》《谈谈活血化瘀治则》等。

郭士魁一生勤奋刻苦，以全身心的精力和极高的热情投入到医疗和科研工作中。他工作从早到晚，很少有星期天和假日，每天总是匆匆小跑，抢时间工作，几十年如一日。他一生作风正派，淳朴敦厚，平易近人，严于律己，宽以待人，工作任劳任怨，不计较个人名利。他曾被评为卫生部优秀共产党员，全国劳动模范，为全国政协委员。

5. 黄坚白

黄坚白，原名坚和，中国农工民主党员，1907年生于浙江杭州市，1975年在北京去世，享年68岁。早年在上海、杭州等地商行、学校供职。他自幼酷爱古文，21岁时拜杭州市著名老中医叶孟陶为师，历时十年，精读本草、各类方剂以及历代医家名著，学成后正式行医。由于黄坚白医术精湛，态度谦和，体恤患者，很快就享有盛名。后来被杭州市著名老中医裘吉生（名庆元，字吉生）聘为《珍本医书集成》丛书编辑。继而任中央国医馆委员会委员。在抗日战争时期，黄坚白转到后方重庆工作，除治病行医外，还兼任重庆市医学报社编辑、重庆市中医训练班讲师等职。新中国成立后，黄坚白任中南行政委员会卫生局中医委员会委员，后调至武汉继续行医，并担任中医进修学校教务委员会委员等职。1953年担任汉口市协和医院中医科主任。1955年中央卫生部中医研究院成立，黄坚白又应聘前往北京，参与了中医研究院西苑医院的创建工作，并担任西苑医院消化系研究室主任、西医离职学习中医班导师。

黄坚白对人民群众满腔热情、对医学事业无私奉献的精神，给后人留下了深刻的印象，成为医务工作者学习的楷模。他身患肺结核、肺气肿、溃疡病、关节炎、神经官能症等多种疾病，但却处处严格要求自己，带病坚持工作，常常加班加点，不辞辛劳，数十年如一日。他以高超的医术救活了无数危重患者，被人们称为再生父母。他不仅有高超的医术，还有高尚的医德，他关心体贴患者，数十年一直坚持出门诊、查病房，无论是急症还是疑难杂证，都精心诊治，认真探索，积累了丰富的临床经验。他治病救人不分贫贱富贵，均一视同仁，对贫苦患者也有特殊的照顾。他早年在杭州开业行医时就常常免费为贫苦患者诊治并无偿捐药，因此很快就享有盛名，成为当时的名医。新中国成立后，他在西苑医院工作，由于找他看病的人很多，他经常加班为患者诊治，每天都是到深夜才下班。外地有很多慕名而找他看病的患者，他都是随叫随到，从不怠慢一个患者。他的这些品德，体现了一位人民医生崇高的职业道德和精神风范。

在学术上，黄坚白的造诣很深，他善于治疗消化系统疾病，尤其擅长肝系统疾病。在临床中他很重视中医的整体观点，注意从望、闻、问、切全面分析病情，主张不同疾病灵活用药。他认为肝病的病理基础在于肝脾两经罹病，外候能见各种肝脾经病证，并兼见传变其他脏腑的证候，如肝郁、瘀血、脾滞、水积等实证。日久后可兼有正虚、阴虚、阳虚、气虚、血虚等本虚之证。历代医家对寒热传变的认识各有所异，如丹溪认为"郁久生热"，东垣谓"始受热中，未传变寒中"，或从寒化，或从热化，当视体质以及其他原因而定，不能一概而论。在治疗方面，他根据肝炎以实多虚少，而腹水则以虚多实少的特点，提出治疗肝炎以清热利湿、疏肝健脾活血为主，而治疗腹水则以培元固本、扶正祛邪为主。在肝病诊断方面，他认为察舌比诊脉更有价值。他用泄水攻下法治疗肝硬化腹水，临床效果甚佳，拯救了无数患着于病危之中。在黄坚白的带领和指导下，西苑医院消化系研究室在治疗肝硬化腹水方面处于当时国内的领先地位。

他注重中医教育，抗战时期他在重庆一边行医同时兼任重庆市中医培训班讲师之职。新中国成立后，他在武汉行医，并担任中医进修学校教务委员会委员。后来他在西苑医院西医离职学习中医班任导师。他常以自己的亲身经历教导学生，学习中医第一要"诚心"，第二要"刻苦"。其意在于要求学生不仅要相信中医能治病，能治好病，而且必须刻苦背诵，深刻理解，认真去实践，做到融会贯通。否则，临证应付，构思凑药，势必影响疗效。他主张学生要理论联系临床，强调临床实践与书本知识之间存在差异，因此，临床医生必须理论与实践结合起来。在他门下学习的不乏名医比如魏长春、戴希文等。

6. 黄竹斋

黄竹斋，名谦，又名维翰，字吉人，竹斋亦其字，晚号中南山人，又号诚中子，其祖籍陕西临潼，于清代光绪十一年

（1885）七月十三日生于长安（今西安市），卒于 1960 年 5 月，享年 75 岁。

黄竹斋自学成才，学识渊博，著作颇多。20 世纪 30 年代他先后任陕西红十字会附设女子职业学校校长、河南国民二军胡景翼部医官、陕西天文馆馆长、中央医馆常务理事和编审委员、中央卫生部中医学术委员会委员、陕西省国学讲习馆副馆长。抗日战争爆发后，民国二十九年（1940），黄竹斋拟在西安筹建中医专科学校，当时陕西医学界人士推选他为校长。

中华人民共和国成立后，黄竹斋热烈响应党的号召，积极参加人民卫生工作，被选为长安县人民代表，陕西省政协委员。1954 年他被聘任为西安医学院附属医院中医科主任。后黄竹斋奉调赴京，受聘为卫生部中医研究院附属医院针灸科主任，后任该院学术委员会委员。享受国家卫技一级专家待遇。他是我国近代著名的中医内科和针灸学家。

黄竹斋在贫困中度过童年。因无力入学，14 岁即随父以打铁为生。冶炼之暇刻苦自学，苦读经史、数理知识，尤喜中医。他聪颖过人，肯下苦功，弱冠时即能研读《伤寒论》《金匮要略》，22 岁就写出《三阳三阴提纲》，对仲景学说提出了自己的见解。25 岁时在陕参加辛亥革命，师从临潼王敬如襄办军需。其后随同王敬如等创办"日新学社"，编印《日新丛刊》，并问学于著名学者张果斋、牛兆濂等，研读我国古典哲学和自然科学著作，同时探讨西方卢梭、柏拉图、达尔文等之学说，对中医学术更矢志钻研。他尊崇仲景学说，以继承和发扬中医学为己任。他"壮岁虽有志学问"，但"迫于生计，做工养亲"，直到四旬以后方专心致力学业。他撰写了《伤寒杂病论集注》《针灸经穴图考》等著作。1929 年他对南京国民政府歧视并妄图消灭中医的倒行逆施深恶痛绝，积极参加抗争，在全国中医药界一致抗议的压力下，南京国民政府不得不取消其废止中医的决定，并成立了中央国医馆。1935～1937年在中央国医馆和卫生署中医委员会的几次会议上，黄竹斋先后提出发展中医教育事业等颇有见地的议案。这些提案当时虽未能实现，但却反映了他主张突出中医特色，吸取现代科学成就，主张中西医团结合作等观点。在此期间，他出版或再版了《医圣张仲景传》《伤寒杂病论集注》及《针灸经穴图考》等书。1935年春，黄竹斋将罗哲初保存的仲景《伤寒论》（桂林古本）十二稿及白云阁藏本《难经》，亲手各抄一遍研读，他对这些新发现的版本非常重视。南京为日军侵占后，他带抄本返陕，获爱国将领张钫资助，于1939年以木刻版印行公世。1937年夏，他应针灸学家承澹的邀请，去无锡中国针灸专门学校讲学，并将白云阁藏本《难经》刊登于该校《针灸杂志》上，因抗战爆发，只登三期而中辍。

1940年黄竹斋撰写了"陕西省中医专科学校建设规划"，但未能得到国民党政府的重视。他因目睹当时的黑暗世界，决定掩关著述，谢绝交游。

1949年中华人民共和国成立后，黄竹斋参加了卫生工作。他对中风病有独创研究，治中风病针药并用，成绩卓著。黄竹斋平素生活俭朴，虽在北京工作，待遇为一级教授，但仍过着以往的淡泊生活，他一生坚持奋斗，不辞劳瘁，南北奔波，为继承发扬中医学和培养新生力量，做出了不可磨灭的贡献。

黄竹斋医学成就突出，尤其在仲景学说、针灸学、文献医史等研究方面，著述50多种，成绩甚著。他在诊疗工作中，独具匠心，尤以针药并施治疗中风偏瘫疗效显著。他平时喜爱研读仲景之书，发现各家对六经之注释，多非仲景之本义，需商榷之处甚多。读西哲生理学以人身气质功用分为三系统之说，使之恍悟仲景三阳三阴之理。他认为，三阳三阴贯通经络、六气，阐明六经之旨，撰著《三阳三阴提纲》一卷。此论自辟蹊径，务去陈言，独具一格，有划时代之意义。他辑《伤寒论》《金匮论》和古今中外诸注之精华，删繁去芜，取精去粗，撰著《伤寒杂病论集注》18 卷，又以《伤寒论》《金匮要略》合为一帙，以自己新的见解，撰成《伤寒杂病论新释》16 卷，在医学史上可称为以中西会通论六经者，当时受到南北医家的赞许。《中国医学大辞典》主编、中央国医馆编审委员、名中医学家谢利恒为之序云："西安黄竹斋先生重印《伤寒杂病论集注》18 卷，都 70 余万言，据生理之新说释六经之病源，贯穿中医，精纯渊博，可谓集伤寒学说之大成，诚医林之鸿宝。"

黄竹斋考诸《后汉书》《三国志》无仲景传记，甚以为憾！乃搜集诸子百家、杂记、历代名医评赞，撰成《医圣张仲景传》一册。后又撰《拜谒南阳医家张仲景祠墓记》以充实其传。该传早年曾以黄谦署名以单行本印行，被日本人冈西为人收入《宋以前医籍考》。后由南阳仲景学术研究会将此传刻石于医圣祠汉阙当门，并将他于民国三十七年（1946）率人往谒医圣祠墓所撰《祝告医圣文》刻石立于祠内。其中有他对中医工作处于低潮时期所提之豪言壮语："中华古医学，世界将风行"，他的预见今已实现。

他针药并用治疗中风病，疗效显著，博得国内和苏联、德意志民主共和国、越南等国患者的称赞。德国友人东布罗斯金患中风不语，半身不遂，经他治愈，这一消息曾在德意志民主共和国报刊登载，称赞中国医学高明。又如苏联尤金大使患瘫瘰病亦由他治愈，该患者回国前宴请他及院领导，敬致谢意。他曾受到毛泽东和周恩来接见。黄竹斋一贯工作积极，认真负责，曾被评为六好先进工作者，出席全国文教卫生先进工作者代表大会，荣获卫生部金质奖章。印度尼西亚医界来函求购他所著的《针灸经穴图考》《伤寒杂病论集注》，人民卫生出版社将《伤寒杂病论集注》分为《伤寒论集注》《金匮要略方论集注》印行。他还将《针灸经穴图考》《校铜人腧穴图经》两书付梓，其成就和影响可谓大矣。

7. 卢英华

卢英华，义名显贵，山东省昌邑县人，生于1901年，卒于1984年，享年83岁。他是著名的按摩专家。

卢英华于1931年来京拜宏衍寺乐禅方丈为师，学习气功及按摩术，1933年经北平市卫生局考试考取医师资格，正式挂牌行医。1950年他参加第一期中医学习西医进修班，1953年在北京南苑西红门开办了联合诊所，任所长职务。1954年为卫生部中医研究院广安门医院推拿科医师、主任医师，并任主任之职。其用按摩术研究治疗十二指肠球部溃疡、产后初期乳腺炎、小儿遗尿症、肩关节周围炎、胃下垂、闭经、高血压、糖尿病等疾病，取得了较好的疗效。

卢英华曾撰写有关中医按摩理论及临床经验的论文数篇，如"中医的按摩疗法"发表在1956年第6期的《大众医学》杂志上；"按摩治疗48例溃疡病疗效总结"被收入《北京市中医学会第一届年会论文摘要汇编》中；并撰有《按摩疗法》一书。1960年和1980年两次拍摄科教片"卢英华按摩治疗神经麻痹及十二指肠球部溃疡"与"按摩治疗糖尿病及胃下垂"。1983年北京医学院体育运动研究所为其拍摄了"健身练功录像资料片"一部。卢英华先后在中医研究院、北京中医学院等多处讲课，把成功经验介绍给学员。现在中医研究院广安门医院推拿科继承了他的按摩手法和学术思想，卢英华在京城有很高的知名度。

8. 蒲辅周

蒲辅周，号启字，四川梓潼人，生于 1888 年，卒于 1975年，享年 87 岁。其祖父蒲国桢、父亲蒲仲思皆精通医术，蜚声全蜀，他生活在这样一个世医之家，受到了长期的医学濡染和陶冶。蒲辅周 15 岁那年，祖父正式授他中医理论知识，由浅及深，先读《医学三字经》等，作为入门之阶梯；继则深习《黄帝内经》《难经》《伤寒论》《金匮要略》等经典医籍，打下了坚实的理论基础。同时，跟随父辈应诊，体察临床辨证论治的应用和实践。18 岁时，按传统习惯，他进行了出师仪式，他的祖父殷切地告诫他说："医乃仁术，不仅要有精湛的技能，而且要有高尚的医德。"他毕生身体力行，始终不敢稍违庭训。在梓潼成名之后，一次偶然的医疗失误，他毅然决定停诊，闭门读书三年，立志钻研经典，虚心请教名家，废寝忘食，坚持不懈，力争达到博学精通和娴熟的境地。

四川解放后，蒲辅周受聘西南铁路医院，1955 年离开天府之国，调到中医研究院，开展科研、教学和医疗工作。1962 年加入中国共产党，1965 年任中医研究院副院长，历任中华医学会常务理事，第三、四届全国政协常委，第四届全国人大代表，农工民主党中央委员。

蒲辅周是当代著名的中医药学家和中医内科、妇科、儿科及温病学家。在其 70 多年的医学生涯中，以振兴中医学为己任，精研医理，勤奋实践，兢兢业业，矢志不移。古稀之年，在周恩来的关怀下，国家给他配备了学生和助手，他非常振奋，毫无保留地传授其临床经验和学术思想，门人都能认真继承为之，整理出版了《蒲辅周医案》《蒲辅周医疗经验》《中医对几种急性传染病的辨证论治》和《中医对几种妇女病的治疗法》等论著。通过大量临床实践，他提出了"汗而毋伤，下而毋损，温而毋燥，寒而毋凝，消而毋伐，补而毋滞，吐而毋缓"的新见解，使"八法"在理论上及实践运用上更臻完备。

《一代名医蒲辅周》于1986年载于"北京中医杂志"第6期，以卓越的中医临床家和杰出的中医理论家为题对蒲辅周的医学成就进行了报道。

据《缅怀当代著名中医学家蒲辅周老师》一文报道：蒲辅周在中医研究院高干外宾治疗室工作，一次周恩来问他："你给我开的药为什么特别灵？"蒲辅周说："别人把你当总理医，我把你当病人医，总理的病非医生所医，病人的病，自是医生可医的。""医者，拯黎元于仁寿，济羸劣以获安也。"1971年周总理指示："蒲老是有真才实学的医生，要很好总结他的医学经验，这是一笔宝贵的财产。"报道中还说："1986年，邓颖超大姐为纪念蒲老，曾亲笔题词：'中国名老中医蒲辅周同志，医学深博，经验丰富，临床效果极好，值得学习。多年来，我和周恩来同志受益颇多，特写数行，表示对他的深切缅怀，崇高敬礼。'"

9. 钱伯煊

钱伯煊，男，江苏省苏州市人，生于1896年，卒于1986年，享年90岁。钱伯煊祖上三代名医，其父钱益预擅长中医外科。

钱伯煊6岁起寄读于清末状元淇钧家塾中，寒窗10年，饱读经史。钱伯煊16岁师从姑苏名医曹融甫（清末御医曹沧洲之子），20岁随父左右，继承家学，22岁即悬壶于苏州。钱伯煊从医60余年，临床经验丰富，尤长于妇科。他医德高尚，认为业医者必具博极之愿，割股之志，仁慈之心。钱伯煊常能怜贫济困，一心赴救，1955年调北京中医研究院工作之前，已是江浙一带名医。钱伯煊调入中医研究院工作后，他以渊博之学识与丰富的经验，积极投身于医疗、科研、教学工作之中，为中医事业殚心尽力。

1948年国民党蓄意取消中医，钱伯煊不顾个人安危，毅然联合黄一峰、葛云彬、李畴人、奚风霖、祝怀冰等中医名人共建"同舟社"，与扼杀中医之政策相抗争。1953年，他又与葛云彬、李畴人等积极筹办苏州市中医院。1955年调北京中医研究院工作。

钱伯煊的主要著作有《妇科常用中药》《妇科常用方剂》《脉诊浅说》《女科证治》《女科方萃》《钱伯煊妇科医案》（中医研究院西苑医院妇科整理出版）等。发表有"崩漏的辨证与治疗"（载于1984年《中医杂志》）、"妇科治验三则"（载于1977年《新医药学杂志》）、"治崩漏"（载于1959年《中华妇产科杂志》）等学术论文10余篇。

20世纪50年代末，钱伯煊曾与协和医院、309医院等协作，进行妊娠中毒症的临床研究。1959年3月至1960年2月间治疗妊娠中毒症104例，有效率达79.8%，其中先兆子痫和子痫共13例，除1例无效外，其余卓见成效。"钱伯煊治疗月经病的经验"，由中医研究院西苑医院与中国科学院计算所合作，将其治疗月经病的经验进行了数字化，荣获中医研究二级科研成果奖。

钱伯煊历任苏州市平江区人民代表及人民委员会委员、中医研究院西苑医院妇科主任、中医研究院研究员、北京市政协委员、第三届全国人民代表大会代表、第五届全国政协委员、中国农工民主党中央常委等职，是中医当代妇科八大家之一。

10. 冉雪峰

冉雪峰，名敬典，字剑虹，别号恨生。"雪峰"实为其号，别号"恨生"者，"盖痛异族专横、同胞涂炭，不惜牺牲其身，自恨其虚生云尔"。其原籍是四川省巫山县大溪乡。他生于1879年11月，卒于1963年1月，享年84岁。他是当代著名中医学家，有"南冉北张"之誉。

冉雪峰一生任职较多，早年参加武汉新闻联合会。1911年参加武昌起义，任鄂部军务部秘书，兼湖北省新闻社社长，曾任武昌医馆馆长。1917年始悬壶于武昌中和里，当年被选为湖北省第一届中西医会会长。1923年任湖北中医专门学校校长。1937年抗战事起，任湖北国医药界战地后方服务团团长及中医救护医院总院副院长。1938年任四川省万县中医初审委员会常务委员。1950年任重庆卫生工作者协会编辑委员会委员，曾为重庆市政协委员，重庆中医进修学校首届校长。1955年调北京中医研究院工作，曾任中医研究院学术委员会副主任委员兼高干外宾治疗室主任、中华医学会总会常务理事，第二届全国政协委员，享受卫技一级专家待遇。

冉雪峰出生在一个医药世家，他12岁起随父（冉作楫）在深山老林中采药，认真学习炮制各种丸药的方法。他一边采药习医，一边苦读经史医书，年复一年，在医学上进步很快，15岁时就能够诊断治疗一般疾病。他17岁那年，父亲因采"飞天蜈蚣"（学名松萝）这一药物，不慎从树上摔下，受重伤卧床不起。从此，他便接过父亲的担子，开诊行医，把当时的"冉作楫医寓"换成了"冉雪峰医寓"。几年后，冉雪峰为了认识更多药材，学习更多医术，他离开故乡，东出西陵到湖北武昌，1917年始悬壶于武昌中和里。1919年，他联合陆继韩、胡书诚等同道，组织湖北省中医公会与中医学会，冉雪峰被选为湖北省中西医会第一届正会长，并创办《湖北省中医杂志》，他兼任编辑。1923年，他独资创办湖北私立中医专门学校，冀以"发扬国粹，造就真材"。当时他夜以继日地工作，编讲义、改作业、登堂讲课……1925年，北平政府教育部不许中医学校加入教育系统，他联合山西中医学校教育长杨百诚、赵意空二同道，亲自撰状，据理力争，最终取得斗争的胜利。

1929年2月国民党中央卫生委员会悍然通过了"废止旧医扫除卫生事业障碍案"，企图强制消灭中医，冉雪峰与张锡纯结成南北同盟，反对国民党政府扼杀中医事业的反动行为。1937年抗战事起，他组织"湖北国医药界战地后方服务团"，捐出多年积蓄，生产成药，支援抗日。1938年武汉沦陷前夕，他离开武汉，避难于四川万县董家岩，埋头著书。1943～1949年间，他先后在万县市关门石及电报路、汉口肇元里和重庆悬壶。1950～1955年曾在重庆卫生工作者协会、重庆中医进修学校工作。1955年11月奉调入京，到中医研究院工作，1963年1月29日因脑动脉栓塞病逝。

冉雪峰一生编写医著较多，《福建中医药》1989年第6期"冉雪峰的学术经验"中说：冉老生平著述等身，先后印行者有《温病鼠疫问题解决》《霍乱症与痧症鉴别及治疗法》《麻疹商榷正续篇》《新定救护药注解》《辨证中风问题之解决》《健忘斋医案》《国防中医学》《大同方剂学》《大同药物学》《大同生理学》《冉雪峰医学丛书·方剂学》《内经讲义》《伤寒论讲义》《冉雪峰医案》《八法效方举隅》《中风临证效方选注》《冉注伤寒论》等17种。其中以《冉雪峰医案》《八法效方举隅》《冉注伤寒论》三种为著。《冉注伤寒论》是他的精心杰作,对中医理论和治疗技术有重要发展。他曾发表"关于中药研究的几点意见"(载于《中医杂志》1957年第4号)等学术论文。

他非常热心中医学的教育事业,1923年虚心地向张锡纯询问创建医学堂规则,张锡纯于《复冉雪峰问创建医学堂规则书》中说:"雪峰仁兄雅鉴:为建医校,殷殷驰书下问,足见提倡医学之深心……"他独资创办了"湖北私立中医专门学校",并设临时医院,送诊施药,方便患者,有利学生实习。冀以"发扬国粹,造就真材"。

冉雪峰培养了不少优秀医学人才,如郭士魁、陈可冀都是他后期的得意门生。

冉雪峰对中医药发展的影响甚大,1987年陈可冀在《四川中医》第8期"怀念一代名医冉雪峰"之文首说:"冉雪峰先生是当代著名的中医学家,他学识渊博,临床经验丰富,相传有'南冉(雪峰)北张(锡纯)'之称,是名不虚传的。"如张锡纯在《复冉雪峰问创建医学堂规则书》中说他是"医界国手",张锡纯亦曾赞誉"冉君诚近世医界之翘楚也。楚国有才,其信然乎"。1955年11月,他奉调入京,到中医研究院工作。为新中国中医药事业的发展做出了卓越的贡献。

11. 沈仲圭

沈仲圭,浙江杭州人,生于1901年,卒于1987年,享年86岁。他学验俱丰,著作等身,是现代著名中医学家。

沈仲圭1918年2月拜当地名医王香岩为师。5年满师后,他一面做小学教员，一面钻研医学，并执笔撰文投寄医刊。他在《中医杂志》《神州国医学报》《康健报》《医界春秋》《中医新生命》等刊物登载作品颇多。

1928 年在上海南市中医专门学校任教职，1930 年下半年至1931 年，在上海国医学院任教职，讲授中医常识及医案。1932年 9 月至 1933 年 7 月，他第三次到上海，在中国医学院任教职。该院系上海国医学会设立，由上海名医朱鹤皋出资兴办。抗日战争爆发后，1938 年他只身逃难入蜀到重庆，任北碚中医院院长等职。新中国成立后，他在四川重庆中医进修学校任教，讲授方剂、温病。

1955 年底他应钱信忠部长的邀请，调入北京中医研究院（现中医科学院），在广安门医院内科工作，并担负高干及外宾的保健工作，至 1987 年病逝。

他精于治疗温病及虚证，善用补虚之法，并擅长对中医方剂的研究，根据古方，又创立了不少实用的新方剂。如他对虚劳、咳血、形瘦、便溏者的治疗，自拟清肺保金、扶元培土、益阴平肝之剂，疗效尤佳。1989 年郑金福在《北京中医杂志》第 6 期"沈仲圭学术经验"中说："沈师治肺劳，以滋水平木，清金保肺，培土生金为治疗原则，用药以甘寒为主，甘平为辅，对常用之方保阴煎、琼玉膏、六味地黄丸（汤）、资生丸等非常得心应手。"

他对方剂的加减运用颇有经验，如 1984 年于世良在《中医函授通讯》"沈仲圭运用方剂经验琐谈"中说："沈老强调，临床选方要准确，方剂加减要得当，务必谨守病机，灵活变通，加减不能无则，亦须避免照搬成方。沈老经常说：漫无边际地加减，每致原方功能改变，轻者影响疗效，重则转为危候，此医之过也。如仲景桂枝汤，本为解肌发表、调和营卫之剂，是治疗太阳中风的专方。若倍芍药加饴糖，即成为温中补虚、和里缓急的小建中汤，再用于太阳中风证何能取效？与病无益之药，不可妄加也！当然照搬成方，疗效亦不会高，因同患一种病，由于体质强弱，年龄大小，患病时间长短，性别，环境和生活习惯等方面的原因，所现症状就不尽相同，用药也就有别。"又说："沈老提示：'古人十分重视方剂的加减，很值得后人认真学习。'如《温病条辨·上焦篇》十八条云：'温毒咽痛喉肿，耳前后肿，颊肿，面正赤，或喉不痛但外肿，甚则耳聋，俗名大头瘟、虾蟆瘟者，普济消毒饮去柴胡、升麻主之。初起一、二日，再去芩连，三、四日加之佳'。吴氏用普济消毒饮为何如此加减？盖因病在上焦，故减去升麻、柴胡升提之品；发病一、二日去大苦大寒之芩连，以免引邪入里；三、四日后内热之邪转盛，再加入芩连以清内热。总之，方剂加减的目的在于切中病机提高疗效。当然，若逢病情与方剂所主病证完全相符，自然不必加减了。"

沈仲圭曾著有《临床内科方汇》《温病概要》《临床实用中医方剂学》《新经验方》等中医专著二十余种。他曾在国内外杂志上发表关于中医理论、临床经验、食疗、养生等方面的论文、评述、医治和医案一百多篇。

沈仲圭学识渊博、理论造诣较深，有丰富的临床经验和中医教学经验。中国现代名医任应秋说："沈仲圭老先生是一位难得的中医专家。"

12. 时逸人

时逸人，男，汉族，原籍江苏无锡人。祖迁仪征，后迁镇江。1896年出生于江苏仪征，1966卒于南京，享年70岁。时逸人幼性颖悟，过目成诵，年甫 11，毕读四书、五经。1912 年他受同邑名医汪允恭传授，悉得其术。时乡里疫疠流行，为解除群众疾苦，乃于 1916 年悬壶开业。他精治温疫时病，故求诊者接踵而至，医名日噪。1928 年时逸人在上海创设江左国医讲习所，并受聘于上海中医专门学校、中国医学院等校担任古今疫症教授。1929 年受聘于山西中医改进研究会任常务理事，并任《山西医学杂志》主编，历十载。抗日战争爆发后，时逸人曾辗转武汉、重庆、昆明等地业医，后返回上海，先后在中国医学院、新中国医学院、上海中医专科学校等校任教授、教务长。时逸人后又与施今墨、张赞臣、俞慎初等创办复兴中医专科学校，并主办《复兴中医杂志》。抗战胜利后，时逸人先后在南京创办首都中医院、中医专修班等，并在江苏中医学校（南京中医学院前身）高级师资培训班任教。1955 年秋，时逸人调到北京，应聘为中医研究院附属医院内科主任。1961 年 5 月他赴宁夏支边，任宁夏回族自治区医院中医科主任、宁夏回族自治区医药卫生学会副理事长，后因病返回南京。

时逸人一生热心于中医的诊疗、教学与研究，积累了丰富的临床经验。工作中注重结合实际，认为后世病证复杂，拘守成方不足以尽其变，故对古训守其意而变其法，在中医界有较高的威望。他重视实践，提高临床疗效。时逸人在整理中医学说过程中，强调临床实践，他在与何廉臣商讨编订中医讲义时谈到：“使学习者得正轨之遵循，业医者得充分之援助……侧重证治之经验。”此后，他又反复提到：“整理中医学说，应当先从实用之处着手，中医要求得生存，必须提高治病效果”等。他所编著的《中国药物学》，注重临床实用，强调配伍应用，获得同道好评。晚年他又根据自己的临床实践，编撰了《实用中医内科诊疗手册》，对各种内科常见疾病的证治，分本证与兼证，便于临床辨证论治，有较高的实用价值。

时逸人以毕生的精力从事整理中医学术工作，以中医古典医籍为基础，吸收西洋医学以充实、提高，希望融汇中西医学说，化中化西，而成为第三者之医学。他对中医理论有深入的研究，在热病方面颇有体会。1930 年时逸人创立"时令病学"，汇集温病诸家之长，结合伤寒学说，融伤寒病、温病于一炉，消除伤寒与温病门户之见，开创融合伤寒与温病为热病学的先例，主张把伤寒与温病统一起来，于矛盾中求统一。又将伤寒与温病的症状、治法不同之点分别说明，于统一中存差异，这样既可以平伤寒温病之争，亦可息经方、时方之争，对热病学的发展更有裨益。他认为，四时外感均有新感与伏邪，因此风温与春温之区别，不在于风温之属新感，春温之属伏邪，而是在有汗与无汗之异，即有汗者为风温，无汗者为春温。可谓是发掘古义、融会新知的代表者。

时逸人从事中医工作 50 余年，学术精湛，经验丰富，著作等身，而且热心中医教育，桃李盈门。他对经典著作及子午流注等均有深入的研究，结合实际著有《时氏生理学》《时氏病理学》《时氏诊断学》《时氏处方学》《中国药物学》《中国内科病学》《中国妇科病学》《中国儿科病学》《中国传染病学》《温病全书》《中医伤寒与温病》《时氏内经学》等 17 种，对中医学的整理与研究做出了有益的贡献，誉满医林。

13. 王仆诚

王仆诚，原名联福，四川省江县人，生于 1877 年，卒于 1961 年，享年 84 岁。王仆诚早年在药店学习医药，1903 年起开业行医，善治小儿疾病驰誉成都，咸称"王小儿"。1955

年，奉调从四川省成都市来到北京，参加卫生部中医研究院建院初期的医疗和教学工作。王老作为卫生部中医研究院广安门医院中医儿科名老中医，因其医术精湛，疗效卓著而享誉全国。

王仆诚在医学上的成就是多方面的。最初，他以眼科、外科著称于世，对于中药的品种、性味、归经、炮制都很精通。后来专攻中医儿科，精通儿科理论，临床经验丰富，对治疗小儿传染病及肠胃病有独到之处。1953 年，四川省行署授予他"中医专家"的光荣称号，并被荣选为成都市第一届人民代表大会代表。当我国自建的第一条铁路成渝铁路通车时，他有幸作为医务界的代表，乘坐两市之间第一列对开客车，往返于成都、重庆之间。到北京工作后，尽管王仆诚年已八旬，但是，为了贯彻落实党的中医政策，他仍然积极地投身于医疗教学之中，既带徒，又为西医学习中医班的学员讲课，毫无保留地将自己多年临床经验传授给他们。他还经常不辞辛劳，亲自到北京市儿童医院、友谊医院、解放军 301 医院等，参加对病重患儿的会诊。

王仆诚从事中医儿科工作 60 余年，造诣颇深。但他从不自满，历来主张防重于治。他提倡"三分医药，七分调理"，反对常吃药，尤反对乱吃药。他说："只要慎风寒，节饮食，加上勤锻炼，讲卫生，孩子就会不生病或少生病。即使偶尔患病，只要慎医慎药，也会很快痊愈。"他强调，儿科医生不仅要有同情心，而且要有耐心，要善于理解患儿家长的心情，要多分析，多解释，不要把小病说成大病。有一分希望、加上几分措施就能治好的病，就一定要尽心尽力地去做，同时把应当注意的事项和调理的方法都详细地告诉病家，调动一切积极因素，争取把病治好。这是医生应尽的职责，是为了下一代健康应该做出的贡献。

王仆诚根据自己多年的临床经验，结合中医理论，总结出一套有效的中医儿科临床辨证论治以及正确调治护理的方法。他的处方特色是药味不多，药量不大，既照顾到小儿阴阳的全面调理，又突出了小儿生理病理特点等各方面的特殊要求，因此疗效高、花钱少，很受群众欢迎。如对于小儿咳嗽，他根据中医"脾为生痰之源，肺为贮痰之器"的理论，指出，小儿咳嗽除外感外，多由饮食不节、内伤脾胃所致。故在治法上提出"与其扬汤止沸，不如釜底抽薪"。据此，他采用消食导滞为主，辅以止咳化痰的治本之法，并根据不同病情，组成多种经验用方，疗效很好。又如，对于小儿发热，他认为"早晚烧（发热）、手足心烧、阵阵烧是食积烧"，即因饮食积滞、消化不良引起的发烧。此与发热持续不停，甚至越来体温越高的外感发热是有区别的，临证时必须分辨清楚。但小儿易虚易实，易寒易热，常表里兼病。因此，在治疗上既要分清表里，又要表里兼顾而有所侧重。他提出的许多既符合中医学理论，又能突出小儿生理病理特点，浅显易懂、易于掌握的儿科辨证论治口诀，对指导学生正确掌握对患儿的调治护理方法，都取得了很好的效果。

14. 王文鼎

王文鼎，男，汉族，中国共产党党员，四川省江津县人。他生于1894年，卒于1979年，享年86岁，为我国著名中医学家。

王文鼎，于1926年参加革命，1936年加入中国共产党。他长期从事党的地下工作，为发展党的抗日民族统一战线，为准备解放四川，做出了积极的贡献。新中国成立后，积极参加社会主义革命和社会主义建设事业，1956年调中医研究院工作。历任全国人民代表大会代表等职。

王文鼎出生在农民家庭，少时家境清贫，父母勉力维持他在（江津旧制）中学读书，但不久被学校勒令退学，并通告全省学校，谓其"不悌不孝，而好犯上者，不堪教也"，原因是他带头组织学生反对袁世凯称帝。当时他的国文老师张鲁秋（曾留学日本，跟随孙中山参加同盟会）也因参加讨袁被解职。当时王文鼎商之于老师，为维持生计，张老师建议他学医。于是，王文鼎投拜到当时名医郑先生门下为徒。

郑先生第一次讲课，就反复申言：欲为良医，当从《黄帝内经》《难经》学起，方有根底，否则专恃一二方书，即使为医，亦走方郎中而已。王文鼎本当尊师教诲，循序渐进，打下坚实根基。怎奈由于文史水平所限，对秦汉文章难以理解，便向郑老师请求赐教看病之法。郑老师把他介绍给颜闻修老师。颜师倒也因材施教，让他读些应用方书，诸如《珍珠囊药性赋》《汤头歌诀》《神农本草经》及《医学三字经》等引其入门。但颜师亦谓：这些浅近之书，只可敷于应用，未可深入堂奥。涉浅水者得鱼虾，涉深水者得海鳖，理固然也。王文鼎自此身背药囊，步入医林。他在汉口行医时，正处于第一次国内革命战争前夕，由于对真理的追求，他投入了革命风暴。在革命队伍中，学了辩证唯物论以后他恍然大悟：中医的辩证论治包含有朴素的辩证法，郑老师让我先学《黄帝内经》等经典医籍，就是要我弄懂辩证论治的道理。此后他便开始重视中医经典著作的学习，并以辩证唯物论作为学医和行医的指导思想。于是学识大进，疗效卓著，声望日高。新中国成立前在成都以行医为名，利用其声望和地位，为党做了很多工作。1956 年，他被调北京中医研究院工作，担任学术秘书处副处长。

王文鼎生前曾撰写《对于开展中医研究工作的商讨》和《对研究整理祖国医学的一点意见》之文章，分别刊登于《中医杂志》（1957 年第 4 号）和《新医药学杂志》（1977 年第 9 期）。

王文鼎于 1926 年参加了革命后，在地下党省党部工作，秘密从事革命活动。利用行医的声望和地位的有利条件，深入旧军队上层人物中，从事争取地方实力派的工作，为党的抗日民族统一战线，为准备四川的和平解放，做出了积极的贡献。

新中国成立后，王文鼎曾在四川省委工作，历任川西行署及四川省人民监察委员会委员、成都卫生工作者协会副主任、四川省人民代表、全国人民代表大会代表、政协全国五届常委等职。1956 年王文鼎调到北京中医研究院后，担任中医科研领导和从事临床研究工作。曾任学术秘书处副处长，西苑医院副院长，卫生部医学科学委员会委员，中央高级干部保健医生等职。1962 年 7 月 10 日，他写了一份关于发展中医事业的意见书呈送党中央，供中央研究参考。其后，周恩来在颐和园颐年殿接见了王文鼎和蒲辅周，表示对他们工作的支持。王文鼎曾多次向各级组织提出改进中医工作意见。他亲聆过毛泽东对中医作的指示。他病逝后，在北京八宝山革命公墓礼堂举行追悼会，党和国家领导人邓小平、李先念、聂荣臻、陈慕华、李井泉、宋任穷、康克清等同志送了花圈。卫生部的悼词说："王文鼎同志几十年如一日，呕心沥血，鞠躬尽瘁，对技术精益求精，全心全意为人民服务，为祖国医药卫生事业奋斗了一生。"这是党和人民对他一生高度的概括和评价。

15. 韦文贵

韦文贵，字霭堂，男，汉族，浙江东阳人。生于 1902 年，卒于 1980 年，享年 78 岁。轩岐世家。其父韦尚林，曾侍医于清宫贵胄，以"御医韦尚林"名扬江南。韦文贵自幼开始随父学医，在父亲的指导下，勤求古训，博采众家，对医学名著、各类方书，都必求精读熟记，领会贯通，对眼科专书更是精读细琢，在青年时代就打下了坚实的中医理论基础。韦文贵随父临诊学习，在父亲的严格要求下，学习眼科疾病的辨证论治、中药炮制、配方调剂、成药制作、外用药配制等，尤其承祖传"金针拨障术"，具有较高的临床诊治水平。

韦文贵早年悬壶于杭州西子湖畔，自立"复明眼科医院"，设有简易病房。1955 年 11 月应中央卫生部邀请，韦文贵毅然弃私业来京，首任中医研究院外科研究所（后改称中国中医研究院广安门医院）眼科主任，毕生致力于中医眼科。1957 年韦文贵被聘为中华医学会眼科学会常委、中医研究院学术委员会委员，1959 年被评为研究员、主任医师。韦文贵曾受聘到北京同仁医院和中国医学科学院协和医院眼科开设中医眼科门诊。他于 1959 年加入中国共产党。

韦文贵从事中医眼科工作 60 余年，积累了丰富的临床经验，无论诊断、治法、处方、用药及应用"金针拨障术"等均有其独到特点，在中医眼科界取得了公认的成就，赢得了较高的声誉。他在扎实丰富的中医理论指导下，对眼病的诊治有其独到的见解和方法。如他认为外障眼病应祛邪为先，佐以扶正。外障眼病多为风火、痰湿、气滞、血瘀等实邪为患，治疗必须以祛除邪气为先，但切忌妄用广投辛散，或纯用大队苦寒之品，应佐以补益，具体治法上常用泻下通腑、清热解毒、祛风疏络、行气活血等法。内障眼病重在滋补，兼以通利。内障眼病多为肝肾不足所致，治疗当以补肝肾为要务，以充养精血，缓取疗效，但兼有实邪者，不宜早补或纯补，当佐以祛邪之品。

如在角膜溃疡的治疗中，韦文贵认为，本病主要是由于风热无制所引起的，而阴虚火旺，虚火上炎也可发生。肝肺风热壅盛，治以祛风清热为主，滋阴活血、退翳明目为辅；肝胆火炽，风热邪毒上窜，应以泻火解毒，清肝活血为主；里实结聚，腑实不通，急以通腑导滞，使热毒下行；热毒已解，口干舌红，脉细而数，证属阴虚火旺，法当滋阴降火，平补肝肾；病至后期，遗留翳障，改用退翳明目，或兼活血。

韦文贵擅长用"釜底抽薪"法治疗眼科疾病。他认为，目虽居于头面，但与脏腑经络有着密切的联系，胃肠积热，可直接通过经脉上干目窍。目有"火户"之称，所以眼科疾病，特别是外眼病，常常是由实火热毒所致。用寒下法荡涤实邪，上病下治，使热毒从下而出，则能直折其上炎之火势，犹如釜底抽薪，多可收到立竿见影之效，是治疗实热性眼病的重要方法之一。但本法应用注意适可而止，不可久用，即所谓"大毒治病，衰其半而已"，本法中病即止，继而酌情调改治法，结合具体情况，权衡标本缓急，随证变通。

1954年，韦文贵在浙江省第一个毫无保留地献出家传经验方，公开"金针拨障术"，誉贯南北，使许多因白内障失明者重见光明，浙江医学院和杭州各大医院数次派中西医眼科医师到其医院学习进修。1955年应聘参加中医研究院外科研究所工作后，再次公开该术，在他的指导启发下，使"金针拨障术"发展为"自由障针拨术"，并向全国推广，1965年该术通过部级鉴定。20世纪50～80年代，公开出版的《中医眼科讲义》及许多中医和西医眼科专著中，论及眼病治疗的方药，有许多冠以"经验方"的，大多出自韦文贵所献良方。1959年在全国医药卫生技术革新交流大会上，获得卫生部"技术革命先锋"金质奖章和奖状。他还一直担任中央领导同志的保健和诊疗任务。他曾先后成功地为越南民主共和国（今越南社会主义共和国）主席胡志明、阿尔巴尼亚部长会议主席穆罕默德·谢胡及国内多位中央首长诊疗眼疾。

韦文贵一生治学谦虚、诚恳、实事求是，注意汲取现代医学知识，广征博采，收集各家之长，力排门户之见，他认为，学术上故步自封是医家大忌，只有汇集群言，知所选择，才能继承有余，发展有力。他的治学作风，取得了西医眼科专家和中医眼科同行们的赞许和尊重。他除繁忙的临床工作之外，对培养后学训勉备至，为中医眼科的继承发展竭尽全力，至今桃李遍医林，其培养的研究生、进修生、西学中医师大多成为中医眼科界的专家、学者。韦文贵一生忙于应诊，诊余空闲或精选医案，或自己口述后由学生笔录整理，为后人留下了珍贵的中医眼科学术遗产，其主要著作和论文有《韦文贵眼科临床经验选》《前房积脓性角膜溃疡的中医疗法》《中医治疗视神经萎缩证简介》《中医治疗沙眼的经验介绍》《金针拨白内障简介》及《医话医论荟要·韦文贵医话》《加减逍遥散在眼科临床上的运用》等。其"儿童视神经萎缩血虚肝郁型"科研课题荣获1985年卫生部传统医学科技成果甲级奖。

16. 叶心清

叶心清，字枝富，1908年1月16日出生于四川省大邑县韩镇乡，1969年病逝于北京，享年61岁。

叶心清13岁时随祖母移居武汉，因祖母病重，幸得汉口名医魏庭南针药并施而愈，遂拜魏庭南为师学医。12年后返回重庆，与唐阳春、张乐天、龚志贤诸同仁开设"国粹医馆"，除诊治外，还招收学员，当时在四川中医界颇具影响。1936年移居成都，在包家巷开设诊所，曾给国民党要员胡宗南、宋哲元等诊治疾病，疗效卓著，成为蜀中年轻有为的名医。

新中国成立后，叶心清决心凭借自己的医术为人民为国家做贡献，因其疗效独特，思想进步，1954年当选为重庆市第一届人民代表大会代表。1955年北京中医研究院成立，他应召进京，在中医研究院广安门医院高干外宾治疗室工作，除日常治疗任务外，还担任中央负责同志的保健工作。由于工作勤奋，成绩突出，1960年他被评为中央卫生部先进工作者代表，1964年当选为第四届全国政协委员。1965年他响应党的号召，参加农村巡回医疗，深得农民的敬重和称赞，反响巨大。1967年因莫名其妙的冤案株连，被捕入狱，1969年含冤病逝于狱中。

1981年11月，北京八宝山革命公墓大礼堂召开追悼大会，推倒一切不实之词，恢复了叶心清的名誉，使其彻底平反昭雪。

叶心清对内科和针灸都有雄厚的基础，并有丰富的临床经验，医术精湛，新中国成立前已经是蜀中名医。中医研究院成立后，他应召入京，一周中一、五为高干外宾治疗，二、四、六为群众服务，我国领导同志有病时，也常请他会诊医治，卓有成效。先后曾为刘少奇、朱德、宋庆龄等十余位党和国家领导人做过保健工作。1958年叶心清应邀出国为阿拉伯也门共和国艾哈迈德国王治病，因疗效显著，被也门国王称为"东方神医"，并以特制金表相送。1964年应邀赴河内为越南国防部长武元甲大将等治病，越南政府为表彰他的功绩，由范文同总理亲自授予他金质"友谊勋章"一枚，载誉归来。

叶心清十分关心中医事业，积极培养后继人才，先后收徒七人。他倾注心血，严格训导，诲人不倦，学生们都学有所成，现在均已成为全国知名的专家和学者，如陈绍武曾任中医研究院院长，沈绍功为博士生导师，张大荣、叶成亮、叶成鹄、徐承秋也都是享誉海内外的著名学者。

17. 岳美中

岳美中，原名钟秀，号锄云，1900 年 4 月 7 日出生在河北省滦南县小岳各庄的贫苦农民家庭，1982 年 5 月 12 日卒于北京，享年 82 岁。他是当代著名的中医内科和老年病学家。

岳美中 8 岁起读私塾，学习刻苦，五经四书皆能背诵。8 年后他考入半费的滦县师范讲习所，17 岁充任小学教员。他于教学之余，随乡居举人石筱珊先生学习古文诗词，打下深厚的文史学基础。1925 年，为清华国学研究院之考，岳美中积劳成疾，肺病咯血，教师职务也被辞退。岳美中在养病中萌发了学习中医的念头，乃购得《医学衷中参西录》《汤头歌诀》《药性赋》和《伤寒论》等书，边读边试着服药。经过年余的休养和服中药，肺病竟获痊愈。他亲自体验到中医确能治病，于是决心钻研医学，自救救人。

1935 年，岳美中经朋友介绍，到山东菏泽县医院任中医部主任，一边诊病，一边研读上海陆渊雷先生的《伤寒论今释》《金匮要略今释》，稍后即加入陆先生创办的遥从（函授）部学习。有一篇写学习体会的《述学》课卷，受到陆渊雷赞赏，谓："中医得此人才，足堪吐气"，并推荐刊载在《中医新生命》上。1938 年春，岳美中去博山应诊，恰逢日军攻城，城破后落荒逃至济南，蒙山东名医郝云斌资助，他才得以返回家乡，嗣后又去唐山行医。1938 ～ 1948 年，岳美中白天刀匕壶囊，为群众解除疾病痛苦，晚上黄卷青灯，以经方为主兼研各家，生活虽然艰辛，学业却大有精进。在行医之余，他撰写了《实验药物学笔记》《锄云医话》《锄云杂俎》等共30余册。1946年，岳美中赴北平参加考试，取得中医师执照。

中华人民共和国成立后，岳美中出任唐山市中医工会主任、唐山市卫生局顾问。1953年，他曾和李鼎铭之子李振三，共同起草了发展中医事业的万言报告，上呈国务院。1954年春，岳美中被调到华北行政委员会中医实验所任医务主任；8月，调任卫生部中医研究院筹备处门诊部副主任。1956年加入中国共产党。稍后，岳美中曾赴辽宁省考察麻风病，对麻风病做了较深入的研究。接着岳美中被聘为《性病麻风病杂志》副总编辑。1957年，他曾作为首批中国医学代表团的唯一中医代表，访问日本，进行学术交流。1959年，他被派往苏联，执行医疗任务。1962年，他随中国医疗组赴印度尼西亚为时任总统的苏加诺治疗左肾结石、肾功能衰竭症，将中医治疗"石淋"的方药创造性地用于治疗本病，取得了较好的效果。

岳美中的后半生，除平日应诊之外，还承担中央领导人的医疗保健任务，锐意研究防治老年病的传统医学措施。他还多次到国外，为胡志明、崔庸健等外国领导人治疗疾病，博得好评。晚年，他主要考虑两件事：一是把多年积累的经验留给后人；二是为中医事业培养高级后继人才。1972年，他上书卫生部和中央领导，倡议开办全国中医研究班获准，1976年全国中医研究班开始招收第一批学员，1978年又转为中医研究生班。1978年7月，在招考中医研究生复试中，岳美中因过度劳累，患中风（急性闭塞性脑血管病）左半身瘫痪，卧床不起，直到1982年逝世。

18. 赵锡武

赵锡武，原名钟录，祖籍河南省夏邑县毛庄，出生于1902年10月，卒于1980年4月，享年78岁。他是中国共产党党员，曾担任中医研究院副院长职务，教授，著名的中医学家。

赵锡武1902年10月19日出生于河南省夏邑县毛庄一个工人家庭，家境贫寒。7～17岁，他随父到处帮工，料理杂务。当时，他目睹穷苦人求医之难，于是在18岁（1920年）随父定居北京后，便开始自学中医，悉心钻研历代医学名著，立志行医救人。赵锡武25岁时（1927）应试考取执照，在北京正式开业行医，开业后仍坚持诊余攻读，1943年应聘于华北国医学院，讲授伤寒论。新中国成立后，赵锡武在北京市中医进修学校门诊部任中医师。1955年秋中医研究院成立，他应聘到中医研究院，先后在内科研究所、外科研究所、西苑医院工作，直至1980年4月20日因病在北京去世。

赵锡武为人光明磊落，刚正不阿；工作上兢兢业业，勤勤恳恳，任劳任怨，不为名，不为利；技术上一丝不苟，精益求精；生活上艰苦朴素，即使是新中国成立后地位和待遇都提高了，他的衣服几乎没有一件没有缝补过的。凡是接触过他的人，无不感到他的淳朴敦厚，平易近人；他在同事、弟子、患者以及我国医药界，有很高的威望。他几十年如一日，为继承发扬中医学遗产，为我国的中医事业，辛勤工作了一生，他无愧于一个共产党员的光荣称号。

赵锡武一生著述甚多，论文散见于《中医杂志》《新中医》和《上海中医药杂志》等，如"论中医对小儿肺炎的认识及其治疗法则"1962年登于《中医杂志》第12号；"急、慢性肾炎的临床体会"1977年登于《新中医》第1期……主要著作有

《赵锡武医疗经验》（人民卫生出版社，1980年第一版）等。在晚年，他除担负重要的医疗保健任务外，还为日本、罗马尼亚、苏联等国贵宾治病。为了改变高级中医后继乏人的严重局面，他在76岁时，还为培养造就中医人才，抢救名老中医经验大声疾呼，身体力行，不辞辛苦。赵锡武曾担任卫生部中医研究院中医内科研究生导师，招收首届中医硕士研究生四名：魏庆兴、朱邦贤、陈士奎、周安方。他在临床实践中经验丰富，学术成就突出，对很多疾病如冠心病、心肌梗死、心肌炎、脑血管病、糖尿病、小儿麻痹、肺炎、肾炎等的诊治均有独特专长，疗效显著。由于他医术精湛，所以周恩来、朱德、董必武等生前经常请他诊病，国际友人如朝鲜人民共和国的金日成主席、越南的胡志明主席也都请他看过病，越南范文同之妻患病也是请他医治好的。赵锡武在中医理论上，勇于创新；在医疗实践上，颇有建树，如：①1952年，他在我国首先运用大黄䗪虫丸治冠心病心肌梗死而获效，为我国用活血化瘀法治疗冠心病开辟了先河。②1962年，他在我国又首先提出治疗肺炎不能囿于温病卫气营血。强调"治病必求于本"，特别是病毒性肺炎，直以清解肺热之法为主治疗，俾轻者早愈，重者提高其治愈率。

赵锡武任职较多，历任北京市国医公会调查股干事、北平华北国医学院教授、北京中医学会执委会干事，并代表中医界首次出席全国性卫生会议。1955年赵锡武调到卫生部中医研究院，先后任内科研究所和外科研究所内科主任、西苑医院心血管病研究室主任、中医研究院副院长、第二届第三届全国政协委员、第三届全国人大代表、中国共产党十一大代表、中华全国中医学会副会长、中华医学会中医学术交流委员会委员、卫生部医学科学委员会委员、中医药典编委会委员、《医学百科全书》编委、古典医籍整理委员会主任委员等职，其成就与影响可见。

19. 赵心波

赵心波，名宗德，字心波，男，汉族，生于 1902 年，卒于 1979 年，北京市人。研究员，中国中医研究院西苑医院儿科主任。

赵心波 1916 年考入北京四中，辍学后学徒于北京安定门余庆堂药店，诸悉药性；1918 年考入京兆医学讲习所，受到张愚如等师指导，1920 年毕业。毕业后遂与原故宫博物院研究员单士魁（名中医）拜清末名医王旭初为师，学徒 4 年，又一度向北京针灸名医刘睿瞻学习针灸。1925～1954 年，在北京西城区挂牌行医，在内科、外科、妇科、儿科各科中疗效很好，后专攻儿科，其间曾担任华北国医学院儿科实习教授，与名医赵炳南、赵树屏等友善，新中国成立前已誉满京城。新中国成立后各大医院争相聘请，应北京大学陆平校长之邀，赵心波任特聘校医。后参加北京市中医进修学校学习，毕业后留校门诊部工作。1958 年赵心波调到中医研究院西苑医院儿科工作，派往蒙古人民共和国工作 1 年，1968 年赴稷山中医研究院农村疾病研究所工作，解决不少当地疑难之症，1971 年调回北京，任卫生部中医研究院西苑医院儿科主任，1976 年后为中医研究院学术委员、研究员，1979 年病故。

赵心波临证近 60 年，潜心研究古今儿科治疗经验，并在此基础上形成了自己的诊疗特色。赵心波精通中医儿科，对癫、狂、惊风、痿症等有独到的见解，造诣颇深，20 世纪 30 年代便享誉京城。擅治小儿麻疹合并肺炎、病毒性脑炎、痢疾、猩红热、白喉诸病，诊治癫痫其效亦佳。制有镇惊清热之"壬金散"、治小儿疳积之"健脾散"等。1953年赵心波参加了华北乙型脑炎的防治工作，颇得好评。在赵心波的指导下，北京西苑医院儿科的中医科研工作取得了很大成绩，如20世纪50～60年代对麻疹合并肺炎的研究，20世纪70年代对小儿肺炎的研究，都倾注了他的心血，已经通过科研鉴定的"清肺液"，在立法、处方、用药以至剂量改革方面都得到了他的直接指导和支持。赵心波还注意对中医儿科人才的培养，共带教学生达数十名。他身教言传，学风民主，把中医理论思维方法和自己宝贵的临床经验积累毫无保留地传授给学生。其弟子而今已遍及各地，他们继承了赵心波的学术思想和经验，并有所发扬，有所创新。在长期的医疗工作中，他深感中药传统剂型对急症、重症、危症患者极为不便，尤其是小儿更难于合作，因此主张剂型改革，在他的倡议与指导下，西苑医院于1971年后开始进行这方面的研究，并先后制成清肺注射液、肺炎1号注射液等，其研究达到国内先进水平。他响应党和政府的号召，先后去蒙古人民共和国、浙江嘉兴、山西稷山等地防病治病，受到患者好评。

赵心波善于与人合作，与赵锡武共创加味金丸治疗痹证；与郭士魁共同研发的中药降压一号丸治疗高血压及诸风均有佳效。赵心波主张中西医结合，20世纪70年代初即促成中药针剂清肺注射液的研究，新中国成立后赵心波历任中华医学会儿科分会理事、北京中医学会理事等学术职务。

20. 郑守谦

郑守谦，又名家作，字啬园，汉族，湖南长沙人，生于1891年，卒于1969年，享年78岁。郑守谦为我国著名中医学家。他先祖业医，家学渊源，至其已是7代世医。他18岁随父应诊，早年钻研内科、妇科、儿科，晚年专擅妇科，把毕生精力奉献于继承和发扬中医事业。

早在1924年郑守谦曾协助父亲办学，1934年又与刘岳、吴汉仙一起办学，日寇侵湘后，1940年他被迫避居桂林及湖南为民治病，直至抗日战争胜利。郑守谦回长沙后又与人协建中医学校，从事教学与临床直到新中国成立。1955年他应中央卫生部之邀，赴任中医研究院西苑医院妇科主任，至1969年病逝于北京。

早在1924年郑守谦就协助其父创办湖南明道中医学院，任教务主任。1925年编有《药性类纂》，1930年编有《园有体用笺》。在国民党统治时期，中医被排斥，要继承发扬中医，培养中医人才至关重要。因此，他四处奔波，克服重重困难，在1934年，与刘岳、吴汉仙、易南坡等又创办了湖南国医专科学校，他任教务主任，兼授内科、妇科、儿科课程。他还编写了《内科杂病综古》讲义（包括妇科、儿科），本书旁搜远绍，由博返约，为当时医校教材之范本。

抗日战争胜利后，郑守谦又积极协建中医院及附设中医学校。新中国成立后，郑守谦曾历任长沙市中医学会和中医工会主席、湖南省政协委员、长沙市人民代表和第四届政协委员兼医药组委员，1955年应中央卫生部之邀，赴京任中医研究院西苑医院妇科主任，除致力于医疗科研工作外，还热心为西医学习中医班的学员讲授中医和临证指导，他所编的《女科浅说》为当时的主要课程，后由其长子郑兆炽将其整理成《女科综要》一书（于1985年由湖南科学技术出版社出版）。该书简明实用，既综合了前人医论精粹，又结合个人经验体会，随证备有成方、验方和自拟方剂，对妇科的临证论治颇有裨益。

21. 朱颜

朱颜，又名朱云高，字亦丹，男，生于1913年，卒于1972年，浙江省金华王柴头村人，金元四大家之一朱丹溪之后裔。研究员，西苑医院血液病研究室主任，九三学社北京市分社委员。他6岁丧父，寡母务农，初中毕业后辍学，后拜当地名医赵蔼堂为师，学成后独立开业行医，悬壶金华县城，很快成为当地名医，被选为金华国医公会执行委员。为了探索医学的奥秘，更好地继承和发扬中医学遗产，在他诊务繁忙、名噪金华时，并没有被名利地位所陶醉，1945年，32岁时还毅然考进原国立中正医学院攻读西医。1951年毕业后，学校送他到协和医院，跟随我国著名药学家周金黄教授进修现代药理学。他在进修期间，一方面广泛收集国内外有关中药药理研究文献，另一方面自己也着手应用现代药理学方法研究中药，当时在国内，研究的学者为数不多。进修结束后，他留在北京工作，先执教于北京市中医进修学校，任副教务主任，后调任中医研究院中药研究室副主任，1962年朱颜又调至西苑医院从事临床和研究工作，任内科研究室副主任。在负责中药研究所药理室工作期间，他争分夺秒，全力以赴。白天充分利用时间专心工作，晚上仍带着工作中的疑难问题，手不释卷地阅读文献。在他的领导下，西苑医院于1962年建立起了血液病研究室，并由他担任血液病研究室主任。在普遍治疗、重点研究的思想指导下，选择了再生障碍性贫血作为重点课题。1962年他还响应党的号召曾先后到北京远郊县农村和山西稷山等地，为农民防病治病。

朱颜是一位知识渊博、学兼中西、治学严谨、经验丰富的著名中医药学家。他在继承和发扬中医学遗产，传播中医药知识，开展中西医学术交流以及教学、科研工作中均有卓越贡献。

他对中医经典著作及各家学说颇有研究，对中药药理、药化等亦有较深造诣。他博览《黄帝内经》《难经》《脉经》《千金要方》《外台秘要》和温病四大家经典医籍等，结合临证体会，撰写出《中医学术研究》《中国古代医学的成就》等著作。他汇集国内外中药药理研究的资料，将多方收集到的138种中药，根据主要药理作用进行分类，每种药物都有化学成分、药理、毒性及临床应用等，编著成《中药的药理与应用》一书，1954年由北京健康书店出版，1958年修订后由人民卫生出版社出版。这本综合性中药药理著作，对从事中药研究和临床工作者都有很好的参考价值。在他晚年身患重病期间，虽然病休在家，依然用他最后的精力，完成了《中华人民共和国药典》中医部分的审校修改工作。此外，他还在系统总结自己多年临床和教学经验的基础上，出版了《几种重要传染病的认识及处理》《药物学讲义》等学术著作。他先后发表过学术论文百余篇，其中既有颇具学术价值的论文，如"止痉散抗惊厥作用的研究"等，又有很多科普性的创作。

朱颜既具有较深的理论修养，又具有丰富的临床经验，是一位有抱负，富有开拓精神的医学家。他关心中药剂型改进，曾建议把清代程钟龄《医学心悟》中的止嗽散改为片剂或冲剂，后来北京同仁堂提炼厂生产为"六四止咳片"，成为深受群众欢迎的新中成药。他在辨治糖尿病、慢性肝炎、再生障碍性贫血、红斑狼疮等疑难病方面，疗效显著。尤其他积极倡导开展科学研究，在担任血液研究室主任期间，提出开展用大菟丝子饮治疗再生障碍性贫血的研究，后经全室同志20多年的临床观察，治疗慢性再障169例取得了较好疗效，并通过大量实验研究，阐明其疗效机制，于1985年通过了科研成果鉴定，获中国中医研究院科研成果二等奖及 1986 年度全国（部级）中医药重大科研成果乙级奖。

朱颜关心中医的发展，热爱中医教育事业。在担任卫生部中医进修学校教务长兼教师期间，多次著文论述中医的发扬与中药整理问题，有关这些见解，大部分为有关当局所采纳，成为新中国成立初期制定卫生政策方针的参考。1956 年北京中医学院新建，他兼授中药学课程，亲自指导谢海洲等年轻教师搜集资料、编写讲义、备课写讲稿等。至今全国统编教材，不论教学大纲、章节内容，还是课程设置、时间安排等仍有很大部分内容是他的心血结晶。他的学术活动也是多方面的，既做专业性学术报告，又做系统性通俗讲座，普及中医药知识，是一位深受中医药界欢迎与尊重的医药学家与教育家。

22. 祝谌予

祝谌予，生于 1914 年，卒于 1999 年，享年 85 岁，北京市人。早年母病，久治不愈，唯服施今墨的方药后，病情有所好转，祝谌予仰慕施今墨先生精湛的医术，高中毕业后，即拜其为师学习中医。白天随师临床侍诊，深得其传。晚上则由周介人老中医为其讲授《黄帝内经》《难经》《伤寒论》等医学名著。在此基础上，祝谌予又精研了《千金要方》《外台秘要》《赤水玄珠》《景岳全书》《张氏医通》《医林改错》《中西汇通》等历代名家名著。同时，还学习西医的解剖、生理、病理等知识，以求中西医融会贯通。在施今墨门下学医六载，尽得其传。

1937 年在天津开业行医，疗效颇佳。由于施今墨在学术上提倡革新中医，中西医结合，治病以西医诊断、中医辨证相互佐证，提高治疗效果，这对祝谌予影响很大。1939 年，他东渡日本金泽医科大学医学专门部，系统地学习西医知识。4 年后学成返国，他以西医身份在北京开业行医，在临床中以西医诊断、中医辨证施治的方法进行临床实践。毕生力倡中西医结合。

1956年，祝谌予参加中医研究院第一期西医学习中医班的教学工作，由于国务院决定筹建北京中医学院，经周恩来关心，施今墨举荐，祝谌予由云南调到北京中医学院任教务长兼金匮教研室主任。曾参与制定全国高等中医院校教学大纲和教学计划。对于中医教学工作，祝谌予始终主张中医学院学生应以学习中医为主，也要学习西医基础课，这在我国中医教育史上揭开了新的一页。在施今墨的亲自指导下，祝谌予与翟济生等开始整理《施今墨临床经验集》一书，于1983年人民卫生出版社出版。1972年祝谌予被借调到中国医学科学院主持开办西医离职学习中医班，先后共10期，培养了大批中西医结合骨干人才；1975年调到北京协和医院担任中医科主任、教授、主要从事临床和科研工作。

祝谌予有着丰富的临床实践经验，临证中主张西医诊断，中医辨证治疗，从中医、西医两方面综合思考问题。祝谌予为中西医结合方面的专家，擅长治疗内科杂病和妇科病。他潜心研究糖尿病的中医药治疗，曾系统观察和总结了糖尿病的中医辨证分型和相应治则，筛选出治疗糖尿病的基本方。用增液汤和生脉散为主，再加苍术配元参降血糖，黄芪配山药降尿糖为基本方，并巧用活血化瘀药。祝谌予通过细致的观察，发现糖尿病合并有大血管或微血管病变者，大多具有中医的血瘀表现，并参照血液流变学和微循环检测的异常，率先应用活血化瘀法治疗糖尿病，这一见解目前已被国内同行所证实和公认。

对于冠心病、哮喘病、痛证、血证等，祝谌予在临床实践中形成了一套自己的治疗方法。他在治疗支气管哮喘、荨麻疹等病时，常选用验方过敏煎（银柴胡、防风、乌梅、五味子、甘草），经药理研究抗过敏反应作用较可靠，又如抗免疫方（广木香、当归、益母草、赤芍、川芎）经药理研究证实确有抗免疫反应功能，在治疗硬皮病、红斑狼疮、慢性肾小球肾炎等疾病时，常用此方为主。对于痛证，善用经方葛根汤、当归芍药散、黄芪建中汤加减治疗头痛、身痛、腹痛、四肢痛等；血证，祝谌予认为虽关于五脏，然与心、肝、脾三脏关系密切。所以常用三黄泻心汤，旋覆代赭汤治疗心胃火旺之吐衄；用丹栀逍遥散、泻白散、杞菊地黄丸治疗肝火灼肺或肝肾阴虚之咳血、眼底出血；用香砂六君子汤、补中益气汤、归脾汤治疗脾不统血、便血、崩漏、肌衄。

治疗妇科病，祝谌予还总结出一套方药，独具特色。痛经惯用自定的"痛经基本方"加减；治疗不孕症以广木香、当归、益母草、赤白芍、羌活加七子为基本方加减化裁；常用"芩连四物汤"加味治疗妇女更年期综合征，符合实际，行之有效。并总结出"调气血、和脾胃、理肝肾、固冲任"为治疗妇科病的治疗大法。

由董振华等撰写的"学贯中西勇于实践的祝谌予"一文，收载于《中国著名中医药专家学术经验集》一书中。"祝谌予治疗糖尿病经验"一文，发表在《浙江中医杂志》1987年12月号。他在国内多种专业期刊上发表学术论文60余篇。

其主要著作有《祝选施今墨医案》和《施今墨临床经验集》，分别于1945年和1983年由人民卫生出版社出版。

祝谌予不仅医术精湛，而且医德高尚。他年轻时深感求医不易，所以学医之后把为患者解除病痛视为人生最大乐趣。他铭记周恩来生前对医务工作者的要求，"对患者要做到来者不拒"。他以此严格要求自己，孜孜不倦，兢兢业业，一切为患者着想，做出了实实在在的成就。

1990 年祝谌予被人事部、国家中医药管理局确定为首批全国老中医药专家学术经验继承工作指导老师；曾任北京协和医院教授，北京中医学院名誉教授，中国医学科学院学术委员会委员、中华全国中医药学会理事，中国中西医结合研究会副理事，第五届、第六届、第七届全国政协委员，第七届北京市政协副主席，中国农工民主党第十届中央委员等职，并享受国务院政府特殊津贴。

第三节　北京中医医院

一、北京中医医院简介

北京中医医院始建于 1956 年，是北京市唯一的一所市属综合性、现代化三级甲等中医医院。承担着北京市中医医疗、教学、科研、预防等任务。医院下设北京市中医研究所、北京市中药研究所、北京市中医国际交流培训中心、北京市赵炳南皮肤病研究中心等。是首都医科大学中医药临床医学院、北京中医药大学教学医院、北京市中医住院医师（全科医生）规范化培训基地。目前，北京中医医院被国家中医药管理局评为治未病基地、中医药国际合作基地、中医急诊临床基地、中医适宜技术推广基地、中医药标准化研究推广基地、全国中医医院信息化示范单位，为北京市基本医疗保险 A 类定点医疗机构。

医院占地面积 2.8 万平方米，总建筑面积 5.5 万平方米，编制床位 1400 张，全年门急诊量 220 万人次，中医专病门诊 93

个，开展中医诊疗技术项目 77 项，配备大型医疗设备近 50 种。现有职工 1698 人。拥有国医大师 3 人，全国名中医 5 人，首都国医名师 35 人，全国优秀中医临床人才 25 人，享受政府特殊津贴 28 人，北京市新世纪百千万工程市级人选 7 人，北京市卫生系统"十百千"人才 16 人，"215"人才 20 人，北京市中医药人才（125 计划）44 人。全国老中医药专家学术经验继承工作指导老师 44 人，北京市老中医药专家学术经验继承工作指导老师 59 人，全国名老中医药专家传承工作室 27 个，北京市"薪火传承 3+3"工作室站 30 个。

医院拥有赵炳南皮肤病研究中心、脾胃病中心、肿瘤医疗中心、治未病中心及针灸中心等 5 个临床诊疗中心。设有中医皮肤科、中医心血管、消化、针灸、中医儿科、中医妇科及中医治未病中心 7 个北京市中医特色诊疗中心。拥有临床科室 33 个。设有包括捏积、强直性脊柱炎、慢性皮肤溃疡、介入、感冒、抑郁等中医专病门诊，对多种疾病的中医诊疗水平居国内外领先。医院狠抓学科建设和专科建设，积极开展创名院、建名科、树名医活动。目前，医院拥有国家中医药管理局重点学科 8 个、北京市重点学科 5 个；国家临床重点专科 8 个、国家中医药管理局重点专科 13 个、北京市中医管理局重点专科 14 个、北京市国家中医重点专科辐射工程项目首都核心专科 6 个，在防治"非典"、抗震救灾、抗击甲型流感和新冠肺炎疫情、援疆援藏等公益事业中，做出了突出贡献，连续十年获首都精神文明单位称号，先后获得全国医药卫生系统先进集体、人民满意医院等系列荣誉称号。北京中医医院底蕴深厚，名医辈出，是区域中医药服务的中坚、青年中医师成长的摇篮。

二、北京中医医院的元老

1. 丁化民

丁化民，字树诚，河北省丰宁县人。生于 1904 年，卒于 1990 年，享年 86 岁。幼时读私塾，后上高小，毕业后教小学。丁化民 1924 年到北京，在大阁街成春堂药铺从伯父丁润清学医，1928 年在前门外河泊厂二条从姑夫王新三学医。1930 年考入北平国医学院研究班，毕业后，获取中医开业执照，在八里庄开业。

1951 年丁化民在北京门头沟联合诊所行医，1956 年调入北京中医医院，曾在内科、儿科、妇科、肿瘤科应诊。60 岁时改行从事眼科临床研究，同时，在中医研究所理论研究室中医文献室从事研究工作。

丁化民曾任北京中医研究所理论研究室中医文献室副主任，北京第二医学院教授，1981 年聘为中医主任医师。

丁化民在近 60 年的中医临床与理论研究中，取得了一定的成就。其中医理论扎实，临床涉及面广，在内科、儿科、妇科、肿瘤科等均有一定的见解和丰富的实践经验。受到同行及患者的肯定。正因为其有全面扎实的中医知识，所以在其 60 岁时从事眼科临床研究同样获得了较大的成就。丁化民撰有"老年性白内障""眼底出血"等十数篇文章，在《北京市老中医经验汇编》一书中有其数篇专论。临证运用中医治疗青光眼、老年性白内障、视网膜炎、巩膜炎、角膜炎等病有独特之处。

丁化民少时学习勤奋，有较深的文化底蕴。及年长随师学医，中医基础理论深厚，基本功扎实。勤奋广博、灵活变通、师古不拘古是他治学的主要特点。他能够将中医理论广泛地运用于临床多科疾病的诊治中，尤其在妇科常见病证的辨证论治方面条细理明，经验丰富。

2. 房芝萱

房芝萱，男，汉族，生于1909年，卒于1983年，享年74岁，河北武清人。中国共产党员，北京市中医医院外科主任医师，北京市中医学校副校长，北京第二医学院教授。

房芝萱祖上三世业医，祖父房星桥为清宫御医，父亲房少桥为北京名医。房芝萱继承了祖传医术，使"房家"成为北京中医外科三大家之一，与"赵家"（赵炳南）、"哈家"（哈锐川）齐名。他受中医世家的熏陶，幼年就开始背诵药性赋和汤头歌，少年时代在家帮助配制丸、散、膏、丹，并攻读中医经典著作和各家名著。房芝萱24岁时参加北洋政府医师考试，外科成绩名列榜首，取得开业行医资格。

新中国成立初期，他先后参加了北京市卫生局主办的预防医学学习班、中医医师进修班。1956年被聘为北京中医医院外科副主任。

房芝萱出身于中医世家，幼年时熟诵了中医各家经典，有着深厚的中医根底。但他没有任何门户之见，重视西医的学习和应用，在临床诊疗过程中，首先从中医西医两个角度给疾病进行定位，一方面，是中医的望、闻、问、切；另一方面，是各种现代的检测指标。如脱疽根据其病程和严重程度定义为西医的血栓闭塞性脉管炎Ⅲ期或坏死期，瘰疬相当于淋巴结结核，附骨疽相当于化脓性骨髓炎。治疗时除了使用中医的各种治疗手段，还根据需要应用西医的治疗措施。

房芝萱临床重视治病求本。本，即本于脏腑。他认为，治疗时不能只看局部，不见整体，特别是肝郁气滞、肝肾阴虚、气血双亏等证候的治疗，"病在局部，根在脏腑"。如慢性瘰疬的治疗，房芝萱根据病程将其分为四期——硬结期、脓肿期、破溃期、愈合期，治疗上相应的采用消、托、补、防四法，但每一步又都不忘治本。在硬结期，疏肝解郁治本为主，软坚散结治标为辅；在脓肿期，托法是应用药物托毒外出，分透托法和补托法两种，透托法适用于脓肿已成而正气未衰者，常用药是炒山甲、炒皂角刺、白芷、桔梗、生甘草。补托法用于脓肿已成而正气已衰者，常用药是生黄芪、党参、当归、赤芍，以调理肝脾，补益气血。两法关系密切，经常配合使用，房芝萱把透托法比作水，补托法比作火，水没有火就不能沸腾。脓肿形成以后之所以不溃破，是气血不足之故。用补益脏腑的方法，促其穿透，以排脓透毒外出。破溃期，脓肿破溃则成鼠疮，疮周皮色紫暗，疮内腐肉灰白，脓水清稀，常夹有败絮状物，一时不易排尽，多形成慢性瘘管，或此愈彼溃，日久可致气血双亏，面色苍白，精神倦怠，少气懒言，形体消瘦，女性患者常可致闭经。此期的治疗，宜用补法，补益气血，托里生肌，常用八珍汤加味，并重用黄芪。愈合期，房芝萱强调要用防法，以巩固疗效，防止复发，基本原则是扶正，扶正即是治本。而扶正的具体方式就是调理脏腑，补益气血。

治病求本，是内科治疗时的普遍适用原则。房芝萱对此加以重新阐述，把它应用到中医外科领域，扩展到某一具体病证的各个治疗阶段，且加以强化为治病必求其本。

3. 冯泉福

冯泉福，号雨田，北京人，满族，生于 1902 年，卒于 1989 年，享年 87 岁。其父冯沛成及祖父皆业医，精通小儿捏积术。冯泉福幼时即受家父医学思想的熏陶，20 岁时随父开始学习捏积，1928年独立行医，为冯氏捏积术的第四代传人。冯泉福1959年调入北京中医医院儿科工作，并将祖传秘方和医术献予国家，还向医院献出了家中珍藏的560g麝香。在66年的行医生涯中，冯泉福先后任中华全国中医学会北京分会理事、顾问及儿科专业委员会理事、顾问，北京中医药研究促进会理事等职。

冯氏捏积法在北京已有百余年历史，可以说妇孺皆知。该捏积疗法方法简便，费用低廉，疗效显著，冯泉福有"捏积冯"之美称。在捏拿的同时，为了加强疗效，又配合服用"消积散"及外敷"冯氏化痞膏"，此二方均为冯氏家传，冯泉福到北京中医医院工作后将其无偿献给了医院，献给了中医事业。

捏积疗法操作简单，患儿无痛苦，疗效确切，是北京地区治疗小儿疳积的一种传统疗法，是家长和小儿乐意接受的一种行之有效的疗法。为了进一步探讨捏积疗法的实质性机理，冯泉福与北京市儿科研究所、北京市中医研究所合作，对患儿做了大量观察及实验室研究，"捏积疗法的临床观察及对小肠吸收功能的影响"和"捏积疗法对疳积患儿胃泌素分泌功能的观察"两项课题，分别获得北京市科研成果奖、北京市卫生局科技奖。并将研究成果发表在《中医杂志》1980年第9期和1981年第7期。他利用诊疗之余撰写了《冯氏捏积疗法概要》和《捏积疗法的临床应用》等文章，分别刊登在《中医争鸣》和《北京市老中医经验选编》等书中。

冯泉福"临床诊病、治疗，严肃认真，不但为患儿治疗，而且给家长讲授小儿喂养、防病及护理知识，从不厌烦。经他手治疗的患者已有三代人之余，数百万人之多。他始终如一勤勤恳恳地为患者服务，而且对患者不论富贵贫贱，一视同仁"。他在中医界虽享有较高的声誉，但从不自傲，对各级医师仍是虚心求教，认真指教。他曾多次受到国内外报纸杂志的报道，并多次接受国内外电台、电视台的采访，却从不沾沾自喜。他的学生遍及全国各地，他从不以此为个人资本，仍孜孜不倦地工作，满腔热忱地为患者服务，关心着中医事业的发展，直到他倒在病榻上，还为中医医院的发展提出了许多建设性意见。

1983 年，他被推选为北京市少年儿童先进工作者，1985 年受到"北京市统战系统为四化服务先进集体和先进个人代表表彰大会"的表彰。还曾被选为西城区第二届、第三届政协委员，西城区第三届人大代表，东城区第四届、第五届政协委员。

4．刘奉五

刘奉五，名同育，字奉五，男，汉族，北京市人，生于1911 年，卒于 1977 年，享年 66 岁。刘奉五幼年刻苦攻读中医经典，并拜名医韩一斋为师，24 岁在北京悬壶应诊，他曾受北平国医学院孔伯华院长之聘请，讲授中医妇科学，并主编《健康知识小报》。新中国成立后，刘奉五在中医进修学校任教，1955 年调任北京中医医院任妇科副主任，晚年任教于北京市中医学校、北京第二医学院中医系，并多次为西医学习中医班授课，深受学员们欢迎。

刘奉五曾参加农村巡回医疗队，到密云山区为农民服务，他根据当地自采、自种、自用的中草药，结合农民的实际需要，创制小方为群众治病，受到当地群众的欢迎，同时也积累了宝贵的经验。

刘奉五在 40 余年的临床和教学实践中辛勤耕耘，取得了中医学术界公认的成就。在中医妇科理论与临床方面都有其独到的见解和治疗特点。在理论方面，重视肝、脾、肾三脏及冲任二脉与妇科病的关系，并把脾胃升降理论灵活地运用于妇科临床；还试图将肾气通于脑的理论与妇科内分泌有机地联系起来，并结合临床实践取得了一定效果；以"肝为五脏六腑之贼"为题，深刻地研究了五脏六腑与肝的关系，创立了妇科治肝八法；对于冲任二脉与妇科的关系，认为"冲任不能独行经"，冲任二脉的生理功能是通过肝脾肾三脏的生理功能来体现的，对于冲任二脉为病也应通过调理肝、脾、肾三脏的功能来达到治疗目的。他在妇科临床实践中亦积累了丰富的经验，如将月经失调分类为漏经类月经失调，闭经类月经失调等。通过多年的实践检验，形成了自己常用的经验方和经验用药，如瓜石汤、四二五合方、凉血衄汤、清肝利湿汤、安胃饮、清眩平肝汤、解毒内消汤和几十种经验用药。

刘奉五的医疗经验引起了国内外同行的重视，《上海中医药》1979 年发表了金谷城的"瓜石汤治疗闭经的作用原理探讨"；《辽宁中医》1983 年发表了温光远的"刘奉五老大夫对崩漏辨证分型治疗经验"；《中医杂志》1985 年发表了高益民等的"刘奉五老中医对闭经分型辨治的介绍"。北京中医医院和北京市中医学校编写的《刘奉五妇科经验》一书，于 1982 年 3 月由人民卫生出版社出版。1978 年该著作获全国科学大会奖。

刘奉五生前多次为国际友人会诊，曾解决了不少疑难病证。经周恩来推荐，为日本乒乓球选手治疗不孕症，为美国农业专家治疗更年期综合征，均收到良好的效果。林巧稚教授曾多次请他为产后、术后高烧使用多种抗生素无效的患者会诊，经他辨治，均获良效，被赞誉为"技艺高超，用药通神"。

刘奉五的一些临证经验，已被高益民、余瀛鳌编撰的《现代名中医类案》收入。作为北京著名医家被《中国当代医学家荟萃》《北京卫生史料中医篇》《北京卫生志》和《京城国医谱》

等收载。

5．卢冶忱

卢冶忱，男，汉族，生于1909年，卒于1975年，浙江山阴人。

卢冶忱自幼读私塾，并进小学学习。他从小热爱中医学，1924年参加工作后，边工作边从冯叔莹、陈芷举、林东湖等人学医。阅读了大量的中医经典著作，为继续学习中医临床，打下了坚实的临床基础。1930年到了北京，起初在北京电话局工作，于1943年开始行医，从此便开始了他的医学生涯，并积累了丰富的临床经验。1949年后，他曾在西鹤年堂等处坐堂开业。1958～1960年卢冶忱在北京市进修学校内经教研组执教，讲授黄帝内经课程，之后被调到北京中医医院内科，从事临床治疗和研究工作。

卢冶忱虽无家传师承，但凭着对医学事业的热爱，孜孜不倦和锲而不舍的追求精神，最终成为一名国内外知名的中医学者。卢冶忱一生勤勤恳恳，朴实无华，以治学严谨而著称，在理论上，精研《黄帝内经》《难经》《伤寒论》《金匮要略》等经典著作，对三焦的精神实质有较为深刻的认识，临证对痹证、肝炎、肾炎及湿热病的治疗效果显著，在医学界享有较高声誉。

卢冶忱致力于中医教学、医疗、科研工作，治学严谨，学验俱丰，逐步形成了其独特的学术思想和医疗风格。他非常重视三焦辨证，对"三焦"的精神实质和"病能"有独到见解。他认为，三焦既有其名，又实有其形，是千百年来经过无数次临证实践的经验总结，为中医学基础理论的重要组成部分。若是三焦有名无形，为人体可有可无之物，即不可能流传至今。况夫五脏六腑、四肢百骸、头干身躯、五官九窍，各有定位，各司其职。而机体之发育生长，均赖气血之濡养。血行脉中，气行脉外，血属有形之物，剖之可见，命曰阴；气属无形之物，剖之则杳然而失，命曰阳。故气之所行究为何处，后人不察，遂屏三焦于无稽，殊不知气之萦绕周身，剽疾滑利，往复上下，爰循三焦水道，弥漫全身，上清下浊，划分阴阳，濡润脏腑，温煦四末，网围周身，形同大囊。因此不唯是有形之物，且为人体发育生长之主要器官，一切灾难莫不与三焦有关，古今疗疾愈病莫不从气血入手，故三焦在人体实为至要之腑。

卢冶忱也是一位出色的教育学家，1958年到北京市进修学校执教，为该校最早的教师队伍中的一员，主要从事中医经典课程的教学，专门从事《黄帝内经》的教学与研究工作，为国家培养了大批优秀的中医药人才，为中医教育事业做出了杰出的贡献。

卢冶忱临证对痹证、肝炎、肾炎及湿热病的治疗效果显著，其学术思想和临床经验被载入《北京市老中医经验选编》一书中，对后世学者具有深远的影响意义。

卢冶忱曾先后收徒8人，在其门下学习继承他的学术思想和临床经验。由其弟子胡庚辰整理的"中医临床辨证一得""浅谈癌辨证及转移""论三焦""卢冶忱先生论病能"等论文收载在《北京市老中医经验选编》《燕山医话》等书中，在临床辨证施治中具有重要的指导意义。

他不但医术精湛，而且医德高尚，诊病不分贫富贵贱，皆以仁心相待，从不挟术而矜名索利，以治病救人为己任，深为病家所称道。

6. 祁振华

祁振华，又名祁文佩，河北大兴人，生于1898年，卒于

1969 年，享年 71 岁。祁振华幼年读私塾，1915 年拜师学习中医。1923 年他取得医师资格，行医于北京，设诊于西单报子街，并任职于东北某慈善机构。新中国成立后，1956 年 4 月，北京市卫生局组织开业中医时，他第一批参加工作，被分配到北京市第二门诊部。同年 5 月，北京中医医院创建时，他被调到北京中医医院，聘为儿科主任。祁振华曾任全国中医学会理事、北京中医学会儿科分会理事、儿科北京分会主任委员。1960 年由全国总工会、共青团中央、全国妇联及中华人民保卫儿童委员会联合评为全国儿童工作先进代表，授予"儿科专家"称号。他于 1957 年加入中国共产党，是著名儿科专家。

祁振华擅长儿科，对呼吸、消化系统疾患有独到见解，治疗单刀直入，药少力专，药价低廉，疗效突出。他善治小儿呼吸系统疾病，如麻疹合并肺炎、小儿消化不良等症。自拟清肺饮、止嗽化痰定喘丸、健脾粉、鹅口散等。对小儿腹泻、中毒性消化不良，主张清热分利法，小剂量用药。晚年从事药物剂型改革。祁振华撰有《小儿肺炎辨证用药经验介绍》《小儿消化不良论治》等论文，并与杨艺农等合编《中医儿科集萃》。在教学方面，他总是诲人不倦，不但对自己弟子，即使是外院、外地、外国来学习进修的，也是如此。1962 年朝鲜派来 4 名留学生，随祁振华实习。他对这些留学生在教学上一丝不苟，尽量把深奥的医理讲得深入浅出，通俗易懂，学业结束后，4 名朝鲜留学生都能独立诊病处方，独当一面。临别时，他们对祁振华至诚的教学精神感动得流下了热泪，回国后还来信怀念老师，汇报他们已成为"东医学"研究所的骨干。20 世纪 60 年代初，在麻疹疫苗尚未问世时，祁振华提出了治疗麻疹内陷危证时的救逆法，即在此证候出现 12 小时内时，急用透疹加少量活血药将内陷疫毒透里达表，取得了满意的疗效。他故去以后，经学生整理编写了《祁振华临床经验集》一书，由辽宁科技出版社出版，发行后受到医务界的高度赞扬。

7. 王鸿士

王鸿士，生于 1919 年，卒于 1985 年，河北武清县人。北京市名老中医、肝病和杂病专家。

王鸿士，幼承家技，攻岐黄之术，15 岁随父应诊。1940 年他就学于北平国医学院，并投师北京著名中医孔伯华，深得孔氏医治温热病之长。1944 年毕业后，又拜前皇家御医瞿文楼为师，师其德高业精、功底深厚，得其真传。1952 年王鸿士创办并主持石景山衙门口联合诊所，1956 年调入北京中医医院内科，1961 年加入中国共产党。王鸿士曾担任北京中医研究所副所长、北京中医医院内科副主任、北京第二医学院副教授、北京市卫生技术干部科研职称评委会委员、中华全国中医学会理事和北京市分会理事、中国红十字会北京市分会理事、人民卫生出版社中医图书编辑、中医古籍整理委员会委员、光明中医大学顾问、《北京中医》杂志顾问等职。

王鸿士一生刻苦，辛勤耕耘，博采众长，学识渊博，具有系统的中医理论和深厚的实践功底，业精于内科、妇科、外科、儿科疑难杂症，在中医理论与临证治疗方面有其独到的见解和治疗特点，尤其擅长辨证之法，论治肝、胆、肠胃等消化系统疾病，逐步形成了其独特的学术思想和医疗风格，所创治疗肝胆病诸方具有显著的临床疗效，在医学界颇负盛誉。

王鸿士在长期的临床实践中，对治疗肝炎、肝硬化腹水、胃肠病、冠心病、脑血管病等病有独到的经验。他创制出许多行之有效的方剂，尤其在肝病的治疗和研究方面取得了卓越的成就，为中医的临床医学做出了杰出的贡献。王鸿士致力于肝病治疗有效方的筛选和中药针剂的研究与开发工作，他研制的清肝Ⅰ号、清肝Ⅱ号、养肝Ⅰ号汤剂和针剂应用于临床，疗效显著，并产生了巨大的社会和经济效益。

王鸿士长期从事于临床和教学工作，积累了丰富宝贵的临床经验。他在临证之余，笔耕不辍，著述颇丰，曾在全国各中医刊物上发表过多篇有关中医治疗肝炎、肝硬化腹水、胃肠病、冠心病、脑血管病等专业论文和论著，其中"急慢性肝炎辨证论治的体会""肝硬化腹水的辨证论治体会"等文章分别刊载、辑入《中医杂志》《北京医学》《北京第二医学院学报》《北京市老中医经验选编》等书刊中。

王鸿士从医 50 余载，常以治病救人为己任，学术精湛，医德高尚。他曾多次被评为"先进工作者"，出席区、市、中央级群英会，获得奖励与表彰，在医学界享有较高的声誉。

8. 王乐亭

王乐亭，名金辉，1895 年出生于河北省廊坊市香河县运河西岸王指挥庄，卒于 1984 年，为我国近代著名针灸学家。

王乐亭自小聪明过人，待人诚恳，十多岁时，偶然学到用六寸银针治疗淋巴结核的秘诀，从此便对医学产生了浓厚的兴趣。后考入中国大学，业余治病，读了两年大学，感到毕业后仍无出路，而六寸银针反而会给患者解除痛苦。于是他毅然放弃上大学的想法，拜北京城针灸名医陈肃卿为师，学识和技术日益增进。1929 年考取医师执照后，王乐亭开始使用金针为患者医治疾病。他不懈地研究攻读多种有关医学方面的书籍，求之精华付诸实践，博取众家之长，终于形成了自己独特的经验。1953 年，王乐亭放弃了私人开业行医，被聘请到北京中医学会，曾任北京市第二中医门诊部顾问，北京中医医院针灸科医师，北京第二医学院（现首都医科大学）教授，北京中医学会委员，针灸委员会理事，宣武区政协委员，系农工民主党党员。他还被吸收为英国皇家图书馆会员，获英国医学博士学位。1984年2月25日，这位著名的老中医终因长期患病，医治无效而逝世，享年90岁。

在中国中医史上，王乐亭享有很高的威望。他是继中国四大名医孔伯华、施今墨、汪逢春、萧龙友之后的又一大名医，是全国著名老中医、针灸专家、北京中医医院针灸科主任医师。他勤学苦练，态度严谨，遵训而不泥训，继承之中又有发明创新，并以擅长六寸金针而闻名于天下。他不仅用六寸金针治疗人体百种疾病，更为独特的是以六寸金针治疗瘰病在中国中医学史上弥补了一项空白，被称为"金针王乐亭"。

王乐亭医德高尚，不图名利，很少保守思想，一生中培养出大量针灸门人，并毫不保留地将技术传给下一代针灸事业的接班人，如韩福如、耿永明、于汇川、钮韵铎、王立山等。

北京中医医院将王乐亭的宝贵临床经验、中医理论以及主要学术观点汇集成册，著成《金针王乐亭》一书，一经出版，即销售一空，受到广大医务工作者的欢迎和好评。他的独特针法和治疗经验如"五脏俞加膈俞""督脉十三针方""中风十三治"等也得到了广泛的应用。

9. 魏舒和

魏舒和，字长熙，"舒和"实为其号，察哈尔省（今河北省）蔚县人。他生于1891年农历九月初十，卒于1965年10月4日，享年74岁。其祖父魏子熔是当地老中医，以大方脉而获盛名，他将数十年之医疗经验传其长子魏幼蓉（魏舒和之伯父），再传魏舒和。因此可说魏舒和为祖传三代世医。

魏舒和之父早年在绥远为官，故他少年时代随父在任所读书，业余跟伯父学习医术，青年时代考入北京朝阳大学法律系。肄业后继续随伯父在太原行医，实践临床，攻读经典，并得到太原名医沈佩琦的指点，从而岐黄之道根底深厚，为日后的医疗业务奠定了良好的基础。约28岁在太原挂牌开业行医。

20世纪30年代初，魏舒和由太原到北京，先在西单同乐堂坐堂，后通过亲友介绍拜名医施今墨为师。由于蒙受京师名医精心指导，深得施今墨老中医之传，1936年，经北京市卫生局考试，魏舒和取得医师执照，从此在西单辟才胡同挂牌行医。

1949年后，魏舒和曾在西鹤年堂坐堂，每日两小时，与其他中医轮流坐诊。1956年北京中医医院建院时，由北京市卫生局聘请他到中医院工作。1958年受中苏友谊医院专家门诊部特邀，每日半天前往为国际友人诊治。

魏舒和临床经验丰富，医疗成就显著，他在临证中对治疗咳喘病、肝脾病、伤寒病及妇科病等颇有体会。其中，他治疗肝胃（脾）病最多，采用疏肝和胃法很有心得。他常从以下方药中选药配方。

①疏肝调气：杭白芍、醋柴胡、香附炭、醋青皮、黛黛花。②理气和中：台乌药、炒枳壳、陈香橼、砂蔻壳、厚朴花。③化滞消食：建曲炭、炒山楂、炒谷芽、炒稻芽、霞天曲、范志曲、六神曲。④活血止痛：川郁金、丹参、酒元胡、川楝子、娑罗子、制没药。⑤温中散寒：淡吴萸、高良姜、鲜生姜、川荜茇、煨姜、山柰。⑥清热和胃：酒条芩、青竹茹、青连翘、川黄连、川石斛。⑦收敛溃疡：乌贼骨、川贝母、生牡蛎。以上群药，使用时根据辨证施治的需要选择。其治疗肝

胃（脾）病的用药规律，是他在 20 世纪 50 ～ 60 年代，从临床治疗肝胃不和 280 多份病例中总结出来的。他的学生钮韵铎深有体会地说："先师治疗肝脾（肝胃）之症多以调肝理气为主导，兼以和脾胃，故疗效明显。尤其是小柴胡汤是先师得心应手之方，屡用屡验，其功匪浅。"

魏舒和亦擅长治疗呼吸系统疾病。如一老妇年逾古稀，喘咳十余日，咳吐白沫，黄痰相兼，夜重昼轻，彻夜不能平卧，喉中痰鸣，脉象弦滑，舌质淡红，苔白滑而腻。先后三易医师，服药十剂不效，改拟宣肺化痰平喘降逆法，取葶苈大枣汤、小青龙汤、生脉饮加减。方拟：葶苈子一钱，大枣五枚，杏仁泥三钱，苦桔梗一钱半，嫩射干一钱半，炙麻黄三分，五味子一钱，细辛三分，同打，生石膏五钱，酒条芩三钱，浙川贝母各一钱半，橘红络各一钱半，旋覆花二钱（包），鹅管石一钱，苏子霜一钱半，海浮石、黛蛤散各三钱布包，冬瓜子五钱，北沙参五钱，炙甘草一钱。进前方二剂喘平，五剂诸症皆消。为此，《北京晚报》通讯员刘静宜曾拟稿报道。由于魏舒和医术很高，他在北京辟才胡同悬壶时，业务情况甚好，因而魏舒和名扬京城，至今北京有的年长者还能记得辟才胡同头条魏大夫那块长方形的大铜牌。他在北京中医医院工作时，据 1959 年北京中医医院广泛统计医生的病历资料的记载，其疗效居全内科第二名。魏舒和在京城有"施门大弟子"之誉称。他在西鹤年堂坐堂时，被称赞为"三老四少五大贤"中五大贤之一。

他曾在《北京市老中医经验汇编（第一集）》中刊登有"胆道蛔虫治验""肠痈治验"的论文；在本书第二集中登有"癫症""冬葵子合剂治疗癃闭"等临证经验。魏舒和另著有《古方集解》一书，计 25 万字，未曾发表，书稿在 1966 ～ 1976 年间遗失。

魏舒和一生共收四名徒弟，有宋仙墅、赵增寿、高忠英和钮韵铎。

10. 郗霈龄

郗霈龄，满族，北京市人，中国共产党党员，生于1902年，卒于1976年，享年74岁。

他16岁时因家境贫寒中途辍学，生活的艰辛促使他立志学医。郗霈龄1924年拜北京名医王子江为师，边临证实践，边学习经典著作，1930年考取中医师，开始在京行医。郗霈龄后与赵绍琴、刘奉五等同窗受业于前清太医院御医韩一斋门下深造，深得韩老师真传。

1949年中华人民共和国成立后，他到北京医学院附属平安医院工作。1958年后，郗霈龄曾在北京市卫生局、北京中医研究所、北京中医医院工作。

郗霈龄从事中医工作50余年，对内科、妇科、儿科积累了丰富的临床经验，擅长治疗温热病、某些感染性疾病以及伪膜性肠炎等，如他曾与北京友谊医院内科医生一道，在该院中西医密切配合下，救治过不少伪膜性肠炎患者。"伪膜性肠炎"又称"抗生素性肠炎"或"葡萄球菌性肠炎"，是由于使用广谱抗生素之后，所引起的肠道菌群失调的疾病。本病属于中医"泄泻"中的"濡泄""飧泄"等范围。郗霈龄认为，引起泄泻的原因较多，而"伪膜性肠炎"的发生系因湿热内蕴，复感外邪，又因调治失宜，致使湿热胶结，蕴于肠腑而成"湿盛则濡泻"，热盛则"暴注下迫"，故见泄泻频作；湿热阻滞中焦则清阳不得升，浊阴不得降。"清气在下，则生飧泄"，他阐明了本病的病因病机。又如1956年初秋，北京地区乙型脑炎流行，他带病在医院病房与其他医护人员一道救活了 30 多个幼小的生命。1963年，他与北京友谊医院王宝恩、高寿征、查良锰等创建了中西医结合病房，并每周定期会诊。对败血症、肝脓疡、尿毒症、乙型脑炎等疑难重症的治疗，获得了很好的疗效。

郗霈龄任职较多，如曾担任北京市卫生局中医科科长，北京中医研究所副所长、顾问，北京中医医院妇科主任，曾当选为北京市政协委员、全国政协委员、北京中医学会秘书长等。他一生致力于中医事业，特别是他在北京市卫生局中医科任职期间，为北京市各综合医院成立了中医科，并在北京市中医界的学术交流方面做出了很大贡献，如广泛整理北京老中医临床经验和参加北京中医医院建院 10 年的医疗和科研成果的总结工作，编辑了《中医临床经验选》《中医论文选编》。

1965 年郗霈龄被评为北京市卫生战线 10 位先进模范之一，新中国成立 15 周年时他参加了全国劳动模范大会，受到毛泽东、刘少奇、周恩来的亲切接见。

11. 夏寿人

夏寿人，为北京著名的针灸专家，辽宁省金县人，生于1906 年，卒于 1986 年，享年 80 岁。夏寿人年轻时在大连普兰店辽东银行、东亚书局工作。1938～1939 年间夏寿人东渡日本，在日本东京高等针灸学校学习。毕业后回国，从天津复转北平。1942 年后，夏寿人在北平市开业。

1958～1966 年夏寿人在北京市中医学校任针灸课教师，1966 年调到北京中医医院针灸科任医师，1978 年被聘为北京第二医学院副教授，1981 年晋升为针灸科主任医师。

12. 杨艺农

杨艺农，字育才，男，汉族，生于 1900 年，卒于 1969

年，北京市人。其父杨纳庵及伯父皆业医，杨艺农自中学毕业后，即随其父学医，1923 年正式行医。1951 年参加北京市预防医学学习班，同年参加北京市中医进修学校学习，毕业后参加北京市第一中医门诊部工作，1956 年调北京中医医院儿科工作。

13．姚正平

姚正平，原名姚秉中。浙江绍兴人。生于 1908 年，卒于 1979 年，享年 71 岁。

其父为清末六品官职，管辖钱粮。姚正平自幼读书，17 岁从刘芷菁学医，便开始了他的医学生涯，后又拜张友松为师。18 岁在崇文区手帕胡同家中开业行医，积累了一定的临床经验。20 岁时曾在北平国医学院帮助工作，并学过部分中医课程。20 世纪 40 年代初，曾在北平市卫生局举办的中医学习西医班系统学习西医 3 年。1950～1955 年间，除在家中行医外，常去庆仁堂、济仁堂、万全堂、千芝堂、西鹤年堂坐堂。1955 年姚正平参加北京市第五医院工作，1960 年调到北京市中医学校内科教研室任教，1964 年又被调到北京中医医院内科。

姚正平晚年致力于冠心病的研究，曾于 20 世纪 70 年代初与北京友谊医院心内科合作，研究探讨急性"心梗"的中西医结合治疗规律，在中西医结合防治急性心肌梗死工作中做出了积极的贡献。姚正平曾被聘为北京第二医学院副教授、中华医学会全国中医学会常务理事、北京中医学会理事。

姚正平一生致力于临床、教学和科研工作，学识渊博，功底深厚，医理精深，师德高尚，以治病救人为己任。姚正平临床经验丰富，擅长肾病的研究和治疗，并对肝炎、肺心病、冠心病、男子不育症、慢性前列腺炎、泌尿系感染等疑难杂病皆有深入的研究，为医学事业的发展做出了卓越的贡献。

姚正平在中医理论研究方面，精于《黄帝内经》《难经》《伤寒论》，旁采河间、东垣、子和、丹溪诸家，尤其推崇景岳之说。在此基础上不断创新、发展，具体体现在对肾病治疗上，形成了自己独特的中医诊疗体系。

14. 赵炳南

赵炳南，学名德明，经名伊德雷斯，男，回族，祖籍山东德州，后迁入河北宛平县（今属北京市）。生于 1899 年，卒于 1984 年，享年 85 岁。他是农工民主党党员，担任北京中医医院副院长兼皮肤外科主任、北京中医研究所所长、北京第二医学院中医系教授。

赵炳南幼年家境贫寒，身体羸弱，5～7 岁仅 3 年间就出过天花，患过痢疾，得过麻疹，发过疟疾。赵炳南后来回忆说："我的童年生活饱尝了人间的痛苦与疾病的折磨，是今天的少年儿童难以想象的。"特殊的人生经历使他深深地懂得生命的珍贵，在他幼小的心灵里已播下了立志做一名为他人解除病痛的医生的种子。6 岁时，赵炳南进入私塾开始了他的读书生涯，但因家境清贫，他的学习仅勉强维持了 6 年便中断了，被迫过早地走上社会。少年时期的赵炳南目睹饥寒交迫、在死亡线上挣扎的劳苦大众，心灵受到极大的震动，这更加坚定了他立志做一名医生为民众解除病痛的信念。1913 年，14 岁的赵炳南经人介绍到伯贤氏药房学徒，一次偶然的机会，拜在北平德善医室丁德恩门下，开始了他的新学徒生涯。1920 年，他参加了北洋政府举办的中医考试，虽然考取了，但所发的是"医士"执照，只能在四郊行医，不准进城。几年后，又经过一次有 200多人参加，而只取 13 名的考试，他名列其中才准许在德善医室门口挂了行医的牌子。一次，他出诊治疗河南省伪省长的女儿鼠疮时，被师父错误地怀疑为独吞了出诊费，而被辞退。于是，他到处奔波，求亲告赁，这家赊药，那家借房，东挪西借，在西交民巷租了二间房子的小小医馆，开始独自行医。三年后，医馆业务逐年兴盛，他重礼道谢了亲友，还清了债务，又租赁了一所有"天蓬、鱼缸、石榴树"的大四合院，如此又干了三年，有点积蓄，才正式开设了西交民巷医馆。

新中国成立后，人民政府发给赵炳南中医师证书，他的工作也受到国家和人民的重视，在北京中医医院成立之前，他先后被聘请为北京市中医第二门诊部、中央皮肤性病研究所、和平医院（整形医院）和北京医院的中医顾问，定期会诊，帮助筹建中医皮肤外科诊室。在皮肤性病研究所，赵炳南和西医同道商定了共同进行湿疹、牛皮癣、神经性皮炎三个病种的定名和治疗研究。1955 年经卫生部傅连璋介绍，赵炳南给朱德看病，并会见了周恩来。1956 年北京第一所中医医院成立，在党的政策的感召下，他离开了经营多年的医馆，投身到伟大祖国的社会主义建设行列中。

1975 年，他出版了《赵炳南临床经验集》，该书荣获 1978年全国科学大会奖。此外，他还参与了多种书的编著，在杂志上发表了一些论文，为人们留下了众多宝贵的医学财富。

第四节　其他医疗系统

1. 黄乐山

黄乐山，男，满族，北京市人。生于 1916 年，卒于 1983年，享年 67 岁。教授，积水潭医院骨科主任。

黄乐山师承王雅儒、佟绍武，1938 年考取医师资格开业行医。1958 年入积水潭医院工作，专攻正骨，擅治陈旧性关节脱位、四肢骨折及软组织损伤，对腰椎间盘脱出症、颈椎病的治疗有独到经验。黄乐山任北京中医学会理事，正骨按摩委员会副主任委员，北京市政协第六届常务委员等职。

黄乐山在继承前人经验基础上，在治疗骨伤疾病方面形成了自己的特色：①局部与整体相结合，以局部为主；②手法与药物相结合，以手法为主；③中医与西医相结合，以中医为主。正骨手法刚柔相济，重点突出，简洁有效，别具一格。

衷中参西，发扬中医骨伤特色：黄乐山治病，多用中医辨证论治方法，尤善用手法治疗各种骨科疾病，再加中药内服外用，临床往往取得满意疗效。其对诸如 X 线检查等现代的诊疗技术并不排斥，而且能很好地应用于临床。中西医结合不仅弥补了中医诊疗技术上的不足，为发挥中医特色、更好地为患者服务奠定了基础，也为后世的骨伤科学的发展起到了很好地促进作用。

动静结合，贵在时机：动静结合是中医骨伤治疗损伤的原则之一。黄乐山认为动静结合的关键在于掌握时机。如他治疗椎间盘突出症认为，推拿牵引、功能锻炼是动，卧硬板床休息为静；临证则根据患者病情采取动静结合，当动则动，当静则静，把握好了时机就会取得满意的临床效果。

治病以预防为主，巩固在于功能锻炼：黄乐山强调"不治已病治未病"。对于筋伤要以预防为主，平时注意避风寒，匀用力，"未病先防"，一旦患病，药物、手法、手术治疗固然重要，但后期恢复的关键还在于功能锻炼。对于冻结肩的治疗，他的经验是"宜缓，功在练""早期防在先，后期治宜缓，恢复功在练，手法摇与弹"，强调了早期预防和后期功能锻炼的重要性。

药物与手法结合，以手法为主的思想：在治疗中，黄乐山坚持"中医与西医相结合，以中医为主；在中医治疗中手法与药物相结合，以手法为主"等原则，其正骨手法刚柔相济，重点突出，简洁有效，别具一格。对于手法的施用，他强调三个注意：一要注意手法的精练性，不要把动作搞得过于复杂，华而不实，使人眼花缭乱，无从学起。二要注意手法的适用性，认为手法是百病皆治，这是不正确的。手法既然是一种医疗方法，就和其他医疗方法一样，有其一定的适应性和局限性。如果施之对症，用之得法，则手到病除，否则无效，或生其害。三是手法贵在辨证和灵活，而且讲究实效。

2. 金厚如

金厚如，字允明，回族，河北省河间人。生于1896年，卒于1977年，享年81岁。金厚如幼年入私塾，历十载，师承清廷御医李春沂和张贵廷，潜心学医。中华民国初应试合格，遂在河北省唐山市业医，擅儿科。新中国成立后，金厚如任唐山市卫生工作者协会副主任、路南区分会主任；1956年当选唐山市人民代表、政协常务委员；1957年应北京儿童医院邀请创办中医科病房，任中医科主任。

金厚如从事中医儿科和内科医疗、教学、科研工作50余年，尤其在儿科临床和小儿中药剂型改革等方面积累了丰富的经验，取得了显著成绩。1975年，金厚如开始总结自己多年的临床经验，写出了儿科特点、八纲方药、24种常见病的治验方药，以及北京儿童医院中药协定处方的临床辨证加减等材料。他的多篇医论、医话被《燕山医话》收载。为了继承和发扬金厚如等名老中医的宝贵经验，1978年北京儿童医院党委决定由其徒弟、女儿和共事多年的西医主治医师，在金厚如遗著的基础上整理编写了《金厚如儿科临床经验集》一书。该书于1982年由人民卫生出版社出版，受到中医界的高度评价。金厚如针对患儿服用中药汤剂困难的实际情况，将传统的散剂加以改革，并结合自己的临证经验，创制、改良了量小而效宏，味淡而易服的各种散剂57种、合剂28种。药量少，适合于小儿服药困难的特点；节省药源，如按常用汤剂一天量做成散剂能服30天；散剂是用生药直接研成细粉，不经蒸煮熬煎，直接服用，因此能保持原中药性能，适合中医的辨证用药；便于储存和携带，不须费时间去熬药，使用方便；价钱便宜，效果好，符合广大劳动人民的要求。这是散剂的五大特点，是金厚如实践经验的结晶。

金厚如在授徒教学、西医学习中医等方面做了大量的工作。他教学严肃认真、一丝不苟，严于律己、恪尽职守，对事业、对患者高度负责的精神为人称道，也为学生们以及青年医务工作者树立了榜样。

3. 梁仪韵

梁仪韵，女，字坚白，祖籍河南省叶县，1913年出生于河南省开封市，1982年卒于北京，享年69岁。20世纪30年代的中国，妇女的社会地位很低。梁仪韵虽敦孝仁慈，但家境窘困，17岁时，一则因父母体弱多病，二则梁仪韵不满社会上对妇女的歧视，决心走出一条自己的人生之路，遂立志学医。开始时自己看书学习，终觉不得要领。于1930年拜晚清太医韩一斋为师，从师8年，侍诊左右，专研中医内科、妇科。梁仪韵敬师如父，刻苦研读医经典籍。白天随师应诊抄方，随时记下老师的脉案，晚上细心揣摩老师的辨证思路。由于她勤奋刻苦，很快掌握了老师的学术特点，成为韩一斋得意的入室女弟子。韩一斋也非常喜欢这个女弟子，尽心传授。星移物换，八易寒暑，梁仪韵于 1937 年以优异的成绩通过了当时北平卫生局组织的统一考试，获准行医。韩一斋得知后，亲书赠言一帧，希望她在临证中实事求是，灵活果断，不泥于古，不薄于今，既不存成见，也不要偏激。梁仪韵将其视为师训，珍藏一生，激励一生。

梁仪韵 1938 年起悬壶京城。她平易近人，医道精湛，凡有患者求治，不论长幼尊卑，一视同仁。虽然当时她的家境并不宽裕，但遇有贫困患者，还常常免其诊费，甚至资其药金，医名渐著。后来梁仪韵对学生晚辈谈到这些事情时，总是以《大医精诚》中的标准要求自己、告诫后生：为医者，应该做到"若有疾厄来求救者，不得问其贵贱贫富，长幼妍蚩，怨亲善友，华夷愚智，普同一等，皆如至亲之想"。

中华人民共和国成立后，党和政府重视中医药事业的发展，梁仪韵衷心地赞许和拥护，于 1956 年在北京第三医院参加工作，是北京中医学会的早期会员。在做好中医临床工作的同时，她积极参加卫生局举办的学习班，学习西医的医疗、卫生防疫知识，并参加全市的卫生防疫工作，宣传普及防疫知识。1958年，梁仪韵调入北京积水潭医院中医科，历任中医师、副主任医师、主任医师、科主任。

在 44 年的行医生涯中，梁仪韵为人正直，治学严谨，医德高尚，擅长治疗内科、妇科和儿科诸疾。她在任北京积水潭医院中医科科主任期间，团结科内同志努力工作，组织科内基础理论学习，建立中医病历讨论制度。梁仪韵对中西医结合工作热心支持并积极参加。20 世纪 60 年代初，院内成立中西医结合治疗肝炎课题组，她亲自担任中医组长。20 世纪 70 年代中期，内科甲亢治疗小组邀请她协助工作，她不顾年高体弱，欣然允往，丝毫不计名利。

梁仪韵早年诊务繁忙，未及著述。1966～1976年病案又损失殆尽，生前发表的成文有：《试论祖国医学之传递》，为1961年中医学会年会论文；《功能性子宫出血十三例论治》载于1980年2月由北京出版社出版的《北京市老中医经验选编》；《桂枝汤疗痹一方二用》一文收录在北京科学技术出版社1992年9月出版的《燕山医话》中。

由杨玉华执笔整理的《阳明躁狂》《低热论治》《梁仪韵医生临症经验》等文章，分别入选《北京市老中医经验选编》和1986年10月北京出版社出版的《北京市老中医经验选编（第二集）》。梁志齐还执笔整理出《梁仪韵妇科经验》和《梁仪韵医案医话》《糖尿病皮肤瘙痒辨证体会》。由林珠整理的《中医中药治疗异位性皮炎36例》刊登于《北京中医》，由梁志齐整理的《小儿外感特征谈》《加味三子养亲汤治疗心包积液》《清肺饮治疗小儿风热咳嗽临床研究》《疏肝益肾法治疗不孕验案》《疏肝益肾法治疗经间期出血36例》等论文，发表在《中医杂志》《北京中医》《山东中医杂志》等学术期刊。

为提高中医师的知识层次和医疗技能，梁仪韵建立了中青年医师去西医内科进修的制度，此制度一直保持到现在。由于梁仪韵工作出色，多次被评为先进工作者，出席过市妇女代表大会，应邀参加过国庆观礼。党的关怀、组织的信任使梁仪韵深受感动，不遗余力地工作，即使在重病缠身的晚年，仍然在病榻上指导帮助中青年医师，毫无保留地传授经验。

自1960年起，梁仪韵陆续带教、指导了积水潭医院中医科的许多同志及院外慕名而来的学生。1960年，院党委选派杨玉华为梁仪韵的徒弟。次年，因佟阔泉老中医去世，又安排林珠跟随她学习，教学期长达5年。1972～1979年间，她曾指导科内多名中青年医师。1974年培养侄女梁志齐继承中医事业，走上中医之路。梁仪韵对所有来学习的人都尽心指教，她在1960年带徒时突发心肌梗死，经抢救脱险，仅休息了两周，就一直带病坚持工作。主要传人有杨玉华、林珠、梁志齐；曾经指导过的学生有马圣华、段昭芳、安德玲。

4. 梁宗翰

梁宗翰，男，汉族，北京市人。中共党员，主任医师。生于1914年9月，卒于2000年1月，享年86岁。

梁宗翰出生于中医世家，其曾祖父梁琦世居北京市昌平县，以医为业，祖父梁虹桥于19世纪末年迁居北京市南城，是当代儒医。1922～1928年梁宗翰就读于私立育正国民学校，1928年他与其姐梁惠儒一起随其父梁保和、叔父梁郁生学医并佐理诊务，系统研读了《黄帝内经》《金匮要略》《伤寒论》《温病条辨》《医宗金鉴》等中医经典著作。1938～1940年就读于北平国医学院，在校期间受到赵树屏、安干清、瞿文楼等名家教导。1940年毕业后，拜四大名医孔伯华为师，亲聆教诲，深知理论来自实践，理论又指导实践，只有多实践才能更好地理解中医理论，掌握和运用诊病用药的方法，更好地为患者解除痛苦。1941年考取行医执照，同年参加北平医学讲习会，学习中西医课程，知识结构更加合理。1953～1954年参加北京预防医学学习班，知识更加全面。1955年他响应党的号召，毅然放弃个人业务，组建北京市宣外大街联合诊所并任所长。1958～1969年在北京市第一中医院工作，任中医科主任。此间正值麻疹大流行，梁宗翰勇于承担重任，与诸多西医同仁密切配合，运用中医温病理论治疗"麻疹合并肺炎""麻疹合并喉炎"等急性传染病，挽救了众多患儿的生命。1969～2000年在北京市宣武中医医院工作，1972年晋升为中医主任医师。

梁宗翰1955年组建了"北京市宣外大街联合诊所"并任所长；1963～1991年20多年间以拜师和带徒形式培养了五名学徒，他们是罗颖、秀英、杨绍英、梁瑞华和梁跃华。他指导学生发表学术论文数十篇，如"谈阴虚阳亢之汗""湿热受风手足口综合征""小儿大便燥结病机"等均登载于《燕山医话》上，"缅怀先父梁保和"一文，于1993年载于《北京中医》。1991年完成一项"七五"科研课题——梁宗翰儿科脾胃病专家诊疗系统，该课题获国家"七五"重大科技成果奖、北京市科技进步二等奖。

北京市宣武中医医院将梁宗翰的临床经验，分四个题目撰写成论文，该文分别载入由北京出版社1994年出版的《名老中医经验全编》上册、下册中，并由新华书店北京发行所发行全国，这四篇论文题目是："小儿外感发热的辨证论治""麻疹合并肺炎及喉炎的治疗体会""脾胃病的临床治疗体会""烂喉丹痧（猩红热）的辨证论治"。

梁宗翰是北京市著名中医儿科专家，1940年他拜北京四大名医孔伯华为师，是名医之徒；1955年任北京市宣外大街联合诊所所长；1958年任北京市立第一医院中医科主任；1972年任北京市宣武中医医院主任医师，是较早取得中医高级技术职称的医学专家。他精研业务，为人诚恳正直，对学生诲而不倦，严以律己，积极要求进步，他在66岁时加入了中国共产党，对共产党有深厚的感情。梁宗翰曾任数届宣武区人大代表、政协常委，北京市中医学会理事、儿科学术委员会顾问委员，中国医药信息学会北京分会名誉顾问，曾多次被评为北京市、宣武区卫生系统先进个人、优秀共产党员，全国首批名老中医之一。

综上可知，其精湛之学术由文而传，其高尚的品德和能力，由群众之评选和组织之委任，梁宗翰其人在北京乃至全国的影响可见矣。

5. 刘春圃

刘春圃，字广荣，男，汉族，主任中医师，1911 年 3 月生于河北省深县柳家庄村，1999 年 4 月辞世于北京，享年 88 岁。刘春圃自幼聪颖好学，博览群书，对《红楼梦》《西厢记》等熟能成颂。16 岁那年曾患温病高热不退，险因误治而危殆生命，为保健疗疾，他立志岐黄，于 1928 年开始通读《黄帝内经》《伤寒论》《难经》《脉经》等，孜孜以求。同年，拜深县名医吴戬谷为师，吴戬谷擅长温热病的治疗，诊脉技术精湛，见刘春圃虚心好学，便对他严格要求，必须熟记十二经脉、二十八部脉象，实践中每诊一患者都由刘春圃诊脉，提出治疗方法，然后吴戬谷给予分析、指正，这使他提高很快。不久便将十二经脉及二十八部脉象记得刻骨铭心，至 88 岁高龄时仍能脱口而出。

此后，刘春圃不断地钻研历代医籍与各家学说，理论基础更加坚实，内科、妇科、儿科的临床经验日益丰富，于 1931 年拜冀县名医杨显卿为师，专攻妇科常见病、疑难病的诊治，他提纲挈领，学以致用，收获颇丰，1934 年被深县广济堂聘请坐诊。1935 年他重温时逸人所著《中国医学传染病学》，并广泛收集有关温病治疗的专方验方。当时猩红热、麻疹流行，他辨证准确，审慎用药，救治众生。1937 年在西安市，经卫生科考试合格，刘春圃领取开业执照。1941 年经北京市卫生局考试合格，领取开业执照，并经杨艺农举荐，拜孔伯华为师，继续学习孔伯华对温热病治疗的独到见解及内科杂病的辨治思路，积累精华，受益匪浅。经过学习，刘春圃对温病的治疗尤为擅长，并于1942年在京正式业医。

1954年刘春圃在北京市中医学校进修，学习西医学知识1年，并领取毕业证书。1959年调至宣武中医门诊部，即现在的宣武中医医院工作达40年之久。曾担任宣武中医医院中医科主任、北京市中医学会理事。

刘春圃的学术传人对其学术思想和临床经验进行总结，并撰写了"脑积水的治疗及体会""蛛网膜下腔出血的治疗介绍""痫病的治疗介绍""失眠的治疗体会"等十余篇论文，或在《中医杂志》《北京中医》等国内外发行的学术期刊发表，或收载于《北京市老中医经验选编》。

他带领科室同仁和弟子，曾对187例脑积水的治疗做过小结，治愈率为56%，总有效率为90%；1992年依据530例脑积水的13种病因分类、临床观察与用药规律发表学术论文。刘春圃在临床实践中还体会到，很多中药，如决明子、鱼枕骨、茯苓皮、王不留行、穿山甲、生薏苡仁、漏芦、土鳖虫、地龙等都具有利尿行水、化瘀通络、降低颅压、改善循环、止痛止痉等良好作用。刘春圃的经验拓宽了中医治疗脑病的前景，丰富了中医治疗脑病的方法与思路，提高了中医治疗脑病的临床疗效。

刘春圃治学严谨，主张学习前人而不墨守成规，灵活辨证，不拘泥古方，提倡不断探索，在新的领域中发挥中医药特色，以其高超的医术救治临床中的危急、疑难病证患者，如高热不退、流脑、乙脑、尿崩症、再生障碍性贫血、败血症、脑出血、脑瘤、产后大汗等；以其治肝调气的辨治思路又使某些慢性疾病见之于预期的效果。

刘春圃曾任宣武区政协常委委员，北京市卫生系列高级专业技术职务评审委员会委员，宣武区评审委员会副主任委员，历任北京市 16 届职称晋升主考，卫生部中医研究院全国中医硕士研究生班导师，1991 年由国家两部一局定为全国首批名老中医之一。其医德医术名冠京城，前卫生部部长崔月犁为刘春圃书写"医德高尚"条幅，便是对他 70 年岐黄生涯的褒奖。

6. 陆石如

陆石如，男，汉族，生于 1902 年，卒于 1979 年，北京市人。陆石如生于中医世家，自幼师承其父陆莜香、叔父陆仲安。陆石如 1920 年开业行医，1954 年参加北京市第三医院中医科工作，1960 年调入北京同仁医院，任中医科主任。

陆石如擅长中医儿科，善用消补剂，对小儿疳积有丰富的治疗经验。他认为，小儿感冒是由内伤饮食、外感时邪所致，故治疗小儿发热多用疏解消导法。临证多宗《温病条辨》用药善凉远热，对脾胃学说有一定造诣，重视调理脾胃，保护气血津液。传有祖方"磨积散"。他曾任北京同仁医院中医科主任，由门人总结其临证经验 14 篇，部分内容被收录于《北京市老中医经验选编》一书中。

小儿"脾常不足"，他强调脾胃乃后天之本，气血津液生化之源。小儿生长发育，全赖脾胃之健运。但是，小儿脾胃运化功能又相对比较薄弱，最易为各种因素所损伤。脾胃内伤，诸病丛生。所以，调治小儿脾胃，是临床常用之法。他认为，调治小儿脾胃切不可一味蛮补，而应以调理为主。所谓调理，则须从脾胃本身的特点着手。脾胃功能的健全与否，主要体现在"纳化""升降""燥湿"三个方面的共济协调。举凡能使脾胃恢复纳化健运、升降协调、燥润相济的治疗方法，都属于调理的范畴。如脾胃寒湿者，治以温燥升运；脾胃燥热者，治以甘寒滋润；脾胃塞滞者，行滞以助运；脾胃虚弱者，甘温以补虚。总之，调理脾胃之法，贵在健运，药宜中和。要时时注意健脾胃，健脾胃是为扶正祛邪。如在"疳积的治疗经验"一文中，他认为疳积的治疗主要以扶脾健胃为主，促进脾胃功能正常，气血充盛。他常用家传之"磨积散"治疗，收效甚良。曾治一案例为轻症疳积，因舌质红、舌苔白垢是食滞内热之象，故一诊方未用黄芪而用枳术丸加味，以达到化滞健脾、和营补血、推积止泻之作用。他认为黄芪性味甘温，若开始用之恐其脾胃衰弱而格拒不受，待服汤药，观其变化，然后以磨积散调理。二诊方中用黄芪、当归，以黄芪补气，当归补血。气为血帅，气行则血行，气盛血亦盛。若要健脾胃，首当补气血，气血充，则津液自复，疳积可愈。另有一案例是过食生冷损伤脾胃，致胃不纳食，脾不运化，下利清谷，津血耗伤，无以营养脏腑，出现四肢肌肉消瘦而成疳积。舌苔垢白厚是胃肠有积滞，滑示有湿，脉象沉细数无力，是气虚血虚之象，治疗当以助气补血、健脾和胃为主。方中用当归，一是为补血，二是为滑肠推积。此例有湿但不是主要矛盾。方中茯苓健脾自可利湿。如再用化湿药恐致燥而积滞不下。他认为，疳积患儿本为脾胃已伤，用药不可过猛。如用破消之品（如三棱、莪术、二丑等）可使疾病缠绵不愈，甚者可致化源衰绝，抽搐而夭折。以上可以看出他重视调理脾胃，保护气血津液的学术思想。

他还认为，小儿阴阳未充，卫外力弱，容易感受六淫外邪，且病情变化亦速。当外邪侵袭后，机体阴阳失衡而致病。六淫致病，又以温热之邪为多。由于病情的轻重不一和疾病演变发展阶段的不同，在病理表现上有卫、气、营、血的区别，临诊时须四诊合参，以八纲分析归纳。辨证要细，用药求精。外邪致病，各人表现不一。矛盾有普遍性，也有特殊性。一方一药虽能治病，但并非均能奏效。所以，掌握辨证论治是继承和整理中医药学这个伟大宝库的关键。

温邪侵入，首犯肺卫，亦属表证。其症象是发热重，恶寒轻，头疼身痛，无汗而小便清长，舌质淡，舌苔薄白，脉象浮或数。治法以辛凉解表为主，用银翘散加减。如不恶寒，反恶热，发热较高，小便黄短，汗虽出而热不退，口渴欲饮，大便燥结，舌苔中黄，脉洪数，为邪在气分，是将入里之象。治以辛寒降热兼解表为主。总之，邪在卫重在解表，到气方可清之。小儿感受外邪常夹风、夹湿、夹食滞，治疗应分散其邪势，各个歼灭之。清代温病学家叶天士在《温热论》中说："温邪则热变最速。未传心包，邪尚在肺，肺主气，其合皮毛，故云在表。在表初用辛凉轻剂，夹风则加薄荷、牛蒡之属；夹湿加芦根、滑石之流；或透风于热外，或渗湿于热下，不与热相搏，势必孤矣。"在临诊时遇温邪夹湿、夹滞者除解表外尚须化湿、导滞，使湿邪、食滞不与热邪相搏，以利祛之。化湿常用淡渗去湿如通草、芦根、滑石等；或用芳香化湿如藿香、佩兰之类。导滞常用炒枳实（或炒枳壳）、炒槟榔、炒莱菔子、焦麦芽等，如系肉食停滞可加焦山楂。他提出温病初期一忌寒凉，二忌泻下，三忌用柴胡、葛根之升表之药的观点。苦寒、辛温之品常致温邪内陷或引邪入下，尤在有湿滞存在时，最忌寒凉，以免湿滞不化，故石膏、知母、牛黄、紫雪散之类均以不用为宜。温邪误下可致"结胸"。温邪在表用柴胡、葛根能引邪上升而致神昏、谵语。温邪不解而化热入里，出现高烧不退，口渴，大汗，小便短赤，舌苔黄，脉洪大者为邪入阳明，治宜用白虎汤合银翘散加减以清阳明毒盛之邪，不宜早用黄芩、黄连，以免苦寒化燥。若阳明腑热重者可仿白虎承气汤加减治之。邪热入营仿清营汤或玉女煎治之。若正气已衰可仿人参白虎汤加局方至宝丹治之。若久热伤阴耗血，用一甲复脉汤、二甲复脉汤、三甲复脉汤加减或大、小定风珠汤加减治疗，收效较佳。以上均反映了他临证过程中强调辨证论治要细、用药求精的学术思想。

7. 任徵五

任徵五，又名任福贵，男，汉族，1926年2月27日生于河北省涞源县，1992年12月10日卒于北京，中共党员，生前为崇文门中医医院副院长，中医内科主任医师。

任徵五幼承家学，读私塾5年后即在祖父指导下背诵《神农本草经》《药性赋》《濒湖脉诀》《太素脉诀》等中医专著，22岁随父学习中医，攻读《黄帝内经》《难经》《伤寒论》《金匮要略》《针灸甲乙经》《脉经》及温病学书籍。在其父的严格要求下，他日日有所长进，由此感到中医学宝库浩瀚无边，只有深钻精研，临床反复印证，才能逐步提高。他还先后参加了北京中医学会主办的预防医学学习班、针灸研究班学习深造。

1959年任徵五到崇文区中医门诊部（现崇文门中医医院）工作，先后任崇文门中医医院内科主任、业务副院长，并任中华全国中医学会内科学会脾胃组副组长，全国中医内科学会脾胃病专业委员会顾问，北京中医学会常务理事兼内科学会副主任，《北京中医》编委会编委，崇文区科协委员，崇文区医药学会常务理事，《崇文医刊》编委会副主任委员等职务。曾任崇文区第七届、第八届人大代表。

8. 王鹏飞

王鹏飞，生于 1911 年 7 月，卒于 1983 年 5 月。原名王动，字勋，北京市人，三代世医。1928 年王鹏飞毕业于北平民国大学，尔后随父习医。1933 年，22 岁的王鹏飞开始挂牌行医，在50 年的业医生涯中，他继承祖业，又精心研究并加以发挥，终成北京地区闻名的儿科医生，享有"京城小儿王"之美誉。

新中国成立后，王鹏飞主持北京西单红十字中医学会工作，1954 年参加北京儿童医院中医科的组建。历任北京市第二届、第三届、第四届、第五届、第六届政协委员，北京市政协卫生体育组副组长，中华全国中医学会理事，北京第二医学院副教授等职。

他在长达 50 余年的临床实践中，摸索出一整套独特的诊疗方法，如在小儿诊病中，在运用传统的四诊基础上，创婴幼儿上腭望诊法，以判断病情，指导用药，丰富了儿科诊断学的内容。临床重视固护小儿后天之本，并注重小儿体质，用药主张量少、力专，擅用小儿易于接受的药物，尤其治疗小儿消化不良、营养障碍性贫血、肺炎、嗜异症等疗效颇为显著。

他与姜潜庵共同撰写的《祖国儿科医学著作考》被 1956 年第 2 期《中华儿科杂志》登载，汇集的资料包括作家 100 人，考证专论儿科著作计 81 部，附载他种著作 32 部（已经失传的4 部）。他主持的"脓疱散治疗小儿肺痈"的研究课题获 1978 年北京市科委科技成果奖。著有《王鹏飞儿科临床经验集》一书。1979 年 5 月他出席第一届全国科技大会。

1989 年北京市卫生局做出决定并立项拨款在北京儿童医院成立"北京王鹏飞儿科诊疗研究中心"，指示对王鹏飞的经验要组织力量继续深入不断地整理，使其进一步继承发扬光大，原卫生部副部长、国家中医药管理局局长佘靖同志，中国工程院院士、中华医学会副会长、北京儿童医院名誉院长胡亚美等都极为重视，当时都亲自为中心的成立揭幕剪彩，我国德高望重的无产阶级革命家徐向前同志亲自挥毫题匾，表示祝贺。近几十年来在儿童医院领导同中医科同志的共同努力下，儿童医院现设有两个住院病房，80张床位，中医科是北京市四大中医药研究基地之一，是国家临床重点专科，北京小儿脾胃病重点学科，医、教、研综合水平在全国中医儿科界达到领先水平。

王鹏飞还重视培养后人，授业育人，一丝不苟。他的徒弟陈昭定、李素婷、闫慧敏等"从王老治疗效果较突出的小儿浅表性胃炎及小儿消化性溃疡病进行了系统的前瞻性的科学的临床与实验研究，大量的病例证实，王老的方剂是有效的，是经得起临床考验的，是有其药效学基础的"，经过专家的审评，"温胃冲剂治疗小儿浅表性胃炎的临床与实验研究"与"胃平冲剂治疗小儿消化性溃疡的临床与实验研究"两项科研课题均获得了北京市科技进步三等奖，前者被国家中医药管理局评为科技进步三等奖。以继承发扬王老经验为基础的诊疗小儿脾胃病的队伍不断发展壮大，经国家中医药管理局医政司考察现场审评，同意北京儿童医院中医科成为"全国中医儿科脾胃病诊疗中心"建设单位，后还被评为北京市中医儿科脾胃病的重点学科，在北京乃至全国产生了良好影响。

9. 魏龙骧

魏龙骧，原名文玉，行医后改名龙骧。男，汉族，祖籍河北省东光县，1912年1月7日生于北京，卒于1992年7月17日。中国共产党党员，教授。其父魏谨，字旭东，为介寒儒，一生研读孔孟，开馆授课讲学，门生桃李遍及京城海外，且精于书法，是新中国成立前京城有名的书法家。但因性情耿直，不近权贵，终生以私塾和授业卖字为职业，受尽生活动荡不安之苦。

魏龙骧从小受到中国传统文化熏陶，生长在忠厚传家的清贫家世中，因而培养了一生刚正不阿、济世救人的优良品德。7岁从父习学经史子集，打下中国文学的根基。亦曾入补习学校读书。15岁插班到国立北京师范大学附属小学六年级读新书，继升入北京第四中学初高中学习。临近毕业，正为谋生发愁之时，却染一场大病，又几为庸医所误，多亏校医袁鹤俦用中医药及时治疗，才得以保全了性命。范仲淹曾说过："不为良相，便为良医。"从此魏龙骧立志学医，确信自己虽不可能做一个良相，但经过努力总可以做一个良医。既可为民为己解除病痛，也可为自己找一个糊口谋生之路。

1932年10月魏龙骧拜在当代儒医杨叔澄门下，从师习学中医经典著作，打牢根基。22岁随师临证经年，渐可独立应诊。他毕生牢记恩师"慎重民命，崇尚医德"的谆谆教诲，奉为终生执医济世之戒。1934年7月经北平市政府卫生处中医考试取得中医师行医执照，1935年6月，在北京前门外取灯胡同20号正式挂牌开业，时年24岁。1936年参加北平市国医公会和中央国医馆医药改进会等医务人员组织。1937年26岁的魏龙骧由于年轻，患者不多，经邻居举荐，到北京大外廊营普济佛教会附属贫民诊疗所担任半日门诊。1938年北京沦陷，日寇横行，魏龙骧精神抑郁，曾入基督教会。1940年魏龙骧举家迁至宣武区棉花五条十五号，并在家中开馆行医，同年10月随大部分中医一起，到北平新民会中医职业分会的医学讲习会参加培训。1948年，魏龙骧医术渐臻化境，业务日渐繁忙。每天清晨，先免费为穷人诊病十个号。由于地处梨园环境，京剧界联名送匾"人术可风""国医之光"，时人称其为"四小名医"之一。

1960年魏龙骧被解放军总医院聘为中医顾问，对军队高级干部的保健以及部队将士疑难病的治疗进行指导。1970年7月魏龙骧调至卫生部直属北京医院，1978年任中医科主任，1980年晋升为主任医师。以后，则以更多精力投身中央领导的保健工作。后经国家中医药管理局认定魏龙骧为全国著名老中医药专家，并确定北京医院中医科张根腾、魏淑兰为其学术经验继承人。

10. 杨济生

杨济生，男，山东观城县人，生于1896年，卒于1975年，享年79岁。

杨济生出身于中医世家，自幼熟读《黄帝内经》《难经》《神农本草经》《伤寒论》《金匮要略》《本草纲目》等医药经典著作，以及清代叶天士、薛生白、吴又可、王孟英四家温病学说，并且谙熟中医经络学说和针刺技术。18岁时，杨济生已在中医界崭露头角，临床每起沉疴，求诊者日逾百人，曾先后在汉口、重庆等地挂牌行医。

1955年，杨济生受李先念邀请，从武汉到北京，在中央直属机关第六医院和北京友谊医院中医部工作。他曾任全国政协委员会委员、北京中医学会顾问、友谊医院中医部主任。杨济生致力于中医临床工作60余年，在中医内科、妇科、针灸等学科领域，积累了丰富的临床经验，学术造诣极深。

杨济生为人正直，医德高尚，在几十年的行医生涯中，深受患者好评。杨济生早在20世纪30年代，在武汉已很有名气，每天前来求治者甚多，但是无论怎样忙，他都认真对待。对于衣食无着的穷苦患者，不仅分文不取，还常常送药，以致送钱。当时在武汉的一些药店，药铺不乏凭杨济生手条取药记账者，药费则由杨济生年终结算支付。

解放前，武汉三镇雨季常有瘟疫流行，为了防止瘟疫流行，杨济生每年都参加武汉市红十字会组织的救济活动，义务为患者看病，并捐钱捐物，救助灾民。

1954年，在国庆观礼台上，李先念邀请杨济生来京工作。来京后，杨济生主要负责中央领导同志的保健医疗和驻华使节、来访国宾的中医诊治以及一部分普通门诊工作。杨济生虽为名医，但从来没有名医的架子，他行医几十年，从不以貌取人。杨济生每次回家，只要看到有患者，不论是一般工人，还是普通市民，总是首先给患者治病，然后才吃饭、休息。他以治病救人为己任，直至临终前两天还为一位从新疆来的患者看病。

1958年受我外交部、卫生部之托，杨济生赴莫斯科为柯切托夫（苏共监察委员会委员、文联主席、《消息报》主编）治病。柯切托夫在卫国战争期间严重冻伤，当时已发展到双小腿颜色黑紫、肿胀发热，病变严重部位将近坏死。苏联政府对他的病情非常重视，曾邀请国内外许多医学专家为其会诊、治疗，但都未见疗效，苏医学界已决定为患者截肢，只是由于患者听说中国政府要派专家去，因此不同意立即截肢。苏联医生在不得已的情况下，为减缓病情发展，将其双下肢冷冻在冰箱中。当杨济生到达时，患者的双腿已在冰箱中度过了一周时间。初次和苏医学专家接触，他们就再次提出截肢方案。杨济生诊视病情后说："既然让我来了，就让我用一用药再做商量。"实际上杨济生对病情已经心中有数了。他认为，该病是属于温病引起的湿热下注，于是为其拟定了加减三仁汤以治本、针刺治疗以治标的方案。结果在第一次针刺后，患者多年未出过汗的身体竟渗出了汗液，一周后，患者的双腿已不必再放进冰箱了，三个月后患者已经可以站立起来了。在杨济生完成任务回国时，柯切托夫竟能陪他到机场，并送他上飞机。为此，杨济生受到苏联高级党政领导的接见，苏卫生部还致电我卫生部表示感谢。此次出诊，在苏联掀起了一阵中医热、针灸热。杨济生回国后，苏方还选派了6名医学院士来京向杨济生学习针灸达4个多月。此外，杨济生和原一机部张协和共同研制成功了"经络测定仪"。这一成果开创了用现代科技手段验证中医经络理论的先河。

11. 杨子谦

杨子谦，男，汉族，1899年10月16日出生于江苏省淮安市，1989年1月27日在北京逝世，享年90岁。他出生于中医世家，自幼随父亲学习中医，攻读岐黄之术。由于他刻苦勤奋，再加上天资聪颖，很快就学有所成。1916年杨子谦即在家乡悬壶应诊，由于家学渊源，所以他治病疗效显著，很快地就在家乡小有名气。1918年杨子谦移居北京行医，就诊者甚众，患者不仅有北京人，还有很多外地慕名求医者，其中外国患者也很多。因为他医术高明，屡救患者于即倒，所以在北京有较好的口碑。新中国成立后，北京组织联合诊所，杨子谦任所长，1958年被调往北京第二医院工作，1964年转调北京市宣武中医医院工作。党的十届三中全会以后，他实现自己的夙愿，加入了中国共产党。他在宣武中医医院任中医主任医师，直至病逝，一生行医70余年。遵他的遗嘱，在他去世后仍穿生前用的白大褂，永存自己济世救人之心。

杨子谦生前曾任北京中医学会理事，妇科委员会、儿科委员会主任委员，宣武区医药学会副理事长，北京中医学会顾问，中国老龄委康疗研究部顾问等职，对北京市的医学工作做出了很大的贡献。

杨子谦医德高尚，医术精湛。他一生勤勤恳恳，兢兢业业，拯救了无数的患者。他尤其擅长妇科，在妇科病的治疗上有自己独到的见解。在治疗月经病时，他认为，月经不调临床变化多端，非一方一药所能奏效，因此必须辨证求因，因证立方。在治疗妊娠疾病时，他要求辨证要准，用药不要畏首畏尾，即便是妊娠禁药，当用则用不必拘泥。在治疗妊娠诸病时，他常常不为古人思想所囿，认真辨证，随证施药，效果甚佳。

在杂病治疗中也能突出常规，从而获得神奇疗效。有一次，一中年妇女腹痛不能忍受，杨子谦看过舌象、脉证，又细问病史，随后开了一种中成药"调中四消丸"，嘱每次 20～30 粒，一日 4 次。一旁学生不解其义，认为病情如此严重，只开一种中成药，很不理解。杨子谦解释道：病家舌苔白厚稍腻、脉沉迟，腹痛得矢气则缓，其病机特点为不通则痛，今有形之物，积而不去，进而影响肝脾气机之升降，肝脾被困，脾胃受阻，出入将息，生机不活，唯急予四消丸可救，一则食滞能去，脾困得解；二则肠胃能通，气机可复，传化有序。恰起到肠胃能通、疼痛能止的作用。次日患者复诊，言大便排出较多，痛势已经减大半，杨子谦又给四消丸一袋，祛尽其邪。是证较急，但是他断证准确，用药却平淡若无，足见其胆识兼备过人。同时也可以看出其医术之高超。

12. 章次公

章次公，名成之，号之庵，江苏省镇江市人，1903 年出生于江苏丹徒的大港，卒于 1959 年 11 月 6 日，享年 56 岁。他是一位具有创新精神的著名中医学家。

章次公 16 岁时，乃从故乡负笈就读于上海丁甘仁在南市创立的上海中医专门学校。1925 年他毕业后，因成绩优异，被留校教授药物学，后又在中国医学院执教，此间曾师事经方大师曹颖甫攻研经方，亦曾在苏州国医专校任教。中华人民共和国成立后，他在上海市参加公费医疗第五门诊部特约门诊，旋在沪上从事诊务。章次公曾任上海红十字会医院中医部主任，1955 年奉调北京中央卫生部，任中央卫生部中医顾问、中国医学科学院院务委员，1958 年又兼任卫生部北京医院中医科主任，中央保健局中南海保健医生，为第三届全国政协委员。

章次公于 1927 年与秦伯未等创立中国医学院，1929 年与武进徐衡之，上海陆渊雷等创立上海国医学院。他编著有《中国药物学》（其大部分资料已被收入《中国药学大辞典》）《诊余抄》《中西医学名词对照》《道少集》与《立行集》。他发表学术论文 20 余篇，如 "张仲景在医学上的成就"（1955 年刊于《中医杂志》）、"中国医学史话"（1951 年刊于《新中医药》）。南通朱良春医师联系其门人，于 1980 年编订《章次公医案》一册。

章次公的学术成就突出。他善集各家学说之长，又参合西医学之理论，其辨证明晰幽微，其用药机动灵活，而立案无空洞肤泛之词；并善于治病求本，透过症状现象，认清疾病实质；用药剂量，或轻或重，突出重点，击中要害；对热性病很注意保护心力，增强抗病能力；对慢性杂病及调理妇女月经病等方面均富有独特的经验；尤其擅长应用虫类药物治疗某些顽固的慢性病。他还将虫类药常配成丸散剂，以便长期服用，此即叶天士所谓新邪宜急散，宿邪宜缓攻之义。他学富心灵，立论不同凡响，可资后学者仿效和研究。

章次公自设诊所时，因医术精良，体贴患者，诊费很低，贫者看病且免费给药，故有"平民医生"之美称，从其任职亦可看出其影响。

13. 周慕新

周慕新，生于1902年，卒于1979年，字荣，号融，北京人。周慕新幼时就读私塾，聪敏而好学，因家境贫寒，15岁时辍学拜李秀生老中医为师习医（1917～1919年）。弱冠即考取中医资历，后又选入逊清太医院医学馆学习深造。1920～1922年得到了太医院赵友琴及瞿文楼等老前辈的亲自指导，受益颇深，医术不断提高。跟师三年之后即悬壶于京城，行医56年。初理大方脉，而立之年专诊儿科，数年后，名噪京城。

新中国成立后，周慕新1950年在北京市儿童医院工作。1951年任职于北京市第二医院中医科。1952～1957年在北京市中医进修学校附属门诊部中医科工作（当时半日门诊），担任主讲医师。1958年他被北京市卫生局聘为中药整理委员会成员，并正式全日参加北京中医医院工作。1961年回家开业。1969年在北京市东城区内务部街门诊部工作，后又转到北京市东四医院儿科工作。1973～1978年，在北京市鼓楼中医院儿科工作。

周慕新的生活随时代在不断变动，但他一生始终以行医为最高尚的职业。他的医学造诣较深，医疗技术娴熟，通晓各科医道，尤以治疗小儿温病、肺炎、腹泻等声誉卓著，治愈了许多危重病儿，得到患儿家长及同道们的敬重。他临床经验的总结文章"谈小儿咳喘证治""小儿肺炎的辨证论治"和"婴儿黄疸治验一例"，被登载于1980年2月北京出版社出版的《北京市名老中医经验选编》一书中。由孙克良整理的《周慕新老中医治疗婴幼儿湿疹的经验》也已出版。北京中医医院儿科根据他治疗咳喘的经验研制了内部制剂"止嗽化痰定喘丸"，沿用至今；北京市鼓楼中医院儿科根据他的实践经验研制了"小儿止咳灵合剂"，并获得了 1998 年北京市东城区科学进步三等奖，一直在临床应用，疗效显著。

周慕新为人正直、开明，授徒教学能因材施教、诲人不倦。在北京市中医进修学校执教期间，他在总结教学经验的基础上，编写了《中医儿科讲义》。其哲嗣为周志成、周志仁，传人有陈中瑞、腾宣先、赵玉贤、石瑛。

14. 祝伯权

祝伯权，男，生于 1906 年，卒于 1981 年，江苏省吴县人。祝伯权毕业于华北国医学院。1940 年投师于著名老中医赵树屏门下。1942 年考取中医开业执照，悬壶于海淀镇。新中国成立后，1950 年祝伯权考入北京市中医进修学校深造学习，结业后组建"海淀联合诊所"任所长。1956 年调入北京市海淀医院工作。

祝伯权临证宗《黄帝内经》《难经》《脉经》等经典之旨，参照为用。用方有所长，经方、时方兼用。重视"治未病不治已病"，取各家之长，融会贯通，不拘一格，在辨证中体验出治法。临床以各种杂病见著，尤擅治小儿急症。历任北京市海淀医院中医科主任、海淀区人大代表、区人民委员会委员、区政协委员、北京市人大代表。1950 年祝伯权在海淀镇成立第一个联合诊所。1960 年 10 月，海淀区卫生局批准为祝伯权、范云波等 7 名老中医配徒。1960 年祝伯权被评为北京市劳动模范。祝伯权撰有《诊宗忆要》等，总结医案数十篇，其部分临床经验已收录在《北京市老中医经验选编》一书中。

15. 董万鑫

董万鑫，男，汉族，生于 1921 年，卒于 1982 年，河北省香河县人，师承陈启。

董万鑫 13 岁起即跟随北京西域宏庙正骨诊所的创始人陈启学习中医正骨，深得陈启的真传。1951 年考取卫生部中医师资格。董万鑫从事中医骨科工作近 50 年，擅长治疗各种疑难骨折，创造出了一整套独特的正骨手法，在北京地区享有很高的声誉。董万鑫历任北京市西城区丰盛医院医师，西城区中医医院骨科主任、副院长，北京市中医学会理事，北京市正骨按摩委员会副主任，北京中医学院学术委员会委员，北京市西城区政协委员。

董万鑫在继承前人的基础上大胆创新，在中医正骨方面有许多独到之处。如肘关节后脱位的抱肘复位法，既操作简便，患者又无痛苦；治疗第一掌骨基底骨折，董万鑫改革了常规外展固定法，基本上可避免压疮的出现，对骨折采用内外双层直板固定，也较旧式固定法更加牢固、稳定。在治疗锁骨骨折方面，创造了架肩上提法，旋转变位法，架肩下牵法，折顶法和按压法，固定骨折采用大棉卷双字固定法，使锁骨骨折能在对位、对线中愈合。董万鑫在治疗骨折、脱位方面有自己独特的理论体系。在骨折复位时手法要"快"，在脱位复位时手法要"轻，巧"。这些指导思想不仅指导着董万鑫的临床治疗，而且已成为今日的治伤原则。

董万鑫的先进事迹，曾多次在广播电台及报纸上公布，《人民中国》杂志 1981 年第三期还将丰盛医院的中医正骨医术向国外做了报道。董万鑫精湛的正骨医术，一直受到党和国家的重视。

从地方医院到部队医院，从专业医院到单位医务室，从城市到医院到农村卫生院，经董万鑫指点过和代培的进修医生不计其数，他毫无保留地将自己的宝贵经验，全部传授给他们。

董万鑫治学严谨，诲人不倦，对学生严格要求，对患者亲切耐心，以精湛的医术，谦逊的态度，受到广大患者的尊敬，博得了民众的信任，在北京地区享有很高的声誉。

董万鑫的一些临证经验和医案，在各级领导的关心、督促下，经他的弟子整理出版有《董万鑫骨科秘验》一书。

16. 崔萃贤

崔萃贤，字连纯，男，汉族，农工民主党党员，主任医师，生于1909年，卒于1988年，北京市人。他出生于北京市朝阳区来广营一个普通家庭，1915～1922年入私塾学习，在学期间是大学长。由于家境贫寒，崔萃贤15岁时随其母进城谋生，先在德胜门外某商店做店员，往返于张家口等地，历尽艰辛。其后受雇于西长安街周宅抄写《师古堂医学丛书》、佛学经卷等，夜以继日，从中受益匪浅，从而萌发了拜师学医、治病救人的理想。当时其母正在刘道信大夫家做佣人，他随母经常出入刘家。因刘道信不识字，而且前来就医者众多，急需帮手，看到崔萃贤为人忠厚老实，又是个读书人，就让他帮助抄方、熬药、打下手，几年如一日，他勤勤恳恳而且聪敏好学，1932年刘道信正式收他为徒，终于圆了他的从医梦，跟师习医直至1953年。

由于刘道信没有医著，所以学习全靠口传心授。崔萃贤白天不但要牢记师父的教导，而且更要细心观察揣摩老师的手法，为了弄懂医学理论，省吃俭用紧出钱买来医书，利用工作之余研读《黄帝内经》《医宗金鉴》等经典著作，常常秉烛至深夜。从而医学理论提高很快，医学源流、正骨、按摩手法、用药、人体骨骼、关节部位特征等烂熟于心。经过几年实践，尽承师传。刘道信十分钟爱这个勤奋好学的徒弟，每当出诊就让他留在诊所应诊，他也非常珍惜这样的机会，边看病边总结，对疑难病证虚心向老师请教。有老师的细心点拨加上自己刻苦钻研大胆实践，崔萃贤医术提高很快，随即就在师父的诊所佐诊。1940 年崔萃贤正式被北平市卫生局评定为"骨科医师"，同年加入北京市中医学会。

1950 年 10 月至 1951 年 2 月，他参加了北京市中医学会预防医学学习班，1952 年 10 月至 1953 年 12 月，参加了市中医进修学校和中医学会骨科研究班学习，进一步提高中西医相关学科的理论知识。

1953 年，崔萃贤自行开业行医，1953 年 12 月受聘兼任东郊大黄庄诊所副所长。1956 年 4 月，经北京市卫生局介绍，崔萃贤毅然放弃了自己的私人诊所，参加了北京中医研究院筹建，并到北京市第二中医门诊部工作，当年卫生局给他定为八级正骨医师。1958 年 8 月，北京市崇文区中医门诊部成立，崔萃贤接受上级委派前去开办骨科门诊，任骨科医师。1974 年崇文区中医院成立，崔萃贤任骨科主任医师。

1956 年 7 月，崔萃贤参加中华医学会。他留心观察，细心体会，从点滴入手，虚心向同道学其所长，补己之短，形成了自己独到的手法。他诊断准确、手法轻、见效快、疗效稳定，受到京城广大患者赞誉。20 世纪 50 年代末、60 年代初，首先在临床中实行"部分骨折不固定"和"小夹板治疗骨折"疗法。他还苦心钻研治疗药物，研制出"外贴万应膏"和"内服接骨丹"，并将配方登载于 1957 年 11 月北京市卫生局编印的《北京市中医治疗纪实》。

1964 年 3 月，他在北京市中医学会《第一届年会论文摘要汇编》中发表了"部分骨折不固定疗法的临床观察"论文。

1973 年，崔萃贤受崇文区卫生局之托在西医学习中医班担任骨科、按摩科教员，1975 年担任中医学习班上骨科、按摩科教员。为了搞好教学，他整理编写了《中医伤科和骨科的发展简史》《学医必备的条件》《骨科治疗须知》《骨折各论》《脱臼各论》和《软组织损伤各论》等 12 套教学讲义。

崔萃贤年近八旬之时，总结了 50 多年的临床经验，倾毕生经历从事科研和教学工作，从未停笔，亲自编写了十几万字论述，深入浅出地讲述了中医正骨、按摩学理论和技法，流传后世。在其弟子协助下编辑了《正骨荟萃》六章 102 个专题，更是其特色经验之大成。经弟子整理的崔萃贤"推拿治疗腰椎间盘突出症的体会""屈曲型桡骨下端骨折的治疗体会""桡骨下端骨折合并尺桡关节脱位（盖氏骨折）的治疗体会""伸直型桡骨下端骨折（柯雷氏骨折）治疗体会""闭合折骨治疗陈旧性伸直型桡骨下端骨折的体会""冻结肩的治疗体会""肱骨干骨折治疗经验"等，并附有典型病历，分别于 1979 和 1985 年发表在《北京市老中医经验汇编》中。为完整保留崔萃贤宝贵的临床经验，崇文区中医医院、中医研究院与中国科学教育电影制片厂联合，于 1983 年制作了科教电影《医林荟萃》，该片记录了崔萃贤治疗"肱骨内上髁骨折""三踝骨折""腰椎间盘突出""神经衰弱""下颌关节脱位"等疾病的治疗过程和按摩手法，全面介绍了崔萃贤几十年积累的丰富经验，以及运用传统中医手法治疗跌打损伤等疾病的独到之处。

1975 年 6 月 29 日,《人民日报》刊登"充分发挥老中医的作用,整理继承老中医的经验"的通讯,其中介绍了崔萃贤为把自己的经验尽快传授给青年学员,经常带病上班,结合临床实践教学,把自己写的《整骨讲义》《伤筋各论》交给学员学习的情况。在崇文区中医医院培养的弟子有王国芳、王兆谦、常叙铭、刘玉海、韩仲伟、陈忠福、徐振华等。六个子女中,由于种种原因,只有三女儿崔玉声于 1978 年经卫生局建议,以继承、接班名义到崇文区中医院从事正骨、按摩工作。

1975 年 9 月 30 日应国务院总理周恩来邀请,崔萃贤出席了由邓小平主持的国庆招待会。由于他突出的贡献,1961 年崔萃贤当选崇文区政协委员、崇文区第七次工会代表大会代表。1962 年,成为新中国成立后第一批享受国务院政府特殊津贴的中医专家。1977 年 11 月,当选为北京市第五届政协委员,同年 12 月被评为崇文区科学技术先进工作者。1979 年 6 月,被确定为北京市重点继承老中医。1981 年 3 月被吸收为崇文区科协会员。1982 年吸收为中国科协自然科学专门学会会员。1984 年应政协北京市委员会邀请,崔萃贤参加了国庆观礼和晚会。1985 年,受聘"中国传统医学手法研究会"顾问。晚年的崔萃贤,还苦心精研按摩、推拿,在治疗腰椎间盘突出症、神经衰弱、消化不良等疾病的治疗上效果显著,深受患者盛赞。

参考书目

［1］赵可琢，杨欣欣，陈少华，等.明以前燕京地区中医医籍考略［J］.中华中医药杂志，2022，37（8）：4352-4355.

［2］刘昕怡，周盈，张健真，等.华北国医学院的创办对燕京医学学院派的影响评议［J］.环球中医药，2016，9（8）：965-967.

［3］陈萌，张冬梅，李翠.燕京医派概览［J］.中医教育，2013，32（2）：65-67.

［4］郭培元，王小岗.燕京医学流派纷呈名医传承室站新葩——"燕京医学"研究与建设项目启动暨北京"四大名医"名家研究室揭牌仪式［J］.北京中医药，2009，28（8）：576.

［5］徐亚静."燕京医学"研究与建设项目启动［N］.中国医药报，2009-08-20（A04）.

［6］"燕京医学"研究与建设项目启动北京"四大名医"名家研究室成立［J］.世界科学技术（中医药现代化），2009，11（4）：611.

［7］谢阳谷.百年北京中医［M］.北京：化学工业出版社，2007.

［8］严世芸.中医各家学说［M］.北京：中国中医药出版社，2003.

［9］刘祖贻，孙光荣.中国历代名医名术［M］.北京：中医古籍出版社，2002.

［10］严季澜，顾植山.中医文献学［M］.北京：中国中医药出版社，2002.

［11］罗哲文.北京历史文化［M］.北京：北京大学出版社，2004.

［12］刘勇.北京历史文化十五讲［M］.北京：北京大学出版社，2008.

［13］李东垣.内外伤辨惑论［M］.北京：人民卫生出版社，2007.

［14］李东垣.脾胃论［M］.北京：人民卫生出版社，2007.

［15］李东垣.兰室秘藏［M］.北京：人民卫生出版社，2007.

［16］刘完素.素问玄机原病式［M］.北京：人民卫生出版社，2007.

［17］刘完素.素问病机气宜保命集［M］.北京：人民卫生出版社，2007.

［18］王清任.医林改错［M］.北京：人民卫生出版社，2005.

［19］吴谦.医宗金鉴［M］.北京：人民卫生出版社，2007.

［20］吴鞠通.温病条辨［M］.北京：人民卫生出版社，2007.

［21］余师愚.疫疹一得［M］.北京：人民卫生出版社，1996.

［22］杨继洲原著，靳贤补辑重编，黄龙祥整理.针灸大成［M］.北京：人民卫生出版社，2006.

［23］张元素著，任应秋点校.医学启源［M］.北京：中国中医药出版社，2019.

［24］盛增秀.王好古医学全书［M］.北京：中国中医药出版社，2019.

［25］许敬生.罗天益医学全书［M］.北京：中国中医药出版社，2019.

［26］张京春.中国宫廷医学医籍精华［M］.北京：中国中医药出版社，2020.

［27］陈可冀.清代宫廷医学精华［M］.北京：北京大学医学出版社，2019.

［28］李经纬.图说中医宫廷医疗［M］.北京：人民卫生出版社，2011.

［29］陈可冀，李春生.中国宫廷医学［M］.北京：中国青年出版社，

2001.

　　［30］潘秋平，刘理想.话说国医：北京卷［M］.郑州：河南科学技术出版社，2017.

　　［31］张其成.太医院医事春秋［M］.北京：中国中医药出版社，2016.

　　［32］杨叔禹.清太医院医家研究［M］.北京：人民卫生出版社，2015.

　　［33］索延昌.京城国医谱［M］.北京：中国医药科技出版社，2000：3-23.

　　［34］北京卫生志编纂委员会.北京卫生志［M］.北京：北京科学技术出版社，2001.

　　［35］袁立人.二十年代初的北京中医学社［J］.北京中医，1987（5）：41-42.

　　［36］董泽宏.北京中医学社对北京中医发展的影响［J］.中华医史杂志，2004，34（2）：104-107.

　　［37］袁立人.中医临床家袁鹤侪［M］.北京：中国中医药出版社，2001：203-206.

　　［38］北京中医学会《孔伯华医集》整理小组.孔伯华医集［M］.北京：北京出版社，1988.

　　［39］郭翔如.汪逢春学术思想与临床经验研究［D］.北京：北京中医药大学，2005.

　　［40］袁立人.非学无以广才非志无以成学——忆先祖袁鹤侪的业医生涯［J］.北京中医，1984（4）：7-11.

　　［41］徐江雁.擅治伤寒，长于温病——记清代御医袁鹤侪［J］.北京中医，2006（4）：202-204.

　　［42］张根腾.魏龙骧教授学术思想简介［J］.中医药研究，1992（3）：3-5.

　　［43］张镜源.中华中医昆仑：第3集［M］.北京：中国中医药出版

社，2012：179-222.

[44] 陈大启.陈慎吾先生学术思想管窥 [J].现代养生，2011（2）：17.

[45] 陈大启，孙志洁.陈慎吾老师对柴胡剂之运用 [J].北京中医，1987（1）：3-5.

[46] 周凤梧，张奇文，丛林.名老中医之路 [M].济南：山东科学技术出版社，2005.

[47] 李鸿祥.王石清先生的学术思想和临床经验 [J].北京中医，1985（2）：11-15.

[48] 方和谦.先父方伯屏医事二三 [J].北京中医，1988（4）：11-12.

[49] 祝谌予.施今墨先生的学术思想 [J].湖南中医学院学报，1985（3）：9-10.

[50] 张玉才，王怀美.施今墨对八纲辨证的发挥 [J].安徽中医临床杂志，1997（6）：339.

[51] 徐江雁.治肝郁分阴阳从化，疗虚损辨五脏气血——记清代御医韩一斋 [J].北京中医，2006，25（1）：14-15.

[52] 赵绍琴.韩一斋先生学术经验简介 [J].中医杂志，1962（9）：34-38.

[53] 李岩.北京四大名医研究 [D].北京：北京中医药大学，2004.

[54] 郭士魁.在研究防治冠心病的道路上 [J].山东中医学院学报，1981，5（4）：1-3.

[55] 郭士魁.急性心肌梗塞及其并发症的临床处理 [J].新中医，1983，12（1）：13-15.

[56] 陈可冀，张问渠，于英奇，等.郭士魁运用散剂治疗心绞痛的经验 [J].中医杂志，1983，27（10）：16-17.

[57] 孙爱军，郭明冬，于英奇，等.郭士魁活血化瘀学术思想探析 [J].天津中医药，2017，34（2）：82-85.

［58］张镜源.中华中医昆仑：第7集［M］.北京：中国中医药出版社，2012：267.

［59］吕景山.一代名医李介鸣［J］.山西中医，2001，（2）：40-41.

［60］王凤岐.中华名医特技集成［M］.郑州：河南科学技术出版社.2019：22-24.

［61］张育轩，张桂芝.祝谌予学术思想简介［J］.中国中西医结合杂志，1992（2）：104-106.

［62］郭世滋，王国玮.学术精湛医德高尚的名医王鸿士［J］.北京中医，1991（6）：7-9.

［63］陈敏章，贺建国.中国当代医学家荟萃：第2卷［M］.长春：吉林科学技术出版社，1988：416-420.

［64］李岩，鲁兆麟.汪逢春治疗慢性病用药规律初探［J］.北京中医药大学学报，2003（6）：23-25.

［65］傅燕儿.近代中医妇科发展影响因素研究［D］.上海：上海中医药大学，2019.

［66］北京市老中医经验选编编委会.北京市老中医经验选编：第二集［M］.北京：北京出版社，1986.

［67］梁志齐.梁仪韵治疗崩漏经验［J］.中国中医药信息杂志，2013，20（4）：85-86.

［68］高叶梅，梁志齐.梁仪韵老师治疗崩漏的临床经验［J］.北京中医药大学学报（中医临床版），2013，（4）：23-24.

［69］邢芳瑞，苗彦霞.刘奉五治疗痛经经验探讨［J］.陕西中医学院学报，2011，34（1）：29.

［70］谢海洲.北京名医徐右丞［J］.北京中医，1987（4）：6-7.

［71］周亚楠，苏敬泽.杨子谦治疗月经病用药规律［J］.长春中医药大学学报，2016，32（2）：360-362.

［72］张绍重，刘晖桢.中医临床家汪逢春［M］.北京：中国中医药出版社，2001：165-167.

［73］王应麟.王鹏飞教授儿科特殊望诊经验［J］.北京中医，1982（2）：9-12，25.

［74］北京儿童医院.王鹏飞儿科临床经验选［M］.北京：北京出版社，1981（7）：1-7.

［75］邵慧中.杰出的儿科临床专家——祁振华［J］.北京中医，1993（1）：11-14.

［76］周志成.北京儿科专家周慕新［J］.北京中医，1985（1）：10-12.

［77］杨旭杰，裴晓华，王春晖，等.基于PEST模型分析的清末民国燕京中医外科发展状况评价［J］.中华中医药杂志，2017，32（5）：2311-2314.

［78］张作舟.忆外科名医哈锐川先师［J］.北京中医，1984（1）：10-13.

［79］曲剑华，陈彤云.赵炳南学术特色与用药特点分析［J］.北京中医药，2019，8：750-754.

［80］陈凯.著名中医皮外科专家赵炳南教授生平简介：中华中医药学会皮肤科分会第六次学术年会、赵炳南学术思想研讨会、全国皮肤科中医外治高级研修班论文集［C］.中华中医药学会：2009.

［81］余桂清，段凤舞，张代剑.介绍段馥亭老大夫治疗骨关节结核的几点经验：北京市中医学会第一届年会论文摘要汇编［C］.1964：94-95.

［82］张新华.段凤舞老师运用参赭培气逐淤汤治疗原发性肝癌的经验［J］.黑龙江中医药，1988（1）：7-8.

［83］葛芃，迟景勋.周围血管病名医学术思想与验案［M］.北京：中国中医药出版社，2018：172-174.

［84］张苍，吕培文.立德修业苍生大医——皮外科名家房芝萱印象［J］.北京中医药，2008（9）：694-695.

［85］韩托.毫发金针——针灸大师胡荫培［J］.档案天地，2016（3）：

26–30，42.

［86］钮雪松，王凡．历尽坎坷真情在不辱金针一世名——记金针大师王乐亭［J］．中国针灸，2012，32（11）：1041–1046.

［87］孙敬青，魏嘉，姜韩雪．王乐亭针灸处方临床应用进展［J］．继续医学教育，2016，30（5）：146–148.

［88］韩光，张宇舟．中国当代医学家荟萃：第3卷［M］．长春：吉林科学技术出版社，1989.

［89］田从豁，林海．针药大师高凤桐［M］．北京：中国中医药出版社，2016：10–15.

［90］北京燕山出版社．旧京人物与风情［M］．北京：北京燕山出版社，1996：127–128.

［91］易法银．中医临床医学流派［M］．长沙：湖南科学技术出版社，2003：178

［92］许睢宁，董泽宏，贾绍燕．民国时期北平中医药1912–1949［M］．北京：华文出版社，2016：185–186.

［93］施如雪．施今墨学术思想及临床特点试析［J］．北京中医杂志，1984，（3）：6–10.

［94］施小墨，陆寿康．中国百年百名中医临床家——施今墨［M］．北京：中国中医药出版社，2001：77–130.

［95］萧承悰．名中医萧龙友［J］．北京中医，1985（6）：14–17.

［96］张绍重，刘晖桢．中国百年百名中医临床家——汪逢春［M］．北京：中国中医药出版社，2002：59–75.

［97］赵绍琴．京都名医汪逢春医案［J］．北京中医杂志，1984（2）：11–14.

［98］陈大启，孙志洁．中医教育家——陈慎吾［J］．北京中医，1986（4）：8–11.

［99］徐江雁．崇尚医道，精研疡科——记回族外科医家丁德恩［J］．北京中医，2005（2）：78.

［100］北京市西城区志编纂委员会.北京市西城区志［M］.北京：北京出版社，1999：904-905.

［101］方来刚.忆京都名老中医——方鸣谦［J］.北京中医,1991（2）：6-8.

［102］吴信受.著名中医外科专家——房芝萱教授［J］.北京中医，1990（6）：10-12.

［103］徐江雁.著书立说研究医理精于妇科重视脾胃——记清代御医冯济卿［J］.北京中医，2006（2）：75-76.

［104］关继波.清末及民国时期北京的著名中医——关月波［J］.北京中医，1989,（2）：6-7.

［105］陈彤云.悬壶济世惠民众杏坛耕耘育人才——缅怀为国家中医事业奉献毕生心血的哈玉民［J］.北京中医药，2018,37（6）：483-491.

［106］陈彤云.著名中医教育家、中医皮外科专家——哈玉民先生［J］.北京中医，1987（5）：8-10.

［107］吴栋.忆捏积专家冯泉福［J］.北京中医，1992（2）：9-10.

［108］胡益萍.著名针灸专家胡荫培教授［J］.北京中医，1991（1）：10-12.

［109］唐宏亮.中国推拿流派比较研究［M］.天津：天津科学技术出版社.2018：51-53.

［110］徐江雁.辨阴阳寒热，视天人相合——记北平国医学院创始人之一金书田［J］.北京中医，2006,25（8）：461-462.

［111］京城名医馆编，彭俐诗，杨信画.诗画谱名医燕京百位名医传［M］.北京：中国中医药出版社.2014.

［112］靳晓方.梁仪韵博采众长的中医大家［J］.中国卫生人才，2016,（7）：64-66.

［113］梁跃华.梁宗翰治疗小儿厌食症的经验［J］.北京中医，1993（1）：5-6.

［114］张珠凤，刘渺.刘春圃学术思想与临床经验介绍［J］.北京中

医，1999（4）：9-11.

［115］田纪钧，常永红，刘德军.刘道信和刘氏正骨流派［J］.北京中医，1990（3）：6-8.

［116］闫军堂，刘晓倩，马小娜.刘渡舟教授经方运用学术思想探析［J］.中医药学报，2013，41（3）：1-5.

［117］许昕.京城名医刘奉五［J］.北京中医药，2008（6）：431-433.

［118］太树人，侯兆礼，李其信.罗止园传略［J］.山东中医学院学报，1986（3）：55-58.

［119］王永炎.名老中医临证经验撷英东直门医院建院五十周年专辑［M］.北京：中医古籍出版社，2008：9-12.

［120］赵绍琴.名医瞿文楼先生学术经验简介［J］.北京中医，1986（2）：8-9.

［121］林珠.佟阔泉老医生治肝经验点滴［J］.北京中医，1983（4）：20-22.

［122］梁彦，王婕，丁莎.王大经学术经验探微［J］.北京中医药，2015，34（2）：123-125.

［123］王国玮.王鸿士主要学术思想初探［J］.北京中医，2005（3）：142-144.

［124］李嘉健，郭静，王麟鹏.寿康予民，人师之榜——记近代针灸名家夏寿人教授［J］.中国针灸，2015，35（2）：195-198.

［125］谢海洲.中医药丛谈［M］.北京：人民卫生出版社.1998：269-272.

［126］吕敏华.忆著名儿科老中医杨艺农［J］.北京中医，1990（1）：7-9.

［127］王莒生.名医经验集［M］.北京：中国中医药出版社.2006：170.

［128］张淑玉.姚正平治疗肾病学术思想探析［J］.北京中医药，

2014, 33（8）: 591-593.

［129］石国璧.医门真传［M］.北京: 人民卫生出版社, 1990: 99-101.

［130］耿学英.赵炳南中医皮肤科学术渊源及学术特点研究［D］.北京: 北京中医药大学, 2009.

［131］北京中医医院.赵炳南临床经验集［M］.北京: 人民卫生出版社, 1975.

［132］郗云霞.鞠躬尽瘁死而后已——回忆父亲郗霈龄［J］.北京中医, 1990（4）: 7-9.

［133］赵绍琴.温病纵横［M］.北京: 人民卫生出版社, 1982: 36-48.

［134］龚廷贤.万病回春［M］.北京: 中国医药科技出版社, 2014: 67.

［135］钟相根.被遗忘的古方: 第1辑［M］.北京: 中国医药科技出版社, 2018: 36-38.

［136］赵绍琴.赵绍琴医学全集［M］.北京: 北京科学技术出版社, 2012.

［137］陈士奎.著名中医学家赵锡武［J］.国医论坛, 1988（1）: 19-21.

［138］阮金玉.严谨儒雅学贯中西——深切缅怀恩师祝谌予先生［J］.中医药文化, 2014, 9（1）: 4-7.

［139］宗修英.名老中医宗维新［J］.北京中医, 1987（1）: 10-12.

［140］刘博弘, 杨东方, 马鸣峥.北平名医安幹青考论［J］.中医文献杂志, 2021, 39（2）: 76-79.